岭南医学

岭南医学丛书

岭南邱氏脾胃流派

主　编　邱健行

副主编　戈　焰　张　伦

编　委（以姓氏笔画为序）

王　明	王新华	尹建华	邓云龙	申昌国
尧新华	吕　雄	刘　蔚	刘红莲	江振龙
许书维	孙正平	苏胜华	李　静	李立平
李志明	李妍慧	李桂明	李紫昕	杨思为
杨思华	吴少华	吴斯华	邱剑鸣	何　凌
张俊杰	陈　垚	范　明	林永刚	胡杏娟
查保国	钟　毅	贺松其	聂　斌	夏鑫华
梁宏宇	彭伟娇	曾　娟	曾江涛	赖英哲
詹永忠	蔡舒婷	廖俊健	熊哲锟	魏　东

人民卫生出版社

·北　京·

图书在版编目（CIP）数据

岭南邱氏脾胃流派 / 邱健行主编 . -- 北京：人民卫生出版社，2025. 12. --（岭南医学丛书）. -- ISBN 978-7-117-39018-7

Ⅰ. R256. 3

中国国家版本馆 CIP 数据核字第 20255Z367Z 号

人卫智网	www.ipmph.com	医学教育、学术、考试、健康，购书智慧智能综合服务平台
人卫官网	www.pmph.com	人卫官方资讯发布平台

岭南邱氏脾胃流派

Lingnan Qiushi Piwei Liupai

主　　编：邱健行
出版发行：人民卫生出版社（中继线 010-59780011）
地　　址：北京市朝阳区潘家园南里 19 号
邮　　编：100021
E - mail：pmph @ pmph.com
购书热线：010-59787592　010-59787584　010-65264830
印　　刷：三河市宏达印刷有限公司
经　　销：新华书店
开　　本：710 × 1000　1/16　　印张：30　　插页：4
字　　数：403 千字
版　　次：2025 年 12 月第 1 版
印　　次：2025 年 12 月第 1 次印刷
标准书号：ISBN 978-7-117-39018-7
定　　价：112.00 元

打击盗版举报电话：010-59787491　E-mail：WQ @ pmph.com
质量问题联系电话：010-59787234　E-mail：zhiliang @ pmph.com
数字融合服务电话：4001118166　E-mail：zengzhi @ pmph.com

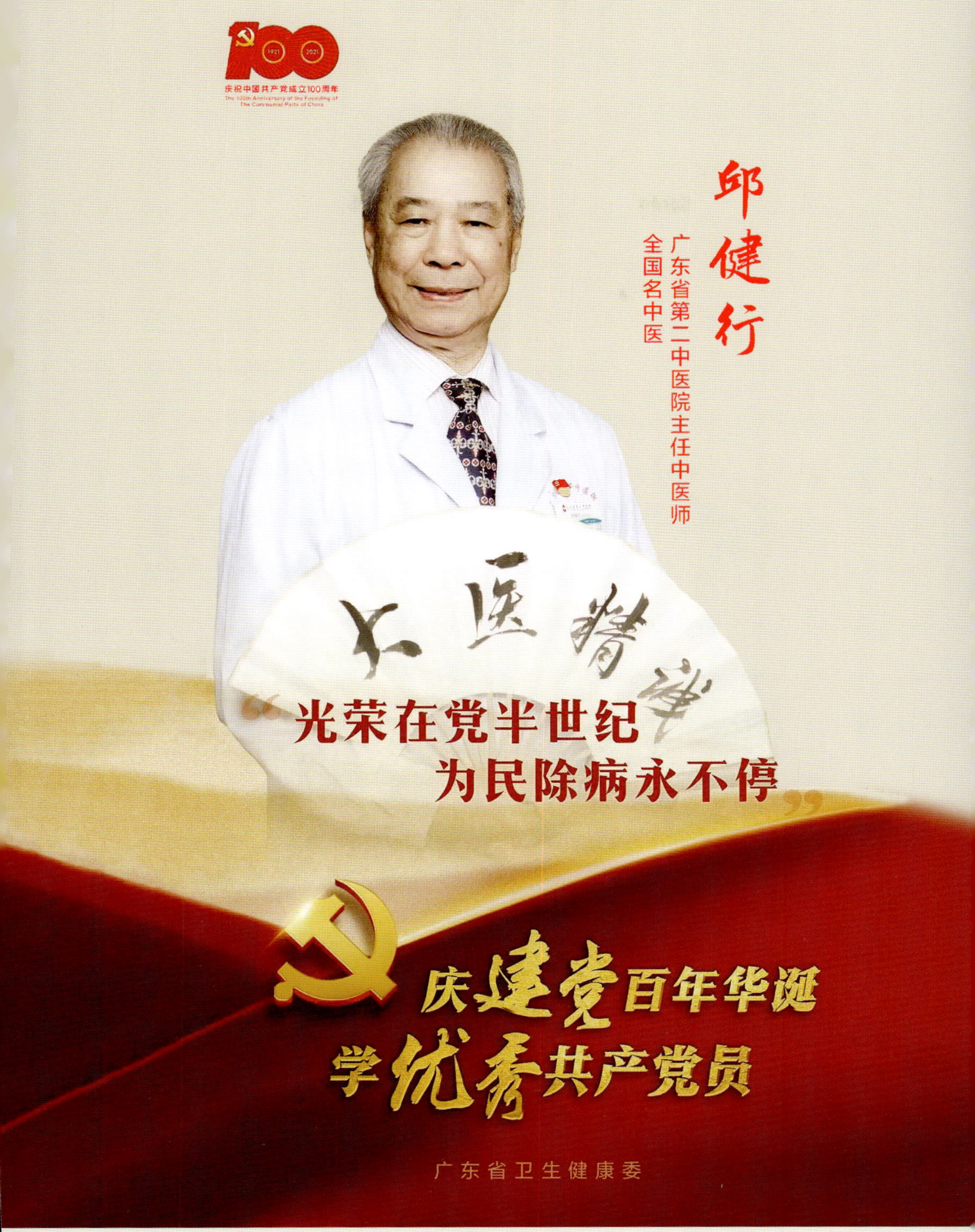

图1　宣传海报

（2021年，邱健行教授获颁“光荣在党50年”纪念章，
广东省卫生健康委为其制作宣传海报）

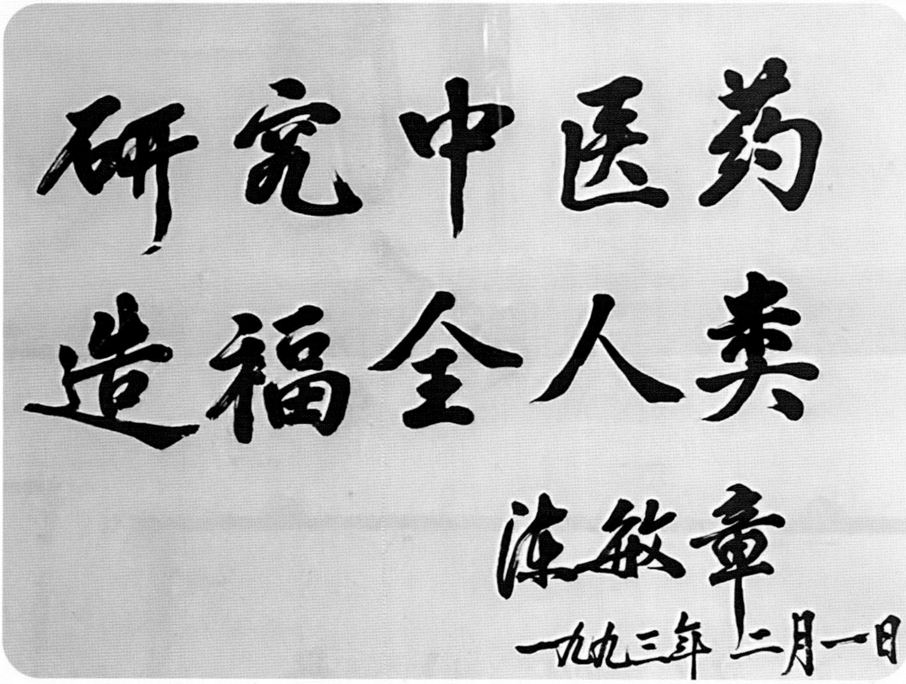

图 2　原卫生部部长陈敏章题赠

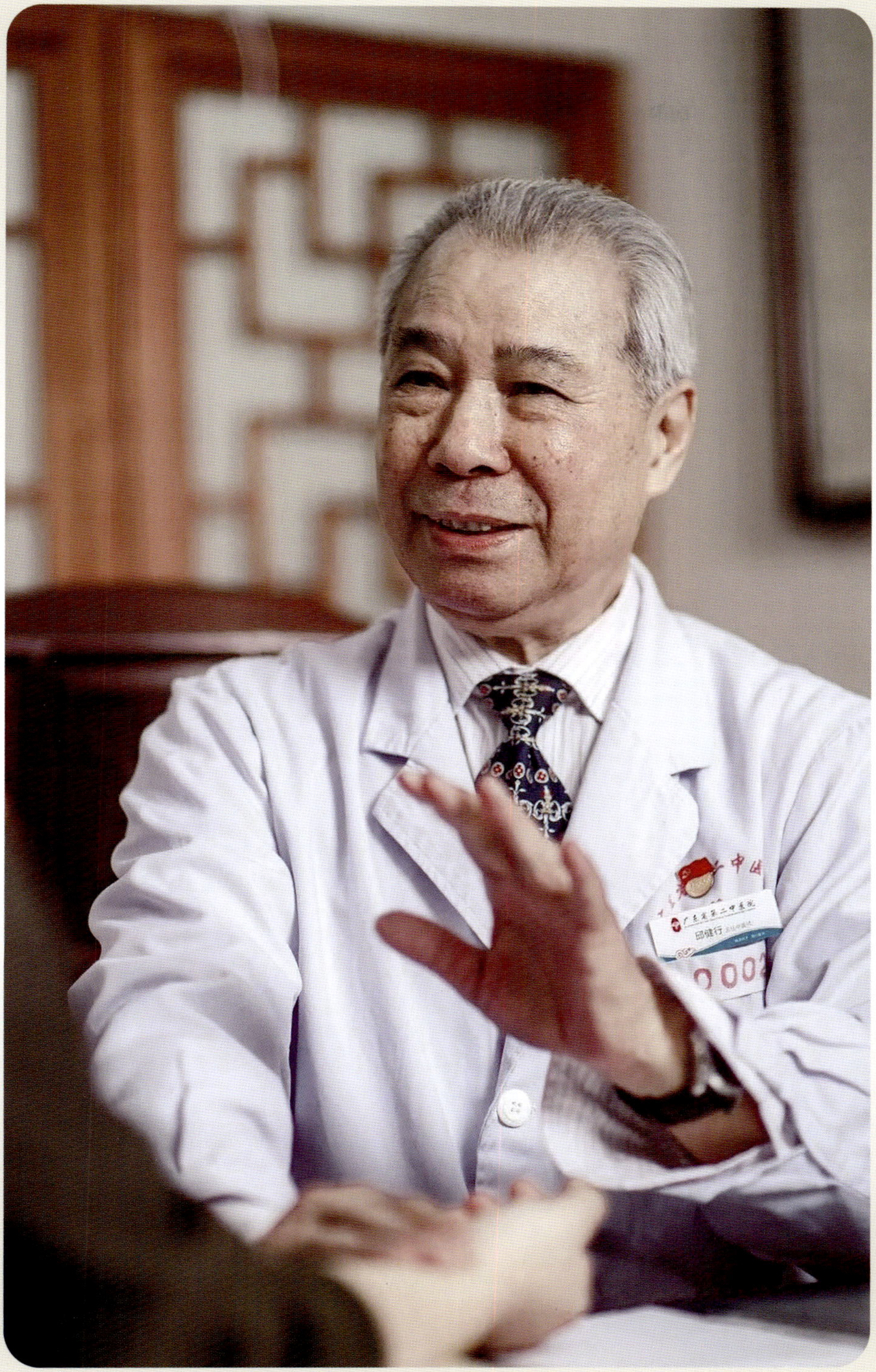

图3　邱健行教授诊治患者，亲切“话疗”

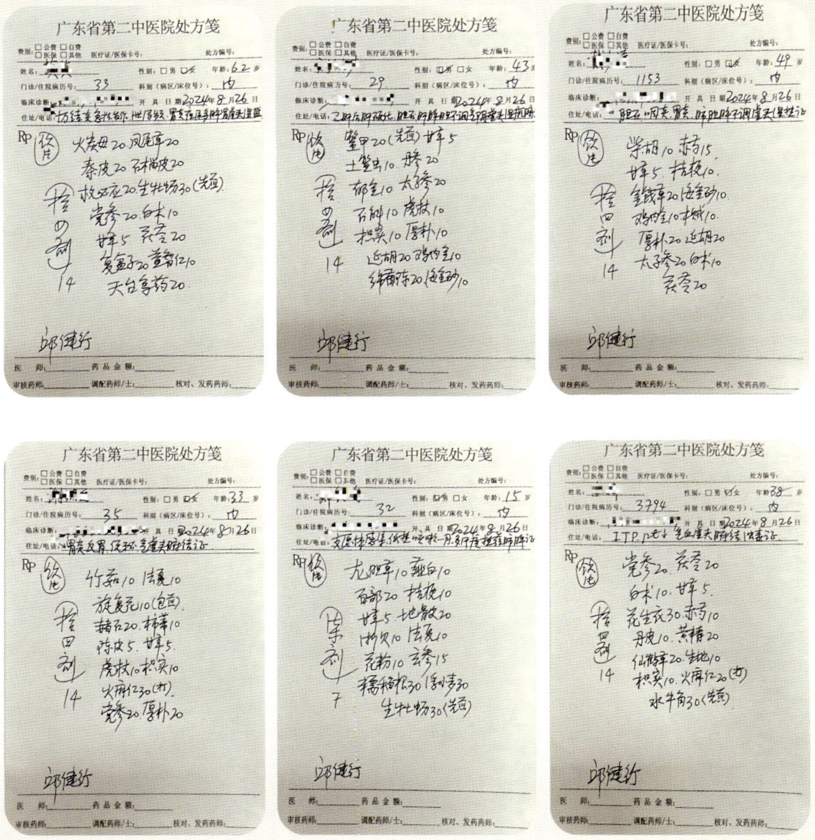

图 4　邱健行教授处方手迹

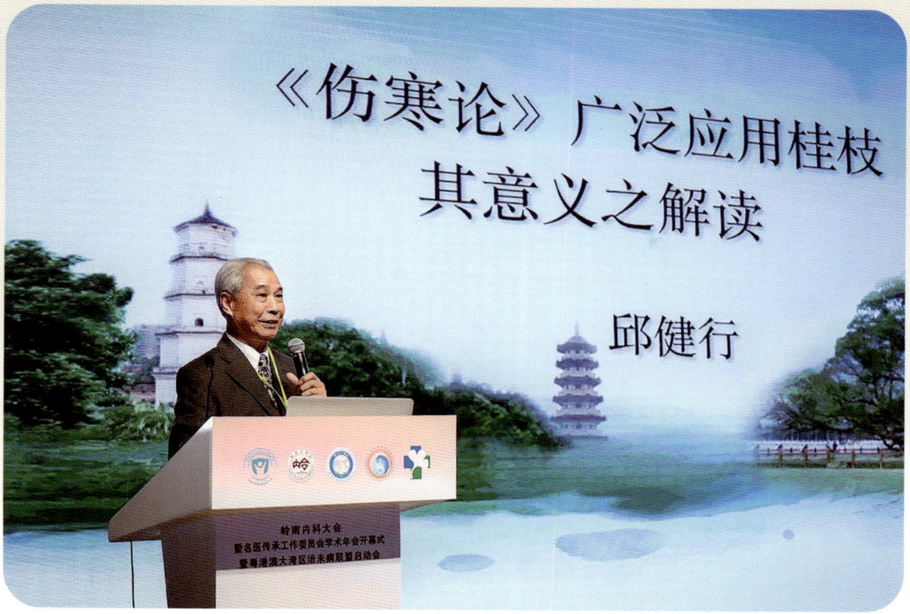

图 5　主旨演讲

（邱健行教授自 2013 年首届岭南内科大会至 2022 年第十届岭南内科大会，连续十年作主旨演讲）

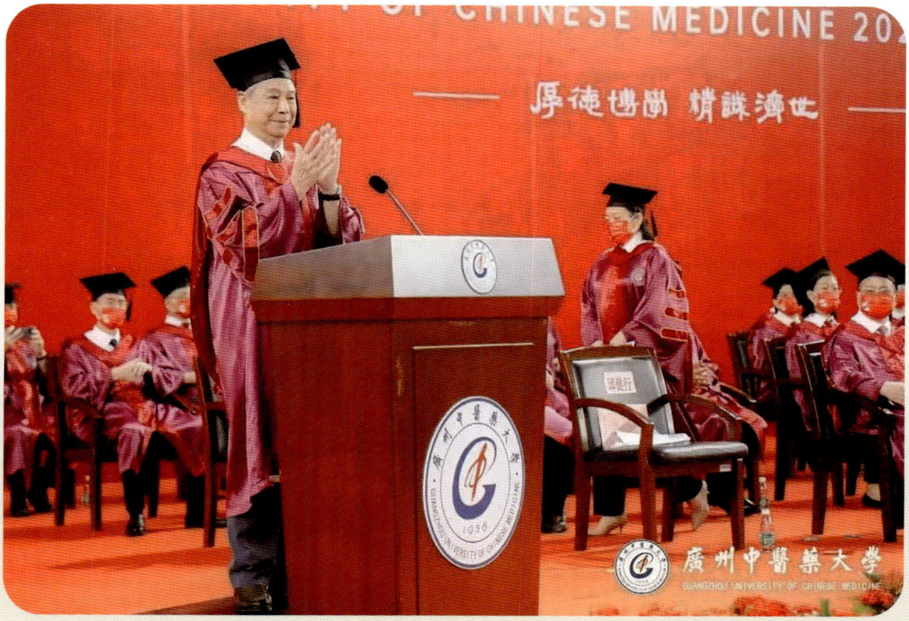

图 6　邱健行教授予广州中医药大学 2022 届毕业生祝福寄语

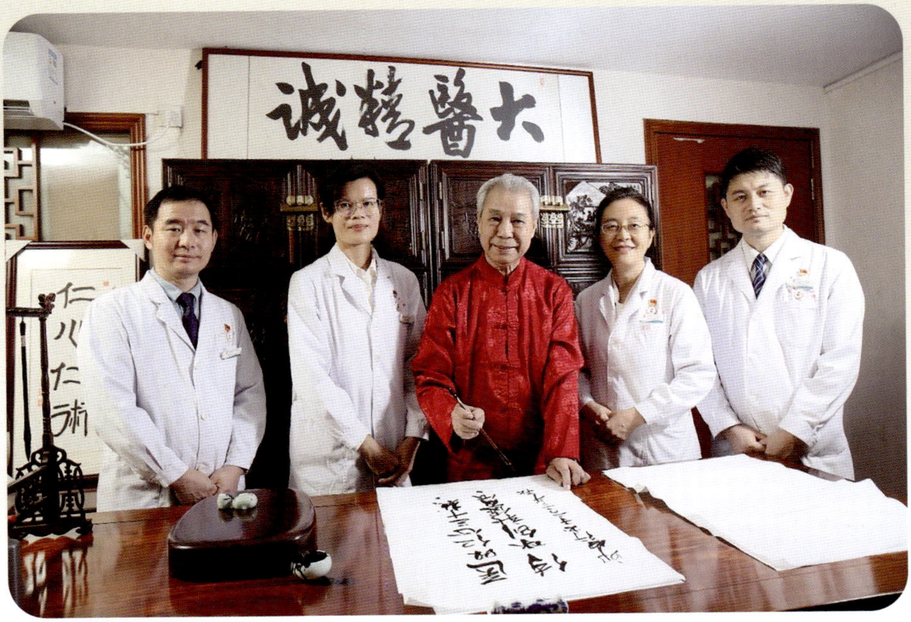

图 7　挥毫题词

（2023 年，邱健行教授挥毫题词“医路仁心三十载，传承创新促发展”，
庆祝广东省第二中医院成立 30 周年）

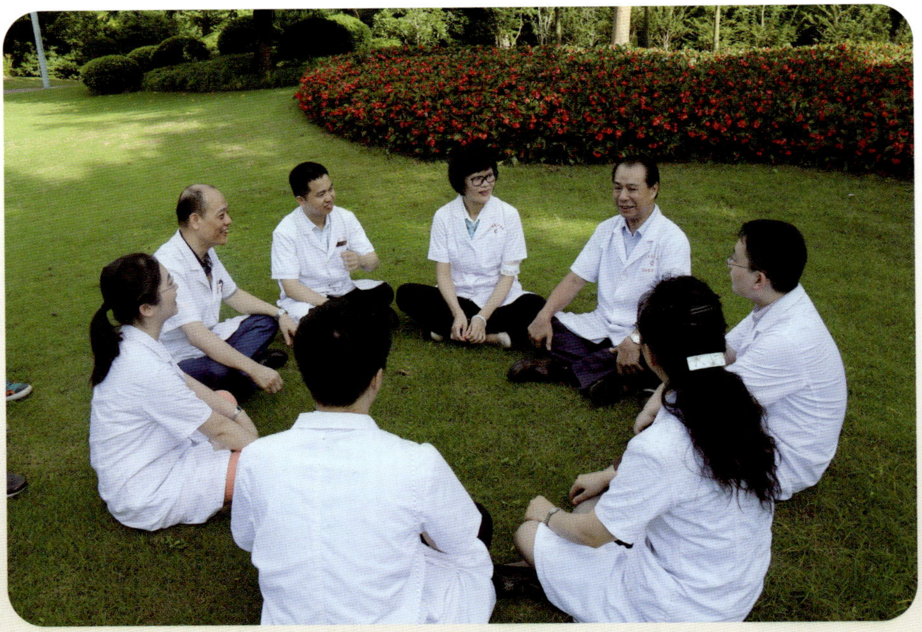

图 8　邱健行教授为传承弟子讲授大医精诚

孙　序

岭南之地，枕山面海，气候湿热，民多痰湿，脾胃易伤。古往今来，医家于此深耕，渐成独具地域特色之学术体系，岭南邱氏脾胃流派便是其中翘楚。今邱健行教授主编《岭南邱氏脾胃流派》一书付梓，邀余为之作序，既感其意之诚，亦叹其作之珍，谨赘数言，以表钦敬。

脾胃为后天之本，气血生化之源，此乃岐黄学术之要旨。然，医道贵乎守正而创新、固本而灵变。地域异则病机殊，治法亦当随之而变。岭南地处亚热带，常年高温多湿，民众喜食膏粱厚味、海鲜生冷，易致脾失健运、湿浊内生，兼之现代生活节奏快速，易致情志不畅，遂致肝气犯脾之证渐增。邱健行教授及其传承团队，深谙岭南脾胃病“脾虚为本、湿热为标、肝脾同病”之演变规律，承《内经》“因地制宜”之训，法东垣《脾胃论》之旨，融现代医学之识，创“脾胃本源”“湿热致病”“肝脾相关”等学术思想，提出“疏清通降和法”，将病机由“脾虚为主”拓展为“肝气犯脾、脾虚不运、湿郁化热”之多元格局，实乃对岭南脾胃病理论之重大贡献。

伏案奉读此书内容，十章条分缕析，纲举目张。从流派渊源到传承脉络，可见其学术根基之厚、薪火相传之盛；从学术思想到辨治二十法，可窥其理论体系之严、临证思辨之活；从经验方、用药特色到优势病种诊治，更显其方药配伍之巧、临床疗效之实。尤为可贵者，书中不仅载经方时方之活用，更录岭南草药之妙用，如五指毛桃、千斤拔、牛大力等，尽显“南药”特色；既有经典医案之精析，又有特色技术之详解，如“胃三针”“隔姜蓉艾灸”等，熔针药、外治于一炉，足见其“守正”之笃与“创新”之勇。

邱健行教授行医数十载，以“精诚勤慎”为训，既善继承，更重发扬。其团队历经数代学术传人临床验证，学术思想在岭南内科大会等平台推广十余年，效验昭彰，造福无数患者。书中“医论医话”“医德人文故事”诸篇，更见其医者仁心与治学精神！

中医药学之传承，在学术之继往，更在经验之开来。此书集岭南邱氏脾胃流派之大成，理论与实践相济，传承与创新并重，不仅为中医药工作者提供了宝贵的临床借鉴，亦为岭南医学流派研究增添了浓墨重彩的一笔。深信人民卫生出版社将此书出版，必能推动脾胃病诊疗水平之提升，助力中医药事业之发展，诚可谓功在当代，利在千秋。

爰为之序。

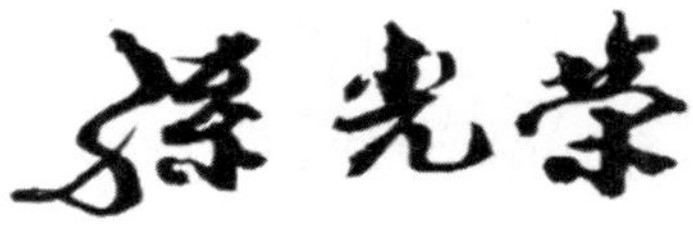

2025 年 8 月 7 日于北戴河

时年八十有五

【序言作者简介】第二届国医大师，首届中国中医科学院学部委员。

前　言

岭南邱氏脾胃流派的形成和日益完善是岭南中医药人对“传承精华，守正创新”的成功实践。岭南邱氏脾胃流派是当代医家宗《黄帝内经》《伤寒杂病论》，承李东垣《脾胃论》，纳现代四海之新风，兼收并蓄，结合自身临床实践，融会创新而形成的独具岭南特色的中医学术流派。

我国幅员辽阔，传统意义上的岭南是指越城、大庾、骑田、都庞、萌渚五岭以南的地区，包括广东、广西、海南、香港、澳门等地，地处亚热带、热带。纬度较低，温度较高，湿度较大，人们出汗多，喜食海鲜等多湿滋腻之品，久之形成脾土不运、兼有痰湿的体质特征；岭南人以三类体质最为常见，即气虚痰热型、寒湿化热型、阴虚湿热型。

随着现代生活节奏加快，工作、学习压力加大，极易产生情志不遂、肝气郁结，故岭南邱氏脾胃流派医家认为，岭南脾胃病的病机从 20 世纪 60 年代的以脾虚为主，演变成为肝气犯脾、脾虚不运、湿郁化热的多元化病机。在此基础上，创立岭南脾胃病相应辨治观点：①脾胃本源学说，治病时刻顾护脾胃之运化。②岭南湿热致病学说，湿热→浊毒→毒垢。湿盛成浊，热盛成毒，浊毒积久而成毒垢，毒垢是产生难治病、恶性病的根源，治病注重“疏清通降和法”。③脾胃与肝相关理论，主张治胃肠不忘调肝、治肠不忘理脾、治肝不忘实脾利胆，为推动中医药高质量发展作出了积极贡献。

岭南四季气候温润，中药品种丰富，历史上“四大南药”“十大广药”等道地药材驰名中外，民间草药遍地，民众信中医、用中药蔚然成风，广泛的群众基础和社会对中医药的需求是我们认真总结经验，汇编成书的巨大动力。

本书内容共十章：第一章　岭南邱氏脾胃流派产生背景与学术渊

源;第二章　岭南邱氏脾胃流派传承脉络及主要传承人员;第三章　岭南邱氏脾胃流派学术思想与辨治二十法;第四章　岭南邱氏脾胃流派经验方与用药;第五章　岭南邱氏脾胃流派优势病种诊治经验;第六章　岭南邱氏脾胃流派经典医案;第七章　岭南邱氏脾胃流派特色技术;第八章　岭南邱氏脾胃流派医论医话;第九章　岭南邱氏脾胃流派辨证药膳;第十章　岭南邱氏脾胃流派发展现状和创新。

岭南邱氏脾胃流派学术群体有幸生长于岭南,行医于粤穗,历长期临床验证,上下求索,不敢有丝毫懈怠。治疗岭南脾胃病经方、时方与自拟方结合,中药与草药同用,其学术思想及临床经验在岭南内科大会脾胃消化论坛等学术会议连续十余年交流推广,各地学者反馈用之效良,书中详细呈现,以示医者,造福患者。

本书适合中医师、中医药科研人员、中西医结合工作者,中医院校教师、研究生、本科生,以及中医爱好者研读。书中如有不妥之处,敬请广大读者批评指正!

编者

二〇二四年冬于广州

目　录

第一章　岭南邱氏脾胃流派产生背景与学术渊源……………… 1

第一节　流派产生背景 ………………………………………… 1

第二节　岭南邱氏脾胃流派的学术渊源 ……………………… 7

第二章　岭南邱氏脾胃流派传承脉络及主要传承人员………… 9

第一节　岭南邱氏脾胃流派第一代 ………………………… 11

第二节　岭南邱氏脾胃流派第二代 ………………………… 16

第三节　岭南邱氏脾胃流派第三代 ………………………… 32

第四节　岭南邱氏脾胃流派第四代 ………………………… 41

第三章　岭南邱氏脾胃流派学术思想与辨治二十法……………42

第一节　学术思想 …………………………………………… 42

第二节　辨治二十法 ………………………………………… 51

第四章　岭南邱氏脾胃流派经验方与用药…………………………65

第一节　岭南邱氏脾胃流派自拟经验方 …………………… 65

第二节　岭南邱氏脾胃流派用药特色 ……………………… 99

第五章　岭南邱氏脾胃流派优势病种诊治经验……………… 206

第一节　慢性非萎缩性胃炎 ……………………………… 206

第二节　慢性萎缩性胃炎 ………………………………… 221

第三节　胃食管反流病 …………………………………… 229

第四节　上消化道出血 …………………………………… 240

第五节　肠易激综合征 …… 252
第六节　溃疡性结肠炎 …… 260
第七节　克罗恩病 …… 270
第八节　慢性乙型病毒性肝炎 …… 275
第九节　肝硬化 …… 292

第六章　岭南邱氏脾胃流派经典医案 …… 311

第一节　慢性非萎缩性胃炎 …… 311
第二节　慢性萎缩性胃炎 …… 316
第三节　胃食管反流病 …… 319
第四节　上消化道出血 …… 322
第五节　肠易激综合征 …… 328
第六节　溃疡性结肠炎 …… 333
第七节　克罗恩病 …… 337
第八节　功能性便秘 …… 341
第九节　慢性乙型病毒性肝炎 …… 344
第十节　肝纤维化 …… 349
第十一节　肝硬化 …… 353
第十二节　胆石症 …… 360
第十三节　杂病 …… 363

第七章　岭南邱氏脾胃流派特色技术 …… 392

第一节　胃三针除胀止痛法 …… 392
第二节　双侧足三里穴位注射法 …… 394
第三节　清热祛湿穴位放血法 …… 395
第四节　隔姜蓉盘龙蕲艾灸法 …… 397
第五节　耳穴贴压止痛法 …… 399
第六节　五籽中药热熨法 …… 400

第七节　桂香散熏洗足浴法 …………………………………………… 401

第八章　岭南邱氏脾胃流派医论医话…………………………… 403

第一节　毒垢理论在早期恶性肿瘤诊治中的应用 ………………… 403
第二节　解毒除垢法治疗早期癌症 ……………………………… 407
第三节　解毒除垢结合消癥散结法辨治胃癌前病变 ……………… 411
第四节　岭南邱氏脾胃流派查舌验咽法 ………………………… 413
第五节　邱健行教授辨证歌诀精萃 ……………………………… 416
第六节　临证用药心悟 …………………………………………… 417
第七节　用药如用兵,临证用药方略 …………………………… 419
第八节　四逆散"疏法"的临床发挥 ……………………………… 421
第九节　半夏泻心汤证及其临床应用 …………………………… 424
第十节　麻杏石甘汤证及其临床应用 …………………………… 429
第十一节　桂枝在《伤寒论》经方中的妙用 ………………………… 432
第十二节　葛根二味方临证精要 ………………………………… 437
第十三节　巧用"铲饭滞"治疗厚垢苔 …………………………… 441
第十四节　高血压病治法用药 …………………………………… 444

第九章　岭南邱氏脾胃流派辨证药膳…………………………… 448

第一节　补气药膳 ……………………………………………… 448
第二节　补血药膳 ……………………………………………… 450
第三节　补阳药膳 ……………………………………………… 451
第四节　补阴药膳 ……………………………………………… 453
第五节　祛湿药膳 ……………………………………………… 456

第十章　岭南邱氏脾胃流派发展现状和创新………………… 459

第一节　岭南邱氏脾胃流派的创新点 …………………………… 459
第二节　流派现代研究与发展 …………………………………… 466

第一章　岭南邱氏脾胃流派产生背景与学术渊源

第一节　流派产生背景

一、地域环境对中医学术流派的影响

汉唐以前中国经济文化的重心在黄河流域一带，对疾病的认识与诊疗经验以北方中医学术流派为主；宋元以后经济文化的重心向东南转移，南方的地理气候环境引发的疾病对医家临床诊疗方向产生了重要影响，最终促使南方中医学术流派成为我国中医学术流派的重要内容。这种变化需要较为典型的地域环境造成人们生活习惯、个体体质、疾病谱等差异，以及道地药材的产生、不同医家用药习惯与诊疗技术差异，从而形成不同地域和同一地域不同中医门派的中医学术流派分支。各家流派不可能主观造就，不同地域下形成的学术流派并存于我国中医学术流派框架体系之中，地域环境从而成为医学流派分支的依据。

中国幅员辽阔，各地区的气候环境有着较大的差异，岭南以粤闽桂海为代表，北枕五岭，南临大海，地跨热带、亚热带气候，元代释继洪《岭南卫生方》载“岭南既号炎方，而又濒海，地卑而土薄。炎方土薄，故阳燠之气常泄；濒海地卑，故阴湿之气常盛”，人体汗液蒸发而腠理疏泄，既易受热，又易受湿，故多用化湿清热之法；北方以山西、陕西等地为代表，天气高寒干燥，冬天寒风凛冽，人体肌腠固密，故多用麻桂发表之法。很多中医学术流派的形成，其实与地域环境的差异有着密不可分

的关系。

二、源自《黄帝内经》"因地制宜"治则

中医治病强调"因时、因地、因人"三因制宜，其中"因地制宜"即根据不同的地域环境来制定适宜的治疗法则。它强调在治疗疾病时应充分考虑地理环境和地域差异的因素，以制定最适合的治疗策略和选用最恰当的药物。这一原则的具体内容包括：①地域差异：不同地理位置的气候、湿度、海拔、土壤性质等环境因素，影响着植物药材的生长和药性，同时也影响生活在该地区人们的体质特征和常见病种。例如，南方湿热之地，人们容易感受湿邪，北方干燥寒冷之地，人们则易受寒邪侵袭，故南北两地在治疗时应当有不同的侧重。②生活习惯与体质特点：不同地区的生活习惯和饮食结构各异，这些都会反映在人群的体质特点上，进而影响疾病的发病倾向和治疗方案。比如，水土不服引起的疾患需要依据新的生活环境调整疗法。③地方性疾病：某些疾病在特定地区发病率较高，可能由于地理环境的特殊性所致，治疗这类疾病时就需要考虑地域特点，如高原地区的慢性高山病、沿海地区有喜食鱼生的习惯而易患寄生虫病等。在实际应用中，"因地制宜"意味着中医师在诊断和治疗时，不仅要根据患者的个人体质状况，还要结合患者所处的地理环境特点，灵活运用各种治疗方法，真正做到个体化和差异化治疗。

《素问·异法方宜论》论述最为详细："黄帝问曰：医之治病也，一病而治各不同，皆愈，何也？岐伯对曰：地势使然也。……北方者，天地所闭藏之域也，其地高陵居，风寒冰冽，其民乐野处而乳食，脏寒生满病，其治宜灸焫。故灸焫者，亦从北方来。南方者，天地所长养，阳之所盛处也，其地下，水土弱，雾露之所聚也，其民嗜酸而食腐。故其民皆致理而赤色，其病挛痹，其治宜微针。故九针者，亦从南方来。"不仅说明了由于各地的地形、水文、气候等地理条件的不同，使得各地居民有不同的生活习惯，而且还分析了由于环境和生活习惯的不同，往往

还影响到人体的健康状况，因而会产生不同的疾病，同时也需要不同的方法因地制宜予以治疗，才能取得较好的效果，奠定了“因地制宜”治病法则。

三、不同地域医家丰富中医学术流派

后世医家在《黄帝内经》基础上，对地理环境影响临床治疗有一些更为具体的论述。如南北朝医家陈延之《小品方》指出：“治冷病，用温药分量多者，宜江西、江北（长江以西、长江以北）；用温药分量少者，宜江东（长江以东）、岭表也。”唐代《备急千金要方》说：“凡用药皆随土地所宜，江南岭表，其地暑湿，其人肌肤薄脆，腠理开疏，用药轻省。关中河北，土地刚燥，其人皮肤坚硬，腠理闭塞，用药重复。”晋唐乃至宋代，对地域环境影响的认识大多局限于用药法则、治疗分量等具体差异上，逐步积累了一些初步的经验，但在此时中医学术体系中尚没有流派之说，大多数医家主要居于北方，学术中对地域问题讨论不多。

宋金南渡后，江南经济文化日益繁盛，在此背景下，学术水平较高的医家渐次增多，突出者为浙江的朱丹溪，他在融会前人学术精华的基础上，大力赞扬当时医家的创新，但又明确地指出其不同（刘河间为寒凉派、李东垣为补土派、张从正为攻下派），其立论的基础强调地域区别。由朱丹溪开始，江南名医辈出，使中医学术面貌出现较大变化，及至明末清初，经过五位江南医家（吴又可、叶天士、薛生白、吴鞠通、王孟英）的努力，确立完备了温病学说。江南医家们在常年接触的大量病例中，积累了诸多与北方医家不一样的实践经验，也经历了二三百年之久的酝酿，创新形成卫气营血辨证、三焦辨证等温病辨证体系。

清代医家程钟龄说：“东南之地不比西北，隆冬开花，少霜雪，人禀常弱，腠理空疏，凡用汗药，只须对症，不必过重。予尝治伤寒初起，专用香苏散加荆、防、川芎、秦艽、蔓荆等药，一剂愈，甚则两服，无有不安。而麻黄峻剂，数十年来，不上两余。可见地土不同，用药迥别。”他针对麻黄汤指出：“此方不宜于东南，多宜于西北。西北禀厚，风气刚劲，必须此药开发，乃可疏通，实为冬令正伤寒之的剂。若东南则不可轻用，体虚脉弱者受之，恐有汗多亡阳之虑。”

从地域角度来看，这些中医学术的变化是由客观条件而促成，并非某些医家的“标新立异”，参考现代临床科研的概念，可以说地域条件的差异越大，气候条件和病证特征越典型，同时可供观察的患者数量越大，就越有利于理论与治法的发现与创新。而这种创新当然不会否定其他典型地域诞生的理论，它们都可以并存于中医学术框架之中，从而带来中医学认识的深化，这也体现了中医理论的包容性。

同时，基于地理环境、四时气候、人群体质以及临床疾病的多样性，虽然各个学说诞生的地域不同，但它们在所有地域都有其应用价值，只是从“大数据”来看，各地应用的比例有多有少，范围有广有狭而已。这就在总体上表现为不同地区的医药特色各异，成为地域医学流派分立的依据。

四、岭南中医学术流派发展研究

地域医学的发展历史悠久，早在两千多年前我国就有关于地域医学思想的明确认识，《黄帝内经》在要求医者精研医药之术的同时，要“上知天文，下知地理，中知人事”。《素问·异法方宜论》中对不同环境产生不同的地方病进行了论述。与《黄帝内经》同时代的《吕氏春秋》也对几种地方病做了较为明确的记载：“轻水所，多秃与瘿人；重水所，多尰与躄人。”公元 7 世纪，隋代《诸病源候论》对自然疫源性疾病有着更为详细的论述，这确实是认识自然、认识社会、认识自身的更大进步。

岭南地区有较为复杂的生态环境，把医学与地理学紧密相连是岭南中医药学术发展的优良传统，这种独特优异的主客观条件，使岭南医学对中国乃至世界医学地理学的发展做出了巨大的贡献。正是由于岭南中医药工作者掌握并运用地理、天文、气候等相关知识考虑和研究问题，有效地评价地理环境特质对人类生存，以及健康和疾病的影响，才能取得独特的成效。

一方面，岭南地形复杂，有山地、丘陵、平原、盆地等，呈多元的地势格局。南部临海，近海之域呈犬牙交错的水网形式，向北则“控扼五岭，唇齿湘江”，以山地形态为主，所以南部区域之民主要谋鱼盐之利为生，而北部山地平原则“土壤沃饶”“耕樵以自洽”，滨海与山地相结合的二分状态，滨海粤人视野宽阔，“二司技巧，高勘逐末”，喜尚新奇。另一方面，岭南古属百越之地，文明开发较晚，充满蛮俗陋观。然而岭南文化历来并不封闭，从国内而言，吸收了中原文化和楚越文化并改造了南越的风俗习惯和“刀耕火种”或“火耕水耨”的农业，经济有了长足的发展，明清时代广州的对外贸易有“金山珠海、天子南库”之称。岭南中药资源丰富，开发利用由来已久，民间还喜用中药防病、强身，沿海地区人民喜欢饮药酒。珠江三角洲一带民间喜欢用消暑清热祛湿的凉茶，喜用药材烹调药膳，喜用滋补性药材送礼。世俗民风的熏染和啸歌林泉、幽思天际的学风使岭南医学得以长足发展。热带、亚热带地区除炎热之外，另一特点是雨季长、雾湿重，历代医家认真观察研究地理气候条件和人体病变的规律。明清以来，岭南医家多推崇河间、丹溪之学，认为“凡病多火”，充分注意各种火热之象。基于岭南春夏淫雨、潮湿特甚、人多湿病的现象，对冒雨卧湿、岚障熏蒸之各种外感湿病和脾虚而致的内伤湿病，都做了精深的研究。据史料记载，清代南方诸省多次暴发瘟疫大流行。岭南医家对瘟疫的认识和诊治都积累了十分丰富的经验。岭南民间也积累了不少草药治病的良方，不仅能治一般的常见病，而且能治各种风湿痹病和无名肿毒等，尤以治疗跌打、虫蛇咬伤见长，这成为岭南医学主要特色之一。

岭南地域在热带、亚热带季风气候条件和生物因子的作用下，母岩经过不同的成土过程，加之人为因素的作用，形成了红壤、赤红壤、硅红壤、黄壤、山地草甸土、磷质石灰土、紫色土、石灰岩土、滨海沙土、水稻土等多种多样的土壤类型。由于气候温暖、雨量充沛、地形复杂、地貌多样、海洋陆地兼有，适合各种植物生长繁育，因而中药资源不仅品种多、分布广、产量大，而且还有不少质量上乘的道地药材，驰名中外，素有“广药”之称。根据《第四次全国中药资源普查广东省成果简报(2014—2022)》,广东记录资源种类4 692种,其中药用资源种数3 353种。以药材为原料的中成药生产在广东已有数百年的历史,很多中成药品种亦负盛名,其中有不少是以广东道地药材为主要原料的中成药。广东毗连港澳,水陆交通发达,对外交往活跃,因而是一个药材进出口的重要通商口岸,同时也是全国药材的主要集散地。若以粤港澳合作为重点将大大有利于发挥三地已有的优势,推动中药生产和生物医药产业的发展。

唐宋以来,许多医家结合本地区具体时宜、地宜,写下了不少富有地方特色的医学专著,南粤先贤葛洪是近代著名的医学家、道家、炼丹家,生于丹阳句容(今属江苏镇江句容),两度入粤,晚年归隐终老广东惠州罗浮山。疟疾当时在岭南地区为常见疾病,葛洪《肘后备急方》记载了常山、青蒿治疗疟疾的方法,即“青蒿一握,以水二升渍,绞取汁,尽服之”,后世屠呦呦研究员受此启发,研制出抗疟新药—“青蒿素”,拯救千万疟疾患者,为人类生命健康作出了突出贡献,由此获诺贝尔生理学或医学奖之殊荣。鲍姑,是这一时期岭南地区的著名女医家,葛洪之妻,是当时南海太守鲍靓之女,擅长针灸,为中医灸法的发展作出了重要贡献。唐代李暄的《岭南脚气论》,李继皋的《南行方》等;宋代佚名的《治岭南众疾经效方》;明代刘邦永的《惠济方》;梁玉池的《救疫全生篇》等。宋代《太平圣惠方》的主要编撰人南海陈昭遇,明代《医史》作者琼州丘敦,清代《医碥》作者何梦瑶,中西汇通派代表人物之一朱沛文等著名医家,在中国医学史上占有重要的地位。岭南名医代代相传,他们精勤不倦,著述颇丰,上自中古,下迄民用,有200余种医籍。到了近代,岭南最早建立了中医学术团体——广东医学求益社。现代的岭南中医药事业更是人才济济,他们所取得的成效业绩,为岭南中医学的发展作出了巨大贡献。另外,岭南中医药各类文献资料琳琅满目,这亦是一笔极为宝贵的财富和极为重要的学术资源。

第二节　岭南邱氏脾胃流派的学术渊源

中医脾胃学术渊源，始于《黄帝内经》，发于《金匮要略》，兴起则自李东垣《脾胃论》后。李东垣脾胃学说强调脾胃为核心，“内伤脾胃，百病由生”，创立补土派，创制“补中益气汤”“升阳益胃汤”等，侧重甘温补益脾胃之气的治法。继李东垣之后，清代名家叶天士提出“滋清润，养胃阴”等理论以补其遗，至此中医脾胃学说蔚为大观。李东垣与叶天士两位大家身处异地，深知天时气候、地理环境对人致病之影响。中医历经数千年而不断传承发展，是一代代医家继往开来的努力。当代国医大师邓铁涛教授提出“五脏相关，首重脾胃，善治脾者，能调五脏”的学术思想，正是守正创新发展中医脾胃学说的典范。

传统意义上的岭南是指越城、大庾、骑田、都庞、萌渚五岭以南的地区，古之岭南涵盖今广东、广西、海南三省（区）等地域，原为古越族聚居之地。秦统一中国，岭南偏处祖国东南一隅，有五岭阻隔，形成独特的自然环境和人文环境，不仅风土人情、习俗气候不同，人的体质禀赋、饮食习惯亦不尽相同。岭南地处亚热带、热带，纬度较低，濒临海洋，温度较高，湿度较大，环境中容易产生湿热病邪。岭南地区气候湿热，正如元代释继洪《岭南卫生方》载“岭南既号炎方，而又濒海，地卑而土薄。炎方土薄，故阳燠之气常泄；濒海地卑，故阴湿之气常盛”。因此，湿与热两种外邪是岭南地区主要的致病因素。岭南人因气候炎热，出汗多，气随汗泄，且喜食鱼虾螺蟹等海鲜湿腻之品，易导致湿邪困脾，故岭南地区人群容易出现脾虚夹湿的体质特征。

邱健行教授在岭南行医六十载，长期博极医源，精勤临床。他认为：“我国幅员辽阔，随着时间的推移、时代的变迁、地域的差异、疾病谱的变化，各地后学又在李东垣的基础上融会新知，诊治岭南地区脾胃病应该结合岭南地域气候、当地人群体质禀赋、饮食习惯及人文心理制定与之相适应的独特的诊疗方案。”在邱健行教授的学术渊源引领下，其传承弟子有广东省第二中医院吕雄教授、戈焰教授、张伦教授、李桂明教授、范明教授、邱剑鸣教授、魏东教授、孙正平教授等，形成了稳定的岭南邱氏脾胃流派学术传承群体，在“阴阳中和理论”“脾胃本源学说”“脾胃与肝相关理论”“湿热 - 浊毒 - 毒垢致病学说”以及“疏、清、通、降、和法”方面具有自己独特的诊疗用药技术体系，在临床实践和理论升华中不断传承创新、发扬光大，增进人类健康福祉。

第二章　岭南邱氏脾胃流派传承脉络及主要传承人员

岭南邱氏脾胃流派以中医理论为指导，在长期防治岭南地区脾胃病等临床实践中，形成了独特的学术思想、临床经验及诊疗技能，逐渐形成了稳定的人才传承群体，具有清晰的学术传承脉络，对岭南地区脾胃消化疾病理论的创新与中医临床疗效的提高有着积极影响，在岭南地区具有良好的群众口碑。

岭南邱氏脾胃流派创始人为邱健行；第二代代表性传承人为戈焰、张伦 2 人，主要传承人为吕雄、王新华、林永刚、杨思华、李桂明、范明、邱剑鸣 7 人，第二代后备传承人为魏东、孙正平、聂斌、梁宏宇、贺松其、詹永忠、查保国、杨思为、尧新华、苏胜华、李妍慧、廖俊健、李志明、何凌、夏鑫华、王明、曾江涛、张俊杰、蔡舒婷、江振龙、邓云龙、叶宗源 22 人；第三代主要传承人为尹建华、陈垚、申昌国、莫伟、熊哲锟、王霜玲、曹明满 7 人，第三代后备传承人为李紫昕等 198 人；第四代后备传承人为陈卓青等 16 人。经过半个多世纪的厚积薄发，在 21 世纪初，逐渐形成了以“阴阳中和理论”“脾胃本源学说”“脾胃与肝相关理论”“湿热致病学说”“湿遏阳郁学说”为核心的学术思想，创立脾胃病治疗二十法以及“疏、清、通、降、和”独特治法及用药体系，成为岭南中医学术流派的重要分支之一。

岭南邱氏脾胃流派自邱健行教授悬壶岭南为伊始，经历了 60 年的流派传承，截至 2025 年 9 月 1 日，第二、三、四代共计 252 名传承人，学成后分布在广东省、广西壮族自治区、福建省、江西省、浙江省、湖南省、天津市等各省（区、直辖市）56 家医疗、教学、科研机构，具体以脾胃病科为主，遍及心血管科、肿瘤科、脑病科、骨科、治未病科、针灸科、眼科等，

用独具特色的岭南邱氏脾胃流派学术思想、临床经验造福百姓。

岭南邱氏脾胃流派学术传承谱系整理汇总如下（图2-1）：

第一代创始人	邱健行
第二代传承人	**代表性传承人：**戈焰、张伦（2人）。 **主要传承人：**吕雄、王新华、林永刚、杨思华、李桂明、范明、邱剑鸣（7人）。 **后备传承人：**魏东、孙正平、聂斌、梁宏宇、贺松其、詹永忠、查保国、杨思为、尧新华、苏胜华、李妍慧、廖俊健、李志明、何凌、夏鑫华、王明、曾江涛、张俊杰、蔡舒婷、江振龙、邓云龙、叶宗源（22人）。
第三代传承人	**主要传承人：**尹建华、陈垚、申昌国、莫伟、熊哲锟、王霜玲、曹明满（7人）。 **后备传承人：**李紫昕、张芸、卢洪梅、陆璐、杜育冰、李如梅、李波、叶青、邢辉、黄菲、汤海欣、黄艳丽、陈晓欣、郭丽珍、陆梓华、陈晨、钟洁媚、张淑琼、唐慧、袁冬生、张奉学、骆欢欢、吴薇、黄婉怡、唐明增、薛亚静、李亮、冯劲立、林韵怡、林芬丹、徐秀梅、赖英哲、李兴明、刘宪华、郑洁鑫、徐佳宁、王刚毅、许伟光、曾娟、廖安、唐万芳、吴斯华、陈志杰、肖捷洁、郑芷莹、刘加、王鹏鑫、许婉雯、林剑良、王光伟、林水长、黄鑫、唐杜娟、傅行知、龚秀丽、苏健彬、李立平、邱杰慧、廖尚辉、陈嘉敏、罗国英、梁业基、陈林童、陈懿科、刘育伟、严锦旸、武永通、朱汉平、苏茜茜、王苑芳、钟春萍、李静、胡聪、陈磊、李德军、夏进、肖根发、马玉婷、陈钰凤、刘南狄、陈浩樑、邱颂清、邱若善、刘洋、李德威、刘嘉欣、黄钺尧、范颖洁、占斯慧、张鹏程、王玲、张澎、陈子晴、刘思慧、黄嘉岚、赵婧秀、陈小燕、李柱鑫、兰州、祝翠连、于锦姗、谭媛、余广彬、萧绮兰、严冬冬、罗美婷、晏艳平、纪静芸、罗晓君、陈丽芳、邓欢、黄磊康、梁睿、韦丹耿、李彤、李澳乐、孙嘉玲、杨雪梅、招文婷、樊尔艳、秦梦晨、江稳滔、孙海燕、谭思蕊、钟冰莲、马琰昊、张铭珈、钟晓丹、贾文燕、刘洋、陈冠新、陈静妃、叶惠梅、陈伟光、陈炜聪、王一钦、胡甜甜、孙海涛、何春雨、匡莹、罗国亮、刘锡坚、甄会莲、杨乃坤、沈碧华、郭丹、陈锡科、李锐鸿、林金亮、曾可欣、刘晓彬、江威、陈小春、黄芬、赵秋萍、蒙林凤、张弘、刘娜、黄江、苏一墨、毛坤洪、伍静、诸猜猜、徐筱兰、张开鸿、周娇俐、李晓峰、艾宜婧、严小雨、涂厚姝、陈梦琳、戴灿、侯旭阳、赵钦绵、崔雨萌、邵俊侨、孙玮、左安娜、谢家润、林浩裕、王少婷、谢宜芳、姚旺、罗燕玉、宋建达、杨佩苑、袁戴娇、林文明、王睿、白文昕、王月英、李思婷、向浩林、温晓倩、张雨辰、任丽萍、何苏美、袁金胜（198人）。
第四代传承人	**后备传承人：**陈卓青、易涵、林书琦、黄海杨、邓桃英、郭文明、韦业欣、邹玉婵、楚慧慧、胡石英、张文智、林奕霞、李锦慧、杨子锋、宋健、祝进毅（16人）。

图2-1　岭南邱氏脾胃流派学术传承谱系图

截至2025年9月1日，岭南邱氏脾胃流派自邱健行教授始，传承四代，共253人

第一节　岭南邱氏脾胃流派第一代

邱健行（创始人）

岭南邱氏脾胃流派创始人邱健行，首届全国名中医，全国最美中医，南粤最美中医，首批广东省名中医，广东“最美科技工作者”，第二、三、四、六、七批全国老中医药专家学术经验继承工作指导老师，广东省第二中医院首席专家、主任医师，广州中医药大学教授、博士研究生导师。历任广东省中医研究所业务所长、广东省第二中医院业务院长，第九届全国人民代表大会代表主席团成员，前中国中医药学会理事、内科专业委员会常务委员、血证专业委员会副主任委员，广东省中医药学会内科专业委员会副主任委员，广东省老教授协会中医分会副会长，首批粤港澳大湾区卫生与健康合作专家顾问。被国家中医药管理局特聘为中医药传承与创新“百千万”人才工程（岐黄工程）——第四批全国中医（临床、基础）优秀人才研修项目授课专家。

1941 年 2 月，邱健行教授出生于广东番禺一个医学世家，幼承庭训，耳闻目睹长辈济世救人，立志长大从医，解除患者疾苦。1959 年，他考入广州中医学院（现广州中医药大学）。在这家新中国首批高等中医药本科院校，经过 6 年正规、系统的教育，他愈发坚定信念，扎根中医沃土。

1965 年毕业时，作为同届 240 位同学中三名全优生之一，他被分配到边远的清远县中医院（现清远市中医院）工作，正式开启中医人生征程。当时医院病床少，他联合两位青年党员医生组成家庭病床党小组，把家庭病床搬到工厂宿舍、市民家中和渔民小船，数年如一日送医送药。“纸上得来终觉浅，绝知此事要躬行”，在临床工作中，邱健行认识到必须不断在实践中学习才可提高诊疗水平，遂拜广东省名老中医黄峰主任为师，虚心求教，日日侍诊，跟师临床，由于他的勤奋聪慧，深得黄峰主任青睐，得其真传。经过自身临床不断磨砺，逐渐掌握了中医临床治病精髓，不到三年时间，他便成了当地有名的年轻中医生，人称“小黄峰”，深得患者信赖，求医者日增，日门诊量逾百，并创下了行医生涯中一天接诊300余例的记录。

1974年，由于他的精湛医术与高尚医德，他被任命为清远县中医院（现清远市中医院）业务院长。正在此时结识了他后来的岳父广东省名老中医管铭生，管家四代行医，是佛山有名的中医世家。第一代可追溯到清代管德裕。第二代清代二品医官管镇乾（字金墀），是当时岭南五大名医之一。第三代管炎威（字季耀）与管藻卿：管季耀于1927年为广东中医药专门学校五年制学生编写了《中国中医伤科讲义》，是广东省首部骨伤科教材，开创了广东骨伤科教育先河；管藻卿亦为广东名医。第四代为管霈民与管铭生：管霈民1962年、1978年两次被广东省人民政府授予“广东省名老中医”称号；管铭生1978年被广东省人民政府授予“广东省名老中医”称号，管铭生精通《黄帝内经》《伤寒论》《金匮要略》《温病条辨》，对原文背诵如流，辨证用药，无不遵循经旨，善治内科疑难病症，被同行尊称为“管公”，据说著有《医余随笔录》。管铭生老先生见到这位青年医生，品貌出众且通达医理，对其十分器重，便把自己积累多年的宝贵经验，尤其是治疗肝病、肾病、胃病、颈椎病、高血压等疑难病症的心得和临床经验毫无保留地传授给这位年轻人。其间邱健行与管铭生的女儿管焕嫦相识相知，结为夫妻。邱健行跟随岳父行医，得到耳提面授、悉心教导，学到了岳父精湛的医术和一生行善的高贵品德，为日后行医生涯打下了坚实基础。

1977年8月，邱健行被调到广州中医学院内科教研室任教。要克服从临床到教学的跨度，怎么办？答案是更加勤奋学习、不耻下问，邱健行虚心向同仁请教教学方法，并经常到图书馆查阅搜集教学资料，丰富教学内容，经过反复备课，不断试讲、演练，并凭着他多年来在基层积累的丰富临床经验，在课堂上善于理论联系实际，博古通今，古为今用，讲课风格幽默风趣、声情并茂，深入浅出，极大地激发了学生爱中医、学中医的激情，他的课堂教学总是充满知识性、趣味性、实用性，让学生能学到悟到，故在学生投票中当选为“最受欢迎的老师”。当时的内科教研室主任是邓铁涛教授，邱健行得其教诲十余载，中医理论水平和临床经验突飞猛进，他感慨“若论跟师学艺，跟随邓老学到最多”。邱健行既是一名老师，同时也是一位虚心的学生，至今他仍常说“邓铁涛教授是他最敬佩的老师”。《邓铁涛临床经验辑要》是他最喜欢读的书，是由邓老编著的中医书籍。在此期间他还师从岭南温病学家刘赤选、岭南脾胃病学家梁乃津、岭南肝病学家钟耀奎、岭南伤寒学宗师陈伯坛之女陈坤华等名医大家，与刘亦选、周岱翰、劳绍贤、余绍源、丘和明、许鑫梅等学院老师、岭南名医交往甚密，虚心学习他们的学术思想与用药经验，不断地提升自己的学识与才干，如此兼容并蓄，并结合临床摸索前进，逐渐构建出自己的理论体系，成为一代岭南中医大家。随着中医理论和实践水平的不断自我超越，1984 年邱健行当选为广州中医学院第一附属医院（现广州中医药大学第一附属医院）大内科副主任、脾胃内科主任，翌年晋升为副教授，1991 年晋升为正教授。1991 年 9 月参与编写《中医名言录》，获广东省中医药管理局颁发的广东省中医药科学技术进步奖二等奖。

1991 年 6 月，邱健行教授调至广东省中医研究所任党支部书记兼副所长，在当时情况下，研究所领导班子规划加快研究所发展步伐，必须加强科研创新，经过国内外市场调研，应时代要求，决定从中药配方颗粒入手，改进中药传统煎汤服用模式，促进中药现代化。并定下了要走“科、医、工、贸一体化”的道路，建制广东省中医研究所及其属下的一间医院和一个药厂，形成“一体两翼”格局，主体为研究所，医院与药厂为两翼，实现科、医、工、贸整体全面发展，这在全国属首创。1993 年 12 月 8 日，广东省第二中医院大楼正式落成开业，邱健行为首任业务院长，带领全体医务人员齐心奋进，广东省第二中医院如今成为一家集医疗、教学、科研为一体的综合性国家三甲中医院。当时科研也在同步推进，邱健行教授经过不懈努力和多方奔走，于 1993 年 2 月 10 日，选址在广东省佛山市里水镇的广东一方制药厂建成开业，成为我国最早的国家定点专门生产中药配方颗粒的厂家，邱健行教授任首届董事长。在邱健行的领导下，全体研究人员共同的科研攻关，把单味中药饮片用现代化制药工艺规范提取制成数百种单味配方中药颗粒，使之能在中医理论指导下，根据辨证施治原则进行灵活加减配方，在保持原有饮片汤药配方疗效前提下，即冲即服，质量保证，方便患者服用、携带、保存。2011 年，该企业申报的“中药配方颗粒产业化关键技术研究与应用”荣获国家科学技术进步奖二等奖。现在的一方制药被国药集团收购成为国资央企，产业链集科研、制药、营销为一体，生产出 700 多味中药配方颗粒产品，建立了中药配方颗粒特征图谱质量控制标准，承担省、部级、国家级科研课题近 40 项，产品被国内数千家二级以上医院使用，并进入了美国、加拿大、澳大利亚、英国、法国、瑞士与港澳等 30 多个国家与地区，其年销售量高达 80 多亿元人民币。中药配方颗粒的研发促进中药现代化、产业化、国际化，在中药剂型改革路上开创了先河。这一切成就的取得都离不开创始人之一邱健行教授的智慧与贡献。

1998 年 10 月，邱健行教授主持的“血证的系列研究”获广东省中医药科技进步奖一等奖。参与的“紫地合剂治疗溃疡病及胃炎所致上消化道出血临床研究”获国家中医药管理局全国中医药重大科技成果奖乙等奖，紫地合剂开发成紫地宁血散，为医院急诊常备用药。邱健行教授还研发“调肝胶囊”等多种医院制剂，获广东省药品监督管理局批号，疗效显著，基于科研贡献，2021 年中共广东省委宣传部、广东省科学技术厅等部联合颁发给邱健行教授 2021 年广东“最美科技工作者”荣誉称号。

“德艺双馨，健行不息”是对邱健行教授的真实写照，这块匾一直挂在邱健行教授诊室，这八个字既是患者对他的肯定，也是邱健行教授对自己的鞭策。老骥伏枥，志在千里，邱健行教授不顾 84 岁高龄，如今仍坚持临床一线，深深感染着他身边的医务人员。经过多年临床实践，总结出“阴阳中和理论”“脾胃本源学说”“脾胃与肝相关理论”“湿热 - 浊毒 - 毒垢致病学说”以及“疏、清、通、降、和法”的学术思想与临床经验，喜用蒲夏四逆汤治疗胃病，火凤清肠方治疗肠病，清肝解毒方治疗肝病，他擅长用中医药诊治脾胃肝胆系统疾病以及血证病，亦擅长内科其他疑难杂症及妇科疾病。邱健行教授勤求古训、博采众方，擅长使用经方、时方。邱健行教授淡泊名利，廉洁行医，2002 年 3 月，广东省卫生厅、广东省人事厅及广东省中医药管理局联合授予“2001 年全省卫生系统行业作风建设先进工作者”荣誉称号。

邱健行教授不仅精勤临床，而且善于总结经验，为了将自己行医 60 年的学术思想和临床经验传予后人，2014 年主编中医专著《杏林健行：全国名老中医邱健行临证传薪录》共 25 万字，由中医古籍出版社出版。相距 7 年后，邱健行教授主编第二部中医专著《岭南脾胃论》共 29 万字，由中国中医药出版社出版。国医大师孙光荣教授如此评价：“邱健行先生根据岭南地域人文特色，结合自身临床实践，勇于创新岭南脾胃学说……从理论到临床进行了系统的总结与提升”。基于对中医药的贡献，1993 年邱健行教授获“广东省名中医”称号；2017 年 5 月，荣获“全国名中医”称号。并先后获得首届羊城好医生、南粤最美中医、全国最美中医等称号，被誉为“脾胃圣手”，享誉海内外。

邱健行教授以传承弘扬中医药、培养中医人才为己任，从 1997 年开始，连续担任第二、三、四、六、七批全国老中医药专家学术经验继承工作指导老师。1997 年，吕雄成为第二批学术经验继承人；2002 年，戈焰成为第三批学术经验继承人；2008 年，张伦、李桂明成为第四批学术经验继承人；2017 年，范明、邱剑鸣成为第六批学术经验继承人；2022 年，魏东、孙正平成为第七批学术经验继承人。由于师带徒继承工作出色，2007 年获“全国老中医药专家学术经验继承工作优秀指导老师”荣誉证书。2011 年，获批全国名老中医药专家传承工作室，2017 年获批全国名中医传承工作室，培养了医院内外中医临床优秀人才数十名，其中全国中医优秀临床人才 8 名，广东省名中医 5 名，薪火相传，名医辈出。2018 年，为扶持基层医院中医药发展，邱健行教授被聘为佛山市中医院三水医院名医工作室指导老师，三年间不顾年迈路远，寒来暑往，隔周一次门诊与病房查房，解决疑难病症，从未间断，培养了一支带不走的基层中医学术团队，深受当地群众欢迎，连续三年被当地政府评为优秀名医传承工作室，为中医各层次人才培养作出了重要贡献。2023 年带领广东省第二中医院脾胃病科进入国家中医优势专科行列，为促进中医药继承、创新与发展作出了积极贡献。

如今，邱健行教授已 84 岁高龄，仍活跃在临床第一线，他始终精勤不倦，用医术惠济苍生，用学术传承弟子，用医德仁心守护岭南百姓，他不愧是一位光荣在党 59 年的优秀共产党员。

第二节　岭南邱氏脾胃流派第二代

一、代表性传承人

（一）戈焰

戈焰，女，1963 年生，广东省名中医，第七批全国老中医药专家学术经验继承工作指导老师，广东省第二中医院脾胃病科主任医师，广州中医药大学教授，硕士研究生导师，历任广东省第二中医院脾胃病科主任，广州中医药大学第五临床医学院经典教研室主任。荣获第六届中国医师奖，全国卫生系统先进个人称号，羊城好医生，南粤最美中医，广东省五一劳动奖章。深耕中医临床、教学、科研工作 40 年，对中医及中西医诊治脾胃及肝胆胰等疾病有较深造诣，擅长慢性难治性胃炎，尤其慢性萎缩性胃炎伴肠上皮化生、异型增生病变，胃食管反流病，消化性溃疡，上消化道出血；溃疡性结肠炎，肠易激综合征，功能性胃肠病；急、慢性胆囊炎，胰腺炎；各类肝炎、肝硬化等内科疑难杂症诊治。

1. 名师指点，成才有路　1980 年 9 月—1985 年 7 月，戈焰从云南中医学院毕业后留校，任温病学教研室教师，师从云南省名中医苏涟教授，深受苏涟教授高尚医德及精湛医术熏陶，提高了肝病等方面的中西医理论水平及临床、科研能力；1987 年 9 月—1990 年 8 月，在广州中医学院攻读中医温病学硕士，师从广东省名中医刘仕昌教授，得益于刘老淡泊

名利的品德、善用温病学理论诊治岭南温热疾病，以及其用药规律指导；2002年9月—2006年9月，在广东省第二中医院内科工作期间，师从全国老中医药专家学术经验继承工作指导老师邱健行教授3年，在邱健行教授“大医精诚、精勤不倦”的言传身教，及其“脾胃本源、脾胃与肝相关、湿热致病”学术思想引领下，戈焰得到邱健行教授临床真传，成为岭南邱氏脾胃流派第二代代表性传承人之一。

2. 守正发展，继往开来 2012年戈焰进入第三批全国中医优秀临床人才项目，在3年研修期间，钻研中医经典，博采众家，先后拜师跟诊国医大师张学文、孙光荣以及熊继柏教授等，体悟到看病贵在“精细辨证，精准施治”。四诊中尤其注重问诊，问诊越细致、全面，越能精细辨证，是提高疗效的关键。学术上提出：①在脾胃本源基础上，注重气虚及阳，扶阳健脾。善用黄芪、党参、白术健脾益气，针对气虚及阳者，善用附子、干姜扶助脾肾阳气，以健运脾胃中气；巧用苓桂术甘汤及藿香、白豆蔻通阳化湿，提高“湿胜阳微”病证疗效。②注重脾胃病的寒热辨证。擅用“半夏泻心汤”干姜、半夏与黄连、黄芩核心药对，辛开脾寒、苦降胃热。对寒重于热者，在半夏泻心汤基础上加用桂枝、吴茱萸，增强温脾散寒；对热重于寒者，加用蒲公英、栀子或龙胆草，加强清泄胃（肠、胆）热的功效。并在寒热药物用量上力求精准，做到与病证的寒热程度丝丝入扣，无太过亦无不及。认为“脏常不足，腑常有余”，脾肾多偏气虚阳虚，胃肠胆腑多夹热夹湿，拓展了“脏寒腑热虚实夹杂”理论在多种疑难疾病中的应用。③治疗胃病当分气血辨证用药。提出胃病在不同病程阶段也分卫气营血分辨证，如病在气分者，用四君子汤、香砂六君汤、理中汤、附桂理中汤等补气、行气、温阳等气分用药；病在血分者，则用四物汤、血府逐瘀汤、失笑散、丹参、莪术、三七等补血、活血、凉血、止血等血分用药，善用水蛭活血化瘀预防与治疗因瘀血阻滞引起的难治性、恶性疾病。④重视脾胃升降枢纽的正常运转。主张治疗胃肠病宜顺应“以通为用，以降为顺”之六腑生理功能，除承气辈通降腑气外，亦不忘补中益气汤升提脾气，因胃气上逆，责之脾气不升，则升脾气，实为降胃气之法。⑤在继承岭南邱氏脾胃学派“脾胃与肝相关”学术基础上，丰富了“疏肝、清肝、养肝、敛肝、镇肝”治法与用药规律。

3. 科研创新，薪火传承 戈焰2004年担任广东省第二中医院内三科（脾胃科）开科主任，带领全科医务人员建成首批广东省重点专科、中医名科，国家药物临床试验基地科室，国家住院医师规范化培训基地科室，2023年进入国家级中医优势专科建设行列。科研方面在岭南邱氏脾胃流派学术影响下，主攻慢性萎缩性胃炎伴胃癌前病变，认为“脾胃气虚是发病基础，瘀血阻滞胃络是主要病机，瘀久毒聚是本病恶变的主要因素”，建立健脾益气、活血化瘀、解毒散结治法，研发“猴菇和胃颗粒”。据临床研究，治疗慢性萎缩性胃炎临床总有效率为93%，萎缩消失率达86%，肠上皮化生逆转率69%，轻度异型增生消除率为89%，具有良好病理疗效，居国内领先水平。发挥中医药优势治愈慢性萎缩性胃炎对有效预防胃癌发生具有重要意义。2005年戈焰教授成为硕士生导师，先后培养了脾胃专业硕士研究生27名，注重立德树人，培养学生严谨的临床思维及科研方法，传承扎实的中医理论与临床技能，毕业生受到用人单位一致好评。培养第七批全国老中医专家学术继承人2名，第二批广东省名中医学术继承人1名，广东省薪火工程继承人2名。主持完成国家级科研课题1项，省厅局级资助科研课题6项。“便携式智能灌肠器”获国家级专利。研发4种医院制剂“健胃舒颗粒”“清胃祛湿颗粒”“猴菇和胃颗粒”“甘露清肠丸”，均获广东省药品监督管理局注册批文。协助邱健行教授整理总结学术思想及临床经验，出版《杏林健行：全国名老中医邱健行临证传薪录》中医专著，发表核心期刊论文40余篇。

（二）张伦

张伦，女，1976年生，广东省第二中医院脾胃病科主任、消化内镜负责人，医学博士，主任医师，广州中医药大学教授、硕士研究生导师、博士后合作导师。岭南邱氏脾胃流派第二代代表性传承人，第五批全国中医临床优秀人才，广东省杰出青年医学人才，第九届羊城好医生。

1. 杏林春暖，师道相传 2001—2004年于广州中医药大学攻读中西医结合临床硕士学位，师从全国老中医药专家学术经验继承工作指导老师周福生教授，学习消化内镜微观研究与中医辨证结合，治疗消化道疾病。2007—2010 年博士师从邓铁涛弟子刘友章教授，科研研究脾胃证中医整体观念与线粒体的关系，初步探讨中医证的微观本质。2008 年被遴选为第四批全国老中医药专家学术经验继承工作学术继承人，在首届全国名中医邱健行教授的指导下从事脾胃病科的临床、教学、科研工作，专攻中医药辨证，中西医诊治食管、胃、肠、肝、胆、胰等消化系统疾病。在长期跟随邱健行教授学习过程中，对于邱健行教授的岭南脾胃病学术思想、脾胃病治疗二十法均有深入理解，并在临床实践中进一步传承、发展、创新，擅长运用"通阳健脾化浊法"治疗脾胃消化疾病。

2. 中西互参，融会贯通 坚持"中医药辨证、中西医诊治"的模式，既扎根于中医思维，又充分利用西医学的诊断技术（如胃镜、肠镜、影像学）为中医辨证提供参考，制定更精准的中西医协同治疗方案。2012 年在南方医科大学南方医院消化内科及消化内镜中心进修学习 1 年。2015 年在广州军区广州总医院专项进修内镜逆行胰胆管造影术（ERCP），学习内镜下治疗胆总管结石、胆源性胰腺炎、梗阻性高胆红素血症等疾病。紧跟消化道疾病及消化内镜相关前沿研究成果及技术，熟练运用消化内镜等各种现代诊疗方法诊治消化系统常见及疑难疾病。

3. 传承精华，守正创新 张伦教授在师承学习经典古籍与临床实践相结合过程中，深切认识到脾胃气化是脾胃生理病理功能的概括，依据岭南邱氏脾胃论，运用"通阳健脾化浊法"诊治胃肠道癌前病变，如慢性萎缩性胃炎（伴肠上皮化生及轻、中度不典型增生）、炎症性肠病等；运用"清心疏肝法"诊治功能性胃肠病，如消化不良、肠易激综合征、慢性便秘、慢性腹泻等；运用"白虎清肝法"诊治慢性乙肝、肝硬化；运用"祛湿化浊法"诊治脂肪肝、胆囊息肉，均取得良好的临床疗效。

4. 临床实践，反哺传承 中医大量的精华除了经典诵读，也在于"只可意会，不可言传"的隐性知识，如辨证思维、用药手感、对"度"的把握等。这些无法通过书本完全获得，必须由老师"手把手"地带教点拨。

"反哺传承"是这些隐性知识得以留存的关键。岭南邱氏脾胃流派的延续与发展,完全依赖于一代代门人弟子在继承基础上的"反哺"与创新。在临证中,重视带教,由经历过完整成才之路的老师指导,努力让学生少走弯路,更快地掌握临床真谛,缩短成才周期,为中医队伍输送高质量血液。张伦教授招收规培生、本科生及研究生,通过跟师侍诊、教学门诊、教学病例讨论、教学查房、批阅医案等方式,将自己从邱健行教授那里学来的"师承"模式复制下去。将邱健行教授的学术思想(如"脾胃病二十法")以及自己的心得体会(如"通阳健脾化浊法")进行系统梳理、出版著作、发表论文,使之从个人经验变为可共享的学术成果。主编出版《岭南伤寒名家学术菁华录》等专著,在核心期刊发表专业论文 20 余篇;主持和参与多项科研课题,其中作为主要参与者参加国家级课题 3 项,主持省科技厅课题 2 项,广州市科技计划 1 项,主持及参与省中医药局课题 10 项。在广州中医药大学、继续教育项目、学术会议上授课、作报告。

作为科室主任,张伦教授打造学习型团队,建立传承工作室,营造集体学习、共同进步的学术氛围,培养整个团队的传承能力。同时面向公众进行科普,传播正确的中医养生知识,提升公众的中医健康素养,这也是对中医药事业一种更广义的"反哺传承"。

二、主要传承人

(一) 吕雄

吕雄,男,1961 年生,广东省名中医,广东省第二中医院主任医师,广州中医药大学教授、硕士研究生导师,第五批全国老中医药专家学术经验继承工作指导老师,广东省优秀中医临床人才。1997 年国家开展第二批全国老中医药专家学术经验继承工作项目,被遴选为邱健行学术经验继承人。跟随邱健行教授学习期间,吕雄教授深得其学术思想精髓和临床经验真传,不仅在理论造诣上得以升华,更在实践中掌握了处理复杂疾病的独特手法和辨证施治的艺术。吕雄教授不仅是邱健行教授学术经验的直接继承人,而且在传承中创新,形成了自己独特的学术思想和临床风格。他作为全国第五批老中医药专家学术经验继承工作指导老师，积极培养新一代中医人才，通过带徒、授课、学术交流等方式，将邱健行教授的学术思想和临床经验薪火相传，为中医事业的传承和发展注入了新的活力。

吕雄深受其师邱健行教授岭南脾胃理论的影响，并在运用气血肝脾理论论治糖尿病方面取得显著成就。他秉承邱健行教授对脾胃功能重要性的深刻认识，将脾胃理论与气血理论有机融合，提出糖尿病气血失衡、肝脾不和的辨治体系，强调辨识气血状态（如气血两虚、气滞血瘀等），并运用补益气血、活血化瘀等方法恢复气血运行，改善机体代谢功能。同时，吕雄教授继承并发展了邱健行教授的脾胃理论，关注肝脾功能，通过疏肝健脾、平肝和胃等手段调整胰岛素抵抗、糖脂代谢，体现了岭南脾胃理论对整体脾胃功能调治的重视。在这一理论指导下，吕雄教授成功治疗大量糖尿病患者，显著改善症状，稳定血糖，降低并发症发生率，赢得了广大患者的信赖与赞誉。其诊疗模式已被多家医疗机构采纳推广，对中医内分泌学科的发展产生了重要影响，进一步彰显了邱健行教授岭南脾胃理论在现代中医诊疗中的生命力与影响力。例如在桂枝的使用中，吕雄教授感触颇深，他认为邱健行教授在岭南地区善用桂枝治疗多种疾病，熟练使用桂枝的八大作用：解肌和营、通阳、利水、下气、行瘀、补中、扶阳和外治作用，对桂枝的应用既有对经典理论的继承，又有在临证实践中创新发挥，尤其在岭南湿热环境下，巧妙运用桂枝治疗诸多内外杂症，显示出卓越的辨证施治能力。在中药制剂方向，吕雄在总结、传承邱健行学术经验的基础上，结合自身研究方向，对糖尿病及其并发症进行了深入研究，他依据气血肝脾理论创制“舒”系列方剂，例如舒和胶囊、舒正颗粒，在临床上大量使用，获得众多好评。吕雄教授的成功实践，既是对其师邱健行教授岭南脾胃理论的传承与发扬，也是对中医理论在现代疾病诊疗中创新应用的生动诠释。

（二）王新华

王新华，男，1960 年生，广东省名中医，广州医科大学原校长，高水平中医药重点学科带头人，国家一流本科专业中西医临床医学专业负责人，主任医师，教授，博士研究生导师，享受国务院政府特殊津贴专家，美国国立卫生研究院（NIH）高级访问学者。长期从事中医、中西医结合基础和临床研究，以及音乐治疗研究，我国疟疾防治和青蒿素临床研究与推广应用团队核心成员。1979 年起师从邱健行教授，为岭南邱氏脾胃流派第二代主要传承人。

王新华教授从大学时代的见习和实习期间开始，就深受临床启蒙老师、名医邱健行教授高尚医德和精湛医术的熏陶，把脾胃学说与温病理论相结合，构建首个温病湿热证病证结合的动物模型，初步阐明了薛生白“太阴内伤，湿饮停聚，客邪再至，内外相引”的温病湿热证发病的现代生物学内涵；强调先有脾胃内伤、湿邪内蕴的“内湿”，再感外邪，是温病湿热证或湿毒疫发病的核心病机。

（三）林永刚

林永刚，男，1963 年生，广东省名中医，广州中医药大学顺德医院原院长，主任医师，广州中医药大学教授，南方医科大学教授。从事临床医疗工作 40 年。1979 年起师从邱健行教授，为岭南邱氏脾胃流派第二代主要传承人。参与“九五”国家科技攻关计划《高血压脑出血术后的中医治疗》，主持或参与省级中医科研课题多项，在中医核心期刊发表论文多篇。

林永刚受其师邱健行教授岭南脾胃理论的影响，以“健脾胃，调气机，舒情志，通血脉，温清阳，祛病因”为主要学术思想，认为脾胃是后天之本、气血生化之源，健脾胃是治疗一切疾病的关键。脏腑生理功能的实现有赖于气机的运动，气机的出入、升降、循环、转化正常，是脏腑达到相互协调、平衡、稳定的基础，尤其是胃肠疾病，调气机必贯穿始终。七情失调是许多疾病的病因之一，调情志实为理气机、调升降。随着现代岭南人饮食、生活方式的改变，嗜食生冷，久居空调房，运动不足，导致体质偏寒、偏湿者多见，阳气不足、寒凝血滞是诸多结节性疾病和恶性肿瘤的基本病机。虚邪贼风以及痰、瘀、毒这些病理产物在体内的堆积是导致众多疾病发生的原因之一，化痰、祛瘀、扶正祛邪是许多慢性疾病治疗的法则。

（四）杨思华

杨思华，女，1957年生，广东省名中医。广东省第二中医院原副院长，主任医师。长期悬壶于岭南一带。2005年拜师邱健行教授，为岭南邱氏脾胃流派第二代主要传承人。在邱健行教授脾胃流派学术思想的影响下，结合岭南地区气候特点以及当地人的生活特点，在长期临床实践的基础上，提出了“治病求本，本在脾胃”的学术思想，更强调“滋补脾阴”在疾病诊治过程中的重要性。

杨思华认为胃肠病、肝胆病等消化类疾病常呈现病势缠绵不愈的特点，多因岭南地区气候炎热且夏季时间过长，热迫津液外泄，加之粤人夜生活丰富、熬夜过甚、喜冷饮，均导致气阴耗伤、脾阴不足，进而导致正虚邪恋，使疾病缠绵难愈。因此，杨思华在治疗此类疾病时多采用滋补脾阴法，而滋补脾阴虚法尤以清补为首要，故常选用山药、太子参、莲子、白扁豆等甘淡平和、滋脾养阴之品，而少用辛燥耗气伤阴之类。另外，杨思华亦强调滋补脾阴理论在内科肿瘤防治中的重要性。现在的肿瘤患者大多接受过手术、化疗及放疗，肿瘤患者本身就有脾胃不足的情况存在，放、化疗及手术等治疗本身会引起患者呕吐、纳差等，更加耗气伤阴，因此“滋补后天脾阴”的治法突显的更加重要。在邱健行教授的学术思想指导下，成功申请了广东省中医药局科研项目《杨思华教授滋阴补脾法对人结肠癌细胞蛋白表达的影响研究》，从动物实验的角度验证了滋补脾阴法的有效性，为肿瘤患者提供了有效的传统疗法。

（五）李桂明

李桂明，男，1965年生，广东省第二中医院白云院区心血管科主任、主任医师，广州中医药大学教授、硕士研究生导师，岭南邱氏脾胃流派第二代主要传承人。广东省首批名中医师承项目指导老师，广东省中医临床优秀人才，第三届羊城好医生。

2008年被遴选为第四批全国老中医药专家学术经验继承工作学术

继承人，2011 年圆满出师。作为邱健行教授亲传弟子，跟诊多年，深受教诲，在邱健行教授岭南脾胃理论指导下，谨守邱健行教授“阴阳中和”理论，创新研制院内制剂“黄芪益肾颗粒”，方中君用黄芪、淫羊藿、白术等补肾益气升阳，臣用大黄、蚕沙、土茯苓、白茅根等清热解毒养阴，佐用川芎、赤芍、郁金活血行气，通达病所，再加上石菖蒲化湿和胃为点睛之药，在糖尿病肾病的治疗中获得显著疗效，临床观察患者总有效率为 90%。在此基础上黄芪益肾颗粒获广东省药品监督管理局注册批文，在临床应用多年，对慢性肾功能不全和糖尿病肾病疗效显著，深受广大患者好评。同时在核心期刊发表论文 20 多篇，主持厅局级以上课题 3 项，获广东省科学技术奖三等奖 2 项。

（六）范明

范明，男，1978 年生，广东省第二中医院主任医师，广州中医药大学教授、硕士研究生导师，岭南邱氏脾胃流派第二代主要传承人。

范明自 2004 年进入广东省第二中医院工作起，即开始跟随邱健行教授学术经验代表性传承人戈焰教授学习，并成为广东省名中医戈焰教授的学术继承人，顺利完成相应培训项目，其间也间断跟诊邱健行教授；后于 2017 年被遴选为第六批全国老中医药专家学术经验继承工作学术继承人，师从邱健行教授。从医以来跟师随诊邱健行教授和戈焰教授多年，受师耳提面授，自身勤勉好学，全身心继承邱健行教授“岭南脾胃论”的学术精华和临证经验，如“湿热论”“毒垢论”等，在临证中加以广泛运用、继承并发展，提出脾胃病中的疑难病，尤其是慢病者，重要病机和关键核心是“郁积”，不论致病因素是什么，病程如何演变，若“郁积”不除，则脏难安，病难愈，因此，在临证中特别重视“化郁除积”。

范明总结提炼邱健行教授学术思想：①岭南脾胃，先主清疏；②脾胃有恙，将军有责；③杂病难病，调和气血。在临证工作中灵活与创新应用，充分挖掘肝脾胃相关的病因病机，将反复难愈的慢性胃炎、胃食管反流病、慢性便秘、肠易激综合征、各类功能性腹痛等脾胃疾病的疗效明显提升；通过调和气血、调节情志，久治不愈的失眠症、水肿病、虚劳等疑难杂症也得到很好的改善，体现了名老中医学术思想与临证经验的独特疗效和鲜活生命力。

邱健行教授诲人不倦，通过薪火传承照亮后学者求医路，深受其影响，范明也把继承与发展邱健行教授学术思想与临证经验的心得体会，毫无保留地传授给他培养的研究生，发表相关学术论文 10 多篇；不仅如此，他积极通过各地、各类培训班的讲授与交流，进一步扩大了邱健行教授学术思想的传播与受益范围。尤其可贵的是，他在广东省龙川县中医院挂职副院长开展工作期间，克服重重困难，把邱健行教授学术思想与临证经验耐心传授给基层医务人员，帮助其脾胃病专科水平迅速提升至全市前列，更好地服务了当地百姓，其突出事迹得到当地电视台和广东广播电视台的采访报道。

（七）邱剑鸣

邱剑鸣，男，1976 年生，广东省第二中医院副主任医师，邱健行次子，岭南邱氏脾胃流派第二代主要传承人，第六届羊城好医生。邱剑鸣幼承庭训，深受中医药文化熏陶，自小侍诊父亲邱健行教授左右，医学院毕业后进入广东省第二中医院骨伤科工作，在 2017 年第六批全国老中医药专家学术经验继承工作项目遴选中成为邱健行教授学术经验继承人；2021 年完满出师。擅长用中西医结合方法治疗各种骨科常见病与多发病，侍诊邱健行教授多年，努力学习中医脾胃与人体骨骼、肌肉的相关作用与联系，掌握邱健行教授“脾虚、湿困、瘀阻等因素令经络不通、肌肉失养、肢体乏力，易致人体各种痛症”的理论，采取“健脾、祛湿、活血化瘀、温通经络、消肿止痛、兼顾补益肝肾”等学术思想，经过继承与发扬，逐步在治疗腰椎间盘突出症、骨质疏松症、各种关节慢性疼痛、骨折后肿痛等疾病中取得显著的临床疗效。

三、第二代后备传承人

（一）魏东

魏东，男，1977 年生，广东省第二中医院主任医师，第九届羊城好医生。2022年成为第七批全国老中医药专家学术经验继承工作学术继承人，师承邱健行教授，为岭南邱氏脾胃流派第二代后备传承人。在邱健行教授脾胃病学术思想“毒垢”理论影响下，更注重岭南肝病“湿热邪毒蕴结成垢”思想和脾胃与肝胆的阴阳关系，脾胃、肝胆在人体位居中间，承启上下，是运转气机的重要中枢，人身气机升降流转如常主要表现为脾胃-肝胆中运调和，“木疏土健，阴阳相济”为核心思想，清阳得升，浊阴得降，则百病不生。在临床诊疗中，以健脾清肝、解毒化浊治疗各类慢性肝病，清肝以化湿浊之邪，实脾以杜肝病之源，脾胃健运则湿热之邪顿消，肝病即可渐愈，对临床治愈乙肝、脂肪肝，逆转肝纤维化、肝硬化，肝癌非手术治疗等有独到的治疗经验。

（二）孙正平

孙正平，男，1986年生，广东省第二中医院主任医师，广州中医药大学副教授、硕士研究生导师。2017年开始跟师，2022年成为第七批全国老中医药专家学术经验继承工作学术继承人，师承邱健行教授，为岭南邱氏脾胃流派第二代后备传承人。将邱健行教授学术思想与中医骨伤科、中医治未病科诊疗相整合，尤其注重“脾胃本源学说”，在退行性骨关节病的诊治中确立了“从脾论治”的根本思想，在科研上成功完成了“脾阳虚”大鼠的造模，在临床上配合广东省非物质文化遗产“肌骨同治”疗法的锻炼体系，以中药内服和中医针刺、灸法、整脊等外治手法为手段，形成了立足于岭南脾胃论体系下的丰富诊疗方案，造福万千患者。

（三）聂斌

聂斌，男，1972年生，广东省第二中医院白云院区副院长、主任医师，广州中医药大学医学博士、教授、硕士研究生导师。2018年因广东省第二批中医临床优秀人才师承项目拜师邱健行教授，秉承邱健行教授岭南脾胃学说及毒垢理论用于针刺放血治疗脾胃相关疑难病症，学术上受岭南脾胃学说影响较深，喜用温通和因势利导、给邪出路，攻补兼施，注重脾胃为后天之本、脏腑之间相互影响，处方用药用穴、刺灸法均以脾胃为根，善用脾胃经穴及特定穴，临床常用针法中的刺血法调气调血除垢，灸法助阳温通，中药整体辨证调理，一针二灸三中药联合治病。

（四）梁宏宇

梁宏宇，男，1973 年生，广东省第二中医院主任医师，广州中医药大学教授、硕士生研究导师。2018 年 5 月因广东省第二批中医临床优秀人才师承项目拜师邱健行教授，为岭南邱氏脾胃流派第二代后备传承人。从事中西医结合治疗心血管病工作，在邱健行教授的指导下，进一步对脾胃在心脏病中的地位及作用有了自己的学术理解，对高血压、冠心病从脾胃论治形成了自己的经验和特色，对不寐与心律失常之间的关系进行了深入的研究，自拟的“失眠心悸方”临床治疗效果良好。

（五）贺松其

贺松其，男，1968 年生，南方医科大学医学博士，主任医师，教授，博士研究生导师，博士后合作导师。南方医科大学中医药学院副院长，中医学系主任。2018 年 1 月因第四批全国中医临床优秀人才研修项目拜师邱健行教授，为岭南邱氏脾胃流派第二代后备传承人。秉承邱健行教授提出的“岭南湿热致病”“脾胃本源学说，时刻顾运脾胃”等理论，临床运用“五虎汤”加减治疗肝胆脾胃病疑难病症。

（六）詹永忠

詹永忠，男，1970 年生，潮州市中心医院院长，副主任医师。2019 年 12 月拜师邱健行教授，为岭南邱氏脾胃流派第二代后备传承人。在邱健行教授的教导下，不仅致力于深研中医精髓，同时也将传统中医理论与现代科技相结合，形成了独特的见解与风格。在脾胃病辨证方面，牢记邱健行教授“治胃不忘调肝，治肠当要理脾，治肝需要实脾”的学术思想，考虑岭南地区患者的饮食生活习惯，结合“天人合一”的中医思想；在辨证上多方兼顾，治疗上以祛湿为重点，加之脾胃肝胆的调理，取得良好的疗效。

（七）查保国

查保国，男，1966 年生，广州市荔湾区中医医院男科主任，主任医师。2019 年 12 月拜师邱健行教授，为岭南邱氏脾胃流派第二代后备传承人。

在临床工作中，将邱健行教授治疗脾胃的学术思想和治疗经验，积极引入男科疾病的治疗中；在治疗阳痿、早泄等性功能障碍时，引入运用益气健脾、温中健脾、益气升陷、补脾摄血法；在治疗慢性前列腺炎时，引入运用清热祛湿、升清降浊、祛湿清肠灌肠法；在治疗前列腺特异性抗原异常增高的患者时，引入运用"毒垢"理论，清热解毒、活血化瘀等法，在男科疾病的治疗方面，取得了满意的效果。

（八）杨思为

杨思为，女，1968 年生，佛山市中医院三水医院脾胃病科主任，主任医师。佛山市医学骨干人才、三水区名中医，佛山市三水区中医（治未病）质控中心主任。2019 年 12 月拜师邱健行教授，为岭南邱氏脾胃流派第二代后备传承人。"佛山市中医院三水医院邱健行名医工作室"负责人。秉承邱健行教授的"毒垢"理论治疗脾胃疑难病症，将健脾解郁、脾胃病"从肝论治"，贯穿于整个脾胃疾病的治疗过程，取得了良好的临床疗效。

（九）苏胜华

苏胜华，男，1977 年生，广东省干部保健中心主任，副主任医师。2017 年起跟师邱健行教授，2019 年 12 月拜师邱健行教授，为岭南邱氏脾胃流派第二代后备传承人。在邱健行教授的引领和指导下，系统学习中医典籍，掌握岭南脾胃论，融合学习岭南中医药经验及传统养生保健理论与技能，不断完善自身医学知识技能体系，提升应用中西医并用的健康管理能力，不断提高医疗保健工作中的评估及决策能力，不断拓展养生保健领域及提升养生保健指导能力。

（十）李妍慧

李妍慧，女，1974 年生，广东省第二中医院黄埔医院心血管科主任，主任医师。2019 年参加国家第一批西学中骨干人才培训项目，拜师邱健行教授，为岭南邱氏脾胃流派第二代后备传承人。李妍慧在邱健行教授的悉心指导下，在岭南脾胃论的指导下进行临床工作，认为岭南地区胃肠湿热居多，湿热伤脾，脾主运化、统血，为"后天之本""气血生化之源"，心血不足，心神不宁，故而心悸、失眠、多梦。她在实践中诊治心律失常、心力衰竭、冠心病等疾病，取得良好效果，并不断探索中西医结合的新方法和新理念，在临床取得良好疗效。

（十一）李志明

李志明，男，1977 年生，江西中医药大学附属医院肿瘤科主任，主任医师，医学博士，教授，硕士研究生导师。江西省省部级领军人才，第五批全国中医临床优秀人才。2006 年毕业后进入广东省第二中医院工作，2023 年 12 月正式拜邱健行教授为师，为岭南邱氏脾胃流派第二代后备传承人。临床诊治提倡“以人为本”，主张全方位、全周期的患者管理，倡导“一切为了患者，手段不分中西”的诊疗模式，推崇全身 + 局部联合治疗模式。针对肿瘤复杂的病因病机，临床遵从“重方复治、反激逆从”“王霸道杂之”的辨治思路，有良好的临床疗效和社会口碑。

（十二）何凌

何凌，男，1976 年生，江西中医药大学医学博士，教授，博士研究生导师，江西中医药大学附属医院脾胃科主任、主任医师。第五批全国中医临床优秀人才，第五批全国老中医药专家学术经验继承工作学术继承人。2023 年 12 月拜师邱健行教授，为岭南邱氏脾胃流派第二代后备传承人。以中西医结合防治消化系统疾病为研究方向，提倡中西医并重，临床诊治提倡消化系统“早诊早治”，针对消化道疾病炎癌转化复杂的病因病机，吸收了邱健行教授“毒垢”的观点，临床遵从“毒垢内蕴，气化可调”的辨治思路，取得较好的临床疗效，获得众多患者的认可。

（十三）夏鑫华

夏鑫华，男，1976 年生，广州医科大学中医学博士，教授，博士研究生导师，广州医科大学附属第一医院中医科主任，第五批全国中医临床优秀人才。2023 年 12 月拜师邱健行教授，为岭南邱氏脾胃流派第二代后备传承人。系统学习邱健行教授岭南脾胃流派学术思想，临床上传承应用“脾胃本源学说”，注重调理脾胃，运用经方、时方治疗儿科咳喘、胃肠疾病、心脑血管病、睡眠障碍、焦虑抑郁等各种常见病、疑难病。

（十四）王明

王明，男，1982 年生，南方医科大学教授，主任医师，博士研究生导师，博士后合作导师，第五批全国中医临床优秀人才，广东省杰出青年医学人才。2023 年 12 月拜师邱健行教授，为岭南邱氏脾胃流派第二代后备传承人。秉承邱健行教授“毒垢”理论，提出“脾肾亏虚，毒垢淤堵”是肾脏疾病的关键病机，倡导运用“补脾益肾，解毒消垢”的方法治疗肾脏疾病，擅长慢性肾脏病、肾病综合征、肾衰竭、糖尿病、高血压、系统性红斑狼疮、类风湿性关节炎、眩晕、失眠等病症的中西医结合诊治。

（十五）曾江涛

曾江涛，男，1974 年生，广州中医药大学茂名医院副院长，主任医师，教授，硕士研究生导师。第五批全国中医临床优秀人才。2023 年 12 月拜师邱健行教授，为岭南邱氏脾胃流派第二代后备传承人。临床中继承邱健行教授“脾胃易虚、中焦气机失常”的学术观点，结合岭南湿热的气候特点，认为脾虚是脾胃病产生的基础病机，湿热是常态化的病理产物，但不能忽视现代人因喜食冷饮、凉茶的饮食习惯而在早期产生的寒湿困脾的现象，所以治疗时不能仅仅使用清热化湿的药物，还应该酌加温化之品，临床中每据此用药多有良效。

（十六）张俊杰

张俊杰，男，1983 年生，广东省第二中医院主任医师，第九届羊城好医生，2022 年第二届实力中青年医生。2023 年入选首届中华中医药学会雏鹰计划中医临床青年人才研修项目，师承邱健行教授，为岭南邱氏脾胃流派第二代后备传承人。掌握邱健行教授“脾虚湿困、瘀血不行等因素令经络不通、肌肉失养、肢体乏力，易致人体各种痛症”的理论，采取“健脾祛湿、活血化瘀、温通经络、消肿止痛、兼顾补益肝肾”等学术思想，结合针刀、针灸、中药等中医传统疗法，在治疗各种肌肉、关节常见病与多发病方面取得显著的临床疗效。

（十七）蔡舒婷

蔡舒婷，女，1991 年生，福州市第二总医院主治医师，毕业于北京中医药大学，2023年在福建省国内名中医访问学者项目支持下拜师于邱健行教授，为岭南邱氏脾胃流派第二代后备传承人，协助整理岭南邱氏脾胃流派学术经验。深受邱健行教授“脾胃本源”学说的影响，在治疗各类内伤杂病时尤为重视固护中焦脾胃之气，将健脾益胃、调理气机作为治疗的根本大法贯穿始终，以期滋养先天、扶助正气。同时，重视“药食同源、养生保健”的宝贵理念，主张将食疗融入治疗方案，根据患者的体质和病情，指导其利用食物特性进行辅助调理，使治疗过程更加平和、自然。

第二代传承人名单整理汇总如下（表2-1）：

表2-1 邱健行代表性、主要、后备传承人名单

序号	姓名	拜师时间	师承方式
1	吕雄	1997年	第二批全国老中医药专家学术经验继承工作
2	王新华	1999年	邱健行教授确认为学术经验继承人
3	林永刚	1999年	邱健行教授确认为学术经验继承人
4	戈焰	2002年	第三批全国老中医药专家学术经验继承工作
5	杨思华	2005年	邱健行教授确认为学术经验继承人
6	张伦	2008年	第四批全国老中医药专家学术经验继承工作
7	李桂明	2008年	第四批全国老中医药专家学术经验继承工作
8	范明	2017年	第六批全国老中医药专家学术经验继承工作
9	邱剑鸣	2017年	第六批全国老中医药专家学术经验继承工作
10	聂斌	2018年	第二批广东省中医临床优秀人才师承项目
11	梁宏宇	2018年	第二批广东省中医临床优秀人才师承项目
12	贺松其	2018年	第四批全国中医临床优秀人才研修项目
13	尧新华	2019年	全国名中医传承工作室师带徒
14	詹永忠	2019年	全国名中医传承工作室师带徒
15	杨思为	2019年	全国名中医传承工作室师带徒
16	查保国	2019年	全国名中医传承工作室师带徒
17	苏胜华	2019年	全国名中医传承工作室师带徒
18	李妍慧	2019年	全国名中医传承工作室师带徒
19	廖俊健	2021年	全国名中医传承工作室师带徒

续表

序号	姓名	拜师时间	师承方式
20	魏东	2022年	第七批全国老中医药专家学术经验继承工作
21	孙正平	2022年	第七批全国老中医药专家学术经验继承工作
22	江振龙	2022年	全国名中医传承工作室师带徒
23	李志明	2023年	第五批全国中医临床优秀人才研修项目
24	何凌	2023年	第五批全国中医临床优秀人才研修项目
25	夏鑫华	2023年	第五批全国中医临床优秀人才研修项目
26	王明	2023年	第五批全国中医临床优秀人才研修项目
27	曾江涛	2023年	第五批全国中医临床优秀人才研修项目
28	邓云龙	2023年	全国名中医传承工作室师带徒
29	叶宗源	2023年	全国名中医传承工作室师带徒
30	蔡舒婷	2023年	福建省2023年度国内名中医访问学者项目
31	张俊杰	2023年	中华中医药学会雏鹰计划中医临床青年人才研修项目

注:人员姓名按师承时间先后排序。

第三节　岭南邱氏脾胃流派第三代

一、主要传承人

(一)尹建华

尹建华,男,1987年生,广东省第二中医院副主任医师,第九届羊城好医生。2009年硕士研究生入学即开始跟师戈焰教授,2022年成为第七批全国老中医药专家学术经验继承工作学术继承人,师承戈焰教授,日常也跟随邱健行教授学习,为岭南邱氏脾胃流派第三代主要传承人。

尹建华全面继承岭南邱氏脾胃流派“脾胃本源学说”“脾胃与肝相关理论”“湿热致病学说”的核心学术思想,在临证中倡导“脾胃为本”的理念,认为脾胃功能正常,则百病可调,慢性病多需从脾胃着手。恢复脾胃功能重在恢复脾胃升降枢纽的正常运转，要达到此目的，一要健运脾胃，善用四君子汤、参苓白术散等；二要祛除影响其功能的因素，岭南地区多湿热，湿热往往是脾胃致病的因素，因此要重视清利湿热；三则认为一年之计在于春，一身之计也在于春，肝气的疏泄正常是脾胃升降有序的关键，是脾胃气化运动的外源动力，正如《金匮要略》："夫人秉五常，因风气而生长"，调理脾胃的功能也需从肝气着手，使失常的脾胃气化恢复正常需要肝气疏泄正常，继承邱健行教授、戈焰教授经验，善用四逆散等方。治疗胃病方面，继承戈焰教授的学术思想，认为胃为多气多血之腑，治疗上当分气血辨证用药，病在血分者，则需合用当归、三棱、莪术、三七等血分用药。擅长运用中医理论诊治消化系统疾病及内科疑难病，如慢性萎缩性胃炎、胃食管反流病、功能性胃肠病、便秘、结肠炎、慢性咳嗽、不寐等。

（二）陈垚

陈垚，男，1982 年生，广东省第二中医院主任医师，广州中医药大学教授，硕士研究生导师，第七批全国老中医药专家学术经验继承工作指导老师戈焰教授学术继承人，为岭南邱氏脾胃流派第三代主要传承人。

陈垚在充分学习"阴阳中和理论""脾胃本源学说""脾胃与肝相关理论""湿热致病学说"等岭南邱氏脾胃流派学术思想的基础上，到四川、北京等地的省名中医卢云、全国名老中医刘景源、国医大师陈绍宏工作室游学，在不同医学流派的碰撞中博采众长，潜心钻研医理，在急诊一线救治急危重症中磨砺技艺。在岭南邱氏脾胃流派核心学术思想的指导下，致力于将生理、解剖、病理、现代检查检验等纳入中医理论体系，开展临床、教学、科研等工作：坚持守正创新，突破疑难、罕见病壁垒。将中医经典理论与解剖、生理、病理学结合，认为脊髓相当于《素问·经脉别论》"肺通调水道"的水道。根据这一理论，扎根脾胃后天，运用补土生金法，治疗视神经脊髓炎截瘫患者，效果显著，并著《基于"肺热叶焦"理论提高视神经脊髓炎肌力及其全程舌象演变分析》在中国中医药临床案例成果库中收录。

（三）申昌国

申昌国，男，1982 年生，广东省第二中医院副主任医师，2005 年硕士研究生入学起师承岭南邱氏脾胃流派第二代代表性传承人广东省名中医戈焰教授，为岭南邱氏脾胃流派第三代主要传承人。

申昌国在长期认真学习并继承“脾胃本源学说”“岭南湿热致病学说”“脾胃与肝相关理论”等岭南脾胃流派学术核心思想的基础上，深刻认识到脾为后天之本、气血生化之源的重要作用，认为疾病的预防、产生、进展、治疗及预后的全过程中尤先重视顾护脾胃。脾旺则四季不受邪，顾护脾胃之气，脾升胃降之气正常对未病先防、治疗疾病、病后调理都具有最重要的作用。

申昌国从事临床、教学、科研工作 20 余年，专攻中西医结合诊治食管、胃、肠、肝、胆、胰等消化系统疾病。擅长中西医结合治疗急性胃炎、慢性胃炎、消化性溃疡、消化道出血、各种便秘、腹泻、慢性结肠炎、炎症性肠病等胃肠疾病以及急性肝炎、慢性肝炎、胰腺炎、胆囊炎、胆石症、胆道梗阻、消化道肿瘤等疾病。

（四）莫伟

莫伟，男，1978 年生，广东省第二中医院内分泌科主任，主任医师，广州中医药大学教授，硕士研究生导师。师承全国名老中医药专家、广东省名中医吕雄教授，为岭南邱氏脾胃流派第三代主要传承人。

莫伟推崇《难经》《神农本草经》《伤寒论》等经典学习，开展《黄帝内经》五运六气理论，及黄元御、徐灵胎等经方派学术思想研究，临床上坚持中医阴阳五行经典思维，主要运用经方诊治内分泌疾病。擅长糖尿病及其并发症、甲状腺疾病等内分泌疾病的中西医结合诊治。对新诊断糖尿病患者的胰岛素强化治疗有丰富经验，对中西医内外结合治疗糖尿病足疗效显著，尤其擅长运用血管介入技术，治疗糖尿病下肢动脉硬化狭窄、血管闭塞等病变。探索多学科融合诊治内分泌疾病。

（五）熊哲锟

熊哲锟，男，1983 年生，广州中医药大学附属中山中医院肝病区主任，副主任医师，广州中医药大学、广东药科大学副教授，硕士研究生导师。师承广东省名中医戈焰教授，为岭南邱氏脾胃流派第三代传承人。

熊哲锟继承岭南邱氏脾胃流派“脾虚为本，肝胆相关”的学术思想，认为这一思想深刻揭示了脾胃与肝胆之间生理、病理的紧密联系，为临床诊疗提供了全新的视角与策略。在此基础上，制定胃瘅（肝硬化所致食管胃静脉曲张破裂出血）、鼓胀病（肝硬化腹水）、肝癌（原发性肝癌）三大特色病种临床诊疗方案，运用此学术思想，总结并提出“肝硬化中医治疗七法”、中医药 + 肝动脉灌注化疗（HAIC）+ 靶向 + 免疫四位一体治疗模式以及脂肪肝的中医内外合治法，精准施治，不仅在缓解症状、提高患者生活质量方面取得了显著成效，更在预防疾病进展、延长患者生存期上展现出独特优势；另外运用柴胡解毒汤联合双重血浆分子吸附系统（DPMAS）+ 半量序贯血浆置换（PE）的治疗模式治疗慢加急性肝衰竭，不仅疗效显著，而且大大减少了患者的住院时间、住院费用，降低了死亡率；通过脂肪肝患者临床治疗的经验积累，总结出一套中医内外治法联合数字疗法的治疗方案，临床疗效显著。

（六）王霜玲

王霜玲，女，1979 年生，广东省第二中医院主任医师，广州中医药大学教授，硕士研究生导师，广东省医学杰出青年医学人才，2012 年成为第五批全国老中医药专家学术经验继承工作学术继承人，师从吕雄教授，为岭南邱氏脾胃流派第三代主要传承人。

王霜玲长期从事眼科教学、临床工作，具有丰富的临床诊断及治疗经验。擅长运用岭南邱氏脾胃流派肝与五官相关学说，尤善用疏肝法治疗眼科难治性疾病，提高原有疗效。擅用健脾疏肝活血法治疗糖尿病视网膜病、白内障、角膜疾病，以及眼睑肿物、白内障、翼状胬肉等手术治疗和青少年近视、斜视、弱视的早期诊断及治疗。

（七）曹明满

曹明满，女，1978 年，广州医科大学附属第四医院中医科主任，副主任医师，中西医结合博士后，中医临床基础专业博士。2012 年成为第五批全国老中医药专家学术经验继承工作学术继承人，师从吕雄教授，为岭南邱氏脾胃流派第三代主要传承人。

曹明满在岭南邱氏脾胃流派“阴阳中和理论”的指导下，注重从脾胃论治各类内科杂病，强调气机调和、本虚标实同治，进一步丰富了自己的临床诊疗思路。擅长运用《伤寒论》《金匮要略》等的经方治疗亚健康、糖尿病、痛风、甲状腺疾病、更年期综合征、失眠、月经不调等身心疾病。在糖尿病足的中西医结合治疗方面有深入的研究，作为项目负责人获得国家自然科学基金青年科学基金项目资助（以中医药改善血管病变为研究重点），以提高患者生活质量为目标，倡导中西医融合、整体观念，以及保全、提高肢体机能的治疗理念。长期从事中医临床中内分泌疾病、亚健康的诊疗，积累了丰富的经验。

二、第三代后备传承人

（一）李紫昕

李紫昕，女，1987 年生，广东省第二中医院主治医师，博士研究生，2017 年毕业于广州中医药大学，第二批佛冈县中医院“组队式”帮扶医疗队队员。师承戈焰教授，为岭南邱氏脾胃流派第三代后备传承人，在戈焰教授的言传身教、耳提面命下充分学习流派“脾胃本源学说”“脾胃与肝相关理论”“瘀毒学说”。秉承戈焰教授倡导的“以中统西、以西补中、中西结合、疗效优先”的临床理念，致力中医理论创新发展，提升中医临床疗效。

（二）赖英哲

赖英哲，男，1984 年生，广州中医药大学深圳医院（福田）副主任医师。2008 年考取戈焰教授的硕士研究生，2009 年开始跟诊邱健行教授并作为主要成员参与“十一五”国家科技支撑计划“邱健行临床经验、学术思想研究”。临床上深受岭南邱氏脾胃流派“脾胃为本、肝胃相关、湿热致病”等学术思想影响，钻研经典，深耕一线，用药力求精简效宏。擅治脾胃肝胆疾病及湿热感冒、失眠、咳嗽等杂症，疗效肯定，深受患者信任，月均门诊逾千人次。

（三）刘宪华

刘宪华，女，1985年生，深圳市宝安区中医院主治医师。师承戈焰教授，为岭南邱氏脾胃流派第三代后备传承人，秉承“湿热致病学说”“肝胃相关理论”，强调“肝胃不和”是胃肠疾病的重要病机，在治疗胃肠肝胆疾病时，注重健脾益气、疏肝理气，并结合清热化湿、通降胃气的方法，如运用四君子汤、四逆散等方剂加减。结合岭南气候特点，继承岭南邱氏脾胃流派擅用地方草药的用药规律，如蒲公英、败酱草等，以清热祛湿、调理脾胃。

（四）曾娟

曾娟，女，1990年生，医学博士，江西中医药大学副教授、附属医院主治医师。师承戈焰教授，为岭南邱氏脾胃流派第三代后备传承人。自2014年跟师以来，秉承岭南邱氏脾胃流派学术思想，临床上运用“脾胃湿热”及“扶正祛邪并重”等理论，擅长针药结合，用药清补并重，在治疗复杂疑难疾病方面取得良好疗效。在教学方面，传承戈焰教授立德树人理念，将中医理论与临床实践有机结合，开展生动形象的教学。在科研方面，践行戈焰教授严谨求实的学术风范，不断守正创新。

（五）吴斯华

吴斯华，女，1991年生，广州中医药大学茂名医院（茂名市中医院）主治医师，硕士研究生，毕业于广州中医药大学。在就读研究生期间，师承戈焰教授，为岭南邱氏流派第三代后备传承人，学术方面深受邱健行教授影响，秉承邱健行教授“脾胃本源学说”“岭南湿热致病”“脾胃与肝相关”等学术思想，临床擅用健脾、疏肝、和胃、清热、祛湿法治疗胃肠肝胆疾病。

（六）许婉雯

许婉雯，女，1995年生，南方医科大学第七附属医院主治医师，师承岭南邱氏脾胃流派第二代代表性传承人广东省名中医戈焰教授，为岭南邱氏流派第三代后备传承人，在戈焰教授的指导下，研习“岭南脾胃论”

学术精髓，临床专注脾胃病中西医结合诊疗，以动态调节脾胃枢机为核心，辨证审因治疗慢性胃肠病如胃食管反流、功能性消化不良、肠易激综合征等。践行邱氏“药食同源”思想，通过饮食调养、情志疏导等方式，促进慢性病转归，推动脾胃理论在当代健康管理中的转化应用。

（七）李立平

李立平，男，1988 年生，广东省第二中医院中医师，硕士研究生，2018 年起师承岭南邱氏脾胃流派第二代代表性传承人张伦教授，为岭南邱氏流派第三代后备传承人，深受流派脾胃理论学术思想影响，重视“肝脾同调”的整体观，结合岭南地区“湿热浊”的气候特点，在临床中运用疏肝清胃法、柔肝利胆法治疗消化系统疾病如慢性萎缩性胃炎、反流性食管炎、肠易激综合征、功能性消化不良。

（八）廖尚辉

廖尚辉，男，1992 年生，广东省中医院中医师。2019 年起师承岭南邱氏脾胃流派第二代代表性传承人张伦教授，为岭南邱氏流派第三代后备传承人，临床中继承了流派“脾胃本源学说”，治病要时刻注意调节脾胃运化，以脾胃为中心。结合岭南之地的气候特点，湿盛成浊，热盛成毒，浊毒积久成毒垢，毒垢是难治病、恶性病的根源，治疗注重使用“宣清通降”法。

（九）苏健彬

苏健彬，男，1996 年生，广州市白云区京溪街社区卫生服务中心主治医师，硕士研究生，毕业于广州中医药大学。师承岭南邱氏脾胃流派第二代代表性传承人张伦教授，为岭南邱氏脾胃流派第三代后备传承人，秉承流派的中医整体观念、固本培土理念，重视肝脾同调、气血并治的治疗原则，倡导药食同源、心身共养的健康理念。南方多湿热，临证因人制宜、因时制宜、因地制宜，既遵循中医经典理论，又结合西医学研究进展，实现中西医结合、优势互补。

（十）梁业基

梁业基，男，1996 年生，深圳市第二人民医院大鹏医院中医科住院医师，硕士研究生，师承岭南邱氏脾胃流派第二代代表性传承人张伦教授，为岭南邱氏流派第三代后备传承人，深圳市中医药学会科普专业委员。在张伦教授的指导下，深得流派“脾胃本源论”与“毒垢理论”精髓，在临床实践中提出“危重病脾胃优先”的治疗理念，将脾胃调理贯穿危重症治疗全程。擅长运用健脾益气、解毒通腑法治疗ICU获得性衰弱、呼吸机依赖及多器官功能障碍综合征，应用邱氏脾胃理论针药并治促进危重患者肠功能恢复。致力于推动岭南脾胃学派理论在急危重症领域的创新应用。

（十一）陈林童

陈林童，女，1997年生，广东祈福医院中医师，医学硕士，2025年毕业于广州中医药大学，2022—2025年在广东省第二中医院进行规范化培训，师承岭南邱氏脾胃流派第二代代表性传承人张伦教授，为岭南邱氏流派第三代后备传承人，在流派“脾胃为本”“肝病调治”“毒垢学说”等学术思想的深刻影响下，在临床诊疗中注重三因制宜，结合岭南地区气候特点、人群体质及饮食习惯，擅长运用清胃法、调肝法治疗慢性萎缩性胃炎、胃癌前病变等消化系统疾病。

因篇幅所限，张芸等187位第三代传承人（包括研究生、规培生、师承带徒等培养模式）个人简介从略，将其传承谱系明列如下：

（1）吕雄传承人：张芸、卢洪梅、陆璐、杜育冰、李如梅、李波、叶青、邢辉、黄菲、汤海欣、黄艳丽、陈晓欣、郭丽珍、陆梓华、陈晨、钟洁媚、张淑琼、唐慧。

（2）王新华传承人：袁冬生、张奉学、骆欢欢、吴薇、黄婉怡、唐明增、薛亚静、李亮、冯劲立。

（3）林永刚传承人：林韵怡。

（4）戈焰传承人：林芬丹、徐秀梅、李兴明、郑洁鑫、徐佳宁、王刚毅、许伟光、廖安、唐万芳、陈志杰、肖捷洁、郑芷莹、刘加、王鹏鑫、林剑良、王光伟、林水长、黄鑫、唐杜娟、傅行知。

（5）张伦传承人：龚秀丽、邱杰慧、陈嘉敏、罗国英、陈懿科、刘育伟、严锦旸。

(6)杨思华传承人:武永通、朱汉平、苏茜茜、王苑芳、钟春萍、李静、胡聪、陈磊。

(7)李桂明传承人:李德军、夏进、肖根发。

(8)范明传承人:马玉婷、陈钰凤。

(9)邱剑鸣传承人:刘南狄、陈浩樑、邱颂清、邱若善。

(10)聂斌传承人:刘洋、李德威、刘嘉欣、黄钺尧、范颖洁、占斯慧、张鹏程、王玲、张澎、陈子晴、刘思慧、黄嘉岚、赵婧秀、陈小燕、李柱鑫、兰州、祝翠连、于锦姗、谭媛、余广彬、萧绮兰、严冬冬、罗美婷、晏艳平、纪静芸。

(11)梁宏宇传承人:罗晓君、陈丽芳、邓欢、黄磊康、梁睿、韦丹耿。

(12)贺松其传承人:李彤、李澳乐、孙嘉玲、杨雪梅、招文婷、樊尔艳、秦梦晨、江稳滔、孙海燕、谭思蕊、钟冰莲、马琰昊、张铭珈、钟晓丹、贾文燕、刘洋、陈冠新、陈静妃、叶惠梅、陈伟光、陈炜聪、王一钦、胡甜甜、孙海涛、何春雨、匡莹。

(13)杨思为传承人:罗国亮、刘锡坚、甄会莲、杨乃坤、沈碧华。

(14)魏东传承人:郭丹、陈锡料。

(15)孙正平传承人:李锐鸿、林金亮、曾可欣、刘晓彬。

(16)李志明传承人:江威、陈小春、黄芬、赵秋萍。

(17)何凌传承人:蒙林凤、张弘、刘娜、黄江、苏一墨、毛坤洪、伍静、诸猜猜、徐筱兰、张开鸿、周娇俐、李晓峰、艾宜婧、严小雨、涂厚姝、陈梦琳。

(18)夏鑫华传承人:戴灿、侯旭阳、赵钦绵、崔雨萌。

(19)王明传承人:邵俊侨、孙玮、左安娜、谢家润、林浩裕、王少婷、谢宜芳、姚旺、罗燕玉、宋建达、杨佩苑、袁戴娇、林文明、王睿、白文昕。

(20)曾江涛传承人:王月英、李思婷、向浩林、温晓倩、张雨辰、任丽萍、何苏美、袁金胜。

第四节　岭南邱氏脾胃流派第四代

岭南邱氏脾胃流派第四代传承人是第三代传承人的弟子(包括研究生、规培生、师承带徒等培养模式),共 16 人,他们师承谱系分别是:

1. 第三代传承人陈垚的弟子:陈卓青、易涵、林书琦、黄海杨。

2. 第三代传承人熊哲锟的弟子:邓桃英。

3. 第三代传承人莫伟的弟子:郭文明、韦业欣、邹玉婵、楚慧慧、胡石英、张文智、林奕霞、李锦慧。

4. 第三代传承人张奉学的弟子:杨子锋。

5. 第三代传承人骆欢欢的弟子:宋健。

6. 第三代传承人黄婉怡的弟子:祝进毅。

第三章　岭南邱氏脾胃流派学术思想与辨治二十法

第一节　学术思想

一、阴阳中和理论

谨察阴阳，调中致和。《周易·系辞上》曰："一阴一阳之谓道"，阴阳的存在及其运动变化为宇宙的基本规律。《黄帝内经》指出："阴阳者，天地之道也，万物之纲纪，变化之父母，生杀之本始，神明之府也。"阴阳学说作为对立统一辩证思想，也是中医学认识生命、辨识疾病以及防治疾病的方法论。因而，阴阳学说是研究中医理论体系的切入点。阴阳可以是两种事物，亦可以是一个事物的两个不同方面。阴阳既对立统一，又互根互用、消长转化。人体与自然，人体内部各系统组织器官之间存在许多对立关系，而这些对立关系又都相互依存、相互制约并在一定条件下相互转化，各层次的对立统一处于相对的动态平衡中，是维系机体生理健康的基础，这是人体正气自调自稳的作用。若正气虚弱不能发挥自我平衡作用，且失衡后得不到纠正，则出现阴阳不平衡而产生病态。因此《黄帝内经》强调"阴平阳秘，精神乃治，阴阳离决，精气乃绝"。

"中和"思想是中国传统文化的哲学智慧，《礼记·中庸》曰："喜怒哀乐之未发谓之中，发而皆中节谓之和；中也者，天下之大本也，和也者，天下之达道也。致中和，天地位焉，万物育焉。"喜怒哀乐是人之常情，其发生应有节制，可通过控制情绪而使内心保持安静祥和，不为外界所动而不能自控，即“不以物喜不以己悲”，体现君子“温良恭俭让”的修养境界，达到人体身、心、灵的平衡，从而达到人与自然的和谐相处。“天高宏化育，地厚广滋生”，天地自然赋予万物阳光、空气、雨露、土壤等，万物得以养育，从而和谐共生、生生不息，这是自然之道，此道谓之“中”，能达此道，谓之“和”。“中”即自然之道，万物和谐共生之道，无过之亦无不及，不卑不亢，不偏不倚，不左不右，即平衡之道。“和”即达到此道，万物之间达成和谐共生的状态。人应效法自然，以和为贵，医道也如此，应遵循中和之道，“谨察阴阳，调中致和”。

岭南邱氏脾胃流派在长期的防病治病、养生保健中，正是遵循“阴阳平衡、医道中和”的学术思想，以中和之道结合阴阳之术，理论联系实际，形成独特的阴阳中和流派学术思想。

岭南邱氏脾胃流派认为的“中”表现为七情调和、意静神宁、饮食有节、起居有常、劳逸结合、动静有度的自然平衡状态。在疾病防治中，“中”体现在诊断上精准把握疾病的阴阳表里寒热虚实病证，以及轻重缓急顺逆病势；治疗上讲求剂量适中、用药平和，避免矫枉过正，达到祛病而不伤正的效果。“和”是治疗手段和治疗目标，通过应用中药、针灸、推拿、养生、导引、运动、食疗等方法，调整人体阴阳表里寒热虚实之偏颇，恢复脏腑经络之间功能协调，畅达气血津液的循行，调适人体精神心理状态，以及人体与外在环境相适应的能力。岭南邱氏脾胃流派推崇“谨察阴阳，调中致和”的学术思想，力求维持与恢复阴阳平衡的健康状态。

岭南邱氏脾胃流派在医学实践中，认为“天为阳、地为阴”，天气清轻上扬属阳，地气重浊凝聚属阴。凡具有向上的、向外的、积极的、温热的、明亮的、兴奋的、运动的等特性的事物和现象属于阳，反之，具有向下的、向内的、消沉的、寒冷的、阴暗的、抑郁的、宁静的等特性的事物和现象属于阴。“阳化气，阴成形”，就物质的运动状态而言，物质的弥散态属于阳，凝聚态属于阴。人的形体为阴，精神意识思维活动为阳，阴阳平衡，方能维系人体正常生理功能。

在临床诊疗实践中，岭南邱氏脾胃流派遵循《黄帝内经》“善诊者，察色按脉，先别阴阳”。“治病求本，本于阴阳”，以阴阳为诊病之纲、治病之本。

在诊断方法上，提出“阴虚红热干细小，阳虚冷清静淡迟”。阴虚证，临床表现为“色红”，如舌红、面红、病灶局部发红；“热”即热证，发热，或有灼热感之意，为阴虚生内热所致；“干”即眼耳口鼻、前后二阴或皮肤干燥，因阴虚无以滋润；脉“细小”，因脉体无以充盈。阳虚证，是因阳虚生内寒，出现身“冷”形寒、四肢不温；体液、分泌液等质地“清”稀，如痰液、涎唾、白带分泌物，及腹泻、呕吐等的排泄物呈清稀、腥臭之象；“静”即神情宁静不躁，脉不急数，或脉“迟”；“淡”即舌质淡白色，或面色淡白，或口淡无味，均为阳虚之象。临床亦可见阴盛证，“阴盛则阳病”，即阴寒过盛损伤阳气，表现为形寒畏冷、口淡无味、呕吐清涎、腹泻稀水、小便清长、舌质淡暗、苔白、脉沉迟等阳虚之象。临床还可见阳盛证，“阳盛则阴病”，即阳热过盛损伤阴液，表现为身热怕热、口干欲饮、大便干结、小便黄赤、排泄物臭秽、舌红、苔黄、脉滑数等阴虚之象。阴阳虽然相互对立，但在疾病发展过程中可相互转化或此消彼长，需用动态观、整体观看待。

岭南邱氏脾胃流派在治疗中以阴阳中和学术思想为指导，具体体现为：

1. “谨察阴阳所在而调之，以平为期”，治病首先明辨阴证还是阳证，是阳虚证补阳气，阴虚证予滋阴液。对于阴盛证则予扶阳气、散寒邪，阳盛证则予清火热、平阳亢，补偏救弊，“阴平阳秘，精神乃治”，以达阴阳平衡。

2. 根据寒证，或热证，或病证中的寒热错综程度，治予“寒者热之，热者寒之”，调治病证寒热属性，使机体寒热达到中和状态，不偏不倚。

3. 扶正与祛邪，对虚证宜辅助正气为王道，对实证宜攻逐邪气为霸道，但扶正不可过补以免壅滞、化燥化火、助长病邪。岭南邱氏脾胃流派善用清热祛湿、通降逐邪之法，但用药精当，药味少，中病即止，不伐无过，慎用大苦大寒之品，以免损伤正气，体现扶正与祛邪的中和之道，即无过之也无不及。

4. 里证兼有表证时，在治疗里证的同时，兼顾表证，或先治表证再治里证，以求表里双解、内外调和。

5. 在病势进退过程中，先祛邪后扶正，待病邪大势已去，正虚显露时常结合扶助正气、固本祛邪，防止病情反复，强调不可一味地祛邪而忽略对正气的固护，邪去正复，使之达到新的阴阳平衡态势。

总的来说，岭南邱氏脾胃流派提倡的“阴阳中和”理论体现为：辨识阴阳偏盛与偏衰，以调其中；明察邪正太过与不及，以致其和。“谨察阴阳，调中致和”体现中医整体观、动态观、辨证施治的治病精华。

二、脾胃本源学说

《素问·灵兰秘典论》曰：“脾胃者，仓廪之官，五味出焉。”脾与胃，一阴一阳，互为表里，胃主受纳腐熟水谷，脾主运化输布精微，为气血生化之源，是人体赖以生存的后天之本，是人体正气产生之源，脾气健运，则气血旺盛，“正气存内，邪不可干”，故《金匮要略》曰“四季脾旺不受邪”。反之，脾胃气虚，正气不足，则百病由生。脾胃之气，与西医学免疫系统的防御、监视、自稳三大功能相一致。《素问·玉机真脏论》曰“脾为孤脏，中央土以灌四傍”，脾为胃行其津液者也，脾运化功能健全，则能充分化生气、血、精、津等养料，供养脏腑、经络、四肢百骸以及筋肉皮毛等组织而能发挥其正常的生理功能，若脾失健运，则必然影响水谷的消化和精微的吸收而出现腹胀、便溏、纳呆、倦怠、消瘦等百病由生的状态，正如李东垣指出“内伤脾胃，百病由生”。

岭南邱氏脾胃流派尤其注重脾胃之气在人体生理与病理中发挥的至关重要的作用，认为脾胃之气是一切疾病产生的基础，也是疾病发生发展、预后转归的关键，“脾宜升则健，胃宜降则和”。治疗上尤其注重顾护、运化脾胃之气，结合岭南地区人群脾虚夹湿的体质特点，善用黄芪、党参、白术、茯苓。若遇体质阴虚燥热者，用五指毛桃代替黄芪，补气而不温燥，又具行气燥湿功效。若遇虚热者，用太子参代替党参、山药代替白术，使补而不燥、滋而不腻。使用清热解毒时，慎用大苦大寒之品以免损伤脾气，祛邪但不滥伐无辜。时时处处“重视脾胃本源，体现顾护、健运脾胃之气”是岭南邱氏脾胃流派治病用药的深层学术思想。

三、脾胃与肝相关理论

随着社会经济的发展，岭南邱氏脾胃流派注意到医学模式已从生物医学模式转化到了生物 - 社会 - 心理 - 医学模式，受精神心理因素影响，肝气不疏、乘脾犯胃、情志致病者日益增多。原有的调理脾胃、清热祛湿之法在治疗情志因素导致的脾胃病患者时疗效得不到保证，邱健行根据中医五行生克学说中的肝木克脾土原理，从调肝入手治疗脾胃系疾病，积累了大量的理论演绎和临床工作经验。

肝主疏泄，可以调畅气机，协调脾胃升降，并排泄胆汁、调畅情志来促进脾胃运化功能。脾气健运，则气血生化正常，肝也能得到气血的营养，有利于肝主疏泄功能的正常。脾主升清、胃主降浊有赖肝气疏泄，脾统血有赖肝藏血的协调。病理则体现在两个方面：第一，肝失疏泄，气机郁滞，则脾胃升降失司，脾失健运，出现胸胁胀满或疼痛、喜太息、食欲减退，或恶心呕吐、腹胀、腹泻、肠鸣，或精神抑郁、焦虑易怒等肝气犯胃或肝脾不和证候；第二，脾病及肝，湿邪困脾，或饮食滞胃，脾失健运，导致痰湿中阻、土壅木郁，影响肝的疏泄功能，引起胁痛、黄疸等，肝气不疏进一步乘脾犯胃，脾胃与肝胆生理上相互依赖，病理上相互影响，形成恶性循环。

岭南邱氏脾胃流派提出“治胃肠不忘调肝”，邱健行教授自拟经验方——蒲夏四逆方，用四逆散疏肝理气，蒲公英、夏枯草清泄胃热，治疗急性胃炎、慢性胃炎、消化性溃疡、反流性食管炎、功能性消化不良等上消化道疾病属肝气犯胃、肝胃郁热证型患者。经验方——火凤四逆汤，用四逆散疏肝理气，火炭母、凤尾草清肠利湿，治疗急性肠炎、慢性肠炎、肠易激综合征、溃疡性结肠炎或功能性便秘等属肠道湿热兼肝气郁结证型患者，达到事半功倍的效果。邱健行教授提出"治肝病不忘运脾"，如清肝解毒经验方，方中以溪黄草、叶下珠、鸡骨草、白花蛇舌草、半枝莲、虎杖清肝解毒、利湿退黄，佐以白术、茯苓、大枣健脾养血和中，用于治疗各种病毒性肝炎，或脂肪性肝炎、酒精性肝炎等属肝胆湿热证型患者，取"见肝之病，知肝传脾"之意，通过健运脾胃"先安未受邪之地"，阻断病情进展。

岭南邱氏脾胃流派应用脾胃与肝胆相关理论指导临床，另辟蹊径，切实提高了脾胃系疾病的临床疗效。

四、湿热致病学说

我国幅员辽阔，地理环境的差异形成了不同地区医学理论与实践发展的不同，也形成了各种学术流派发展的特色。随着时代的变迁、地域的差异、疾病谱的变化，各地后学融会新知，正如邓老指出："岭南中医学采中原之精粹，纳四海之新风，兼收并蓄，形成体系。"

岭南脾胃病是基于岭南地区胃肠肝胆脾胰的常见病、多发病及疑难危重疾病提出的地域性医学概念。《伤寒论贯珠集》云："中湿者，亦必先有内湿而后感外湿，故其人平日土德不及而湿动于中，由是气机不速而湿受于外，外内合邪。"脾为阴土，喜燥恶湿，对湿邪有易感性，湿易困脾，导致脾虚，脾虚又可生湿，内外之邪相引，互为因果，故容易外感湿热病邪。据临床观察，岭南地区人群以三种体质证型最为常见，即脾虚湿热型、寒湿化热型、阴虚湿热型。另外，随着现代生活节奏加快，生活和工作压力加大，导致情志致病、肝气不疏、乘脾犯胃的脾胃病发病模式日益增多。

岭南脾胃流派发现岭南脾胃病的病机从 20 世纪 60 年代的脾虚为主，演变成为当今湿热中阻及脾虚不运、肝气犯胃的多元病机。在病证辨识上侧重岭南湿热致病学说，岭南邱氏脾胃流派创始人邱健行教授在岭南地区长期行医总结认为湿性黏滞，胶着难解，且“千寒易解，湿热难除”，湿热不除，湿盛成浊，热盛成毒，浊毒积久成毒垢，即形成湿热→浊毒→毒垢的病机演变趋势，毒垢是产生难治病、恶性病的根源。岭南邱氏脾胃流派在湿热致病学说基础上，注重“宣清通降”特色治法，着眼于清热祛湿、逐邪外出。通过宣上、畅中、渗下湿邪，清热解毒，通降调和胃肠腑气，恢复脾胃气机正常升降功能，使全身脏腑经络气血内外宣通、上下条达。治病喜用蒲公英、夏枯草、火炭母、凤尾草、白花蛇舌草、半枝莲、薏苡仁、土茯苓等清热祛湿之品，善用虎杖、芦荟、枳实、厚朴、火麻仁、郁李仁通降胃肠、涤荡湿热积滞。对于湿热演变为毒垢患者，邱健行教授擅用自拟白莲治瘤方，重用白花蛇舌草、半枝莲清热解毒，配伍升麻、青蒿宣散拔毒，结合胆南星、天竺黄蠲痰化浊，巧用水蛭、僵蚕破瘀消癥，搜剔脉络中的顽痰锢瘀毒垢，为治疗疑难重病提供了值得借鉴的思路与经验。

五、湿遏阳郁学说

“湿遏阳郁学说”是中医温病学中，特别是针对“湿温病”的一个核心病机理论。它不仅是一个简单的术语，而是一个系统性的理论框架，用于解释一类特定疾病的病因、病机、临床表现和诊疗规律。

传统中医脾胃学说强调“脾虚湿盛”，治疗以“健脾祛湿”为主，常用四君子汤、平胃散等。岭南邱氏脾胃流派多年实践结合本地域医家经验，认为岭南脾胃病患者并非单纯的虚或湿，而是虚实夹杂、本虚标实的复杂状态，即脾虚为本、湿浊为标，而且关键环节在于湿浊郁遏了中焦的阳气（脾胃之阳），导致气机壅塞、升降失常。

湿为阴邪，其性重浊、黏滞，容易阻滞气的流动，困阻脏腑功能；阳气主温煦、推动、气化，是维持生命活动和人体代谢的根本动力，如阳气受到湿邪的遏郁，就会影响气机升降出入，人体各种病症随之而来。而“遏”与“郁”的因果关系是：湿邪为“因”，阻滞为“遏”；阳气不通为“果”，状态为“郁”。湿邪越盛，则气机越阻；气机越阻，则阳气越郁。二者相互影响，形成恶性循环。岭南邱氏脾胃流派医家形象地比喻为："就像南风天或回南天，不是因为没有太阳（阳气不足），而是湿气太重，遮蔽了阳光，导致屋里又湿又冷。这时不需要生火炉（大补阳气），而是需要开窗通风、抽湿（通阳化浊），让被遮蔽的太阳光重新照进来。"

（一）学说的起源

该学说主要形成和发展于明清时期的温病学派。温病学家在应对岭南湿热地区流行的发热性疾病时发现，这类疾病与传统的风寒感冒或单纯的热性病（如阳明经证）完全不同。它发展缓慢、病程缠绵、症状矛盾（如身热却不欲脱衣），用传统的伤寒法治疗效果不佳。

清代医家薛雪（薛生白）为温病学家的代表，在其著作《湿热条辨》中系统阐述了湿热致病的理论与方法，使得"湿遏阳郁"从一个病机概念上升为一种指导临床辨证的学说。

（二）学说的核心内涵

"湿遏阳郁学说"认为，湿邪（尤其是湿热合邪）是致病的主要原因，而阳气（主要是脾胃阳气）被郁遏则是疾病发生发展的关键病机环节。

感受湿邪（外湿）或内伤生冷（内湿）→湿邪困阻脾胃→脾胃运化失司，气机升降失调→壅遏阻滞全身气机→阳气（尤其是卫阳、脾阳）不能正常宣发、透散、温煦→形成"阳郁"状态→产生一系列复杂、矛盾的临床症状。

（三）学说的关键病机特点

1. 湿与热的纠结　"湿"为阴邪，其性重浊、黏滞、趋下。

"热"为阳邪，其性炎上、升散、易伤津液。

两者结合，如油入面，难分难解。湿热裹结，热在湿中，湿不祛则热不能清。这就决定了本病病程长、缠绵难愈的特性。

2. 气机的阻滞　湿邪最容易阻滞气机，影响人体之"气"的正常运行。

气机不畅，则水液代谢障碍，又会进一步加重湿邪，形成恶性循环。

气机郁遏在哪一部位，就会出现相应症状（如遏于上焦则胸闷、头重;遏于中焦则脘痞、呕恶;遏于经络则身体困痛)。

3. 阳气的郁遏 这是本学说最精髓的部分。阳气被湿邪困住,其功能无法正常发挥,会产生一种“郁热”。

这种热不是阳气绝对过剩(实热),也不是阴液绝对不足(虚热),而是阳气分布、运行失常导致的“郁而化热”。这就解释了为什么患者虽觉发热,但口不渴或渴不欲饮(湿邪内阻),虽发热但手足不温(阳气被郁,不能达于四末)。

(四)临床指导意义(治则与方药)

其中“通阳”并非一味用温补药(如附子、肉桂)来补阳气,而是通过芳香苦温的药(如藿香、厚朴),祛除阻碍气机的湿邪,从而使被郁闭的阳气自然得以宣通舒展,恢复其正常功能。

祛湿即通阳健脾,通阳即清热化浊。只要湿邪得以化解、气机得以畅通,被郁遏的脾胃阳气自然得以伸展,湿浊郁热也随之而散。这就是叶天士“通阳不在温,而在利小便”的著名论断。这里“不在温”是指不宜用干姜、附子等温燥之品强行温补,而是通过健脾化浊利尿的方法给湿邪以出路。

分消走泄:让邪气从多种途径散去,使郁闭的阳气宣畅。

芳香化湿:用藿香、佩兰、白豆蔻等醒脾健脾辟秽,化解弥漫之湿浊。代表方:藿朴夏苓汤。

苦温燥湿:用苍术、厚朴、半夏等燥运脾胃,祛中焦之湿。

淡渗利湿:用茯苓、薏苡仁、通草、滑石等利尿,使湿浊之邪从小便而出。代表方:三仁汤(杏仁开上焦、白蔻仁畅中焦、薏苡仁渗下焦,三焦分消)。

谨慎使用寒凉:若过早滥用黄连、黄芩等大寒之品清热,会更损伤脾胃,使湿邪更加凝滞,病情加重。必须在湿去大半、热象显露时才可适当加重清热之力。

“湿遏阳郁学说”是中医对湿热类疾病本质认识的智慧结晶,也是岭南邱氏脾胃流派的中心学术思想之一。它超越了简单的“寒热虚实”二分法，深刻揭示了湿、热、气、阳之间复杂的相互作用关系。基于此，岭南邱氏脾胃流派提出祛湿为先，宣畅气机、通阳健脾化浊为要的“湿遏阳郁学说”。

第二节 辨治二十法

岭南邱氏脾胃流派在创始人邱健行教授学术传承引领下，以《周易》《黄帝内经》《伤寒论》《金匮要略》《温热论》《湿热论》《温病条辨》等理论指导，凝练“阴阳中和理论”“湿热致病学说”“脾胃本源学说”“脾胃与肝相关理论”“湿遏阳郁学说”五大学术思想，总结出脾胃病治疗大法不离健脾、温中、清热、消积、行气、升陷、降逆、止血、燥湿、祛湿、芳化、生津、泻下、固涩、杀虫等。临床上根据单一病证或兼夹病证，采用单一治法，或两法并行，或数法合用。岭南地区气候高温多湿，易外感湿热病邪，人体多汗致气随汗泄，加之常食鱼虾螺蟹等生冷黏腻之品，易形成脾虚夹湿的体质。岭南邱氏脾胃流派认为，岭南地区人群以三种体质证型最为常见，即脾虚湿热型、寒湿化热型、阴虚湿热型，故在治法上以注重祛湿、清热为特点。在处方上，用经方，或时方，或自拟经验方，崇古不泥古，融会出新知，有是证便用是方，遵循“知犯何逆，随证治之”原则，胸无成见，法随证变。

现将岭南邱氏脾胃流派常用治疗脾胃的二十法总结梳理如下。

一、健脾益气法

脾胃为气血生化之源，脾胃一虚百病由生，健脾益气治法，使中焦脾胃健运、气血充沛，则身体健康无恙。临床症见倦怠乏力、少气懒言、动则气喘、口淡无味、食纳欠佳、大便溏泄、面色㿠白、舌质淡白、脉细弱等脾虚气弱证候，应选用人参、白术、茯苓、甘草、山药、黄芪等药健脾补气，代表方为四君子汤，主治急性胃炎、慢性胃炎、胃癌前病变、急性肠炎、慢性肠炎、消化性溃疡、功能性胃肠病、肿瘤术后等属脾气虚弱证者。健脾益气法是岭南邱氏脾胃流派最常用的治法。

脾主气，气贵流通。脾的特点是喜燥恶湿，故健脾益气方中配伍醒脾行气的陈皮、木香、砂仁，代表方为香砂六君子汤。若脾虚不能胜湿，加茯苓、薏苡仁、芡实健脾利湿，一般常用党参代替人参。若脾虚较甚者，加黄芪30g。若是气虚重证，或气虚不能摄血的失血证，则宜用人参（生晒参）10～20g；若气虚兼阳虚者，党参改用红参10g；若气虚夹热者，用西洋参代替党参，或用太子参，使补气而不温燥；气虚夹湿夹气滞者，黄芪改用五指毛桃30g，五指毛桃除健脾益气外，还有行气祛湿作用。大凡脾虚湿滞之证，白术常与茯苓同用，白术健脾燥湿，茯苓使水湿从小便而去，两者相须为用，相得益彰。若痰湿中阻，则茯苓常与半夏同用。

二、温中健脾法

脾胃虚寒是临床常见证型之一，以脘腹疼痛、得温痛减、遇寒加重，伴呕吐、腹泻，口不渴，心下痞闷，苔白腻，脉沉迟或弦紧为主要证候。根据寒者热之的治疗原则，选用干姜、蜀椒、丁香、吴茱萸、高良姜、肉桂等温中散寒药，与党参、白术、砂仁、甘草等补气健脾药合用，组成温中健脾治法，代表方为理中剂，选用党参补益脾胃元气为主药，辅以干姜温中散寒，白术、甘草健脾益气，共奏温中健脾功效，使中焦得温，则寒邪去、腹痛除。脾胃健运，则升降复而吐泻止。本法用于胃肠炎、消化性溃疡、功能性胃肠病、溃疡性结肠炎等属虚寒证型患者。

最常用的温中健脾法代表方当属理中汤，若脾肾阳虚，加肉桂、附子；寒性腹痛甚者加丁香、吴茱萸；呕吐甚者加砂仁、半夏；伴气滞脘腹胀满者加枳实、厚朴；寒热错杂、呕吐酸水或腹泻者加黄连，即连理汤。

三、益气升陷法

脾胃位居中焦，为气机升降之枢纽，倘使脾胃气虚下陷，则上见少气懒言、气短难续；下见子宫脱垂、脱肛，或遗尿、尿不禁、小便淋沥不通，或气虚便秘等。当在补气健脾的基础上，配伍升麻、柴胡等升阳举陷药物，代表方为补中益气汤，重用黄芪（20g 以上），益中气、升清阳。

气短是中气不足、清阳下陷的主要症状之一，但是寒饮结胸也有气短的症状，临床应予辨别。寒饮结胸的气短，应伴胸闷或疼痛，似有压榨感；中气不足、清阳下陷的气短，则常觉上气不接下气，动则尤甚，头昏。此外，常有脘腹下坠感，内脏下垂也是清阳下陷的主要鉴别点。

本法的主要作用是升举下陷的清阳。由于清阳下陷、阳气内郁，可以呈现身热、自汗、渴喜热饮、脉大而虚浮等假热证，用补中益气汤升举下陷之阳，使清阳上升、阳气外达，则郁热可发散，即甘温除热，取“火郁发之”之意。

升阳举陷又是治疗湿热的一种方法。湿热留滞中焦，应宣发、辛开、苦泄、芳化、淡渗。若误用下法，每致脾阳下陷而出现腹泻，选用黄芪、柴胡等升举清阳之品，配伍荷叶、青蒿等一两味清轻宣化除湿之品，有利于清阳升发，以达升阳举陷的目的。岭南邱氏脾胃流派认为，益气升陷法宜配用芳香化湿之品，下渗利湿药不宜多用，以免气机趋下，不利于升阳举陷。

四、补脾摄血法

本法适用于脾胃气虚不能统血、摄血，导致的便血、吐血、崩漏、衄血等血证。人体的血液能够正常地循行于脉内而不外溢妄行，有赖于脾气为之统摄。若脾虚不能统血则出现各种出血证，当从脾胃论治，予补脾摄血法，代表方为归脾汤，主治各种血证，出现血色淡稀或血色晦暗不鲜、出血时间长、面色萎黄、舌淡苔白、四肢不温、喜暖畏寒、脉沉细无力等脾虚不摄证候。

本法常加入温阳药而成温阳摄血法。例如邱健行教授自拟经验方温经摄血汤，药物组成：红参 10g，白术 15g，炙甘草 6g，吴茱萸 6g，干姜炭 10g，艾叶炭 10g。用法：水煎服，日 1 剂。功效：健脾温阳摄血。主治：中焦虚寒、脾不摄血之血证，症见呕血、便血、崩中或漏下，血色淡清如水，少腹胀痛、觉有冷感，喜热熨，食少便溏，舌淡苔白，脉虚迟。此属脾虚不能统血、气虚不能摄血所致出血，故以理中汤为基础，健脾温中，姜炭、艾叶炭温经收敛止血，然肝为藏血之脏，佐少量吴茱萸以暖肝疏肝，复其常度。若出血量者多加海螵蛸 30g，则本方不仅能温经摄血，亦有固涩止血的作用。

五、温中除湿法

若寒湿困脾、中阳不运，症见脘痞腹胀、大便溏薄、舌苔白厚腻，或肌肉酸胀疼痛等，宜用温中除湿法，选用苍术、厚朴、陈皮、白术、半夏、桂枝等温中化湿药和茯苓、泽泻等淡渗利湿药治疗。代表方为平胃散、五苓散、苓桂术甘汤等，苍术、厚朴、陈皮、半夏是寒湿中阻的常用药物，如果寒湿较盛，则配伍温运脾阳的干姜、草果或温阳化气的桂枝，以达温阳化气行水的目的。该法主治胃肠炎、消化性溃疡、溃疡性结肠炎、胃肠息肉病综合征，或功能性胃肠病属寒湿中阻证型患者。

六、清热祛湿法

本法为岭南邱氏脾胃流派最为常用的治法，适用于湿热蕴结引起的身热、头重如裹、身重疼痛、胸闷、脘痞、腹胀、大便溏而不爽、渴不欲饮或饮而不多、苔白腻或黄腻等。多见于夏暑季节，天热下逼，地湿上蒸，湿热酝酿，人处气交之中，易感外界湿热之邪。湿为阴邪，热为阳邪，二者的性质不同，故湿热证候自相矛盾，如身热而手足不温，口干而不欲饮，身热而脉缓，既有苔黄等热邪致病的一面，又有胸闷、脘痞、腹胀、恶心、便溏、苔腻等湿邪致病的一面。湿热互结，如油入面，难分难解。在治疗时，不似表邪可一汗而解、热证可一清而退。治当清热利湿为法，辛开芳化为辅。本法常用苦寒清热燥湿的黄连、黄芩、栀子，利水渗湿的茯苓、薏苡仁、滑石、通草、猪苓、泽泻、防己、茵陈、芦根，适当配伍芳香化湿的藿香、佩兰、白豆蔻、砂仁、石菖蒲等，以开宣肺气的枇杷叶、桔梗、杏仁利水之上源，肺为水之上源，开肺气即开水源、启上闸之意。代表方为甘露消毒丹。

邱健行教授认为湿热一证，多因先有脾虚内湿，再感外湿，内外相引所致，故宜选用茯苓、薏苡仁、通草等甘淡之品，取甘能补中、淡渗无困脾之弊，对病程较长、迁延难愈的湿热证较为适宜。治疗湿热证要注意湿与热孰多孰少，病位偏表偏里，以及兼上焦证还是下焦证，需分清主次、掌握重点。热盛湿微，偏于阳明证者，以清热为主，辅以芳香化湿；湿盛热微，偏于太阴里证，则以芳香化湿为主，辅以清热；兼湿滞体表、肌肉酸痛者，应配伍防己、薏苡仁、蚕沙、姜黄、秦艽、海桐皮、威灵仙、丝瓜络、络石藤、海风藤等长于治疗肌腠之湿的通络止痛药物；兼见下焦症状如小便不利或尿频、尿急、尿痛，或大便溏泄的，配伍车前子、滑石、萆薢、瞿麦、萹蓄利湿通淋。

七、清泻胃火法

足阳明胃经夹口环唇，络于上下唇龈。火为热之极，若阳明胃火炽盛，症见口燥唇干、口疮口臭、齿龈红肿溃烂，或唇口腮颊肿痛；胃中积热则胃脘灼热疼痛、烦渴、易饥、舌红苔黄、脉数。热入阳明之经，或温病热入阳明气分，见壮热、大汗、烦渴、脉洪大等症，最宜用此法，常用石膏、知母、黄芩、黄连、栀子清泻胃火，代表方为清胃散、白虎汤、玉女煎。

清胃散中黄连、石膏清胃热；升麻性升而散，又能解毒，协助黄连、石膏宣达郁遏的湿热，亦治“牙根浮烂恶臭”；病及血分，故用生地黄、牡丹皮凉血养阴。全方作用在于清宣胃火、凉血养阴，胃火一清，阴得其养，则溃烂出血、疼痛等症可愈。本方可用于牙周炎、急性胃炎，若加水牛角、连翘、甘草，则清热解毒力量大为增强。亦可加大黄、芒硝，釜底抽薪，导热下行。

热在气分，伤耗津液，根据“热者寒之”，法当选用辛寒清热、甘寒生津之白虎汤清胃火，其中石膏辛甘寒，解肌清热力强，知母治阳明独盛之热，并善生津养阴，二药共用，有解热除烦功效，高热、汗出、烦渴可除；再配甘草、粳米，顾护胃气，不致寒凉碍胃。临床用白虎汤治胃热炽盛证方简效宏，石膏重用20g以上，该药若对证使用，临床安全可靠，不必像畏惧白虎一样畏惧石膏。岭南邱氏脾胃流派善重用蒲公英，常予30g以上，认为蒲公英清胃火而不伤脾气。

八、消食导滞法

本法适用于饮食停滞于胃，或饮食积滞中焦、生湿蕴热，症见胸脘痞满、腹胀时痛、嗳腐吞酸、嗳气如败卵味臭、恶食，或呕吐腹泻，或大便不爽、便秘等。消食导滞法可祛其积滞以复脾胃运化功能，选山楂、神曲、麦芽、谷芽、鸡内金、莱菔子等消食药为主，代表方为保和丸，再根据病情的兼夹、病性的寒热，随证加减。

饮食积滞致气滞湿阻者，常用行气之枳实、陈皮，除湿之白术、茯苓、半夏，以健运脾胃功能。

一般因淀粉类食物引起的积滞，常用谷芽或麦芽消食；由于肉类食品引起的积滞，则用山楂为主药；生冷瓜果之积，常配伍丁香、肉桂；莱菔子不仅能化面食之积，还兼具下气宽中之功。如果积滞较甚，消食药不能胜任时，又配伍大黄、槟榔等泻下之品推荡积滞。

脾胃素虚兼饮食积滞，或积滞日久导致脾胃虚弱的虚中夹实证患者，虽均有腹胀脘痞等积滞现象，治法却略有不同。治疗虚中夹实证型，当补脾与导滞同时并用，如果只导滞而不培正，即使积滞暂去，犹有再积之虞；已虚之本，不堪克伐，单行消导势必更伤正气。反之，只培正而不导滞，则已停之积又不能去，故唯有消补并行，方能调中致和。例如健脾丸的人参、白术、茯苓、甘草、山药、砂仁与神曲、麦芽、山楂同用，即消补并行的配伍形式。补脾与导滞孰轻孰重，应当根据正邪的偏胜来确定。

脾虚当补，食滞宜消。倘只健脾而不消滞，则已滞之积不得去；若只消滞而不健脾，即使积滞暂去，犹有再积之虞，故宜健脾消滞双管齐下，方能两全其美。枳术丸药味虽简，寓消于补，临床效宏。白术补脾除湿，复中焦的健运;配枳实消痞除满、利气机、泄痞满,共成健脾消滞功效。饮食积滞常易化热,故用黄连或连翘清泄饮食积滞所化之热,热重且体质强盛者用黄连,热轻且体质虚弱者用连翘。

九、清养胃阴法

清养胃阴法专为胃阴不足之证而设,阴虚易生内热。温病中后期,热入中焦,胃液被劫而见口干口渴、咽燥、饥不欲食、舌苔干燥等症,宜用清养胃阴法,选用沙参、麦冬、玉竹、石斛、生地黄、玄参、知母、西洋参、梨汁、藕汁等药物治疗,代表方为益胃汤、五汁饮等。

平素胃阴不足、阴虚津乏,亦可使用本法。对于胃阴不足而兼见热象的,宜养阴与清热同时并举,邱健行教授常用甘露饮为基础方进行加减。药物组成:生地黄 10g,熟地黄 10g,天冬 10g,麦冬 15g,石斛 15g,黄芩 10g,茵陈 15g,枳壳 10g,枇杷叶 10g,甘草 6g。功效:清养胃阴、宣肺利湿。主治:胃阴虚夹湿证。症见胃脘隐痛、饥不欲食、大便干结、口干舌燥,或龈肿出脓、口疮咽痛。因阳明经脉夹口环唇,络于牙龈;脾开窍于口。本方所治诸证,皆反映在口腔,虽然病变部位属于脾胃,但就其机理而言,与肺肾亦有关。由于肺、脾、肾三脏阴虚津乏、虚火上炎,加之脾胃湿热壅滞,导致龈肿出脓、口疮咽痛等症。本方体现养胃阴、清胃热兼祛湿之法。全方药物可以分为两组:第一组生地黄、熟地黄滋阴补肾,天冬、麦冬、石斛清养肺胃;第二组黄芩、茵陈清利湿热,枳壳调畅气机,并用枇杷叶开宣上焦、清肺胃之热邪,气机宣畅则湿亦随之而化。此法以养阴为主,清热为辅,略调理气机。邱健行教授认为,胃为阳土,喜润恶燥,养胃阴药最好莫过石斛,剂量一般为 15 ～ 20g。

十、实脾利水法

脾主运化水湿,脾虚不能胜湿,轻则湿浊中阻,为痰为饮;重则水湿停蓄,为肿为胀。本法即为脾虚不能制水的水肿而设。此类证型有脾虚和水肿两方面的症状,采取实脾与利水同治,常健脾益气的茯苓、白术、黄芪、甘草，与利水除湿的防己、大腹皮等同用。脾虚症状显著的，以补脾为主、利水为辅，不可一味地利水消肿，只知利水之法，不知来水之源。水肿偏重者，应以利水为主、补脾为辅。此法代表方为防己黄芪汤。

若病久气虚及阳，致脾肾阳虚、阴水内停，则以健脾扶阳为实脾法，代表方为实脾饮。用干姜、草果温中扶阳化湿，熟附片温阳利水，白术、甘草、大枣补脾之虚以制水；茯苓健脾利湿以消肿；大腹皮、厚朴、木香、木瓜行脾之滞以消胀，共奏扶阳实脾利水功效。扶阳实脾利水法可用于肝硬化腹水、腹胀如鼓、下肢浮肿，甚则全身浮肿、食欲减退、形寒畏冷等证属脾肾阳虚、心阳虚衰者。

十一、苦寒泻下法

阳明腑实便秘者，用大承气汤，大黄去实，芒硝润燥，枳实除痞，厚朴消胀，使阳明腑实证之痞、满、燥、屎，皆因下法得解。其便秘属热属实者，当苦寒峻下。方中大黄味苦性寒、峻下腑实为主药，既能挫其热势而消除致病之因，又可泻下通便给邪出路。然大黄推荡力强，软坚效果欠佳，若只用大黄荡涤，仍然不能速下，故辅以咸寒软坚之芒硝，使坚结的粪便变软，而后大黄才能涤荡积滞、推陈致新。二药相须为用，泻下热结燥屎的功力增强。再佐枳实、厚朴下气宽中，促进大便排泄。

本法主治肠梗阻、急性阑尾炎、急性胰腺炎等证属阳明腑实者。苦寒泻下法的用途并不限于便秘，肠中有积滞即可应用，如食积或湿热积滞中阻等，可用此法消除积滞，使大肠传导复常。上焦热盛所致的口腔溃烂、咽喉疼痛，血热妄行所致的吐血、衄血，以及热盛发狂等，虽无积滞，亦可使用下法，引热下行，使热邪从大便而去，即上病下取、釜底抽薪之法。肺与大肠相表里，泻下通便方中配伍桔梗、杏仁、瓜蒌仁等宣降肺气之品，有利于通便。与此相反，肺气壅滞所致的实证、热证，如大叶性肺炎之发热咳喘，亦可用苦寒泻下法，腑气得通，则肺气得降，喘逆自平。

此外，水肿实证用甘遂、大戟、芫花等泻下逐水药，使水湿之邪从大便外排，泻出痰湿浊饮，亦属苦寒泻下法范围。代表方为十枣汤。

邱健行教授治疗阳明腑实证时，善用虎杖代替大黄，攻下里实，涤荡积滞，认为大黄通便时常会引起腹痛不适的副作用，且煎药时要后下（以防久煎，使得大黄中所含通便的蒽醌类物质变为鞣质，反加重便秘），避免患者煎煮时因大黄需后下而难以依从。而虎杖苦寒泄下，功似大黄，不仅无大黄引起的腹痛等副作用，也可与其他药物同煎，无需后下，可提高患者依从性。

十二、温阳导滞法

便秘证属热结者可用苦寒泻下法。若因寒结致便秘，当用温阳导滞法，选用温热类药物与泻下药配伍而成，代表方为大黄附子汤，常以大黄、芒硝泻下结粪，干姜、附子辛热，温阳祛寒，使泻下之功存，苦寒之性减，即“去性存用”。本法亦可治疗久痢证属寒湿阻滞肠道者，症见恶寒微热，手足不温，下痢经久不止，腹痛，胁下及腰胯冷痛、得温痛减，脉弦而紧，治以温阳导滞，即通因通用法，使积滞下、寒邪去、脾阳复，则病可愈。

十三、润肠通便法

因津液不足、大肠失润、肠道传导失司所致的津枯肠燥便秘，此证型不可猛攻，唯图缓治，常用麻子仁、郁李仁、柏子仁、桃仁、杏仁，以及肉苁蓉、何首乌等润肠药。此外，素体阴虚火旺、肠胃干燥以致肠中燥结、秘塞不通者，宜润燥与泻热通便相兼顾。代表方为麻子仁丸。主治：津枯肠燥便秘，多用于年老、体弱及产后的证属血虚津枯肠燥的便秘患者。

十四、调中降逆法

脾气升则健，胃气降则和。脾气应升而不升，致中气下陷；若胃气应降而不降，胃气上逆，则致呕吐、嗳气、呃逆等症，当用调中降逆法治疗，恢复脾升胃降，使气机协调。代表方为旋覆代赭汤，主治急性胃炎、慢性胃炎、消化性溃疡、胃食管反流病、功能性消化不良等上消化道疾病以及妊娠恶阻等证属脾胃升降失调、胃气上逆者。

胃气上逆证有寒热之分、虚实之异，寒证呕吐宜用吴茱萸、丁香等温中降逆药，配伍干姜、桂枝温中散寒；热证呕吐宜用代赭石、竹茹等清热降逆药，与黄芩、黄连同用；虚证呕吐宜配伍人参、甘草，升脾气以降胃气，达到脾胃气机升降平衡；呃逆宜选用柿蒂、刀豆。虽同属调中降逆法则，用药和配伍却有所不同。

中阳不振，湿痰停滞于胃，随胃气上逆而致呕吐、嗳气者，常伴有胸痞、痰多、舌苔厚腻等症，此种痰浊上逆证又宜以半夏、生姜为主药，祛痰降浊、和胃止呕。由中焦虚寒所致的呃逆，当温中散寒、降逆止呃，以丁香、柿蒂为主药。

嗳气、呕吐、呃逆均为胃气上逆所致，邱健行教授擅用代赭石和胃降逆，认为代赭石甘寒质重，平肝镇逆，可增强降逆止呕作用，并推崇《医学衷中参西录》曰“降胃之药实以赭石为最效”。嗳气、呕吐、呃逆虽属中焦病变，但其病因病机亦与肝、肺有关，胃本不呕，肝胆贼之则呕，故治呕吐呃逆方中常配伍平肝的白芍、代赭石；清胆的黄芩、竹茹；宣肃肺气的枇杷叶、紫苏叶，以降胃气上逆。邱健行教授善用半夏、竹茹、柿蒂三味药专止呕逆，半夏祛痰降逆，竹茹清热止呕，柿蒂降气止呃，他认为柿蒂宜重用，剂量一般为 20 ～ 30g。

十五、升清降浊法

若胃之浊阴不降，同时脾之清阳不升则致吐泻交作，宜用升清降浊法，双管齐下，使脾胃气机升降协调而吐泻得止。代表方为半夏泻心汤，主治胃食管反流病、胃肠炎、消化性溃疡证属中焦寒热错杂、虚实夹杂的吐泻交作者。因寒热互结中焦，脾之清气不升，胃之浊气不降，脾胃升降失调而致胃脘痞满的患者亦适用此法。此法用黄芩、黄连苦寒清降胃肠热邪，配伍干姜、半夏辛温开散脾寒，党参健脾益气、升振清阳，从而恢复中焦脾胃气机升降协调，使吐泻得止、痞满得除。

十六、清热止利法

清热止利法主治湿热阻滞肠道、大肠传导失常所致的泄泻或痢疾。泄泻以排便次数增多、粪便稀薄，甚至泻出如水样为主症；痢疾以腹痛、里急后重、泻下黏液脓血便为特征。无论泄泻还是痢疾，只要证属湿热下注，即除腹泻、腹痛主症外兼见肛门灼热、心烦口渴、苔黄腻、脉滑数等湿热之象，则可使用本法。本法常用黄连、黄芩、黄柏、葛根、秦皮、白头翁等清热燥湿、解毒止痛，以及铁苋菜、马齿苋、地锦草、地榆、辣蓼、凤尾草等具有清热解毒、燥湿止泻功效的广东草药。代表方为葛根芩连汤、白头翁汤。

治痢常配伍调气和血的药物，用木香、厚朴、槟榔调气，当归、白芍、牡丹皮和血，取“调气则后重自除，行血则脓血自愈”之义，且白芍能缓急止痛，治疗腹痛。若兼饮食积滞者，可配伍山楂、少量大黄（3 ～ 5g）消积导滞，以通因通用之法，祛除有形实邪。

十七、温中固涩法

本法适用于虚寒性的久泻久痢，症见下利日久不止、滑脱不禁、脱肛不收、腹痛喜温喜按、食少神疲、四肢不温，或下痢脓血、日久不愈、血色暗而不鲜、腹痛喜温喜按，或脾肾阳虚、黎明泄泻，舌质淡白，脉沉迟。代表方为真人养脏汤、四神丸。

泄泻或痢疾的证型颇多，本法用于滑脱不禁的患者，如余邪未尽而误用本法，有“闭门留寇”之患。本法用人参、白术、甘草补气健脾；因久痢伤阴，可症见口干、乏力、腹痛喜按，用当归、白芍养血调肝、缓急止痛；用肉桂温中；用肉豆蔻、诃子皮、罂粟壳收敛固涩，专治久痢脱肛、滑脱不禁。因脾肾阳虚而致黎明腹泻者，用补骨脂温肾暖脾，吴茱萸不仅能温中，而且可暖肝祛寒，还能条达肝气，使肝不乘脾，正是岭南邱氏脾胃流派“治肠不忘调肝”学术思想的具体应用。

十八、疏肝理气法

肝木克脾土，脾胃虚弱又最易导致肝气乘虚来犯，以致肝脾不和，出现脘腹胀满疼痛、嗳气、恶心呕吐、纳呆、乏力，或便溏、腹泻等症状。肝郁脾虚或肝胃不和证，病位在胃，与肝密切相关。治疗上，用疏肝理气法，代表方为四逆散。主治：肝脾不和、肝气犯胃证，症见胸胁满痛、心下痞塞、脘腹疼痛，或月经不调、情绪不舒。此法用柴胡疏肝气，枳实行气消痞，芍药、甘草平肝缓急、和中止痛、调和肝脾。岭南邱氏脾胃流派最常用的治法是疏肝理气法，认为四逆散用途甚广，凡急性胃肠炎、消化性溃疡、溃疡性结肠炎、急性肝炎、慢性肝炎、胆囊炎、胰腺炎、肋间神经痛等，均可加减应用四逆散，提高疗效。疏肝理气常用柴胡、郁金、枳壳、川楝子、延胡索、木香；清肝用黄芩、龙胆草；平肝用白芍。临床常配伍党参、白术、茯苓、甘草、半夏健脾和中，取“见肝之病，知肝传脾，当先实脾”之意。

十九、驱虫法

常见的消化道寄生虫有蛔虫、钩虫、绦虫等，寄生虫病的临床表现各具特征。

蛔虫病主症为腹中嘈杂，脐周腹痛，时作时止，面黄肌瘦，或鼻孔作痒，睡中龂齿，唇内侧有粟粒状小点，舌上有椭圆形红色小点，面部或见赤丝或有白色虫斑。治疗蛔虫病常以苦楝皮、雷丸、鹤虱、川楝子、乌梅、使君子、槟榔皮等驱蛔药为主药，适当配伍牵牛子、大黄、芒硝等泻下药，以利于虫体排出。同时应根据患者寒热虚实不同证型，配伍温中、清热、补虚药物。

钩虫主要寄生于小肠上段。钩虫病主要症状有上腹部不适，或隐隐作痛，面色萎黄，四肢无力，心悸气短，耳鸣眼花，甚至嗜食生米、泥土等异物，面部、手掌和全身其他处皮肤呈蜡黄色，有轻度或重度的凹陷性水肿。邱健行教授为治疗钩虫病自拟经验方钩虫丸，组成：栀子9g，黄柏9g，甘松9g，茵陈30g，苍术18g，白矾9g，青矾18g，甘草9g。用法：上药共研细末，加少量红糖为丸，早晚餐后用温白开水送服（米汤、油汤亦可用），每次服9g，7日服完，重症患者可再连续服四五剂。功效：燥湿杀虫，利胆退黄。若改为汤剂，效果欠佳。

绦虫病患者的粪便中常排出白色虫体节片。邱健行教授为治疗绦虫病自拟经验方南瓜子粉槟榔煎。药物组成：南瓜子[研粉]60～120g，槟榔30～60g。用法：槟榔煎液，送服南瓜子粉，一次服完，继服泻剂大承气汤。功效：驱绦虫。现代药理研究发现，南瓜子有麻痹绦虫排泄系统的作用，槟榔所含的槟榔碱可麻痹绦虫的神经系统。两药性味平和，剂量宜大，少则效果欠佳。服后宜继服泻剂，促使虫体排出体外。

二十、清肠祛湿灌肠法

清肠祛湿灌肠法是岭南邱氏脾胃流派创始人邱健行教授创立的一种中药外治方法，是借助灌肠器械，将药液由肛门缓缓滴注入肠腔，使药力直达病所，并嘱患者保留一定时间，使药液通过直肠黏膜吸收，达到清泄肠道湿热、祛腐生肌、消痈止血功效。主治：感染性结肠炎、溃疡性结肠炎等，尤其病灶在直肠部位证属肠道湿热蕴结、腐肠成痈者。

邱健行教授自拟清肠祛湿灌肠方，药物组成：大黄15g，野牡丹30g，白花蛇舌草30g，积雪草20g，苦参15g，晚蚕沙20g，珍珠粉2g。方中以大黄为君，泻热通肠、凉血解毒；臣以白花蛇舌草、积雪草、苦参清热解毒、祛湿消痈；佐以野牡丹解毒敛疮、凉血止血，晚蚕沙化浊和络，珍珠末生肌敛疮，全方共奏清肠祛湿、解毒消痈敛疮之功。局部给药，促进肠道黏膜修复。

灌肠液制备：将前6味中药用水500ml煎取药液200ml，灌肠时于药液内加入珍珠粉2g搅匀备用。保留灌肠，操作方法：①测量药液温度（38～42℃），液面距离肛门不超过30cm，用石蜡油润滑肛管前端，排气，暴露肛门。②插肛管时，嘱患者深呼吸以便肛门松弛，便于肛管顺利插入。用大号肛管从肛门插入最少 15cm，上接茂菲氏滴管连接灌肠器，滴速为每分钟 60 滴。③灌肠后嘱患者垫高臀部，尽量让药液在结肠和直肠内停留不少于 2 小时。每日保留灌肠 1 次，10 天为 1 个疗程，休息 4 天后再进行第 2 个疗程，最多为 3 个疗程。本法禁忌：肠梗阻、肠穿孔、妊娠期患者。

第四章 岭南邱氏脾胃流派经验方与用药

第一节 岭南邱氏脾胃流派自拟经验方

一、风热喉痹汤

【组成】玄参 15g，土牛膝 30g，岗梅根 30g，牛蒡子 12g，鱼腥草 30g，桔梗 12g，夏枯草 30g，人参叶 10g，麦冬 15g，甘草 6g。

【功效】疏风清热，散结消肿。

【方解】方中首选玄参，性寒味咸，归肺、胃、肾经，具有清热解毒、养阴利咽的功效，临床上主要用于热入营血、热伤津液及喉痹肿痛等。土牛膝甘苦性凉，能祛风、消肿、清热解毒，治白喉、乳蛾、咽喉红肿有良效。岗梅根为岭南草药，味苦、甘，性凉，具有清热解毒、生津止渴、利咽消肿、散瘀止痛功效，善于治咽喉肿痛和乳蛾。本病由于风热火毒之邪上壅咽喉、热毒内蕴使然，故以上三药清热解毒泻火共为君药，其中土牛膝、岗梅根重用，剂量为 30g，能够起到更好的清热解毒作用。牛蒡子疏散风热、解毒透邪、利咽消肿止痛，治疗咽痛见长；鱼腥草解毒清热、排脓消痈，桔梗开宣肺气、祛痰排脓，两者合用增强排脓消肿之力；以善于清泻肝火、散郁结、归肝胆经之夏枯草解木火刑金之热邪；麦冬甘微苦、微寒，具有益胃生津、清心除烦功效，共为臣药。人参叶即人参之叶入药，味苦甘，性寒，归肺胃经，具有清肺止咳、生津止渴作用。《药性考》记载人参叶“清肺生津止渴”，邱健行教授认为人参叶清肺生津而不伤正，擅治疗肺系疾病，对肺热所致的咽痛、咳嗽、口干效佳；甘草清热解毒，且有调和诸药作用，同为佐药。纵观全方，疏风清热，解毒利咽，消肿止痛，生津止渴，药味甘寒，配伍精当，可谓治疗咽痛喉痹之良方。

【主治】咽喉红肿疼痛，甚至化脓、声音难出，发热，面红口苦，口干，小便短黄，大便秘结，舌红苔黄，脉滑而数。

【临床应用】本方主要用于肺胃热盛于里、风热外袭于表、风邪夹毒上壅咽喉之咽痛喉痹，症见咽喉红肿热痛，甚则化脓。热毒内盛，灼伤津液，故见发热、小便短赤、大便秘结。舌红苔黄、脉滑而数俱为肺胃热盛之象。临床上常用于急、慢性咽炎，急、慢性喉炎，急、慢性扁桃体炎，急性化脓性扁桃体炎等。

【加减化裁】肺胃热盛而发热较重者加石膏、黄芩；夹有肝火而面红易怒多梦者加龙胆草；外感风邪较重者加荆芥、薄荷；若大便秘结不通可加重牛蒡子用量，并加用虎杖；若咽喉红肿较甚加生地黄、牡丹皮、板蓝根。

【注意事项】若为阴虚内热或虚阳浮越、火不归元所致之喉痹，非本方所宜。

【验案举例】

宁某，女，48岁，2006年9月16日初诊。主诉：咽痛2月。现病史：患者2个月前吃炸花生后出现咽痛，左上牙龈肿痛，舌体左侧痛，自行服药治疗（具体不详），但咽痛未见明显减轻，遂来求诊。症见：咽痛，声音嘶哑，左上牙龈肿痛，舌体左侧痛，口不干，无咳；咽充血，左腭咽部见小脓点，双扁桃体Ⅰ度肿大；舌淡红、边有齿痕，苔薄黄腻，脉弦滑。

诊为喉痹，属肺胃热盛证。治以疏风清热、解毒消肿，以风热喉痹汤加减。处方：玄参15g，岗梅根30g，土牛膝30g，麦冬15g，牛蒡子15g，桔梗15g，板蓝根15g，诃子15g，浙贝母6g，茵陈15g，生地黄15g，甘草6g。3剂，日1剂，水煎服。

后患者以上方加减服用近半月，配合清淡饮食，咽痛明显减轻，扁桃体脓点消失。

二、清热止咳平喘汤

【组成】麻黄 6g，石膏 30g，杏仁 12g，葶苈子 12g，瓜蒌仁 30g，浙贝母 10g，鱼腥草 30g，桔梗 12g，甘草 6g。

【功效】清热化痰，止咳平喘。

【方解】麻黄辛温，归肺经，有宣肺平喘之用；石膏辛甘大寒，清热泻火、除烦止渴，麻黄引石膏入肺经而清肺经里热，二者共为君药。杏仁祛痰止咳平喘、润肠通便，麻黄配杏仁宣肃肺气，取麻杏石甘汤治疗邪热壅肺证之意。葶苈子泻肺降气平喘；瓜蒌仁清肺化痰、利气宽胸、润肠下气；浙贝母清热散结、化痰止咳；鱼腥草清热解毒、消痈排脓，治疗咳嗽痰稠，《神农本草经疏》曰"治痰热壅肺，发为肺痈吐脓血之要药"，邱健行教授擅长重用鱼腥草，剂量为 30g 以上，以清肺化痰，共为佐药。桔梗开提肺气，为诸药之舟楫，载药上行于肺，为使药。桔梗、葶苈子一升一降，协调肺气宣肃功能。甘草祛痰止咳、调和诸药。诸药合用，共奏清宣肺热、化痰止咳平喘功效。

【主治】本方主要用于风热袭肺，或风寒入里化热，导致邪热壅肺或痰热阻肺引起的咳嗽咳痰气喘，痰多胸闷，或喘逆气急，甚则鼻翼翕动，发热，汗多，口渴，舌红，苔黄或黄白相兼，脉滑数。

【临床应用】本方用于西医诊断为上呼吸道感染，急、慢性气管、支气管炎，肺炎，慢性阻塞性肺疾病、各种变应性咳嗽或咽源性咳嗽的患者，中医诊断属邪热壅肺或痰热阻肺证者。

【加减化裁】夜热较甚、烦渴不宁者，加地骨皮、桑白皮。痰稠胶结、甚难咯出者，加浮海石。痰中带血，加苇茎、桃仁。暴气喘息、壮热烦躁、腹满便秘者，加大黄、枳实；未便秘者，加黄芩。泄泻频频、大便水样者，加车前子、薏苡仁。口干舌燥、干咳无痰者，加沙参、麦冬。若烦躁、狂乱、神志不清，可加牛黄、猴枣，此为凉开之法。四肢抽搐、项强口噤、两目窜视者，加羚羊角、钩藤。邪实阳虚者，症见发热喘促，摇身撷肚，面色青紫，肢冷汗多，舌淡白苔黄厚，脉象虚，此为阳虚而邪实未去，宜清热止咳平喘汤以麻黄根易麻黄，并加人参、附子，此时石膏用量酌减，以防心阳受遏。

【注意事项】该方多用于风寒由表入里化热引起的邪热壅肺证，常用于外寒里热之寒包火证，麻黄与石膏的用量取决于表寒与里热的轻重。肺肾不足之虚喘者不宜应用。

【验案举例】

温某，女，34岁，2023年1月5日初诊。主诉：咳嗽1个月，发热3天。患者1个月前因受凉后出现咽痛，伴头身疼痛，恶寒无汗，自服“三九感冒灵”后头痛减轻，但仍咳嗽，痰多、色黄质稠；3天前因天气变冷受凉后出现发热，体温39.5℃，伴恶寒无汗，头痛，咳嗽，痰黄稠，胸闷痛，气喘，夜间痰鸣较明显，影响睡眠，大便日1次，质干，舌暗红，苔黄厚腻，脉滑数。血常规提示白细胞 13.1×10^9/L，中性粒细胞83%，C反应蛋白升高，胸部X线检查提示双下肺少许渗出。西医诊断为肺炎，中医诊断为咳嗽（痰热壅肺证）。治宜清热化痰、宣肺平喘。

以清热止咳平喘汤加减。处方：麻黄6g，杏仁12g，生石膏30g^先煎^，甘草6g，鱼腥草20g，浙贝母10g，葶苈子12g，桔梗12g，百部20g，7剂，日1剂，水煎服。

二诊（2023年1月12日）：患者服药当天热退，仍有咳嗽，稍有气促，服用7天后咳嗽减轻。大便稀溏、日1～2次，舌淡红，苔薄白，脉细。考虑肺热下迫肠道而腹泻，守上方加减，石膏改为15g，加凤尾草20g清泻利肠道湿热，续服7剂。

三诊（2023年1月19日）：患者咳止，但觉乏力口渴，咽燥，纳呆，大便溏、日1次，舌淡红，苔薄白、少津，脉细。予四君子汤健脾益气、培土生金，合用北沙参、麦冬、五味子取生脉饮之意以益气养阴，加川贝母化痰止咳，调理善后，1周后复诊诸症自愈。

三、宣肺化痰止咳汤

【组成】麻黄6g，杏仁12g，橘红6g，法半夏12g，茯苓15g，紫菀

15g，白前 12g，紫苏梗 15g，甘草 6g。

【功效】宣肺平喘，燥湿化痰。

【方解】方中麻黄味苦辛性温，为肺经专药，能发越人体卫表阳气，有发汗解表、宣肺平喘的作用；杏仁味苦性温，有止咳平喘作用。杏仁与麻黄一宣一降，使肺气宣肃正常，二者共为君药。橘红辛苦、性温，归肺经，其中化橘红为岭南八大道地药材之首，功效燥湿化痰、理气宽中，邱健行教授认为橘红偏于化痰，陈皮偏于理气，橘红化痰力强，又能温肺，但无陈皮之温燥，故善用其治疗痰湿或寒痰咳嗽；法半夏味辛性温，有燥湿化痰作用，可除咳嗽痰多；茯苓健脾渗湿，湿化则痰除；三药取二陈汤燥湿化痰之意，同为臣药。紫菀温化寒痰，治肺虚久咳；白前辛温，祛痰降气，与紫菀、法半夏为伍可治寒痰咳嗽；紫苏梗开胸利膈、宽中理气，治疗胸闷、胸痛，共为佐药。甘草补气且能化痰止咳、调和诸药，为使药。诸药合用，湿痰去、咳可止、喘可平也，可谓一首治湿痰、寒痰久咳的良方。

【主治】本方治疗外感风寒、素体湿盛，痰多而咳，或久咳痰多，咳嗽上气，痰气不利，证属湿痰、寒痰阻肺者。具体症见久咳声高，或喉痒即咳，恶寒，痰或多或少，舌质胖大，苔白，脉浮滑。

【临床应用】临床上常用于久咳不止，甚则伴有喘促、痰多痰鸣之症。如西医诊断之变应性咳嗽及感冒后咳嗽、上呼吸道感染、慢性支气管炎、各型肺炎、慢性阻塞性肺疾病所致的咳嗽或喘促。

【加减化裁】肺有郁热者加桑白皮、石膏；肺热阴虚者加天花粉、沙参；大便秘结者加浙贝母、瓜蒌仁；喉中痰鸣、痰浊涌上、气急鼻煽，甚则胸高肩抬者，加紫苏子、葶苈子。咳引胁痛、转侧不利者，加白芥子、前胡。风寒未尽者加荆芥、防风、淡豆豉；风热未解者加金银花、薄荷；肺热气壅而胸满喘急者加桑白皮、紫苏子、地龙；咳痰、色白量多者则加橘红、法半夏、茯苓；热甚伤津烦渴者加芦根、知母。

【注意事项】外感温燥之邪或素体阴虚内热者禁用本方。

【验案举例】

何某，女，69 岁，2010 年 3 月 5 日初诊。主诉：咳嗽 2 个月余。

患者2个月前因受凉后出现咳嗽，且症状逐渐加重，遂到当地医院就诊，诊断为慢性支气管炎急性发作，经住院治疗后症状好转出院，具体治疗措施不详。出院后患者仍有咳嗽，日夜均作，偶伴气促，遂转求中医治疗。来诊时症见：咳嗽，痰多色白难咯出，以夜间咳嗽明显，喉痒即咳嗽，咳嗽阵发难忍声响，伴有气促，大便偏溏，日1次，舌暗红，苔白，脉沉缓。血常规及C反应蛋白正常，胸部X线检测提示慢性支气管炎。西医诊断为慢性支气管炎，中医诊断为咳嗽（寒痰内阻、肺失宣降证）。治以宣降肺气、止咳化痰。

以宣肺化痰止咳汤加减，处方：麻黄6g，杏仁12g，化橘红6g，法半夏12g，紫苏子10g，紫菀15g，葶苈子12g，地龙20g，百部18g，浙贝母10g，甘草6g。7剂，日1剂，水煎服。后患者以上方加减治疗1个月余，至2010年4月12日来诊时患者咳嗽已痊愈，偶感头昏，予上方加北沙参补益脾肺气阴。邱健行教授认为地龙为虫类药，性善走窜，专治痰热壅肺、顽痰、老痰难咯出者，且有平喘作用，据现代药理研究地龙能通过扩张支气管发挥平喘作用。

四、养肝安神汤

【组成】酸枣仁25g，延胡索25g，知母12g，丹参18g，首乌藤30g，合欢皮18g，茯神18g，珍珠母30g，浮小麦20g，大枣20g，甘草6g。

【功效】养肝补血，宁心安神。

【方解】方中重用酸枣仁养肝血、安心神；延胡索味辛、苦，温，入心、肝、脾经，擅长解郁安神，现代药理研究认为四氢帕马丁（旧称延胡索乙素）有镇静、催眠、安定作用，二药共为君药。邱健行教授两者用量各多在25g以上，效专力宏。丹参有“一味丹参饮，功同四物汤”之说，与首乌藤合用，养血安神之效更佳；与合欢皮为伍，共奏养血活血、解郁安神之功，以上诸药共为臣药。茯神健脾安神，珍珠母平肝安神，知母滋阴清热安神，共为佐药。甘草、浮小麦、大枣合用取甘麦大枣汤之意，可达养心安神、和中解郁之效。本方与酸枣仁汤相比，无川芎之温燥，而更增丹参、首乌藤、合欢皮、珍珠母之宁心平肝、解郁安神，增强酸枣仁汤治疗肝血不足、心神失养之失眠症的功效，使肝血得养、肝阳得平、肝郁得解，虚烦不得眠等诸症皆可自愈。

【主治】不寐病证属肝血不足、血不养心、虚热内扰、神不守舍伴肝气不疏者。症见心烦失眠，思虑过度，所愿不遂，或精神恍惚，郁郁寡欢，或烦躁易怒，睡眠不安，伴心悸盗汗，头目眩晕，咽干口燥，舌红，苔白或少苔，脉弦。

【临床应用】本方主要用于睡眠障碍、神经症、更年期综合征、焦虑、抑郁等，属肝血不足、心失所养证候者。

【加减化裁】伴盗汗明显，可加龙骨、煅牡蛎、糯稻根、五味子；烦躁甚者，加栀子、生地黄；惊恐易醒者，加人参、龙骨；心阴虚损伴心悸者，加百合、柏子仁。

【注意事项】肝经实火、痰热内盛所致之失眠非本方所宜。

【验案举例】

徐某，男，39岁，2010年1月11日初诊。主诉：失眠10余天。患者10余天来因工作压力较大而出现失眠，伴有焦虑、烦躁，到当地医院行甲状腺功能、血糖、心电图及血压等相关检查均未见异常，为求进一步治疗遂来求诊。症见：失眠，整夜不能入睡，心悸，无头晕，伴有烦躁，出冷汗，头部出汗较明显，喉间有痰，口淡，大便量少，肠鸣。患者自诉既往体质较弱，常年鼻塞多涕。舌淡胖大苔黄厚，脉濡。诊断：不寐，属心肝血虚兼有痰湿证。治以养肝补血、宁心安神，以养肝安神汤加减。处方：酸枣仁30g，延胡索30g，丹参10g，生牡蛎30g，珍珠母30g，糯稻根30g，防风10g，橘红10g，茯苓20g，茯神20g，浮小麦30g，大枣10g，甘草6g。7剂，日1剂，水煎服。

后患者以上方加减调理近2个月，睡眠质量明显改善，夜间能睡6～8小时，日间精神转佳。

该患者工作压力大，忧思伤脾，气血生化乏源，肝血不足，因肝藏血，血舍魂，肝血不足则魂不守舍，出现昼夜难眠；心失所养，心神不安则惊悸易醒、心情焦虑；脾虚失运，水湿不化，炼湿为痰，痰湿内蕴则喉间有痰、鼻塞多涕、肠鸣、舌淡胖大、脉濡。故治当养肝补血、宁心安神，兼健脾祛湿，方用养肝安神汤加减。其中酸枣仁配延胡索，二者重用各至30g，是邱健行教授治疗失眠的经验药对。丹参安神活血；生牡蛎、珍珠母平肝潜阳镇静；糯稻根养阴敛汗；橘红、茯苓化痰祛湿、宁心安神；防风祛风，风能胜湿，加强祛湿作用；甘草、浮小麦、大枣养血安神。全方起到养肝补血、宁心安神的作用。

五、疏肝健脾汤

【组成】柴胡12g，赤芍10g，白芍10g，郁金15g，枳壳10g，党参15g，白术15g，茯苓15g，海螵蛸20g，厚朴18g，大枣20g，甘草6g。

【功效】健脾养胃，疏肝理气。

【方解】本方柴胡辛微寒，功擅疏肝解郁，为君药。赤芍清热泻火，活血祛瘀；白芍养血敛阴，柔肝止痛；郁金既能活血又能行气，主走血分，行气解郁，既助柴胡调畅中焦之气机，又能活血止痛，为柴胡之臣药。枳壳破气消积；党参健脾益气，主治气虚患者；白术、茯苓健脾化湿，助党参加强健脾补气之功，取四君子汤之意，亦为君药。大枣养胃益气、甘能补中，海螵蛸制酸敛疮、和胃止痛，二者共为臣药。厚朴善于理中焦之气机，燥湿宽中，消痞除满；甘草益气和中，调和诸药，为使药。全方性味平和，共奏健脾养胃、疏肝理气功效，从健脾与疏肝两方面入手达到功效，可有效消除中焦痞满胀痛症状。

【主治】脾胃虚弱、肝胃不和证，症见胃脘胀满，或疼痛，牵涉两胁，常因情绪波动而病情反复或加重，伴神疲面白，少气懒言，嗳气，反酸，饭后明显，恶心或呕吐，食少便溏，舌淡不红，苔白，脉缓或沉弱。

【临床应用】临床上常用于慢性胃炎、消化性溃疡、反流性食管炎、功能性消化不良等证属脾虚肝郁、肝胃不和者。

【加减化裁】脘腹痛而喜温喜按、口淡不渴、四肢不温属气虚及阳导致脾阳不振者，可加炮姜、人参、附子；口干喜饮、舌红属胃阴不足者，加玉竹、石斛；气虚较甚者，加黄芪或五指毛桃；恶心嗳气者加代赭石、法半夏、竹茹；气虚日久、瘀血内生者加丹参、蒲黄、五灵脂；疼痛明显者加延胡索、川楝子；兼有郁热者加蒲公英、紫花地丁；中焦痞满甚者加砂仁、枳壳；大便不通者加虎杖、火麻仁、郁李仁。

【注意事项】脾胃湿热或肝胃郁热之胃痞病、胃脘痛病属实证者不宜应用本方。

【验案举例】

庞某，男，40岁，2009年7月21日初诊。主诉：反复上腹部胀闷2年余，加重2月。患者2年前无明显诱因出现上腹部胀闷不适，到当地医院行胃镜检查示：慢性浅表性胃窦炎，伴黏膜脱垂。经系统治疗后症状好转。2个月前因饮食不慎又出现上腹胀满症状，伴有隐痛，经服药后症状未能缓解，遂来求诊。症见：上腹部胀闷持续，伴有隐痛，纳差，稍有咳嗽，无反酸嗳气，大便正常，体虚怕冷，心情郁闷，舌淡白嫩苔白腻，脉细。西医诊断：慢性浅表性胃炎。中医诊为胃痞，属脾胃气虚夹湿证。治以健脾养胃、疏肝理气，以疏肝健脾汤加减。因患者体虚怕冷，为偏寒湿体质，故用平胃散及藿香燥湿运脾、行气和胃，加延胡索助柴胡疏肝理气止痛，加法半夏化痰和胃止咳。

处方：党参18g，白术15g，茯苓18g，甘草6g，柴胡12g，苍术12g，陈皮6g，厚朴18g，藿香15g，海螵蛸20g，泽泻15g，延胡索20g，法半夏12g。7剂，日1剂，水煎服。

二诊（2009年7月28日）：胃脘症状明显减轻，后续上方加减调治半年余，一直电话随访，病情稳定。至2010年3月29日复诊时，胃脘不适症状已不明显，因进食不慎等原因偶有发作，但症状不重，继续用上方调治巩固疗效。

六、蒲夏四逆方

【组成】蒲公英20g，夏枯草15g，柴胡12g，赤芍15g，枳实12g，厚朴

18g，郁金 15g，延胡索 15g，救必应 15g，海螵蛸 20g，甘草 6g。

【功效】疏肝和胃，清热祛湿，行气止痛。

【方解】本方蒲公英甘寒，归肝、胃经，能清热解毒、清利湿热、消痈散结；夏枯草苦辛寒，入肝胆经，清泄肝火、清热散结；二者重用为君药，使肝胃二经郁热、湿热得清，而又无芩连苦寒伤胃之弊。肝胃同居中焦，肝气之疏泄对胃腑之腐熟运化至关重要，故方中以柴胡、枳实疏肝理脾，一升一降，调畅中焦气机，使气机和畅，则疼痛自除；赤芍活血止痛，联合柴胡、枳实取四逆散之意，疏肝理气、柔肝止痛。邱健行教授善用赤芍于柔肝中能散邪行血，避免白芍酸敛不利制邪。郁金活血行气，以上共为臣药。厚朴辛温，行气燥湿、下气宽中，善治中焦痞满；延胡索性温，活血止痛，治一身上下诸痛，对胃痛亦有良效，牵制方中苦寒伤胃之弊；救必应性寒，亦能行气止痛、清热利湿，擅治热性胃痛；海螵蛸制酸和胃止痛，此四药共为佐药。甘草和中缓急止痛，调和诸药，为使药。诸药合用，共奏疏肝和胃、清热祛湿、行气止痛之功。

【主治】胃脘痛病属肝胃郁热或湿热中阻证型患者，症见胃脘胀闷疼痛，或可痛连两胁，或胃脘灼痛，烧心，可伴有嗳气、反酸，口干口苦口臭，喜叹息，大便干结，排便不畅，小便偏黄，舌边红或暗红，舌下脉络迂曲，脉弦或滑。岭南地区高温湿热，人们生活节奏快，工作学习压力大，以情志失调导致肝气不疏，故慢性胃炎临床以脾胃湿热兼有肝郁气滞证多见。

【临床应用】蒲夏四逆方在临床上可用于治疗慢性胃炎、消化道溃疡、幽门螺杆菌感染、胃食管反流病及功能性消化不良等属肝胃郁热或湿热中阻证患者。

【加减化裁】胃痛明显者加川楝子、佛手理气止痛；嗳气较重者加旋覆花、代赭石、法半夏；恶心欲呕者加竹茹、橘皮；反酸明显者加瓦楞子、吴茱萸、黄连；血瘀重者加丹参、蒲黄、五灵脂；纳呆少食者加鸡内金、谷芽、麦芽；大便秘结者加虎杖、芦荟、大黄。

【注意事项】脾胃虚寒者禁用，胃阴亏虚之胃痛、胃痞者慎用。

【验案举例】

林某,女,68岁,2009年10月30日初诊。主诉:反复胃脘疼痛4年,加重3个月。患者4年前开始出现胃脘胀满疼痛,曾到当地医院就诊,诊断为慢性胃炎,服药治疗后症状好转,但每饮食不慎、天气变化会致症状加重,服药后均可缓解。近3个月来患者上腹部疼痛症状加剧,到当地医院行胃镜检查示:慢性浅表性胃炎,十二指肠球部炎症。症见:上腹部疼痛,并有胀满,饭后加重,自觉食物不易消化,嗳气频频,偶有反酸,腰部及两侧膝盖酸痛,诉有心律不齐。舌暗红,苔黄腻,舌下络脉粗大,脉沉滑。中医诊为胃痛,属肝胃郁热夹瘀证。西医诊断:慢性浅表性胃炎,十二指肠球部炎症。治以疏肝清热、理气和胃。以蒲夏四逆方加减。处方:蒲公英20g,夏枯草15g,柴胡12g,赤芍15g,枳壳10g,甘草6g,海螵蛸20g,瓦楞子30g,厚朴20g,延胡索20g,郁金15g,大腹皮20g,乌药20g。14剂,日1剂,水煎服。

二诊(2009年11月13日):患者胃脘胀满症状明显减轻,仍有上腹疼痛感。后以上方加减调治近半年,至2010年3月1日来诊时,胃脘不适症状已不明显,稍有腰酸痛,症状不重,继续服药,加续断20g,调理巩固疗效。

七、白莲治萎方

【组成】白花蛇舌草30g,半枝莲30g,黄芪20g,白术15g,石斛20g,丹参20g,郁金15g,三棱12g,厚朴20g,延胡索20g,甘草6g。

【功效】益气活血,解毒除垢。

【方解】方中的白花蛇舌草、半枝莲解毒除垢为君药,丹参、郁金、三棱化瘀开郁为臣药,黄芪、白术、石斛益气养阴,厚朴、延胡索理气止痛为佐药,甘草调和诸药为使药。

【主治】胃脘痛病属毒垢积胃、肝郁血瘀、虚实夹杂证型患者,症见胃脘胀痛,灼热,嘈杂,时反酸,口苦口臭,头重身倦,纳呆,恶心,尿黄,大便黏滞不爽，舌红，苔黄厚腻，脉滑数。

【临床应用】临床上可用于治疗慢性萎缩性胃炎伴/不伴肠上皮化生、异型增生，幽门螺杆菌感染等属湿热浊毒瘀滞证患者。

【加减化裁】临床应用时，依不同兼症进行加减。纳呆严重者加布渣叶、鸡内金；嗳气严重者加半夏、代赭石；便溏严重者加凤尾草、火炭母；便秘者加虎杖、枳实，原方白术加倍；反酸严重者加海螵蛸、浙贝母；幽门螺杆菌感染或苔黄厚者，加蒲公英、夏枯草；苔黄厚浊垢者加胆南星、天竺黄。若胃镜及病理检查提示为胃癌，上方加升麻、青蒿、重楼、三七等，合为"白莲治瘤方"，具有拔毒除垢、消癥散结、理气止痛、扶正祛邪的功效。

【注意事项】脾胃虚寒者禁用。

【验案举例】

聂某，女，47岁，职工。2017年7月26日初诊。主诉：上腹胀满10年余，加重1周。患者平素工作劳累，10年前开始出现胃脘胀满，之后多于进食及劳累后反复发作或加重，遂来就诊。症见：上腹部顶胀满闷明显，时有嗳气，纳呆，疲倦乏力，口干。舌暗红，苔黄腻，舌底脉络迂曲，脉弦细略数。2016年7月28日胃镜及病理检查示：慢性萎缩性胃炎，胃角黏膜中度肠上皮化生，低级别内瘤变，幽门螺杆菌(+)。中医诊断：胃痞，证属毒垢蕴胃、气阴亏损。西医诊断：慢性萎缩性胃炎伴肠上皮化生、低级别内瘤变，幽门螺杆菌感染。治当解毒除垢、清热化瘀、益气养阴，以自拟白莲治萎方加减，处方：白花蛇舌草30g，半枝莲30g，蒲公英20g，夏枯草20g，丹参20g，郁金15g，延胡索20g，厚朴20g，黄芪20g，白术15g，石斛20g，甘草6g。14剂，日1剂，水煎服。

二诊(2017年8月9日)：胃脘胀满较前减轻，偶有嗳气，食欲较前稍好。续服前方14剂。

三诊(2017年8月23日)：胃脘胀满进一步减轻，诉夜眠差，入睡难，易惊醒，疲乏，大便干。舌偏暗红，苔黄干，脉弦细。上方去黄芪，改用五指毛桃 30g 健脾行气化湿，以免黄芪温燥助热，再加柏子仁 20g、生地黄 20g、百合 20g 以补血宁心安神。再服 14 剂。

四诊（2017 年 9 月 6 日）：偶有上腹不适，睡眠好转，口干减，大便不干，舌稍红，苔薄黄，脉弦细。调整处方如下：白花蛇舌草 30g，半枝莲 30g，丹参 20g，郁金 15g，厚朴 20g，延胡索 20g，甘草 6g，黄芪 20g，白术 15g，石斛 20g。此方加减服用 3 个月。

五诊（2018 年 1 月 28 日）：胃脘部不适消失，无嗳气。服药半年后复查胃镜及病理，结果示：慢性非萎缩性胃炎、胃角黏膜肠上皮化生（–）、低级别内瘤变（–）、幽门螺杆菌（–）。此后嘱每周服药 1 ～ 2 剂，以巩固疗效。1 年后追踪随访，病情稳定，于 2019 年 2 月 8 日第二次复查胃镜及病理，结果提示慢性非萎缩性胃炎，病理未见萎缩、肠上皮化生及低级别内瘤变。病情稳定，病理改善后，疗效巩固，未见反复。

八、火凤清肠方

【组成】火炭母 30g，凤尾草 30g，白花蛇舌草 30g，败酱草 30g，延胡索 15g，救必应 20g，防风 18g，白术 15g，甘草 6g。

【功效】清泻肠热，祛湿止泻，行气止痛。

【方解】火炭母酸涩微寒，功效清热利湿、凉血解毒；凤尾草微苦，性寒，也具有清热利湿、凉血止血、消肿解毒之功，二者均为岭南草药，邱健行教授称“火凤”，为治疗急性肠炎、腹泻、痢疾的常用药对，共为君药。白花蛇舌草甘寒，归胃、大肠经，清热解毒、消痈利湿；败酱草辛苦、微寒，归胃、大肠、肝经，具有清热解毒、消痈排脓、祛瘀止痛，两药合用，为邱健行教授治疗肠道湿热壅滞之肠痈、肠炎的常用药对，共为臣药，加强“火凤”清肠利湿止泻功效。救必应清热祛湿、行气止痛，为岭南常用治疗腹痛腹泻草药，延胡索行气止痛，防风祛风胜湿止泻，白术健脾燥湿止泻，共为佐药。甘草既可甘缓和中，又能健脾益气，为使药。本方清泻肠热、祛湿止泻、行气止痛。火凤清肠方是亦清亦补、清而不泄、补而不腻、药性平和的方剂，临床广泛应用于肠道湿热所致的腹泻、痢疾、腹痛等病。

【主治】 肠道湿热证。症见腹痛，腹泻，粪便稀烂臭秽，排便不爽，肛门灼热，伴小便短黄，口干口苦口臭，舌苔黄厚腻，脉濡数或滑数。本证由外感湿热，阻滞肠道，大肠传导失司所致。肠道湿热下注，则泄下急迫；湿热互结、腑气不通，则泻而不爽；湿热久蕴、气滞血瘀，故腹痛腹胀。

【临床应用】 火凤清肠方临床常用于治疗急性肠炎、慢性肠炎、细菌性痢疾、病毒性肠炎、溃疡性结肠炎、结肠息肉以及功能性腹泻、肠易激综合征等属肠道湿热证候患者。

【加减化裁】 夹食滞者，加用六神曲、麦芽、山楂以消食化滞；食滞较重、脘腹胀闷、泄下不爽者，加用大黄、枳实、槟榔以消积导滞、清利湿热；湿热中阻而胸脘痞闷、泛呕欲吐、腹胀腹痛者，加藿香、佩兰以芳香化湿、理气和中；久病血瘀内生者，加用桃仁、红花以活血化瘀；气滞腹胀明显者，加用厚朴、莱菔子以行气消胀。

【注意事项】 本方主要为肠道湿热证而设，临床上非本证者则非本方所宜。临床应用本方时，患者应注意饮食清淡、易消化，忌辛辣油腻生冷之品，保持心情舒畅。

【验案举例】

案一：功能性腹泻，火凤清肠方治之。

蒋某，女，28岁，2009年2月20日初诊。主诉：反复腹泻1年余，加重1周。患者1年余前因饮食不节导致大便1日2～3次，大便黄褐色糊状，口干口臭。近来因食用火锅后出现大便1日2次，黄色糊状黏厕臭秽，排便不爽，肛门灼热，伴口干口臭，神疲乏力，纳差，食后腹胀加重，舌红苔黄腻，脉滑数。曾行结肠镜检查，提示：全结肠黏膜大致正常。西医诊断：功能性腹泻。中医诊断：泄泻，属肠道湿热证。治宜清泻肠热、祛湿止泻、行气止痛，用火凤清肠方原方剂量7剂。

二诊（2009年2月28日）：患者服药后大便每日1～2次，黏厕较前改善，腹胀缓解，无明显口臭，仍觉口干，舌红苔黄，脉数。续以火凤清肠方原方剂量7剂而愈。半年后随访患者，腹泻症状完全改善，大便日1行，质软，无腹胀及口干口臭等不适，病情未再复发。

案二：溃疡性结肠炎，火凤清肠方治疗取效。

王某，男，46岁，2008年10月20日因腹痛、腹泻、泄下黏液脓血便就诊。既往有溃疡性结肠炎病史4年，每于饮食不节及劳累后诱发，曾服用柳氮磺吡啶、巴柳氮钠、泼尼松等抗炎治疗，症状时有反复。1个月前患者因工作劳累后再次出现腹痛、腹泻等症状，服用柳氮磺吡啶1g，每日4次。1周后症状稍有改善，患者为求进一步中西医结合治疗就诊。现症见腹泻，泻下黏液脓血便，1日2次，伴肛门灼热及轻微腹痛，泻后痛缓，纳差，恶心欲呕，眠差，小便色黄。西医诊断：溃疡性结肠炎。中医诊断：泄泻，属肠道湿热证。治宜清热化湿、凉血止泻，用火凤清肠方加竹茹15g、广藿香15g，7剂。

二诊（2008年10月29日）：患者服药后精神好转，大便1日1～2次，质烂，脓血减少，腹痛稍减轻，肛门灼热感减，无恶心欲呕，口干口臭，舌红苔黄，脉缓。嘱患者注意休息，勿过于劳累，饮食清淡营养，继续予原方治疗，14剂。服完后再以上方加减30剂，共服药2月后患者腹痛、腹泻症状完全改善，大便日1行，质软，无腹胀不适。

九、润肠方

【组成】火麻仁30g，郁李仁20g，虎杖30g，生地黄30g，玄参15g，麦冬15g，枳实18g，白术30g。

【功效】滋阴泻热，润肠通便。

【方解】本方以火麻仁、郁李仁润肠通便，为君药。火麻仁善能补中益气，郁李仁又有利水下气、消食宽中，正如《药品化义》："麻仁味甘，能润肠，体润能去燥，专利大肠气结便闭。凡年老血液枯燥，产后气血不顺，病后元气未复，或禀弱不能运行皆治”;《神农本草经》麻仁“补中益气，久服肥健”。《雷公炮制药性解》言郁李仁“味酸，性平无毒，入大肠经。主四肢浮肿，肠中结气，关格不通，膀胱急痛，润肠破血，利水下气，消食宽中”。生地黄、玄参、麦冬滋阴润燥，取“增水行舟”之意，三药共为臣药，增强润肠通便之功。虎杖苦降，泻下通腑泄热，清利肠道湿热，为佐药。枳实、白术，为枳术丸组方，白术补气健脾、运化水谷;枳实苦泄辛散，行气除满，有助泻下通便之功;两药合用健脾消痞，治疗脾虚不运，食阻气机，不思饮食，胸脘痞满，大便难下。邱健行教授认为白术有双向调节作用，取决于用药剂量，若用量大于30g，具有健脾消痞通便作用;若小于30g，则具有健脾燥湿止泻作用，故通便时应采用大剂量，且白术∶枳实剂量为2∶1具有更好的通便作用。据现代药理研究，白术有促进胃肠蠕动作用。本方既润肠通便以治标，又滋阴清热以治本，是标本兼治之方，且用枳术丸健脾消痞，滋而不腻，起到更好的润肠通便作用。临床广泛应用于胃肠燥热、津枯肠燥之便秘。

【主治】胃肠燥热、津枯肠燥之便秘。症见大便干结如粒，数日不行，伴腹胀满闷，或腹痛，口干欲饮，神疲乏力，小便短赤，舌红苔燥，脉细数。

【临床应用】润肠方临床广泛用于功能性便秘、便秘型肠易激综合征、产后血虚便秘、老年性体虚便秘等证属胃肠燥热、津枯肠燥者。

【加减化裁】大便干结甚者，加芒硝以软坚通便;腹胀腹痛较甚，加厚朴、莱菔子等，以理气止痛;年老阴血不足者，可加用肉苁蓉、核桃肉以养血滋阴;血虚燥热者，加用当归、何首乌以养血润肠;若有口干多饮、舌红、苔燥、脉数等明显热象者，加玉竹、天花粉、芦根等以清热生津;痔疮便后出血者，加地榆、槐花以凉血止血;兼见心烦易怒、面红身热者，加龙胆草、栀子以清肝泻火。

【注意事项】本方主要为肠胃燥热、津液不足证型的便秘而设。临床应用本方时，应嘱患者注意饮食清淡、多食用膳食纤维，忌辛辣煎炸燥热食品，调节情志、舒缓心情，养成按时排便的习惯。

【验案举例】

案一:功能性便秘,润肠方加减治之。

李某,女,26岁,2009年2月24日初诊。主诉:便秘6年。患者平素大便3～4日1行,干燥难解,腹胀不适,伴口干口臭,自行服用苁蓉通便口服液后症状可暂时改善,但多有反复。近来因过食辛辣食物,3日未解大便,腹胀加重,食后明显,口干口苦,神疲乏力,纳差,舌红苔黄燥,脉数。结肠镜检查提示:全结肠黏膜大致正常。西医诊断:功能性便秘。中医诊断:便秘,属胃肠燥热、津液不足证。治以滋阴泻热、润肠通便。方以润肠方加天花粉15g、厚朴15g、莱菔子15g,7剂。

二诊(2009年3月2日):患者服药后大便通畅,2日1行,质偏干,腹胀较前缓解,舌红苔白,脉缓。润肠方原方治疗,7剂。7剂后患者便秘症状完全改善,大便日1行,质软,无腹胀不适,能规律地自主排便。

案二:老年性便秘,润肠方治疗取效。

张某,女,72岁,2008年12月22日初诊,主诉:大便干结2年。以大便干结、5日未解求诊。患者既往有中风病史,长期卧床,活动不利,大便长期干结难解,形如羊屎,用力努挣致便后出血,每次量2～5ml,色鲜红,自服香蕉等症状无法改善。就诊时患者胸腹胀闷不适,口干,舌红少苔,脉弦。西医诊断:老年性便秘。中医诊断:便秘,属阴虚内热、津亏肠燥证。治以滋阴泻热、润肠通便,用润肠方加肉苁蓉20g、核桃仁15g、地榆10g、槐花10g,7剂。

二诊(2008年12月30日):患者服药2剂后解出大便,量约100g,便后仍有少量出血,腹胀改善明显。继服5剂后,大便2日1行,质仍偏干,排便后腹胀缓解,便血消失,舌红苔白,脉缓。上方去地榆、槐花,7剂。服完后患者便秘症状完全改善,大便日1行,质软，无腹胀不适。

案三：产后便秘，润肠方奏效。

武某，女，30 岁。2009 年 4 月 4 日初诊。患者 2 个月前剖宫产 1 女，产后大便干燥难解，努力解便每致伤口疼痛不适，就诊时已 4 日未解大便，腹胀腹痛明显，甚至胸闷不适，口干口苦。治以滋阴养血、润肠通便，用润肠方加当归 15g、何首乌 20g，7 剂。

二诊（2009 年 4 月 15 日）：患者诉服药期间大便日 1 次，质较前软，腹胀胸闷缓解，但 2 日前因食用少量辛辣食物，近 3 日又未再大便，少许腹胀，舌淡红苔白，脉缓。嘱患者日后注意饮食，以清淡、易消化食物为主，少食辛辣燥热之品，继服前方，7 剂。电话随访患者，服用 7 剂后症状缓解，现大便日 1 行，质软，无腹胀腹痛等不适。

十、健脾调肝方

【组成】白术 15g，茯苓 15g，茵陈 30g，猪苓 15g，泽泻 15g，白花蛇舌草 30g，半枝莲 20g，丹参 18g，甘草 6g。

【功效】健脾燥湿利水，调肝退黄化瘀。

【方解】本方白术甘、苦、温，健脾益气、燥湿利尿；茯苓甘、平，淡渗利水、健脾宁心；茵陈味甘、辛，微寒，归肝胆脾胃经，善清利脾胃肝胆湿热，使之从小便而出，且利胆退黄，为治黄疸之要药；三者共为君药。猪苓、泽泻利水渗湿，《医经大旨·本草要略》曰泽泻“除湿通淋、止渴，治水肿，止泻痢，以猪苓佐之”，为臣药。白花蛇舌草性味甘寒，功效清热解毒、消痈利湿；半枝莲清热解毒、化瘀利尿，以佐茵陈清利肝胆湿热，共为茵陈之佐药。丹参活血祛瘀，《日华子本草辑注》记载丹参“破宿血，补新生血”，阻止肝瘀积成癥，以防肝纤维化、肝硬化形成。甘草补脾益气、调和诸药。全方合用，达健脾燥湿利水、调肝退黄化瘀之效。

【主治】本方治疗内有脾胃气虚，外受湿热毒邪（或湿热疫毒）的久病患者，症见胁痛，纳呆，疲劳，肢体困重，身目发黄，大便溏，小便清或稍黄，舌淡红，苔薄黄腻，脉弦缓或弦滑者。

【临床应用】临床上常用于湿热毒邪留恋而脾虚不运之证。如西医诊断之慢性病毒性肝炎，如甲型、乙型或丙型病毒性肝炎等，以及急性胆囊炎、慢性胆囊炎、胆石症等。

【加减化裁】若脾虚明显而湿热不显，可加党参、黄芪、五指毛桃、山药等；若腹胀、纳差明显，可加厚朴、枳实、大腹皮、鸡内金、麦芽等；若肝气不疏、胁痛明显，加柴胡、白芍、川楝子、麦芽疏肝；若有口干不欲饮、舌嫩红、少苔或剥苔、脉细数等胃阴虚或肝阴虚症状者，加麦冬、石斛、枸杞等养阴清热；若黄疸明显、湿热较甚，加溪黄草、豨莶草、栀子、郁金清热解毒、利胆退黄；若脾虚明显兼有水肿等症，加薏苡仁、大腹皮、生黄芪等以补气健脾、利水消肿。

【注意事项】本方主要为各类慢性肝炎属脾虚兼肝胆湿热证型患者而设，临床肝阴不足、虚火上炎者，非本方所宜。临床应用本方时，患者应以注意调畅情志、清淡饮食为宜。

【验案举例】

案：湿热毒邪内蕴、脾虚肝郁证之肝病，健脾调肝方加减治之。

王某，女，24岁，2008年10月27日初诊。1周前体检发现乙型肝炎病毒血清学五项检查中乙型肝炎表面抗原(HBsAg)(+)，乙型肝炎e抗原(HBeAg)(+)，乙型肝炎核心抗原(HBcAg)(+)，肝功检查丙氨酸氨基转移酶(ALT)：56U/L，乙型肝炎病毒脱氧核糖核酸(HBV-DNA)：2.82×10^6IU/ml。患者无自觉症状，为求进一步诊治遂来求医。症见右胁部略感胀闷不适，易感疲劳，纳欠佳，大便稀，小便略黄，口干。舌淡暗，苔薄黄腻，脉弦滑。西医诊断：慢性乙型病毒性肝炎。中医诊断：肝病，属湿热毒邪内蕴、脾虚肝郁证。治以健脾除湿、调肝解毒、化瘀养阴，方用健脾调肝方加麦冬10g、生地黄15g。28剂，日1剂，水煎服。嘱清淡饮食，注意休息，劳逸结合。

二诊(2008年12月1日)：服上方后症状有所缓解，仍有疲倦乏力，右上腹胀闷，程度较前减轻，舌淡红苔黄，脉弦滑。辅助检查：肝功能八项未见异常，HBV-DNA：7.546×10^2IU/ml。药效明显，仍守上方，去生地黄，加郁金 10g 以疏肝理气解郁。28 剂，日 1 剂。

三诊（2009 年 3 月 1 日）：患者复诊诉续服上方至今，右上腹无不适，纳仍少，略感疲倦，余无特殊不适，眠可，二便正常。复查 HBeAg 定量为 9.49IU/ml，患者现已由“大三阳”转为“小三阳”。改用一诊时处方，加鸡内金 10g、山楂 10g 以增健胃消食之功。水煎服，日 1 剂，连服 28 剂。随访患者，于普通门诊继以上方加减服用 2 个月余，纳增，精神好转，右上腹症状消失，复测 HBV-DNA：6.56×10^2IU/ml，肝功能正常。

十一、清肝解毒方

【组成】溪黄草 30g，叶下珠 30g，鸡骨草 30g，白花蛇舌草 30g，半枝莲 30g，虎杖 15g，丹参 18g，郁金 12g，白术 12g，茯苓 15g，大枣 10g。

【功效】清肝解毒退黄，理气活血和中。

【方解】溪黄草甘苦、凉，归胆、肝、大肠经，清热利湿、凉血散瘀；叶下珠甘、微苦、寒，归肝、肺经，平肝清热、利水解毒；鸡骨草甘、微苦、凉，归肝、胃经，清热解毒、疏肝散瘀止痛；白花蛇舌草甘寒，归胃、大肠经，清热解毒、消痈利湿；半枝莲辛、微苦、寒，归脾胃肺肾经，清热解毒、化瘀利尿，这五种药物，邱健行教授称其为“五虎上将”，善治肝胆湿热、毒邪蕴结证，为甘寒重剂，其清肝解毒、利湿退黄效专力宏。佐以虎杖苦寒，归肝胆经，利湿退黄、清热解毒、活血散瘀、泻热通腑，给邪出路。故邱健行教授称此方为“五虎汤”。郁金为气中之血药，丹参为血中之气药，两药合用为邱健行教授常用之“金丹”药对，行气活血力强，调畅肝胆气血，有利于解毒；再佐以白术、茯苓、大枣健脾补血养肝，和中扶正，防止苦寒败胃。全方共奏清肝解毒退黄、理气活血和中之功效。本方清肝解毒退黄为主，佐以扶脾养胃和中，寓清于补，祛邪而不伤正，扶正而不碍邪，体现邱健行教授治病时刻注重“顾运脾胃”的学术思想。

【主治】本方用于肝胆湿热证或湿热疫毒证型，症见右胁肋疼痛或两胁胀痛，恶心欲呕，纳呆，乏力，口干苦或口臭，或身、目、尿俱黄，大便溏、黏滞不爽，舌质红或淡红，苔黄腻，脉弦滑数。

【临床应用】根据岭南地区高温高湿之地域气候环境，邱健行教授认为岭南地区肝病患者常以湿热邪毒偏盛为特点，且此病邪贯穿病程始终，故治肝病应时刻注重清热解毒化湿法的应用。本方用于治疗各种病毒性肝炎，或脂肪性肝炎、酒精性肝炎等慢性肝病属肝胆湿热证型患者。清肝解毒方既可用于肝病属于实热证者，亦可用于本虚标实证者，标证急，急则治其标，均可收到较好的效果。

【加减化裁】热邪重者加栀子、黄芩、龙胆草；湿邪较重者可加泽泻、茯苓以淡渗利湿；湿热均重、黄疸明显且兼腑气不通者加大虎杖用量至30g，或以大黄易虎杖，加茵陈、龙胆草、豨莶草、枳实；兼寒湿者，加藿香、厚朴；肝气郁滞、疼痛较甚者，加川楝子、延胡索、柴胡，并重用郁金、麦芽；若有口干不欲饮、舌嫩红、少苔或剥苔、脉细数等阴虚症状者，加麦冬、生地黄、石斛、天花粉等养阴清热；血瘀明显、舌下络脉迂曲粗大者，加三七、赤芍，并加大丹参、郁金用量；兼有水停而见肿胀者，加茯苓、猪苓、大腹皮、槟榔、泽泻、薏苡仁利水消肿。

【注意事项】使用本方时要注意固护脾胃，如脾胃虚寒，则宜加强健脾之力。

【验案举例】

案：热毒阻滞、肝胃不和证，清肝解毒方加减治之。

苏某，男，44岁，2009年1月23日初诊。主诉：反复右上腹胀闷不适2年。患者2年前因饮酒出现右上腹胀闷、乏力等不适，遂到医院门诊就诊，查乙型肝炎病毒血清学五项提示“大三阳”，HBV-DNA：8.321×10^{7}IU/ml，肝功能：ALT 216.6U/L，天冬氨酸氨基转移酶（AST）98.80U/L，胆红素正常，予中药辨证治疗，症状有所缓解。近2日因熬夜休息不足，致右上腹胀闷感加重，伴纳少、口苦，遂来求诊。症见：右上腹胀闷，乏力，纳食减少，口苦口干，眠差，大便偏硬，小便略黄，舌红苔黄厚腻，舌下络脉迂曲，脉弦数。西医诊断：慢性乙型病毒性肝炎。中医诊断：胁痛，属热毒阻滞、肝胃不和证。治宜清热解毒、疏肝理气和胃。方用清肝解毒方加黄连 15g、生地黄 15g、夏枯草 20g、蒲公英 20g。28 剂，日 1 剂，水煎服。

二诊（2009 年 2 月 20 日）：服上方后症状有所缓解，仍有疲倦乏力，右上腹胀闷，但程度较前减轻，偶有口干口苦，舌淡红苔黄，脉数。复查 HBV-DNA：4.45×10^{4}IU/ml。守上方 28 剂，日 1 剂，水煎服。

三诊（2009 年 3 月 20 日）：症状好转，乏力、上腹胀较前明显缓解，偶有口苦。舌淡红苔薄白，脉弦数。续守上方 25 剂，日 1 剂，水煎服。

四诊（2009 年 4 月 15 日）：诸症消失，舌淡红，苔薄黄腻，脉滑。查 ALT 30U/L，AST 28U/L；HBsAg（+），HBeAg（+），HBV-DNA（–）。予前方加减继续巩固治疗。处方：叶下珠 20g，溪黄草 20g，鸡骨草 20g，甘草 6g，白花蛇舌草 15g，丹参 15g，郁金 15g，栀子 10g，半枝莲 15g，怀牛膝 15g。28 剂，日 1 剂，水煎服。1 个月后随访，患者无不适。嘱患者 3 个月后复查肝功能。

十二、胆石方

【组成】柴胡 12g，赤芍 18g，枳实 12g，郁金 18g，金钱草 30g，鸡内金 10g，虎杖 30g，火麻仁 30g，肉苁蓉 20g，甘草 6g。

【功效】疏肝利胆，通腑下石。

【方解】柴胡辛苦、微寒，性善条达肝气，疏肝解郁；赤芍苦、微寒，归肝经，清热凉血、散瘀止痛；枳实下气除痞，为四逆散之意，邱健行教授治疗胆石症善用四逆散为基础方，疏肝利胆而使肝胆气机调畅，胆腑通利；去白芍用赤芍，取赤芍走散，避免白芍收敛；郁金活血止痛、行气散瘀，据现代药理研究赤芍配郁金具有扩张胆管的作用，有利排石；四药共为君药。金钱草重用利胆排石,据药理研究金钱草水煎液能明显促进胆汁分泌,使胆管泥沙状结石易于排出,胆管痉挛减轻,有利于疼痛缓解、黄疸消退;鸡内金运脾消食、化结石,促进胆石的排出;虎杖清热利湿、泻下通腑,促进结石排出,三者共为臣药。佐以火麻仁、肉苁蓉润肠通便补虚。甘草调和诸药,为使药。

【主治】证属肝胆湿热、结滞成石、胆气不利之胆石症患者。症见右胁肋部疼痛不适,或向右肩背放射,夜间或进食油腻为甚,口苦口干,胃纳欠佳,大便不畅,舌红苔黄腻,脉弦数或滑数。

【临床应用】胆石方主要应用于胆石症,包括胆囊结石及胆管结石、胆汁淤积、急性胆囊炎、慢性胆囊炎等,属于肝胆湿热积滞证型者。

【加减化裁】胁肋部隐隐疼痛、口干、舌淡红、少苔或剥苔、脉细数等明显阴虚者,去虎杖,加生地黄、枸杞、川楝子等养阴清热;腹胀者加用香附、大腹皮;黄疸明显、湿热较甚者,重用虎杖,加茵陈、大黄、栀子,仿茵陈蒿汤之意以解毒利胆退黄。

【注意事项】此方可促进利胆通腑排石,减轻临床症状,提高患者生活质量。但如果并发较严重的胆道感染或者梗阻而出现黄疸、发热,甚至胆源性胰腺炎,病情较急较重者,须中西医结合提高疗效。

【验案举例】

案:胆石症证属肝胆气郁、湿热内盛者,以胆石方化裁治之。

李某,男,46岁,2009年2月24日初诊。主诉:右上腹胀痛2月余,加重2天。平素喜食肥甘厚腻,形体肥胖。1月前曾因右上腹胀痛2周于本院查腹部超声提示胆囊有结石2颗,大小均约为6mm×7mm,胆囊壁毛糙、厚约4mm,脂肪肝。2天前因食烧鹅出现右胁肋部胀痛,伴脘腹胀满,口苦,白睛微黄,纳差,大便调,舌苔黄腻,脉弦滑。肝功能:ALT 25U/L,AST 30U/L,γ-谷氨酰转移酶(GGT)128U/L。西医诊断;胆囊结石伴胆囊炎,脂肪肝。中医诊断:胆胀,属肝胆湿热积滞证。治以疏肝利胆、通腑排石。用胆石方加山楂 20g，茵陈 20g，栀子 18g，大黄 15g[后下]，大腹皮 20g，14 剂。

二诊（2009 年 3 月 12 日）：患者服药后大便舒畅，质软，日 1 次，右胁肋胀痛较前明显缓解，胃纳转佳，舌苔仍偏黄腻，脉滑。上方栀子减为 12g，去大黄，14 剂。

三诊（2009 年 4 月 5 日）：患者已无症状，复查腹部超声提示无胆结石，仍有脂肪肝。遂继续以四逆散加减调和肝脾、清热利湿。

十三、平肝止眩汤

【组成】天麻 6g，罗布麻叶 30g，钩藤 18g，石决明 30g，黄芩 12g，夏枯草 30g，野菊花 18g，决明子 18g，赭石 20g，牛膝 15g，葛根 30g，甘草 6g。

【功效】平肝潜阳，清热息风。

【方解】方中天麻、罗布麻叶、钩藤入肝经，均有平肝潜阳息风之效，其中罗布麻叶味甘苦、性凉，有平肝安神、清热利水功效，现代药理研究表明其有明显的降压作用，三药合用为君。石决明性味咸平，能平肝潜阳；牛膝活血祛瘀，引血下行，直折亢阳，共为臣药。黄芩、夏枯草、野菊花、决明子清热泻火、清肝明目，用之以清肝经之热，使热清风息，以达釜底抽薪之功；赭石平肝潜阳降逆，用之可助石决明加强潜阳降逆之功；葛根解肌止痛，缓解高血压患者的后枕部疼痛症状，据现代药理研究能直接扩张血管，使外周阻力下降，而有明显降压作用。甘草调和诸药。全方合用，共奏平肝潜阳、清热息风、活血止眩作用。

【主治】肝阳上亢之眩晕患者，症见头晕或头昏目眩，伴头痛失眠，面红目赤，急躁易怒，便秘，尿黄，舌红苔黄，脉弦。《素问·至真要大论》云："诸风掉眩，皆属于肝"，肝阳偏亢，升而无制，渐至亢而化风，风气内动；其次，肝阳偏亢而生内热，热极生风，合而发为眩晕，故可见头晕或头昏目眩，身体动摇，甚则血随气逆（血压升高）而猝然扑倒。

【临床应用】本方主要用于高血压及高血压合并脑血管疾病等属肝阳上亢、风火上扰证患者。

【加减化裁】肝阳上亢而头晕头痛者加白芍、珍珠母，眠差少寐者加首乌藤、茯神、酸枣仁，耳鸣者加磁石、蝉蜕、石菖蒲，大便秘结者加大黄或虎杖。

【注意事项】本方适用于高血压致眩晕属肝阳化风证者。若为患者素体虚弱、面白少气、血压偏低、气血亏虚、清阳不升之眩晕，则不宜应用；水饮内停之眩晕、头痛亦不宜使用。同时应结合头颅影像学检查，排除颅内占位性病变等器质性疾病引起的眩晕。

【验案举例】

罗某，女，65岁，2009年2月2日初诊。主诉：头晕半月余。患者半月余前因脚踝部扭伤服用抗炎止痛药(具体用药不详)后出现头晕，未伴天旋地转感，无恶心呕吐，偶有乏力。未予治疗，头晕症状一直未能缓解，且近两三日来症状加重，遂来就诊。来诊时见头晕，无天旋地转感，无恶心欲呕，颜面稍潮红，口苦咽干，大便干，舌红苔薄黄，脉弦。测血压为170/95mmHg。诊为眩晕，属肝阳上亢、风邪内扰证。治以平肝潜阳、清热祛风，以平肝止眩汤加减，处方：天麻10g，罗布麻叶30g，赭石20g，石决明30g，决明子20g，丹参20g，怀牛膝20g，杜仲18g，夏枯草30g，钩藤12g，蒺藜10g，葛根30g。7剂，日1剂，水煎服。后患者眩晕改善，偶感疲乏少气，以原方加桑寄生20g、太子参18g、白术12g，补肝肾健脾，继续调理半个月，症状明显好转，血压降至140/80mmHg，此过程未服用西药降压。

十四、益气升阳活血汤

【组成】五指毛桃30g，升麻10g，葛根30g，太子参15g，鸡血藤30g，何首乌20g，丹参18g，赤芍15g，甘草6g，藁本10g。

【功效】益气升阳，养血活血。

【方解】五指毛桃俗称南芪，性平微温，味甘气香，功效益气健脾、祛痰平喘、行气化湿、舒筋活络，补气之力似北黄芪，但无黄芪温燥之性，是气虚兼夹虚火，或气虚夹气滞湿困患者之首选；升麻升阳举陷；葛根解肌生津、振奋脾气，引清阳之气上升，上达病所。升麻升提气血；葛根扩张血管，升麻配葛根药对为邱健行教授受岳父骨科名医管铭生之传承，善治颈椎病所致颈项疼痛或眩晕等症。邱健行教授云“在上升麻葛根，在下独活寄生”，指出上半身疾病多用升麻、葛根作为引经药，下半身疾病多用独活、寄生作为引经药，临床确有效验。五指毛桃、升麻及葛根三药合用能使脾运健旺、清气得升，共为君药。太子参配合五指毛桃以增强健脾益气，为清补，以免温燥化热；何首乌、鸡血藤填精生血、通络止痛，共为臣药。丹参、赤芍活血祛瘀通络、疏通血脉；藁本善达颠顶，引诸药上行，又能发散太阳之风，祛邪外达，三药共为佐药。甘草为使，用以调和全方。其中五指毛桃与鸡血藤合用，取当归补血汤之意，又无当归补血汤之温燥，体虚患者易接受。上方诸药合用，气血兼顾，共奏益气升阳、养血活血之功，使清气上达、血脉和畅、眩晕自除。

【主治】本方主要用于气血亏虚、中气不足、清阳不升所导致的眩晕。中气不足，无以化生气血，病久则致气血亏虚，气虚升清之力不足引起眩晕。气虚血行不畅，瘀血内阻，则加重眩晕头痛。症见头目眩晕，劳累则加剧，神疲少气，面色苍白或暗淡，少气懒言，心悸少寐，唇甲无华，发色不泽，舌淡或暗淡，苔薄白，脉沉细或细涩。

【临床应用】临床上常用于头目眩晕伴气短乏力、心悸少寐等症。西医诊断之椎基底动脉供血不足、低血压、脑动脉硬化症等病。

【加减化裁】气血亏虚、神疲乏力甚者，加党参、白术、黄芪；肾精不足、髓海失养者，加黄精、补骨脂；眠差、少寐者加首乌藤、茯神、酸枣仁；体虚汗出者加糯稻根、浮小麦、黄芪；兼有耳鸣者加磁石、蝉蜕、石菖蒲。

【注意事项】本方主要用于体虚眩晕，但应注意有无器质性病变。若患者眩晕来诊，还应注意区分内耳疾病、高血压脑病，或行颅脑 CT 检查以确定是否有脑动脉粥样硬化、脑部肿瘤等病变，以便及时做出相应处理。

【验案举例】

何某，男，29 岁，2009 年 3 月 22 日初诊。主诉：头晕半年余。患者半年前始出现头晕，伴恶心欲呕，无天旋地转感，曾到当地医院行颅脑 CT 检查未见异常。颈椎 X 线检查示：轻度颈椎骨质增生。曾予药物治疗，但仍时有头晕，今为求进一步诊治，遂来求诊。症见：头晕伴有恶心欲呕，无天旋地转感，疲乏少气，眠差少寐，耳鸣、夜间明显，胃稍不适，大便溏，日 1 次，舌淡暗，少苔，脉沉细。测血压 90/60mmHg。西医诊断：颈椎病。中医诊断：眩晕，属气血亏虚、清阳不升证。治以益气升阳、活血补血，以益气升阳活血汤加减。处方：升麻 10g，葛根 30g，丹参 10g，甘草 6g，党参 20g，白术 15g，当归 12g，黄芪 18g，大枣 30g，海螵蛸 20g，蝉蜕 8g，菖蒲 10g。7 剂，日 1 剂，水煎服。

二诊（2009 年 3 月 29 日）：患者头晕改善，仍感疲乏少气。以原方加黄精 30g、补骨脂 18g、续断 18g 以补益肝肾，继续服用近 1 个月，电话随访诉头晕症状明显好转。

十五、肾石方

【组成】金钱草 30g，海金沙 10g，车前草 30g，瞿麦 20g，泽泻 15g，薏苡仁 30g，猪苓 15g，牛膝 15g，路路通 10g，甘草 6g。

【功效】清热利湿，利尿通淋排石。

【方解】本方中金钱草能利尿通淋、除湿排石，重用为君药。海金沙利尿通淋排石，车前草、瞿麦清泄湿热、利尿通淋，助君药加强排石之力，三药合为臣药。泽泻、薏苡仁、猪苓利水渗湿，加强全方除湿之力；牛膝引药下行，使下焦湿热得清，引石下行，促进结石的排出，兼能活血祛瘀通络；路路通活血通络，增强活血之力，以促进全方祛邪之力，共为佐药。甘草为使，不仅可相辅相佐君臣各药，且能调和全方，共奏清热利湿、利尿通淋排石之功。

【主治】石淋，症见尿中夹沙石，排尿涩痛，发作时一侧或双侧腰腹部疼痛难忍，甚则牵及外阴、尿中带血等。

【临床应用】用以治疗肾结石、输尿管结石、膀胱结石等泌尿系结石属湿热蕴结下焦证者。

【加减化裁】若见尿血，则加侧柏叶、三七；若发热，可加柴胡、黄芩；若尿常规有白细胞升高，则加土茯苓、薏苡仁；大便干燥者，加当归、肉苁蓉、虎杖。

【注意事项】本方药性寒凉，脾胃虚寒者慎用；方中的瞿麦、薏苡仁、牛膝、路路通均有活血通利或滑利下行之性，孕妇禁用。

【验案举例】

案：肾结石属脾肾亏虚、湿热下注证者，以肾石方加减清利湿热、益气排石。

邓某某，男，52岁，2009年4月24日初诊。主诉：左侧腰部疼痛2月余来诊。现症见左侧腰部酸痛，疲劳时疼痛加剧，伴有耳鸣，口干口苦，纳食正常，夜间难入眠，大便偏干。查腹部超声检查示：左肾中盏见一8mm×4mm强光团，右肾中盏见一2mm×2mm强光团，周围见液性暗区。查其面色较暗，舌淡胖大苔白，脉濡。诊为石淋，属脾肾亏虚、湿热下注证，治以清利湿热、益气通淋。处方用肾石方加减：金钱草30g，海金沙10g，鸡内金12g，怀牛膝15g，车前子15g，冬葵子20g，石韦20g，栀子15g，木通15g，乌药15g，五指毛桃15g，甘草6g。14剂，水煎服，日1剂。

二诊（2009年5月8日）：上方后，口干苦症状基本消失，但腰部仍有酸痛，劳则加剧，并有神疲少气等气虚之象明显，原方调整如下：金钱草30g，海金沙10g，鸡内金12g，怀牛膝15g，车前草15g，冬葵子20g，石韦20g，乌药15g，黄芪15g，党参10g，泽泻15g，甘草6g。14剂，水煎服，日1剂。

三诊（2009年5月22日）：腰痛症状明显好转，现仍有腰酸腰冷，诉仍疲乏少气。上方去泽泻，加栀子，以太子参易党参，加减服用1月后，复查腹部超声示结石已排出。

十六、肤痒方

【组成】苍耳子18g，地肤子20g，白鲜皮30g，牡丹皮15g，地骨皮15g，赤芍15g，生地黄18g，防风18g，乌梅10g，蝉蜕10g，甘草6g。

【功效】疏风解毒，凉血止痒。

【方解】邱健行教授认为：瘾疹为风邪外袭，体内气分有热，内窜营血，故反复发作。风性善行数变，苍耳子辛温宣散，《玉楸药解》记载其“消肿开痹，泄风去湿。治……疥疠风瘙瘾疹”，白鲜皮、地肤子祛风止痒，走表透邪，善治皮肤瘙痒；三药共为君药。“诸痛痒疮，皆属于心”，心主血，又外感风邪诱发血热，则皮肤瘙痒多伴血热征象，古人主张“治风先治血，血行风自灭”，故以牡丹皮、生地黄、赤芍走血分，清热凉血以止痒，地骨皮凉血清肺，四药为臣药。防风善治皮表风疹瘙痒等症；乌梅酸甘生津，据现代药理研究，乌梅水煎剂对皮肤真菌有抑制作用而可止痒。乌梅配防风是邱健行教授治疗皮肤病瘙痒的经验药对；蝉蜕宣散透发、疏散风热、透疹止痒，三药辅助君药加强祛风止痒作用，使风邪去而皮痒止，为佐药。甘草调和诸药，为使药。

【主治】湿疹、瘾疹、瘙痒症，证属风邪犯表、血热作痒者。症见皮肤瘙痒，长期反复发作，伴口舌咽干，舌红苔黄，脉浮数或滑数。

【临床应用】肤痒方主要应用于湿疹、荨麻疹、瘙痒症、神经性皮炎等属外风血热证患者。

【加减化裁】若热毒偏盛可加金银花、连翘、野菊花等清热解毒药物；血热重者可加大牡丹皮、赤芍剂量，酌情加紫草；如夹杂湿淫，加薏苡仁、土茯苓；如瘙痒持续难忍，加乌梢蛇、僵蚕以祛风止痒等。

【注意事项】肤痒症状重者应配合外治法，以提升疗效。同时服药期间应以清淡饮食为主，忌食辛辣及鱼虾螃蟹之类的海鲜食物。

【验案举例】

案：皮肤瘙痒证属血热风痒者，以肤痒方治之而愈。

路某，男，32岁，2009年7月24日初诊。主诉：全身皮肤瘙痒反复发作半年。患者半年前因饮酒迎风后出现全身皮肤瘙痒不适，经中西医治疗后有轻微缓解，但瘙痒仍不时发作，影响生活及工作，遂来就诊。就诊时患者全身瘙痒，无丘疹，搔抓后皮肤潮红，时发时止，以白天为甚，夜间也常发作，经常影响睡眠，常感浑身微微发热，纳一般，小便稍黄，舌淡红苔薄黄，脉滑数。中医诊断：皮肤瘙痒，属血热风痒证。治以疏风解毒、凉血止痒，用肤痒方加紫草20g、土茯苓18g、野菊花15g，14剂。

二诊（2009年8月10日）：患者服药后觉周身舒畅，全身皮肤瘙痒已减大半，但夜间仍有发作，发作时影响睡眠，舌淡红苔薄黄，脉细滑。考虑为阴虚血热，遂用上方去防风，加栀子15g，重用生地黄，剂量加至30g。14剂。

三诊（2009年9月5日）：患者已无明显皮肤瘙痒，偶尔夜间发作，发作时口渴，舌淡红苔薄黄，脉缓。辨证同前，考虑患者病情已去十之八九，今予二诊方去栀子，加山楂15g继续巩固疗效。

十七、凉血扶正化斑方

【组成】水牛角30g[先煎]，生地黄20g，熟地黄20g，赤芍15g，牡丹皮10g，栀子10g，黄芪30g，党参30g，当归10g，阿胶15g[烊化]，紫珠草30g，仙鹤草30g，墨旱莲30g，制何首乌30g，花生衣30g。

【功效】凉血化瘀，扶正和血。

【方解】原发性血小板减少性紫癜属中医“紫斑”“肌衄”等范畴，邱健行教授擅长治疗此病，认为该病病机多属本虚标实，以肝、脾、肾三脏气血亏虚为本，血热妄行为标，治分两步，以清热凉血祛邪为先，待血分热邪已去，则以健脾益气摄血配合滋补肝肾精血为要。水牛角、生地黄、赤芍、牡丹皮，取犀角地黄汤之意，具有清热凉血散瘀之功，正如叶天士所述“入血就恐耗血动血，直须凉血散血”。其中以水牛角代替犀角，且重用水牛角30g以上，具有清热凉血止血作用。生地黄和熟地黄各15～20g，用量比例通常为1∶1，既能增强清热凉血、散瘀化斑作用，又可增强养阴之功，且滋而不腻。栀子清利湿热、凉血止血，兼顾血热夹湿。待治疗后期，血分热毒大势已去，正虚显现时，治以扶正为主，黄芪、党参健脾益气统血，并滋气血生化之源；当归、阿胶、花生衣补血止血；紫珠草、仙鹤草收敛止血；墨旱莲、制何首乌滋补肝肾、生精养血。邱健行教授治疗本病注重肝脾肾三脏同治，扶正凉血标本兼治，且各药剂量较重，才可药能胜病，改善病情，提升血小板。临床中常见邱健行教授在用中药治疗原发性血小板减少性紫癜患者的过程中，逐步减少或停用激素，而使血小板达到稳定增长。在病程中若遇感冒、急性胃肠炎等感染时，会导致血小板下降，此时应辨证求因，治疗新感标病，待标病治愈后再治本病，有利于血小板的进一步提升。本病顽固难愈，需增强患者治病信心，长期治疗，随症加减，力图缓功。

【主治】血分热甚、血液妄行、溢于肌表之紫斑。症见全身散在瘀斑瘀点，以四肢、胸腹为主，压之不褪色，不突出皮肤，或有鼻出血、牙龈出血，或呕血便血，或月经过多等黏膜、内脏出血，伴口干欲饮，心烦，眠差，神疲乏力，少气懒言，面色苍白，大便溏泄，舌暗红，苔薄白，脉细数。

【临床应用】凉血扶正化斑方临床用于特发性血小板减少性紫癜、原发性血小板减少性紫癜、过敏性紫癜等证属血分热邪、脾虚不摄、肝肾阴虚者。

【加减化裁】出血重者加仙鹤草、三七，邱健行教授认为仙鹤草又名脱力草，既有补气虚的作用，又有收敛止血的作用，三七止血而不留瘀，活血而不动血；若腰膝酸痛、肝肾亏虚，加补骨脂、骨碎补滋补肝肾、填精补血；若血分热毒夹湿较甚，出现舌红绛、苔黄厚腻、脉滑数，则加白花蛇舌草、半枝莲加强清热解毒化湿之功，加强宁血，以防热毒迫血妄行。

【注意事项】脾胃虚寒、寒湿中阻证候患者慎用本方。

【验案举例】

翁某，男，14岁，学生。2003年10月31日初诊。

主诉：四肢及胸腹部皮肤紫斑1年。

初诊：1年前咽痛后出现下肢皮肤斑点，继而出现上肢及胸腹部皮肤瘀点及瘀斑，于医院诊断为特发性血小板减少性紫癜。口服泼尼松，开始剂量为30mg，每日2次，血小板计数略有升高，由15×10^9/L升至50×10^9/L；因出现肥胖等激素相关副作用，将激素剂量减为30mg，每日1次。患者要求结合中医药治疗而来诊。就诊时症见：四肢及胸腹部皮肤散在瘀点及瘀斑，四肢部较密集，瘀斑最大者为5mm×7mm，压之不褪色，偶有流鼻血。舌淡红，舌面上有红星点，苔薄黄，脉弦细。血常规示：血小板计数30×10^9/L，白细胞计数7×10^9/L，血红蛋白110g/L。中医诊断：紫斑，证属脾肾气虚、血分瘀热。西医诊断：特发性血小板减少性紫癜。

此为素体肝、脾、肾三脏气血阴阳亏虚，风、热、毒外邪入里，化燥生热，热入营血，迫血妄行，血溢脉外，故见四肢及胸腹部皮肤散在瘀点及瘀斑，压之不褪色。舌淡红、舌面上有红星点等为脾肾气虚、血分瘀热之证候。治宜健脾补肾、凉血止血。拟犀角地黄汤加减。处方：水牛角30g^先煎^，生地黄15g，赤芍12g，牡丹皮8g，茯苓15g，猪苓12g，白术12g，泽泻12g，制何首乌30g，骨碎补18g，补骨脂12g，甘草8g。14剂，水煎服，日1剂。配合西药泼尼松30mg口服，每日1次，每周减少5mg。

二诊（2003年11月14日）：瘀点、瘀斑略减少，未再流鼻血。舌淡白，苔薄白，脉弦细。此为脾肾亏虚，需加强补肾之力。处方：水牛角30g^先煎^，生地黄20g，熟地黄18g，赤芍12g，茯苓15g，制何首乌20g，补骨脂19g，山茱萸10g，杜仲15g，枸杞子10g，女贞子15g，甘草8g。21剂，水煎服，日1剂。配合六味地黄丸口服。

三诊（2004年1月7日）：瘀点、瘀斑减少，瘀斑最大者约

2mm×3mm，压之不褪色。舌淡红，苔薄白，脉细。血常规示：血小板计数 71×10^9/L，白细胞计数 6.5×10^9/L，血红蛋白 118g/L。上方加山药 20g，续服 14 剂，停服泼尼松。

四诊（2004 年 3 月 8 日）：瘀点、瘀斑消退，大便溏。舌淡红，苔薄白，脉细。血热已减，需加强补气健脾之功。处方：水牛角 30g先煎，赤芍 12g，牡丹皮 10g，黄芪 18g，太子参 15g，白术 12g，茯苓 15g，芡实 15g，杜仲 18g，大枣 20g。50 剂，水煎服，日 1 剂。

五诊（2004 年 4 月 26 日）：发热、咳嗽 2 天，未见皮下瘀点、瘀斑，舌边尖红，苔薄白，脉浮数。测体温为 37.5℃。血常规示：血小板计数 61×10^9/L，白细胞计数 6.4×10^9/L，血红蛋白 104g/L。此为不慎外感，外邪入里，肺失宣降，气逆而咳。予以清热宣肺止咳、凉血止血。处方：鱼腥草 30g，桔梗 12g，桑白皮 18g，连翘 10g，浙贝母 10g，川贝母 6g，杏仁 12g，甘草 6g，水牛角 30g先煎，赤芍 15g，牡丹皮 10g，仙鹤草 30g。14 剂，水煎服，日 1 剂。

六诊（2004 年 5 月 10 日）：咳嗽止，牙痛、发热，无出血倾向，左下颌臼齿局部牙龈红肿，舌脉同前。体温 38.0℃。血常规示：血小板计数 60×10^9/L，白细胞计数 6.8×10^9/L，血红蛋白 119g/L。需加强清热解毒、凉血止血之力。处方：鱼腥草 30g，桔梗 12g，夏枯草 30g，连翘 10g，五指毛桃 30g，太子参 18g，天花粉 20g，栀子 12g，升麻 10g，赤芍 15g，牡丹皮 10g，甘草 6g。21 剂，水煎服，日 1 剂。

七诊（2004 年 5 月 31 日）：牙痛、发热，右面颊见一 5mm×5mm 大小溃疡，无出血倾向。体温 38.0℃。血常规示：血小板计数 68×10^9/L，白细胞计数 6.8×10^9/L，血红蛋白 119g/L。热毒内盛，予补气托毒、养阴清热、凉血止血。处方：水牛角 30g先煎，熟地黄 18g，赤芍 15g，牡丹皮 10g，知母 12g，栀子 12g，黄芪 18g，太子参 15g，女贞子 18g，墨旱莲 18g，甘草 6g。28 剂，水煎服，日 1 剂。

八诊（2004 年 6 月 28 日）：无自觉不适，无出血倾向。血常规示：血小板计数 100×10^9/L，白细胞计数 4.3×10^9/L，血红蛋白 110g/L。

舌边尖红，苔薄白，脉细数。继续以补益气血、滋补肝肾、养阴凉血为法。处方：水牛角 30g先煎，生地黄 20g，赤芍 15g，牡丹皮 6g，知母 12g，栀子 12g，黄芪 20g，党参 18g，女贞子 18g，墨旱莲 15g，枸杞子 8g，当归 12g。上方服用 5 个月，水煎服，日 1 剂。

九诊(2004 年 12 月 3 日)：无皮下出血，诉汗多。舌淡红，苔薄白，脉细。血常规示：血小板计数 $115\times10^9/L$，白细胞计数 $5.7\times10^9/L$，血红蛋白 120g/L。守上方加白术 15g，再服用 30 剂，病情稳定，未再出现皮下瘀点、瘀斑，无其他出血倾向，血小板计数稳定在 $(100\sim120)\times10^9/L$ 之间。

十八、骨痿方

【组成】骨碎补 20g，补骨脂 10g，楮实子 20g，续断 20g，黄芪 30g，白术 15g，乌药 20g，威灵仙 15g，三七 6g，阿胶 10g。

【功效】补肾健脾，养肝活血，理气止痛。

【方解】肝肾不足，精血亏虚，无以濡养筋骨，则周身骨痛。方中骨碎补、补骨脂、楮实子补肾壮骨；黄芪、白术健脾益气，以资气血生化之源；续断苦、甘、辛，微温，归肝肾经，补肝肾、强筋骨、续骨疗伤，为邱健行教授喜用的治疗腰痛的良药。续断、白术为陈修园治疗腰背痛的经验药对。阿胶填补肝肾精血，强壮筋骨；三七、乌药活血消肿定痛。楮实子、威灵仙是古方药对，善治腰脊疼痛。楮实子补肝肾、固护骨质，威灵仙可疗骨赘、抑制骨质增生。

【主治】骨质疏松症，症见腰酸背疼、全身骨痛、身重、四肢沉重难举、身长缩短、脊柱后凸、容易骨折等。

【临床应用】骨质疏松症属肝肾阴虚、脾虚血瘀证型患者。

【加减化裁】疼痛以颈项为主者，加升麻、葛根；疼痛以腰痛为主者，加狗脊、杜仲；疼痛以双膝为主者，加怀牛膝、木瓜；疼痛以足跟为主者，加当归，重用骨碎补。

【注意事项】阴虚火旺者、实热证者禁用本方。

【验案举例】

王某,男,81岁,2017年5月5日初诊。主诉:周身疼痛16年,加重1月。患者腰背部、双胁部、双髋部、双膝、双足跟部疼痛,时轻时重,劳累久立时加重。就诊时坐轮椅,神疲,面白,情绪抑郁,善太息,易怒,纳食、睡眠皆差,夜尿频,大便溏稀,舌暗红,苔白,脉弦细弱。X线检查提示:胸腰椎骨质疏松,双膝双足跟骨质疏松,骨密度检查T值为–3.17。中医诊断:骨痿,属脾肾亏虚兼肝气郁结证型。西医诊断:骨质疏松症。治以补肾健脾、填精壮骨、疏肝理气。处方用骨痿方加郁金12g、柴胡12g、合欢皮15g、玫瑰花10g。7剂,每日1剂,水煎服。

二诊(2017年5月12日):腰背部、双胁部、双髋部疼痛稍减,精神差,面白,情绪抑郁,善太息,纳食、睡眠差,无发热恶寒,夜尿频,大便溏稀,舌暗红,苔白,脉弦细弱。上方加杜仲20g、牛膝20g、木瓜15g、桑螵蛸20g、当归12g、石榴皮20g、秦艽20g。14剂,煎服法同前。

三诊(2017年5月28日):周身疼痛进一步减轻,精神可,心情稍舒畅,纳可,眠差,夜尿频,大便仍溏,舌暗红,苔白,脉细弱。上方去柴胡,加灵芝10g安神,继服14剂以巩固疗效。

第二节　岭南邱氏脾胃流派用药特色

一、健脾补气

(一)黄芪

【一般认识】黄芪又名北芪,味甘,性微温,归脾、肺经,功效补脾益气、固表止汗、益气升阳、利水退肿、托疮排脓,为“补药之长”,是临床常用补气药。黄芪含黄芪皂苷、蔗糖、多糖、多种氨基酸及微量元素。现代药理研究表明,黄芪有增强机体免疫功能、保肝、利尿、抗衰老、抗应激、降压和较广泛的抗菌作用,能消除实验诱导的肾小球/肾间质炎性损伤所致的蛋白尿，增强心肌收缩能力，调节血糖。

【流派应用】

1. 健脾益气　邱健行教授认为黄芪最能健脾益气，为脾虚之"圣药"，用于脾胃虚弱之乏力、气短、纳少、脾虚泄泻。本品味甘，性微温，归脾肺经，故能补脾益肺，常配五党参、白术、山药、炙甘草等使用，且剂量大，20g 以上，甚至 120g。因本品味辛，略带香气，性温而燥，故对于气虚夹虚热者，易化燥化火，出现口干鼻燥、咽痛等不良反应而不能耐受服用，俗称"虚不受补"，遇此情况常用五指毛桃，又名"南芪"替代之。

2. 益气升阳　用于脾气虚、中气下陷之证，如胃下垂、脱肛、子宫脱垂、肾下垂，或者气衰血脱之崩漏、清阳不升之头晕。治疗血压偏低，以黄芪为主药，常配伍党参、当归、升麻、柴胡，取补中益气汤之意，益气升阳举陷，升提脾胃清阳之气。

3. 固表止汗　用于表虚不固、腠理开合失司之表虚汗出，因本品补气，又可外达固表，有较好的固涩止汗作用，常配合白术、防风，取玉屏风散之意，益气固表。对于阴虚有热，症见发热盗汗、面赤、心烦、口干唇燥、便秘溲黄、舌红脉数者，以黄芪为主药，配当归、生地黄、熟地黄，取其育阴养血固本之效，伍黄芩、黄柏泻火除烦、清热坚阴，其中黄芪剂量加倍，取当归六黄汤之意，具有滋阴泻火、益气固表止汗作用，邱健行教授常用此方治疗阴虚有火、逼津外泄之盗汗或自汗效佳。

4. 托毒生肌　黄芪为"疮家要药"，用于气血亏虚之痈疽久不溃破，或溃久不敛，见于胃溃疡、十二指肠溃疡、结肠溃疡、盲肠溃疡，以及皮肤痈疽患者，常黄芪与党参、当归同用，健脾补气、补血生肌、托毒排脓，促进脓疮早溃，同时具有敛疮生肌作用。

5. 利水消肿　常配白术、防己、炙甘草，取防己黄芪汤之意，或与桂枝、茯苓同用，取防己茯苓汤之意，用于脾肾气虚、水湿不利之全身浮肿。

此外，黄芪还用于消渴，常配伍麦冬、五味子、生地黄、山药、天花粉。

【用法用量】入汤剂煎服，常用量为 15 ～ 30g，视情况可用至 120g。本品有生用，有蜜炙用，一般补益气血宜蜜炙用，固表托毒生肌宜生用。

【各家论述】

《神农本草经》："味甘，微温。主痈疽，久败疮，排脓，止痛，大风癞疾，五痔，鼠瘘，补虚，小儿百病。"

《本草纲目》："芪，长也，黄芪色黄，为补药之长，故名。"

《名医别录》："无毒。主治妇人子藏风邪气，逐五脏间恶血，补丈夫虚损，五劳羸瘦，止渴，腹痛泄利，益气，利阴气。"

《雷公炮制药性解》："味甘，性微温，无毒，入肺、脾二经，内托已溃疮疡，生肌收口，外固表虚盗汗，腠理充盈……黄芪之用，专能补表，肺主皮毛，脾主肌肉，故均入之。已溃疮疡及盗汗，皆表虚也，故咸用之。"

【使用注意】凡表实邪盛、内有积滞、阴虚阳亢、疮疡初起或溃后热毒尚盛等证，均不宜用。

（二）五指毛桃

【一般认识】五指毛桃为桑科榕属植物粗叶榕的根，其广泛分布广东（特别是粤北山区）以及江西、安徽、广西、福建、云南、贵州等省、自治区，自然生长于深山幽谷中，其叶似五指，而且叶片长有细毛，果实成熟时像毛桃而得名，又名"牛奶木"。本药产自南方，又称"南芪"。其性微温，味甘，入脾、肺、肝经，有益气健脾、行气化湿、祛痰平喘、活筋舒络之功。现代药理研究表明，本品具有调节免疫、促进消化功能，和抗菌、抗氧化作用。

【流派应用】

1. 益气健脾　用于脾气亏虚证，症见神疲倦怠、少气懒言、纳呆食少、腹胀便溏；用量多为 20 ～ 30g，本品甘温，补气之力似黄芪，但无黄芪的温燥之性，适合治疗岭南地区气虚兼虚火内郁、不能耐受温燥类补气药物的患者，用之补而不燥，以免出现口干舌燥、咽痛等温燥类药物助热伤津的副作用。用于重度气虚所致重症肌无力，用量宜大，一般为 30 ～ 90g，甚至 120g。

2. 行气化湿　用于慢性肝炎、肝硬化腹水，取其行气又可化湿浊功效，用量为 30 ～ 40g。

3. 用于肺部感染 经治疗，病情缓解后，年老体弱者出现气虚痰多，用五指毛桃30g，配鱼腥草20～30g，扶正祛邪，调理善后。

【用法用量】内服常用量：20～60g。煎服。

【各家论述】

《生草药性备要》："五指毛桃，味甜辛，性平；清毒疥，洗疳疮，去皮肤肿痛。根治热咳痰火，理跌打刀伤。"

《岭南采药录》："五指毛桃，别名五龙根，火龙叶，木本，其叶五歧，有毛，而气清香。"

国医大师邓铁涛教授认为："五指毛桃具有健脾补气、益气利湿、祛痰平喘、舒筋活络之功效，并有益气不伤阴、补而不燥、药食同源等特点，为补虚之佳品。"

【使用注意】本品性温，对于实热证、阴虚火旺者，忌服。

（三）人参（附人参叶）

【一般认识】人参为五加科多年生草本植物人参的根，产于我国吉林、辽宁、黑龙江。野生者名"野山参"，栽培者称"园参"，一般栽培六七年后，在秋季茎叶将枯萎时采挖。洗净，晒干或烘干，称为"生晒参"，或"白参"。蒸熟后干燥，称为"红参"。细根称"人参须"。园参补气之力不及野山参。生晒参宜用于气阴两亏患者。红参性偏温，更适合偏阳气虚衰或亡阳虚脱患者，以回阳固脱。

人参味甘、微苦，性微温，入脾、肺、心经，功效大补元气、补气固脱、补脾益肺、生津止渴、安神益智。本品为拯危救脱之要药。现代药理研究表明，人参含人参皂苷、人参倍半萜烯类化合物、多种糖类、维生素及人参黄酮类化合物等，具有抗疲劳作用，能够增强机体免疫功能，提高机体对外界温度的耐受力，提高脑力活动功能，还有降低血糖、调节胆固醇代谢、强心、抗癌、抗菌、抗寄生虫及脱敏作用。

【流派应用】

1. 邱健行教授认为人参用于脾气亏虚的倦怠乏力、食欲减退、饭后腹胀、大便溏泄等。若补益脾气，配伍白术、茯苓；气虚甚者与黄芪同用；

治疗脱肛、子宫脱垂、胃下垂、肾下垂等气虚下陷证者，配黄芪、升麻。

2. 用于肺气虚弱的气短、喘促、咳嗽、自汗、脉虚等，能补益肺气。治疗肺气不足之虚喘，配蛤蚧、五味子等。

3. 适合热病气津两伤，见身热而渴、脉浮大无力，能益气生津止渴。热甚者，多与石膏、知母等同用，如白虎加人参汤。若治气阴两伤，见乏力、口渴、多汗、脉虚细，又可与麦冬、五味子同用，即《内外伤辨惑论》的生脉饮。

4. 用于气血亏虚所致的心神失养，见失眠多梦、惊悸健忘、头昏等，有养心安神之效，多与当归、龙眼肉、酸枣仁等养血安神药同用，如归脾汤。

5. 此外，还可用于血虚证，与熟地黄、当归等补血药同用，能益气生血。治疗阳痿，多与鹿茸、紫河车等温阳填精药同用，可益气壮阳。人参配附子，治疗气脱亡阳证。

【用法用量】10 ～ 15g，最好用文火炖 1 ～ 2 小时，慢慢呷服，或兑入药汁服用。若研末吞服，每次 1 ～ 2g，每日 2 ～ 3 次。挽救虚脱危急重症，则用大量（15 ～ 30g）炖汁顿服，或分次鼻饲灌服。

【各家论述】

《神农本草经》："补五脏，安精神，定魂魄，止惊悸，除邪气，明目，开心益智。久服轻身延年。"

《药性歌括四百味》："人参味甘，大补元气，止渴生津，调营养卫。"

《本草纲目》："人参治男妇一切虚证，发热自汗，眩运头痛。"

【使用注意】对于实证、热证者，忌服。人参若服用过量，会产生烦躁不安，兴奋，眩晕，头痛，全身玫瑰疹，体温、血压升高等不良反应，不可滥用。

附：人参叶

本品为五加科多年生草本植物人参的叶。采收人参时取叶，晒干，备用。味苦、微甘、性寒。功能生津液、降虚火、解暑邪。适用于热病伤津、胃阴不足、虚火牙痛、肺热咳嗽、暑热口渴等证。邱健行教授善用该品清肺热，配鱼腥草、牛蒡子等，自拟风热喉痹汤（详见本书流派经验方）治疗急、慢性咽喉炎见咽喉红肿疼痛、声音难出。对于气虚咳嗽、久治不愈者，邱健行教授用人参叶配五味子补虚止咳。对于暑热伤津耗气所致暑夏之季的烦躁、发热、口渴、头目不清、四肢倦乏，本品常与石膏配伍。每日量 10 ～ 15g，煎服。

（四）党参

【一般认识】党参为桔梗科植物党参、素花党参或川党参的干燥根。党参味甘，性平，入脾、肺经，功效补中益气、健脾胃，临床广泛用于各种气虚证。党参分为潞党参和台党参两类，潞党参为山西潞安（现山西省长治市）所产，故又名西潞党，为道地药材，质量最好。现代药理研究表明，党参含皂苷、微量生物碱、多种糖类等，具有增强免疫功能、扩张血管、降压、改善微循环、增强造血功能等作用。此外对放、化疗引起的白细胞计数下降有提升作用。本品药性平和，价格经济，临床常代替人参使用。

【流派应用】

1. 邱健行教授认为党参可广泛用于各种气虚证，尤以脾肺气虚证为佳。其补脾益气的功效与人参相似，但力量稍弱。若治疗虚脱证，则用人参大补元气为宜。

2. 用党参为防其补气壅滞，可酌加少量陈皮或砂仁，一般用量为 5g，使补而不滞。

3. 尤其适用于咳嗽后期见气虚证者，也可用于治疗肾炎所致的蛋白尿。党参药性平和，味甘气香，有较好的补益脾、肺、肾气功能，为药食两用药材，是居家补气、煲汤之佳品。

【用法用量】本品常用剂量为 15 ～ 30g。

【各家论述】

《本草纲目拾遗》："治肺虚，能益肺气。"

《本经逢原》："产山西太行山者，名上党人参，虽无甘温峻补之功，却有甘平清肺之力，亦不似沙参之性寒专泄肺气也。"

《本草从新》："主补中益气，和脾胃，除烦渴。"

【使用注意】本品性温，对于实热证、阴虚火旺者，忌服。

（五）太子参

【一般认识】为石竹科多年生草本植物孩儿参的块根，主产于江苏、安徽、山东等地，又名孩儿参、童参。其味甘、微苦，性平，入脾、肺经，功效益气养阴。太子参含皂苷、果糖、淀粉等。现代药理研究表明，太子参具有增强免疫功能、辅助改善记忆、抗过敏、抗疲劳、提高小肠吸收能力、抗病毒、祛痰、抗炎等作用。

【流派应用】

1. 邱健行教授认为太子参味甘、性平和，健脾益气之力不及党参，养阴生津作用较党参好，但养阴生津之力不及西洋参，是补气药中的一味清补之品。用于气阴两虚证候较轻，或气阴两虚夹虚热证患者，症见倦怠乏力、食欲减少，以及自汗口渴、少气、心烦、不寐等。也可用于肺虚津伤之燥热咳嗽，常与沙参、麦冬、天花粉等同用。

2. 邱健行教授常用于小儿脾胃气虚患者，因小儿为纯阳之体，用其补气而不温燥。

【用法用量】10 ～ 30g，煎服。

【各家论述】

《本草再新》："治气虚肺燥，补脾土，消水肿，化痰，止渴。"

《陕西中草药》："小儿虚汗，心悸口干，不思饮食。"

《中国药用植物志》："治小儿出虚汗为佳。"

【使用注意】实证者忌用，脾寒者慎服。

（六）白术

【一般认识】为菊科多年生草本植物白术的根茎，主产于浙江、安徽、湖北、湖南、江西等地。冬季采挖，晒干或烘干，生用或炒，或土炒用，炒至黑褐色者，为焦白术。白术产于浙江于潜地区者为道地药材，称"于术"，补气健脾之力强。其味苦、甘，性温，归脾、胃经，功效补气健脾、燥湿利水、止汗、安胎。白术含挥发油，油中主要成分为苍术醇、苍术酮、维生素 A。现代药理研究表明,本品有利尿、降血糖、抗凝、抗肿瘤、保肝、扩张血管、降压等作用。

【流派应用】

1. 补气健脾　用于脾胃虚弱、运化无力所致的食少便溏、脘腹胀满、倦怠疲乏等,常与人参、茯苓、炙甘草合用,如四君子汤。脾胃虚寒、脘腹冷痛、大便泄泻、恶心欲呕者,配伍党参、干姜、炙甘草,如理中汤。脾虚夹积滞、食欲减退、脘腹胀满、大便不通者,可用白术配合枳实消除痞满,如枳术丸。用于脾虚气弱、肌表不固而自汗者,配伍黄芪、防风,如玉屏风散能益气补脾、固表止汗。对于妊娠脾虚气弱、胎元不固而致胎动不安者,有补气健脾、安胎之效,常与黄芩、砂仁、续断、杜仲等合用。

2. 燥湿利水　用于脾虚不运、水湿内停,而为痰饮水肿、小便不利等,本品既有补气健脾之功,又有燥湿利水之效,为治疗痰饮水肿之良药,如配伍桂枝、茯苓、炙甘草,即苓桂术甘汤;配伍陈皮、大腹皮、茯苓皮等,可以消水肿。

3. 白术与苍术均有健脾燥湿之效,邱健行教授认为白术善于补气健脾,苍术长于燥湿化痰。

【用法用量】10 ～ 30g。邱健行教授认为白术具有的双向调节作用在于剂量,大剂量(30g 以上)具有润肠通便功效,小于 30g 具有健脾燥湿止泻作用。燥湿利水宜生用,补气健脾宜炒用。土炒白术能增强其补气健脾作用,且取坤土阴柔之性牵制白术温燥之弊,利于长期服用。

【各家论述】

《神农本草经》:"术,味苦,温。主风寒湿痹、死肌,痉、疸;止汗;除热;消食,作煎饵。久服轻身延年,不饥。"

《本草纲目》:"白术除湿益燥,和中补气,其用有九:温中一也,去脾胃中湿二也……""除湿益气,和中补阳,消痰逐水,生津止渴,止泻痢,消足胫湿肿,除胃中热,肌热。得枳实,消痞满气分,佐黄芩,安胎清热。"

【使用注意】本品温燥伤阴,适用于中焦湿困之证,如属阴虚内热或津液亏耗燥渴者,均不宜服。

（七）山药

【一般认识】为薯蓣科多年生蔓生草本植物薯蓣的根茎，主产于河南，现河北、山西、山东等地均有栽培，又名薯蓣。以河南温县产为道地药材，故称“怀山药”，外形稍弯曲，粗细不均，表皮带有铁锈色的红斑，俗称“铁棍山药”，切面色白质紧，口感甜糯细腻。其味甘，性平，归脾、肺、肾经，功效益气阴、补脾肺、固肾精。本品含皂苷、精氨酸、黏液、淀粉、淀粉酶等。现代药理研究表明，山药有滋补强壮作用，且有一定的祛痰作用。

【流派应用】戈焰教授认为山药性平，稍偏凉。

1. 养脾阴，用于饥不欲食、口干舌燥、便秘、乏力，常与石斛、玉竹合用。

2. 补脾气，用于脾胃气虚之体倦乏力、食少、泄泻、虚汗，常与党参、白术、茯苓、白扁豆等同用，如参苓白术散。

3. 补肺养阴，治疗肺气阴不足之咳喘、气短，与黄芪、党参、麦冬、百合共用。

4. 补肾固精、缩尿止带，用于肾虚不固的遗精、滑精等，常与熟地黄、山茱萸配伍，如六味地黄丸。治肾虚尿频，配伍益智仁、乌药，如缩泉丸。治白带过多，可与党参、苍术、车前子同用，如完带汤。

本品益气养阴，养脾阴之力优于补脾气之功，其健脾补气之力不及参芪，然本品补而不燥、滋而不腻，为脾肺气虚兼阴虚内热证之首选。

【用法用量】15 ～ 30g，煎服。属道地药材的山药健脾补气之力优于其他产地山药。山药为药食两用药材，鲜山药洗净泥土连皮服用效更佳，鲜山药蒸服善于健脾止泻，煲汤擅长润肠通便。

【各家论述】

《神农本草经》：“主伤中，补虚羸，除寒热邪气，补中益气力，长肌肉。”

《得配本草》：“补脾阴，调肺气。治虚热干咳，遗精泄泻。”

【使用注意】本品养阴能助湿，故湿阻中焦或阴寒气滞者慎用。

（八）千斤拔

【一般认识】千斤拔为豆科植物蔓性千斤拔的干燥根，又名“老鼠尾”。其味甘、微涩，性平，入肺、肾、膀胱经，具有补脾胃、益肝肾、强腰膝、舒筋活络的功效。

【流派应用】

1. 邱健行教授认为千斤拔补益脾气之力较强，形象比喻为能拔起千斤之力，用治脾气虚弱之乏力、气短、懒言，或重症肌无力患者，常配伍黄芪、五指毛桃。

2. 补肝肾、强筋骨　邱健行教授常用于治疗脾肾气虚、肝肾阴亏、筋脉失养之手足痿软无力、腰膝酸软，与牛大力合用。

3. 舒筋活络　用于治疗风湿痹痛、腰腿筋骨疼痛，与半枫荷、牛大力同用。此外还用于治疗跌打损伤。

【用法用量】内服常用量：15 ～ 30g。煎服。

【各家论述】

《植物名实图考》：“补气血，助阳道。”

《岭南采药录》：“祛风去湿。治手足痹痛，腰部风湿作痛，理跌打伤，能舒筋活络。”

《南宁市药物志》：“壮筋骨，去瘀积。治跌打损伤，风湿骨痛，四肢酸软无力，黄疸。”

【使用注意】阴虚火旺者慎用，对本品过敏者禁用。

（九）牛大力

【一般认识】牛大力为豆科崖豆藤属植物美丽崖豆藤的根，又名“金钟根”“倒吊金钟”“大力薯”。其味甘，性平，入脾、肾、肺经，具有补脾益气、舒筋活络、润肺止咳的功效。

【流派应用】

1. 补益脾气　用于脾胃气虚，或病后体弱，或重症肌无力所致的乏力倦怠、少气懒言，本品甘平，具有补益脾气之功，而无温燥之弊。

2. 补肾壮腰、舒筋活络　用于肾虚腰腿疼痛、风湿骨痛。邱健行教授常用该药配威灵仙、千斤拔治疗腰腿骨痛。

3. 润肺止咳 本品能润肺止咳，用于治疗阴虚肺燥咳嗽。

【用法用量】内服常用量：30 ～ 60g。煎服。

【各家论述】

《全国中草药汇编》："补虚润肺，强筋活络。用于腰肌劳损，风湿性关节炎，治肺热，肺虚咳嗽，肺结核，慢性支气管炎，慢性肝炎，遗精，白带。"

《岭南采药录》："壮筋骨，解热，理内伤，治跌打。"

《生草药性备要》："味甜性韧，壮筋骨。"

【使用注意】脾胃虚寒者慎用，对本品过敏者禁用。

（十）饴糖

【一般认识】系以糯米或粳米磨粉煮熟，加入麦芽搅匀，微火煎熬而成。有软硬两种，软者为黄褐色浓稠液体，黏性很大；硬者系软饴糖经搅拌，混入空气后凝固而成，为多孔之黄白色糖饼。入药以软饴糖为主。其味甘，性温，入脾、胃、肺经，功效为补脾益气、缓急止痛、润肺止咳。本品含麦芽糖及蛋白质。

【流派应用】

1. 补脾益气 用于劳倦伤脾致中气虚弱，症见气短乏力、纳少，常与黄芪、党参同用。

2. 缓急止痛 用于虚寒腹痛，症见喜温喜按、得食痛减，常与桂枝、白芍、炙甘草配伍，如小建中汤、黄芪建中汤。

3. 润肺止咳 用于肺虚咳嗽，症见干咳无痰，常与杏仁、百部同用。

【用法用量】20 ～ 30g。宜溶化或烊化冲服，不宜煎煮。

【各家论述】

《名医别录》："主补虚乏。止渴。"

《长沙药解》："补脾精""化胃气，生津""养血""缓里急，最止腹痛。"

《日华子本草辑注》："益气力，消痰止嗽，并润五脏。"

【使用注意】"甘能令人中满"，故湿热内蕴或痰湿盛者禁用或慎用。

二、疏肝理气

（一）柴胡

【一般认识】为伞形科多年生草本植物柴胡和狭叶柴胡的根或全草。柴胡，又称“北柴胡”，主产于辽宁、河北、河南。狭叶柴胡称“南柴胡”，主产于湖北、江苏、四川、云南、贵州等地。其味苦、辛，性微寒，入肝、胆、脾、胃、三焦经，具有和解退热、疏肝解郁、升举阳气、清胆截疟的功效。本品含柴胡皂苷、挥发油（内有柴胡醇）、芸香苷、脂肪油等。现代药理研究表明，本品对中枢神经系统有明显的镇静、镇痛、抗炎、降温、镇咳作用。亦有利胆、抗脂肪肝、抗肝损害的作用。有实验表明，柴胡对结核分枝杆菌、钩端螺旋体、牛痘、疟原虫有抑制作用，为治疗疟疾的常用药。本品有明显的退热作用，特别适宜于降退弛张热（热度高低不一，早晚波动在 1℃以上）以及往来寒热（恶寒时不发热，发热时不恶寒，二者交替出现），凡发热性、感染性疾病，有上述热型者，均可用柴胡退热。

【流派应用】

1. 和解退热　可用于少阳证见寒热往来、胸胁苦满、口苦、咽干、目眩，与黄芩等合用，如小柴胡汤。本品苦、微寒，可外透表邪、内清胆热，以达外解里和，常与葛根、生地黄同用，如柴葛解肌汤。

2. 疏肝解郁　用于肝气郁结所致胸胁胀痛、头晕目眩，或月经不调、痛经，常与白芍、白术、茯苓配伍，如逍遥散。

3. 升举阳气　用于脾胃气虚下陷所致的脱肛、子宫脱垂、胃下垂及下利不止等病症，常与黄芪、党参、升麻等同用，如补中益气汤。

【用法用量】6 ～ 24g，入汤剂。疏肝解郁宜醋柴胡。

邱健行教授认为柴胡用以升阳举陷，用量宜轻，约 6g；用以疏肝理气，用量中等，约 10g；用以和解退热，用量宜重，用至 24g。

【各家论述】

《神农本草经》：“主心腹肠胃结气，饮食积聚，寒热邪气，推陈致新。”

《滇南本草》:“伤寒发汗解表要药,退六经邪热往来,痹痿,除肝家邪热、痨热,行肝经逆结之气,止左胁肝气疼痛,治妇人血热烧经,能调月经。”

《本草纲目》:“劳有五劳,病在五脏。若劳在肝、胆、心及包络有热,或少阳经寒热者,则柴胡乃手足厥阴、少阳必用之药;劳在脾胃有热,或阳气下陷,则柴胡乃引清气退热必用之药。”

【使用注意】真阴亏损、阴虚火旺者,或肝阳上亢、肝风内动者,慎用。

(二)郁金

【一般认识】为姜科多年生宿根草本植物温郁金、广西莪术、姜黄、蓬莪术的块根。温郁金主产于浙江,以温州地区所产最有名,为道地药材;黄丝郁金(姜黄)及绿丝郁金(蓬莪术)主产于四川。其味辛、苦,性寒,归肝、胆、心经,具有活血止痛、行气解郁、清心凉血、利胆退黄的功效。现代药理研究表明,本品含有挥发油、姜黄素、姜黄酮等。郁金有保护肝细胞、促进肝细胞再生、去脂和抑制肝纤维化的作用,预防肝脏恶性病变。姜黄素和挥发油能促进胆汁分泌和排泄,减少尿内尿胆原。煎剂能刺激胃酸及十二指肠液分泌。水煎剂、挥发油对多种皮肤真菌、细菌有抑制作用。郁金也有一定的抗炎、止痛作用。

【流派应用】

1. 邱健行教授认为郁金为偏凉性的疏肝解郁药,常与四逆散合用,增强疏肝解郁作用。本品味辛能行能散,既能活血止痛,又能行气解郁,为血中之气药,故凡血瘀气滞之胸胁脘腹胀痛,以及月经不调、痛经、癥瘕痞块等皆可用之,配丹参、香附、柴胡增强活血疏肝之力。

2. 郁金性寒善清热,味苦能降泄,入肝经血分而能凉血降气止血,用于气火上逆之吐血、衄血、经行吐衄,可配生地黄、牡丹皮、栀子等以清热凉血、解郁降火,如生地黄汤。

3. 本品走血分,活血祛瘀、凉血清心、行气开郁,用于湿温病,痰热蒙蔽清窍导致胸脘痞闷,神志不清,或痰浊壅闭心窍,常与石菖蒲、竹沥合用，豁痰开窍。

4. 利胆退黄，可与茵陈、金钱草、大黄合用，增强退黄疗效。用于热结下焦、伤及血络之尿血（血淋），可与生地黄、小蓟等药同用，如郁金散。同时，郁金性寒入肝胆经，能清利肝胆湿热，可治湿热黄疸，配茵陈、栀子、大黄。本品配伍金钱草可治胆石症。

【用法用量】入汤剂：10～20g。煎服。

【各家论述】

《景岳全书》："味苦辛，气温。善下气，破恶血，去血积，止吐血衄血，血淋尿血，及失心癫狂蛊毒。单用治妇人冷气血积，结聚气滞，心腹疼痛，及产后败血冲心欲死，或散或丸，或以韭汁、姜汁、童便、井花水俱可，随宜调服。若治痔漏肿痛，宜水调敷之。耳内肿痛，宜水调灌入，少顷倾出即可愈。"

《开宝本草》："味辛、苦，寒无毒。主血积，下气，生肌，止血，破恶血，血淋，尿血，金疮。"

《本草纲目》："郁金入心及包络，治血病。"

【使用注意】不宜与丁香、母丁香同用。

（三）佛手（附佛手花）

【一般认识】为芸香科常绿小乔木或灌木植物佛手的果实，产于广东、福建、云南、四川等地，又名五指柑。其味辛、苦，性温，入肝、脾、胃、肺经，具有疏肝理气、和中、化痰的功效。本品含柠檬油素。现代药理研究表明，佛手的醇提取物对肠管有明显的解痉作用，对乙酰胆碱引起的十二指肠痉挛有显著的解痉作用。

【流派应用】

1. 邱健行教授认为佛手气清香而不烈，性温和而不燥，常用其理气通腑，起到排便作用。因本品有疏肝理气之功，又常与行气解郁、活血止痛的郁金相须为用，称"金佛"药对，行气止痛效力倍增，常用于肝郁气滞所致的胸闷、脘腹胀满疼痛，或两胁疼痛疾病。本品尚有疏理脾胃气滞的功效，与香砂六君子汤同用，对脾虚气滞型消化性溃疡所致疼痛有一定疗效。

2. 邱健行教授认为佛手有芳香燥湿、化痰止咳之力，常配伍半夏、茯苓，用于咳嗽日久不止、痰多、胸闷作痛之症。用其配伍木蝴蝶、瓜蒌、黄连、法半夏等，治疗胸膜炎致胸痛者。

【用法用量】 10 ～ 15g。入汤剂。

【各家论述】

《本草纲目》："煮酒饮，治痰气咳嗽。煎汤治心下气痛。"

《本草便读》："理气快膈，惟肝脾气滞者宜之。"

《本经逢原》："专破滞气……治痢下后重。"

【使用注意】 阴虚有火、无气滞症状者慎服。

附：佛手花

佛手花功效与佛手相似，作用较缓而更擅长降肺气，多用于肺气上逆之咳喘。

（四）香附

【一般认识】 为莎草科多年生草本植物莎草的根茎。全国大部分地区均产，主产于广东、河南、四川、浙江、山东等地。其味辛、微苦、微甘，性平，归肝、脾、三焦经，具有疏肝理气、调经止痛功效。本品含葡萄糖、果糖、淀粉、挥发油等。现代药理研究表明，本品能抑制子宫收缩，对子宫肌张力有迟缓作用，能提高痛阈，有止痛作用，对真菌有抑制作用。

【流派应用】

1. 用于肝气郁滞所致的胁肋疼痛、脘腹胀痛及疝痛等。有疏肝解郁、行气止痛功效。治胁痛，可与柴胡、白芍、枳壳等配伍。治寒疝疼痛，可与小茴香、乌药等同用。治肝气犯胃、脘腹胀痛，可与木香、青皮等同用。若治寒邪犯胃致胃脘疼痛，与紫苏梗或高良姜配伍，如良附丸。

2. 香附有"女科之主帅"之称，用于肝气郁结而致月经不调、痛经等，与柴胡、当归、白芍等配伍。经前乳房胀痛者，可配以柴胡、青皮等。醋炒香附可增强其疏肝理气之效。

【用法用量】6 ～ 15g，煎服。

【各家论述】

《本草纲目》："利三焦，解六郁，消饮食积聚，痰饮痞满，胕肿腹胀，脚气，止心腹、肢体、头目、齿耳诸痛……妇人崩漏带下，月候不调，胎前产后百病。"

《本草正义》："香附辛味甚烈，香气颇浓，皆以气用事，故专治气结为病。"

《得配本草》："通行十二经及奇经八脉气分。通两胁，解诸郁，引血药至气分而生血。"

【使用注意】孕妇忌服，气虚、阴虚血热及感冒发热者慎用。

（五）川楝子

【一般认识】为楝科落叶乔木植物川楝的成熟果实，主产于四川、湖北、湖南等地，以四川产者为佳，又名金铃子、苦楝子。其味苦，性寒，有小毒，归肝、胃、小肠、膀胱经，具有疏肝泄热、行气止痛、杀虫的功效。现代药理研究表明，本品含川楝素、楝树碱和脂肪油等。本品及苦楝皮（包括树皮、根皮）体外实验时能麻痹蛔虫虫体而确有杀虫作用，尤以根皮作用明显。据临床报道，浓度在 20% 以上的川楝子液对铁锈色芽孢杆菌有抑制作用，用川楝子（烤黄、研粉与凡士林或猪油调成油膏）外擦治疗头癣有一定效果。

【流派应用】邱健行教授认为本品苦寒，具有清泄肝热、行气止痛作用，用于肝热郁结引起的胁肋疼痛，可配伍柴胡、郁金、枳实等。若治疝气疼痛、睾丸疼痛，则配伍荔枝核、吴茱萸等。若治肝热犯胃，引起胃脘牵涉胁肋疼痛，可配伍延胡索，如金铃子散。若治虫积腹痛，配伍使君子、槟榔等，有驱虫、行气止痛功效。川楝子驱蛔杀虫之力不及苦楝皮，长于行气止痛。

【用法用量】6 ～ 12g。入汤剂，煎服。

【各家论述】

《神农本草经》："楝实，味苦，寒。主温疾，伤寒，大热，烦狂，杀三虫，疥疡，利小便水道。”

《本草纲目》：“楝实，导小肠、膀胱之热，因引心包相火下行，故心腹痛及疝气为要药。”

《本草蒙筌》：“主中湿伤寒大热烦狂，理膀胱小肠疝气吊痛。”

【使用注意】 本品苦寒，脾胃虚寒者不宜用。本品有小毒，用量宜谨慎，用量过大可引起呼吸困难、四肢麻木、阵发性痉挛等毒性反应。

（六）猫爪草

【一般认识】 为毛茛科植物小毛茛的干燥块根，分布于河南、江苏、安徽、浙江、江西等地，又名三散草、黄花草。其味辛、苦，性温，入肝、肺经，有小毒，有化痰散结、解毒消肿、行气消滞之功。本品含脂肪酸类、内酯类、甾醇类等成分，具有抗菌、抗炎、镇静、降压、止咳、化痰等药理作用。

【流派应用】

1. 邱健行教授认为猫爪草具有软坚散结、解毒消肿作用，用于因痰火郁结引起的瘰疬痰核及身体各部位结节，常配伍夏枯草、玄参、僵蚕等。临床可用鲜品捣敷患处治痈肿疮疖、蛇虫咬伤。

2. 邱健行教授认为猫爪草除了软坚散结作用，还可行气化湿，用于痰湿中阻或饮食积滞导致的脘腹胀满、大便不爽或稀烂，配伍枳实、厚朴。若治胃肠息肉，常与薏苡仁、威灵仙、三棱等配伍，增强化痰散结消癥功效。

【用法用量】 内服常用量：15 ～ 30g。煎服。

【各家论述】

《中药材手册》：“治颈上瘰疬结核。”

《广西中药志》：“去火化痰结，治痰火瘰疬。”

《河南中草药手册》：“清热解毒，消肿，截疟，治瘰疬。”

《广西中草药》：“治淋巴结核、淋巴结炎、咽喉炎。”

【使用注意】 煎煮时间不小于 10 分钟，降低其毒性。

（七）素馨花

【一般认识】为木犀科植物素馨花的干燥花蕾。其味苦，性平，归肝经，具有疏肝理气止痛、清热散结功效。本品含芳樟醇、乙酸苯甲酯、苯甲酸及茉莉酮酸甲酯等。现代药理研究表明，本品具有抗肿瘤、抗氧化、抗病毒、降糖以及抗炎作用。

【流派应用】

1. 疏肝理气止痛，本品归肝经，用于肝郁、脾胃气滞致两胁疼痛、少腹胀痛、痛经、舌淡暗、脉弦涩等，与赤芍、川芎、当归配伍。

2. 清热散结，用于治疗属肝胃郁热证型的肝病患者，症见胸胁不舒、口苦口干口臭、心烦不寐、苔黄腻、脉滑，与柴胡、枳实、延胡索、厚朴配伍。

【用法用量】5 ～ 10g，煎服。

【各家论述】

《岭南采药录》："解心气郁痛，止下痢腹痛。"

《生草药性备要》："消疮肿，利小便，浸酒祛风，蒸露解郁。"

《常用中草药手册》："疏肝解郁，化滞止痛。"

【使用注意】对本品过敏者禁用，孕妇慎用。

（八）海桐皮

【一般认识】为豆科植物刺桐的树皮，又名钉铜皮。其味苦、辛，性平，入肝、脾、肾经，有祛风湿、通经络、止痛功效。本品含海帕刺桐碱、缘刺桐碱、甜菜碱等，具有抗炎、抗菌等药理作用。

【流派应用】邱健行教授用于治疗风湿痹痛、腰膝疼痛，尤其腰痛患者，常与续断、杜仲同用，以达祛风除湿、强筋壮腰作用。本品研粉，外治疥癣、湿疹。

【用法用量】内服常用量：15 ～ 30g。煎服。

【各家论述】

《海药本草》："主腰脚不遂，顽痹腿膝疼痛，霍乱，赤白泻痢，血痢，疥癣。"

《本草纲目》："能行经络，达病所，又入血分及去风杀虫。"

《岭南采药录》:“生肌,止痛,散血,凉皮肤,敷跌打。”

《本草求真》:“海桐皮……能入肝经血分,祛风除湿,及行经络,以达病所……用者须审病自外至则可,若风自内成,未可妄用,须随症酌治可耳。”

【使用注意】脾胃虚弱者与孕妇慎用。

三、理中气

(一)木香

【一般认识】为菊科植物木香的干燥根,主产于印度、缅甸(广木香)、四川(川木香)、云南(云木香)等地。其味辛、苦,性温,气芳香,入脾、胃、大肠、胆、三焦经,具有行气、调中、止痛的功效。现代药理研究表明,本品主要成分为挥发油,若久放油枯或久煎均减弱其止痛效果,故其行气作用可能与所含挥发油有关。此外,还含有树脂、广木香碱、葡萄糖。广木香对金黄色葡萄球菌、枯草杆菌、大肠杆菌、伤寒沙门菌及痢疾志贺菌均有不同程度的抑制作用,临床上多用于治疗痢疾。本品还有降压作用。据临床报道,广木香治疗胆绞痛有相当疗效,其作用机制可能与解除胆道括约肌痉挛有关。

【流派应用】

1. 行气止痛,用于脾胃气滞所致的脘腹胀痛、食少呕吐等症。取本品辛散气香而行气,气行则痛止,常与砂仁、陈皮等同用。

2. 木香为温性疏肝胆、消气结之良药,用于虚寒气滞、寒凝气滞及湿阻气滞最为相宜。用于肝胆气滞所致的右上腹或两胁疼痛,如胆石症、胆囊炎等,常配枳壳、川楝子、金钱草、茵陈、郁金等行气清热利胆之品。

3. 用治痢疾、泄泻。由于本品善调胃肠滞气,因大肠气滞则后重,气调则后重自除,故常用于治疗痢疾伴有腹胀痛、里急后重者,常配黄连同用,如香连丸。煨热用名煨木香,可增加收敛作用而止泻,用治气虚久泻,常与党参、白术、煨肉豆蔻同用。

4. 治寒疝腹痛及睾丸偏坠疼痛,常与川楝子、小茴香同用。治饮食积滞之脘腹胀痛，与槟榔、大黄同用。

此外，本品气芳香能醒脾胃，可用于补药中，使补而不滞。

【用法用量】6～10g。因气芳香，易走散，入煎剂宜后下，不可久煎。

【各家论述】

《神农本草经》："主邪气，辟毒疫。"

《本草衍义》："木香专泄决胸腹间滞塞冷气。"

《珍珠囊补遗药性赋》："调诸气不可无；泻肺气不可缺。"

《本草纲目》："木香乃三焦气分之药，能升降诸气。"

【使用注意】本品性较温燥，阴虚者不宜用。

（二）陈皮（附化橘红、橘核、橘络）

【一般认识】为芸香科常绿小乔木橘及其栽培变种的果皮，主产于广东、四川、浙江、福建、云南等地。秋末冬初果实成熟后采集，剥下果皮，晒干或阴干。药用以陈久者为佳，故习惯称陈皮，又名橘皮。其味辛、苦，性温，气芳香，入脾、肺经，具有行气调中、燥湿化痰功效。现代药理研究表明，本品主要含有挥发油，且多含黄酮苷。所含挥发油对消化道有缓和的刺激作用，有利于胃肠积气的排出，并可使胃液分泌增多而助消化。本品能刺激呼吸道黏膜，使分泌物增多，有利于痰液排出。同时陈皮可使心肌收缩力增强，输出量增加，有轻度升高血压作用。抗菌试验示，广陈皮可抑制金黄色葡萄球菌、溶血性嗜血杆菌、卡他莫拉菌的生长。

【流派应用】

1. 行气调中　用于脾胃气滞所致的脘腹胀满、恶心呕吐、嗳气、不思饮食等症。脾胃虚弱伴纳呆、脘痞腹胀者，配党参、白术、茯苓等健脾补气药，如异功散。寒湿中阻致纳呆脘胀、恶心呕吐者，配苍术、厚朴燥湿行气，如平胃散。若治饮食积滞、脘腹胀痛，可与山楂、神曲、麦芽等合用。肝气乘脾出现腹痛腹泻者，可与白芍、白术、防风合用，柔肝健脾，如痛泻要方。胃热而气逆呕吐者，配竹茹、黄连等清降胃热。胃寒而气逆呕吐者，配半夏、生姜温胃止呕。

2. 燥湿化痰　用于痰湿阻肺、肺失宣降所致的咳嗽痰多、胸闷者，与半夏、茯苓配伍，如二陈汤燥湿化痰。若治痰湿阻肺导致气滞胸中、胸闷气短咳嗽，与生姜、枳实配伍行气消痞、降逆止咳，如橘皮枳实生姜汤。

此外，少量（3 ～ 5g）本品配伍补益药，取其行气运化之功，使补益药补而不滞、滋而不腻。

【用法用量】6 ～ 15g，入汤剂，不宜久煎。

【各家论述】

《神农本草经》："治胸中瘕热，逆气，利水谷。"

《本草纲目》："疗呕哕反胃嘈杂，时吐清水，痰痞痎疟，大肠閟塞，妇人乳痈。入食料，解鱼腥毒。"

《开宝本草》："下气，止呕吐，除膀胱留热，下停水，五淋，利小便。"

【使用注意】本品属辛散温燥之品，舌红少津、阴虚内热者，或有实热者须慎用。

附：

1. 化橘红　为芸香科植物化州柚的未成熟外果皮，入药以广东化州出品为道地药材，故有"化州橘红""化橘红"之称。邱健行教授认为，化橘红功效与陈皮相似，但其温燥之性较陈皮平和，不易化燥，用于痰湿中阻或痰湿阻肺而偏燥热体质者为宜。

2. 橘核　为橘的种子。性味苦平，归肝、肾经，功能理气、散结止痛。专治疝气痛、睾丸肿痛、乳房结块，配川楝子、荔枝核、黄皮核、柑核，如五核汤。用量 6 ～ 10g。

3. 橘络　为橘肉表面上的筋络，性味苦平，归肝、肺经，功能通络、行气化痰，主治痰滞经络所致的咳嗽、胸胁作痛，也有通行胃络、止胃痛的作用。用量 3 ～ 10g。

（三）枳实（附枳壳）

【一般认识】为芸香科小乔木植物酸橙及其栽培变种或甜橙的幼果，主产于四川、江西、浙江、福建、湖南、江苏等地。其味苦、辛、酸，性微寒，入脾、胃、大肠经，具有破气除痞、化痰消积功效。现代药理研究表明，本品含有挥发油，且多含新橙皮苷、柚皮苷、野漆树苷和忍冬苷等黄酮苷。枳实煎液对肠管有兴奋作用，使肠管振幅增加、频率加快，同时能加强心肌收缩力，有一定的升压作用。

【流派应用】

1. 邱健行教授认为枳实主要有除满作用，用于湿热或饮食积滞胃肠引起的脘腹胀满、疼痛、湿热下注，症见脘腹胀闷、腹痛、腹泻以及里急后重。本品亦具有破气除胀、消积导滞之效。食积不化、嗳腐吞酸者，配山楂、神曲、麦芽以消食除积。用于脾胃虚弱不能腐熟、运化水谷，食后脘腹痞满胀闷者，与白术同用，消补兼施，如枳术丸。燥屎内结、痞满胀痛者，则与厚朴、大黄、芒硝合用，如大、小承气汤。

2. 用于痰浊或血热阻塞气机致胸脘痞满，本品有行气化痰、消积通痞除胀的功效。如胸阳不振、寒痰凝滞，致胸痹兼有心下痞满、气从胁下上逆之证，可与薤白、桂枝、瓜蒌同用，如枳实薤白桂枝汤。

3. 本品还用于治疗急性胃扩张、胃下垂、脱肛、子宫脱垂等，若与补气升提药同用，可巩固其疗效。

4. 邱健行教授认为枳实不破机体正气，破因湿热、痰湿及饮食引起的积滞之气。凡胸脘腹部气滞者，皆可用之。但临床根据不同病因病机，配伍不同药物，方可达到破气除痞、化痰消积的作用。

【用法用量】10 ～ 15g。

【各家论述】

《神农本草经》："主大风在皮肤中如麻豆苦痒，除寒热结，止痢，长肌肉，利五脏，益气轻身。"

《名医别录》："除胸胁痰癖，逐停水，破结实，消胀满，心下急痞痛，逆气。胁风痛，安胃气。止溏泄，明目。"

《本草纲目》："枳实、枳壳……大抵其功皆能利气，气下则痰喘止，气行则痞胀消，气通则痛刺止，气利则后重除。"

【使用注意】本品破气作用力强，若非体强、邪实之证，一般不宜多用；孕妇慎用；如属脾虚者，应适当配以补气健脾药。

附:枳壳

为芸香科植物酸橙及其栽培变种的干燥未成熟果实,性味、功效与枳实基本相似,但枳壳作用较缓和而走上,具升提作用。麸炒枳壳不伤脾胃,以行气宽中除胀为主,长于行气消胀。枳实则作用较猛而走下,以破气消积通腑见长。

(四)厚朴(附厚朴花)

【一般认识】为木兰科落叶乔木植物厚朴的干皮、根皮或枝皮,主产于四川、湖北、浙江、贵州、湖南等地,以四川出产的较好,又名川朴。其味苦、辛,性温,气香,归脾、胃、肺、大肠经,具有燥湿化痰、下气除满的功效。本品含厚朴酚、异厚朴酚和挥发油。现代药理研究表明,本品对肺炎球菌、白喉棒状杆菌、链球菌、枯草杆菌、痢疾志贺菌和金黄色葡萄球菌均有较强的抑制作用。本品作用于肠管时,小剂量表现为兴奋作用,大剂量则为抑制,对支气管亦有兴奋作用。

【流派应用】

1. 本品为行气导滞常用药,除胀之力尤佳,与消痞除满之枳实合用,是治疗胃肠道气滞而致脘腹胀满的常用药对。若治湿滞脾胃,与苍术、陈皮配伍,如平胃散。若治饮食积滞,与山楂、神曲、谷芽、麦芽同用。若治燥屎内结,与大黄、芒硝、枳实配伍,如承气汤。

2. 本品味苦能降逆、下气平喘,邱健行教授用于治疗喘促咳嗽,如桂枝加厚朴杏子汤、厚朴麻黄汤。

【用法用量】10 ～ 15g,煎服。

【各家论述】

《名医别录》:“主温中,益气,消痰下气。治疗霍乱及腹痛胀满,胃中冷逆,胸中呕逆不止,泄痢淋露,除惊,去留热,止烦满,厚肠胃。”

《本草发挥》:“能除腹胀。若元气虚弱,虽腹胀宜斟酌用之,寒胀是也。大热药中,兼用结者散之,乃神药也。误服脱人元气,切禁之。”

《日华子本草辑注》:“健脾,主反胃,霍乱转筋,冷热气,泻膀胱,泄五脏一切气。”

【使用注意】本品为辛散温燥、下气降泄之品，行气之力较强，内热伤津及脾胃虚弱致大便稀烂者慎用。

附：厚朴花

性味辛温，气香，功能行气宽胸、芳香化湿，多用于气滞或湿浊引起的胸闷不适或胃病，常配伍其他芳香健胃或行气止痛药。

（五）槟榔

【一般认识】为棕榈科常绿乔木植物槟榔的成熟种子，剥去果皮，取出种子，浸透切片或捣碎用，又名大腹子。其味苦、辛，性温，归胃、大肠经，具有行气消滞、驱虫、利水消肿功效。本品含槟榔碱及槟榔次碱、去甲基槟榔碱等生物碱。现代药理研究表明，槟榔具有驱虫作用，对绦虫、姜片虫、蛔虫、钩虫等有效，可以促进肠蠕动而泻下，亦可促进唾液腺及汗腺分泌，对病毒与真菌有抑制作用。

【流派应用】

1. 行气消滞　治疗食积气滞导致的脘腹胀满、便秘以及腹泻、里急后重等症，槟榔有行气消滞作用，常与木香、青皮、大黄合用，如木香槟榔丸。用于湿热阻滞、邪伏膜原以致寒热起伏、连日不退、胸脘痞满、呕恶，甚则便溏，与草果、厚朴等相伍，如达原饮。

2. 对绦虫、姜片虫、蛔虫、钩虫、蛲虫有驱虫作用。治蛔虫可与使君子、苦楝皮等同用。

3. 利水消肿　用于水肿、脚气肿痛等证，常与茯苓皮、泽泻等配伍，如疏凿饮子；虚寒证者，与木瓜、吴茱萸、紫苏等配伍，如鸡鸣散。

【用法用量】10 ～ 15g。煎服。单用驱杀绦虫、姜片虫时，可用至30 ～ 60g。

【各家论述】

《名医别录》："主消谷逐水，除痰，杀三虫，去伏尸，治寸白。"

《本草纲目》："治泻痢后重，心腹诸痛，大小便气秘，痰气喘急，疗诸疟，御瘴疠。"

《药性赋》："其用有二：坠诸药性如铁石，治后重验如奔马。"

【使用注意】因行气力强而会耗气,故脾胃气虚者慎用,气虚下陷者忌用。

(六)大腹皮

【一般认识】为棕榈科常绿乔木槟榔果实的果皮,主产于广东、云南等地。其味辛,性微温,入脾、胃、大肠、小肠经,具有行气宽中、利水消肿的功效。现代药理研究表明,本品含有少量槟榔碱,有拟胆碱作用,能促进肠蠕动而泻下,亦有促进唾液腺及汗腺分泌及缩瞳作用,同时对流行性感冒病毒和多种皮肤真菌有抑制作用。

【流派应用】

1. 本品味辛能行气,性破泄而走下,并有导滞下气通便作用,可治疗食滞气阻所致的脘腹饱胀、嗳腐吞酸、大便秘结等症;同时由于本品兼有祛湿作用,亦有用治内伤湿滞、肠胃不和之证,常与藿香、陈皮、茯苓等同用,如藿香正气散。

2. 本品行气以利水,使气机流畅,则小便利,常与茯苓皮、生姜皮等同用,如五皮饮,治疗水湿内停腹中之肝硬化腹水。亦可搭配防己、木瓜,用于下肢浮肿者。

3. 本品行气利水,尤善于消胀,食滞或水肿所致的腹胀每多用之。

【用法用量】10 ~ 15g。入汤剂。

【各家论述】

《本草纲目》:“降逆气,消肌肤中水气浮肿,脚气壅逆,瘴疟痞满,胎气恶阻胀闷。”

《开宝本草》:“主冷热气攻心腹,大肠壅毒,痰膈,醋心。并以姜盐同煎,入疏气药良。”

《日华子本草辑注》:“下一切气,止霍乱,通大小肠,健脾,开胃,调中。”

【使用注意】气虚体弱者慎服。

(七)延胡索

【一般认识】为罂粟科多年生草本植物延胡索的块茎,又名延胡、延胡索，主产于浙江等地。立夏后采挖，晒干，生用或醋制用。其味辛、苦，性温，入肝、脾、心经，具有活血祛瘀、行气止痛的作用。现代药理研究表明，本品含有多种生物碱，其活性较强的为四氢帕马丁、延胡索甲素等，具有镇痛作用。左旋延胡索乙素已有成药（即罗通定），其镇静、镇痛作用尤为明显。四氢帕马丁可用于失眠，特别适用于因疼痛不能入睡者，可作中、短程之催眠剂使用。

【流派应用】

1. 行气止痛　本品辛散温通，能行气止痛，用于气滞心腹致诸痛、月经痛及疝气痛等多种痛证，尤多用治胃脘痛。偏热者配川楝子，如金铃子散；偏寒者配香附。

2. 活血祛瘀　用于跌打损伤、气血瘀滞所致之疼痛。本品味苦能泄血中瘀滞，常与三棱、莪术、桃仁等同用。本品为活血止痛之良药，既能入肺脾走气分而行气，又能入肝经走血分而活血，气行血运，通则不痛，故为止痛良药，凡各种属气血瘀滞引起的疼痛均可使用。

3. 安神助眠　邱健行教授认为延胡索含左旋延胡索乙素，具有安眠作用，常用大剂量（30g）本品治疗肝热扰心、心神不宁之失眠患者。

【用法用量】15 ～ 30g。入汤剂。

【各家论述】

《本草纲目》："活血，利气，止痛，通小便。"

《开宝本草》："主破血，产后诸病因血所为者；妇人月经不调，腹中结块，崩中淋露，产后血晕，暴血冲上，因损下血。"

《药性赋》："可升可降，阴中之阳也。其用有二：活精血，疗产后之疾；调月水，治胎前之症。"

【使用注意】

1. 本品醋炒可加强入肝经止痛的作用，因醋炒后可使其中的生物碱溶解度增高；酒炒则可使其中的部分生物碱破坏。

2. 本品能活血通经，月经过多者、孕妇或其他血证患者均慎用。

四、提中气

(一) 升麻

【一般认识】为毛茛科多年生草本植物大三叶升麻的根茎,主产于黑龙江、辽宁、湖南、山西等地。秋季采挖,晒干切片。其味辛、苦,性微寒,入肺、脾、胃、大肠经,具有清热解毒、升举阳气、发表透疹的功效。本品含升麻碱、水杨酸、咖啡酸及阿魏酸等。现代药理研究表明,升麻提取物具有解热、抗炎、镇痛、抗惊厥、解毒的作用;升麻具有抑制心肌功能、减慢心率、降低血压作用,且在体外能抑制结核分枝杆菌及皮肤真菌的生长。

【流派应用】

1. 用于热毒所致病证,有清热解毒作用,治属阳明胃热证的牙龈肿痛、口舌生疮,与黄连、石膏相伍,如清胃散。治热毒疮疡及皮肤瘙痒,与蒲公英、金银花、连翘同用。

2. 升举阳气　邱健行教授认为升麻为升提脾气之要药,长于升举脾胃清阳之气,与补脾益气药同用,治疗中气下陷所致的脱肛、胃下垂、子宫下垂、崩漏等证,常与黄芪、党参、柴胡等同用,升提之力更显,如补中益气汤。邱健行教授认为升麻具有向上、达表的引经作用,治疗颈椎病引起颈项强痛、头晕等症,常与葛根配伍,起到升阳达表解肌作用,总结出“在上升麻葛根,在下独活寄生”的药物引经治疗经验。

【用法用量】本品升散力强,以 6 ～ 15g 为度,煎服;用以升阳举陷,用量宜轻;用以清热解毒,用量宜重。

【各家论述】

《神农本草经》:“主解百毒,杀百精老物殃鬼,辟温疫、瘴气、邪气、蛊毒。”

《滇南本草》:“表小儿痘疹,解疮毒,咽喉肿,喘咳音哑,肺热。止齿痛。”

《医学启源》:“升麻……若补其脾胃,非此为引不能补。若得葱白、香白芷之类,亦能走手阳明、太阴,能解肌肉间热,此手足阳明伤风之的药也。”

【使用注意】本品升散之力较大，火热上炎、阴虚火旺、麻疹已透及呼吸窘迫者均不宜使用。

（二）葛根

【一般认识】为豆科多年生落叶藤本植物野葛或甘葛藤的根，主产于广东、湖南、四川、广西等地，又名粉葛根、干葛。味甘、辛，性凉，入脾、胃经，具有解肌退热、生津止渴、升阳止泻、透发麻疹的作用。本品含黄酮类物质、β-谷甾醇及大量淀粉。现代药理研究表明，葛根所含的总黄酮能扩张冠状动脉和脑血管，增加血流量；葛根醇浸剂能直接扩张血管，降低外周血管阻力；葛根素能抑制血小板聚集；葛根醇浸膏有明显的解热作用；葛根煎剂有轻度降血糖作用。

【流派应用】邱健行教授认为葛根辛甘发散，可解太阳之表邪，风寒、风热、麻疹不透皆可用之，具体内容如下。

1. 解肌退热　用于外感所致发热、头痛项强、无汗等症。属风寒者，可搭配麻黄、桂枝，如葛根汤；属风热者，配柴胡、石膏，如柴葛解肌汤。

2. 用于热病烦渴或消渴证的口渴多饮。有生津止渴作用，单用或与天花粉、芦根等同用。

3. 升阳止泻　邱健行教授认为本品有升阳作用，既能清胃中之热，又能升胃中清阳之气，故能治热陷阳明、胃中清阳不升之湿热下利证。用于治疗湿热泄泻，常与黄连、黄芩等同用，如葛根芩连汤。葛根煨用可治脾虚泄泻，取其减少凉散之性、专于升发脾胃清阳之气以止泻，如七味白术散以煨葛根与四君子汤、藿香、木香等同用，治脾虚泄泻。故葛根之用，不但治湿热下利，也可适用于脾虚泄泻。

4. 用于麻疹初期透发不快者，常与升麻同用，如升麻葛根汤，取本品既能解肌，又能透疹的功效。

【用法用量】10～20g。本品生用能清热生津，煨用能止泻。

【各家论述】

《本草纲目》:“葛根乃阳明经药,兼入脾经,脾主肌肉。”“升阳生津,脾虚作渴者,非此不除。”

《神农本草经疏》:“葛根……解散阳明温病热邪之要药也,故主消渴,身大热,热壅胸膈作呕吐。发散而升,风药之性也,故主诸痹。”

《本经逢原》:“葛根轻浮,生用则升阳生津,熟用则鼓舞胃气,故治胃虚作渴,七味白术散用之。”

《景岳全书》:“葛根……用此者,用其凉散,虽善达诸阳经,而阳明为最,以其气轻,故善解表发汗。凡解散之药多辛热,此独凉而甘,故解温热时行疫疾,凡热而兼渴者,此为最良。”

【使用注意】脾胃虚寒者慎用。

五、祛湿浊

(一)藿香

【一般认识】为唇形科多年生草本植物广藿香或藿香的地上部分。广藿香主产于广东,广藿香为道地药材;藿香全国大部分地区均产;夏秋季枝叶茂盛时采割。其味辛、性微温,气芳香,入脾、胃、肺经,具有芳香化湿、祛暑解表、和中止呕的功效。广藿香和藿香均含挥发油,广藿香所含的挥发油成分为广藿香醇、广藿香酮、丁香烯、广藿香烯等。现代药理研究表明,藿香挥发油能促进胃液分泌,增强消化力,对胃肠有解痉、防腐作用;藿香还可收敛止泻、扩张微血管而有轻微发汗等作用,对常见致病性真菌有抑制作用。

【流派应用】

1. 邱健行教授认为脾为阴土,喜燥恶湿。藿香辛、微温,其气芳香,具有芳香化湿、醒脾和胃作用,用于治疗湿阻中焦所致的脘腹胀满、食欲减退、恶心呕吐、大便溏薄、身体困倦等症,与行气除湿药同用,效果更佳,常配苍术、厚朴、陈皮等同用,如不换金正气散。

2. 祛暑解表　暑多夹湿,本品能解暑湿,既能化湿,又可解表,故亦有用于治暑湿证。暑月外感风寒、内伤生冷而致恶寒发热、头痛、脘痞腹胀、呕恶泄泻者，可与紫苏、厚朴、半夏同用，如藿香正气散。治湿温病初起、湿热并重者，又每与清热祛湿的黄芩、滑石、茵陈等同用，如甘露消毒丹。

3. 和中止呕　本品能辟浊化湿，用于脾胃湿浊之呕吐，若兼胃寒，常与半夏、陈皮同用，以增强温中和胃、降逆止呕作用；如治湿热呕吐，可配黄连、竹茹；治脾胃虚弱呕吐，配党参、甘草；治妊娠恶阻呕吐，常与砂仁、紫苏梗等理中安胎药同用。

4. 邱健行教授认为藿香止呕之力较强，为脾胃呕逆之要药，但以治疗脾胃湿浊夹寒最宜；胃热或胃阴虚者，则不宜。藿香是一味气味芳香、性较平和的药物，正如《本草正义》评价："芳香不嫌其猛烈，温煦不偏于燥热。"

【用法用量】5 ～ 15g。入汤剂，不宜久煎。

【各家论述】

《本草图经》："治脾胃吐逆，为最要之药。"

《本草正义》："藿香……能怯除阴霾湿邪，而助脾胃正气，为湿困脾阳，怠倦无力，饮食不甘，舌苔浊垢者最捷之药。"

《药性赋》："其用其二：开胃口能进食，止霍乱仍除呕逆。"

【使用注意】

1. 本品有广藿香、土藿香两种。广藿香主产于广东，有特异清香之气，品质最佳。土藿香气味逊之，品质次于广藿香。

2. 本品入药用全草，亦有单用叶，名藿香叶；单用梗，名藿香梗。用叶取其走表而宣散，用梗取其行中而宽胸行气开郁。

3. 本品含有挥发油，故不宜久煎，以免有效成分挥发而降低疗效。

（二）佩兰

【一般认识】为菊科多年生草本植物佩兰或兰草的地上部分，主产于江苏、浙江、河北、山东等地。其味辛、性平，入脾、胃、肺经，具有芳香化湿、醒脾和胃、发表解暑的功效。本品含挥发油，油中成分为对 - 聚伞花素、乙酸橙花酯等。现代药理研究表明,本品对流行性感冒病毒有直接的抑制作用。

【流派应用】

1. 芳香化湿　本品气芳香,故能化湿,用于治疗湿阻中焦所致的胸脘胀闷、食少体倦、恶心呕吐、舌苔白腻之症,常与藿香、白豆蔻等同用,以增强芳香化湿之功效。因其化湿之效,亦治脾经湿热致口中甜腻、多涎、口臭等。

2. 解暑辟浊　用于外感暑湿或湿温初起所致发热恶寒、头胀、胸闷、呕恶、舌苔垢腻等症。本品既能化湿,又能解暑,治外感暑湿证,常与鲜藿香、鲜荷叶、青蒿、厚朴等同用。治湿温初起,常与滑石、薏苡仁、藿香同用。

3. 佩兰功效似藿香,均能芳香化湿、祛暑解表,二者常相须为用,治疗湿浊内蕴证。但藿香止呕功效较强,佩兰化湿作用较佳,口甜、口腻、苔垢者常用。

【用法用量】6 ～ 10g,入汤剂,不宜久煎。

【各家论述】

《神农本草经》:“味辛,平。主利水道,杀蛊毒,辟不祥。久服,益气轻身,不老,通神明。”

《名医别录》:“除胸中痰澼。”

《本草正义》:“凡胃有陈腐之物,及湿热蕴结于胸膈,皆能荡涤而使之宣散,故口中时时泛溢甜水者,非此不除。”

【使用注意】阴虚火旺者慎用。

(三)砂仁

【一般认识】为姜科多年生草本植物阳春砂、海南砂或缩砂的成熟果实。阳春砂为道地药材,质量优,主产于广东阳春、信宜、高州等地;缩砂产于泰国、缅甸、越南、印尼等地。其味辛,性温,气芳香,入脾、胃经,具有化湿行气、温中止呕、理气安胎的功效。现代药理研究表明,本品含挥发油,油中主要成分为右旋樟脑、龙脑、乙酸龙脑酯等,并含皂苷;缩砂所含的挥发油中主要成分为樟脑等。现代药理研究表明，本品所含的挥发油有芳香健胃作用，能促进胃液分泌，并可排出消化道积气，故能行气消胀。

【流派应用】

1. 本品芳香化湿行气，用于湿阻中焦、脾胃气滞所致脘腹胀痛、食欲减退等症，有化湿行气、醒脾和胃之功效，常与木香、陈皮、枳实、厚朴合用。脾胃气虚者，与四君子汤合用，如香砂六君汤。

2. 温中止泻　用于脾胃寒湿气滞之腹泻等。脾阳不振者，与干姜、附子等温里药同用。

3. 理气安胎　用于妊娠恶阻、胎动不安等，常与紫苏梗、桑寄生、白术、续断等同用。

4. 砂仁、白豆蔻均具有化湿行气、温中作用，砂仁偏于止泻，白豆蔻偏于止呕。白豆蔻性温和，砂仁较燥热。

5. 邱健行教授认为砂仁可交通上下，具有协调脾胃气机升降，以及促使肾水上济而致心火下承、达成心肾相交的作用。

【用法用量】5 ～ 10g。入汤剂须后下，不宜久煎，以免有效成分挥发，减弱药效。

【各家论述】

《药性论·药性趋向分类论：合刊本》："主冷气腹痛，止休息气痢，劳损，消化水谷，温暖脾胃。"

《本草纲目》："治脾胃气结滞不散。"

《日华子本草辑注》："治一切气，霍乱转筋，心腹痛。"

【使用注意】本品辛香温燥，故阴虚火旺者慎服。

（四）白豆蔻

【一般认识】为姜科多年生常绿草本植物白豆蔻的成熟果实，主产于柬埔寨、老挝、缅甸、越南、斯里兰卡等地，我国云南、广东、广西等地也有栽培。其性味辛温，气芳香，入肺、脾、胃经，功效化湿行气、温中止呕功效。药理研究表明，本品所含的挥发油有调节胃肠机能的作用，能促进胃液分泌、增进胃肠蠕动、抑制肠内异常发酵、去除胃肠积气，有良好的芳香健胃止呕作用，对于痢疾志贺菌有抑制作用。

【流派应用】

1. 行气化滞　本品味辛香能行气，善化脾胃之滞气，用于湿阻中焦及脾胃气滞所致的胸脘胀满、不思饮食等症，多与苍术、陈皮、厚朴等化湿行气药同用。

2. 本品芳香化湿，多用于湿温病而见胸闷不饥、舌苔浊腻等症，如湿盛可与薏苡仁、茯苓、通草等同用，如三仁汤；热盛可与黄芩、黄连、滑石等同用，如黄芩滑石汤。

3. 本品有温中止呕作用，用于寒湿中阻、胃气上逆之呕吐，常与藿香、半夏合用。小儿胃寒吐乳，可配砂仁、甘草共研细末，常掺入口中。

【用法用量】 3 ～ 6g。本品含挥发油，不宜久煎，煎药时须后下；亦有作散剂用者，用量 1.5 ～ 5g。

【各家论述】

《本草纲目》："治噎膈，除疟疾，寒热，解酒毒。"

《本草备要》："除寒燥湿，化食宽膨。"

《开宝本草》："治积冷气，止吐逆反胃，消谷下气。"

【使用注意】 本品辛香温燥，故阴虚火旺者慎服。

（五）草果

【一般认识】 为姜科植物草果的成熟果实，主产于云南、广西、贵州等。其味辛，性温，入脾、胃经，气味特异，味辛辣，具有燥湿、温中、截疟的功效。本品含有挥发油，主要成分为桉叶素、山奈酚、山姜素以及芳樟醇等。现代药理研究表明，草果对金黄色葡萄球菌、痢疾志贺菌以及肠球菌有抑制作用；作用于豚鼠离体肠管时，低浓度呈兴奋作用，高浓度则呈抑制作用。

【流派应用】

1. 治疗寒湿阻滞脾胃引起的脘腹胀痛、冷痛，伴呕吐、嗳气、呃逆、食欲减退，舌苔厚浊垢腻等，可与苍术、厚朴、半夏配伍。

2. 本品燥湿、散寒，又能截疟，可用于疟疾，以寒湿偏盛之疟疾为宜。

【用法用量】 5 ～ 10g。

【各家论述】

《本草纲目》："治太阴独胜之寒。"

《医学入门》："东垣云草果仁温脾胃，而止呕吐，治脾寒湿、寒痰之剂也；益真气，又消一切冷气膨胀，化疟母，消宿食，解酒毒、果积，乃其主也。兼辟瘴解瘟。"

《饮膳正要》："治心腹痛，止呕，补胃，下气。"

《本经逢原》："除寒，燥湿，开郁，化食，利膈上痰，解面食、鱼、肉诸毒。"

【使用注意】 阴虚血燥者慎用。

（六）苍术

【一般认识】 为菊科多年生草本植物茅苍术或北苍术的根茎。茅苍术主产于江苏、湖北、浙江等地，以江苏茅山一带产者质量最好，气清香而不辛烈，不同于一般的苍术，为道地药材。北苍术主产于河北、内蒙古、山西、辽宁、黑龙江等地。其味苦、辛，性温、气浓香、入脾、胃经、具有燥湿健脾、祛风除湿、发表、明目的功效。本品含挥发油，油中主要成分为苍术醇和茅术醇的混合结晶物。本品尚含少量苍术酮。据临床报道，本品含大量维生素 A 和维生素 D，对夜盲症、骨软化症、角化病等都有治疗作用。本品治夜盲症，古方早已使用，如与石决明、黑芝麻、猪肝等同用；治小儿佝偻病与牡蛎同用，研末服。

【流派应用】

1. 燥湿健脾　本品气芳香能化湿浊，苦能燥湿，湿浊去则脾土自运，故有芳香化浊、燥脾湿的作用。用于脾为湿困、运化失调引起的食欲减退、恶心呕吐、脘腹胀满、倦怠乏力、舌苔白腻等症，常配厚朴、陈皮等行气药，如平胃散。

2. 祛风除湿　本品味辛能散风，苦能燥湿，故能祛风湿。用于风湿病致肢体关节疼痛，常与羌活、防风、当归等同用，如当归拈痛散；也可用于湿热下注之足膝肿胀或湿热带下，常与黄柏同用，如四妙散。

3. 用于眼目昏涩及夜盲症，有明目之功。

4. 本品外可解风寒之邪，内能化湿浊之郁，多用于湿浊郁滞之证。邱健行教授认为本品与白术均能燥湿，但本品苦温而性燥烈，长于燥湿运脾兼解表，多用于湿滞夹表证；白术甘温而少燥烈之性，善于健脾燥湿，多用于脾虚湿困证。故凡欲补脾则用白术，凡欲运脾燥湿则用苍术，若补运兼施，则苍、白二术同用。

5. 可用本品熏烟，进行室内空气消毒，起到预防外感作用。

【用法用量】 10 ～ 15g，入汤剂。

【各家论述】

《神农本草经》："主风寒湿痹死肌，痉疸，止汗，除热，消食。"

《用药法象》："除湿发汗，健胃安神，治痿要药。"

《珍珠囊补遗药性赋》："补中除湿，力不及白；宽中发汗，功过于白。"

【使用注意】 本品性温而燥，会耗伤津液，故阴虚有热者不宜用；又能发汗，故汗多者慎用。

（七）半夏

【一般认识】 为天南星科多年生草本植物半夏的块茎。全国大部分地区均产，夏秋间采挖，晒干，即生半夏；经白矾制后使用，称清半夏；经生姜、白矾制后用，称姜半夏；经甘草、石灰制后用，称法半夏；与姜汁、面粉制后，称半夏曲。其味辛，性温，有毒，入脾、胃、肺经，具有燥湿化痰、降逆止呕、消痞散结的功效。本品含有β-谷甾醇-葡萄糖苷和游离β-谷甾醇、微量挥发油、皂苷、生物碱等。现代药理研究表明，本品可抑制呕吐中枢而止呕；其所含的生物碱有镇静作用，可作用于咳嗽中枢，从而解除支气管痉挛，并使支气管分泌物减少，故而达镇咳祛痰之功。

【流派应用】

1. **燥湿化痰** 脾为生痰之源，喜燥恶湿。本品性温燥，燥可祛湿，故为燥湿祛痰之要药。用于痰涎壅肺之咳嗽气逆，常与橘红、茯苓等同用，如二陈汤。

2. 降逆止呕 用于胃气上逆及痰饮所致的呕吐，为降逆止呕之良药，用于多种呕吐，寒饮呕吐者最常用，可配生姜，如小半夏汤。胃气以降为顺，以升为逆，若痰饮湿浊停于胃，致胃气不和，势必上逆而为呕。本品能燥湿化痰，痰浊清除则胃和呕止，故亦有和胃止呕的作用。由于止呕之功效较为显著，可用于多种呕吐证候。胃寒呕吐者，可与生姜、藿香、丁香等同用，如半夏藿香汤；胃热呕吐者，可配合清热泻火的药物，如与黄连、竹茹等同用，如黄连竹茹橘皮半夏汤。

3. 消痞散结 多用于痰滞胸膈引起的胸脘痞胀或坚痞作痛等，多与瓜蒌等同用，如小陷胸汤。此外有用于瘰疬痈疽者，为取其消痰散结的作用。

【用法用量】 6 ～ 12g，入汤剂。

【各家论述】

《神农本草经》："半夏，味辛，平。主伤寒，寒热，心下坚，下气，喉咽肿痛，头眩，胸胀，咳逆肠鸣，止汗。"

《名医别录》："生微寒、熟温，有毒。主消心腹胸中膈痰热满结，咳嗽上气，心下急痛坚痞，时气呕逆，消痈肿，胎堕，治痿黄，悦泽面目。生令人吐，熟令人下。"

《日华子本草辑注》："治吐食反胃，霍乱转筋，肠腹冷，痰疟。"

【使用注意】

1. 本品生用名为生半夏，有毒，多作外用以消痈疽。制用名为制半夏，无毒，多作内服。其中法半夏温燥性较大，长于祛痰，兼具调和脾胃之功；姜半夏止呕之力更胜，兼具温中的功效；清半夏辛燥性降低，长于化痰散结；半夏曲温燥性大减，长于消食化滞，用于痰滞。

2. 半夏经炮制后毒性很小，但辛温性燥，对于热痰、燥痰，以及津伤口渴等症，宜慎用。

（八）茯苓（附茯苓皮、茯神、赤茯苓）

【一般认识】 为多孔菌科真菌茯苓的菌核，多寄生于松科植物赤松或马尾松等树根上，主产于云南、贵州、四川、江苏等地，以产自云南的茯苓质量最佳，为道地药材，又称云苓。7 ～ 10 月采挖，堆置“发汗”后，摊开晾至表面干燥，再“发汗”，反复多次，至现皱纹，内部水分大部散失后，阴干；或将鲜茯苓切片或切块，阴干，生用。茯苓菌核的黑色外皮，叫茯苓皮；茯苓菌核近外皮部的淡红色部分为赤茯苓，内呈白色者为白茯苓，习惯上所称之茯苓即为白茯苓；茯苓菌核中间天然抱有松根的部分，称为茯神。其味甘、淡，性平，入心、脾、肾经，具有利水渗湿、健脾和中、宁心安神的功效。本品含β-茯苓聚糖、茯苓酸、麦角甾醇、蛋白质、脂肪、卵磷脂、胆碱及钾盐等。现代药理研究表明，茯苓有缓慢而持久的利尿作用，能促进钠、氯、钾等电解质的排出，此外，还有镇静和降低血糖作用。

【流派应用】

1. 利水渗湿　本品味甘、淡能渗利，为利水渗湿之要药。用于水湿停滞所致的小便不利、泄泻、水肿等症，偏于寒湿者，可与桂枝、白术、泽泻等配伍，如五苓散；偏于热者，可与猪苓、泽泻等配用，如猪苓汤；属于脾虚气弱者，可与黄芪、防己等同用，如防己黄芪汤。

2. 健脾和中　本品味甘入脾，既能利水渗湿，又能健脾。用于脾虚失运、水湿内停所致的食少脘闷、腹泻、痰饮等，常与党参、白术、山药等合用，如参苓白术散。治痰饮内停，常与桂枝、白术、甘草或陈皮、半夏同用，如苓桂术甘汤、二陈汤。

3. 宁心安神 本品能健脾宁心安神，用于心脾不足所致的心悸失眠等，常与当归、党参、龙眼肉、酸枣仁等配用，如归脾汤。若治心气不足或心肾不足所致的心悸失眠，常与安神镇惊的人参、龙齿，及宁神开窍、交通心肾的石菖蒲、远志等配用，如安神定志丸。

4. 邱健行教授认为本品性平和缓，既能利水渗湿，又能健脾安神。凡水湿内停及脾虚之证均可常用，脾虚湿盛证尤为适宜。

【用法用量】15 ～ 30g，入汤剂。用以安神，可拌朱砂。

【各家论述】

《神农本草经》：“主胸胁逆气，忧恚，惊邪，恐悸，心下结痛，寒热烦满，咳逆，口焦舌干，利小便。”

《日华子本草辑注》:“补五劳七伤,走胎,暖腰膝,开心益智,止健忘。”

【使用注意】阴虚津伤、肾虚滑精者慎用。

附:

1. 茯苓皮

性味同茯苓,功效利水消肿,而无补益之性。用于治疗水肿,常与桑白皮、大腹皮、生姜皮等同用,如五皮饮。

2. 茯神

性味同茯苓,二者功效大致相同,但茯神长于宁心安神,多用于心神不安、失眠等证,与远志、龙齿、朱砂等同用,如远志丸。

3. 赤茯苓

性味同茯苓,有渗利湿热作用,可用于小便短赤、淋沥不畅。

(九)猪苓

【一般认识】为多孔菌科真菌猪苓的菌核,寄生于桦树、枫树、槭树、柳树的腐朽根上,主产于陕西、云南、河北、河南、四川、贵州等地。其味甘、淡,性平,归肾、膀胱经,具有利水渗湿的功效。本品含麦角甾醇、粗蛋白、可溶性糖分、多糖等。现代药理研究表明,猪苓水煎剂有较强的利尿作用,给药后 6 小时内,尿量增加 60%,其利尿机制主要是抑制肾小管对水及电解质(特别是钾、钠、氯)的重吸收;猪苓多糖还有一定的抗癌作用。

【流派应用】利水渗湿。本品甘淡,渗泄利水作用较强,用于水湿停滞导致的小便不利、水肿、泄泻、淋浊、带下病。猪苓渗利之力较茯苓强,用以治阴虚有热之小便不利、淋浊或癃闭,与阿胶、滑石、泽泻同用,如猪苓汤。

【用法用量】6 ～ 12g,入汤剂。

【各家论述】

《本草求真》:“猪苓,凡四苓、五苓等方,并皆用此,性虽有类泽泻,同入膀胱肾经,解热除湿,行窍利水,然水消则脾必燥,水尽则气必走。”

《本草纲目》:“猪苓淡渗,气升而又能降,故能开腠理,利小便,与茯苓同功,但入补药不如茯苓也。”“治淋肿脚气、白浊带下、妊娠子淋胎肿、小便不利。”

《药性赋》:“除湿肿体用兼备,利小水气味俱长。”

【使用注意】猪苓与茯苓均可利水消肿、渗湿,用治水肿、小便不利等。然猪苓利水作用较强,无补益之功;而茯苓性平和,能补能利,既善渗湿利水,又能健脾宁心。

(十)泽泻

【一般认识】为泽泻科多年生沼泽植物泽泻的块茎,主产于福建、四川、江西等地。其味甘、淡,性寒,归肾、膀胱经,具有利水渗湿、泄热的作用。本品主要含三萜类化合物、挥发油、生物碱、天门冬素、甾醇、脂肪酸、树脂等。现代药理研究表明,本品有显著利尿作用,能增加尿量,增加尿素与氯化物的排泄,对肾炎患者利尿作用更为明显;还有降压、降血糖作用,及抗脂肪肝作用;对金黄色葡萄球菌、肺炎球菌、结核分枝杆菌有抑制作用。

【流派应用】

1. 利水渗湿　用于水湿停滞所致的水肿、小便不利、泄泻、淋浊、带下、痰饮等。本品甘淡渗湿,其利水作用与茯苓相似,常用于水湿证。治疗水湿、小便不利,常和茯苓、猪苓、白术配用,如五苓散。

2. 用于治痰饮停聚、清阳不升之头晕目眩,常与白术同用,如泽泻汤。

3. 泽泻能利小便而实大便,治脾胃伤冷之水谷不分、泄泻不止,与厚朴、苍术、陈皮同用,如胃苓汤。

4. 可渗湿泻热、泻相火,用于治疗肾阴不足、相火亢盛导致的遗精、眩晕等,与熟地黄、山茱萸、山药合用,如六味地黄丸。

5. 邱健行教授认为泽泻为常用之利水渗湿泄热药,多用于湿热内蕴或肾经火盛证,下焦湿热尤为适宜,“泽者,泽其不足之水;泻者,泻其有余之火”。

【用法用量】10 ～ 15g,入汤剂。

【各家论述】

《神农本草经》:"泽泻,味甘寒。主风寒湿痹,乳难,消水,养五脏,益气力,肥健。久服耳目聪明,不饥,延年轻身,面生光,能行水上。"

《名医别录》:"主补虚损五劳,除五脏痞满,起阴气,止泄精、消渴、淋沥,逐膀胱三焦停水。"

《药性论·药性趋向分类论:合刊本》:"主肾虚精自出,治五淋,利膀胱热,宣通水道。"

《本草纲目》:"渗湿热,行痰饮,止呕吐,泻痢,疝痛,脚气。"

【使用注意】肾虚遗滑者慎用。

(十一)薏苡仁

【一般认识】为禾本科多年生草本植物薏苡的成熟种仁,主产于福建、河北、辽宁、山东等地,又名苡仁、薏米。其味甘、淡,性微寒,入脾、胃、肺经,具有利水渗湿、健脾止泻、祛湿除痹、清热排脓的功效。现代药理研究表明,本品含薏苡仁油、薏苡仁酯、甾醇、糖类、氨基酸、维生素 B_1 等,对癌细胞有抑制作用。

【流派应用】

1. 利水渗湿 本品味淡,能渗湿利水,用于脚气、水肿等,可配伍其他利水渗湿药如木瓜、茯苓、猪苓等;如治脾虚水肿,则需配伍健脾祛湿药。本品清热除湿,用于湿温病者,与杏仁、豆蔻等同用,如三仁汤。

2. 健脾止泻 本品味甘而淡,用于脾虚夹湿之泄泻,有健脾止泻之功,常与党参、白术、茯苓、山药等同用,如参苓白术散。

3. 祛湿除痹 用于湿滞经络之风湿痹痛、四肢拘挛,寒、热证均可应用。本品能利水渗湿、舒筋除痹,湿重者,可与苍术、黄柏、牛膝同用,如四妙散;偏寒者,与麻黄、杏仁、甘草合用,如麻黄杏仁薏苡甘草汤;风湿痹痛、日久不愈者更为适宜。

4. 清热排脓 用于痰热壅肺所致的肺痈,症见咳吐脓痰,可与苇茎、冬瓜仁、桃仁同用,如苇茎汤;治疗湿热壅滞导致的肠痈,可与败酱草、附子同用,如薏苡附子败酱散。

【用法用量】20 ～ 30g，入汤剂。用以清利湿热，宜生用；用以健脾止泻，宜炒用。

【各家论述】

《神农本草经》："薏苡仁，味甘微寒。主筋急，拘挛不可屈伸，风湿痹，下气。久服轻身益气。"

《名医别录》："除筋骨邪气不仁，利肠胃，消水肿，令人能食。"

《本草新编》："薏仁最善利水，又不损耗其真阴之气，凡湿感在下身者，最宜用之。视病之轻重，准用药之多寡，则阴阳不伤，而湿病易去……故凡遇水湿之症，用薏仁一、二两为君，而佐之健脾去湿之味，未有不速于奏效者也，倘薄其气味之平和而轻用之，无益也。"

【使用注意】本品性质滑利，孕妇慎用。

（十二）车前子（附车前草）

【一般认识】为车前科多年生草本植物车前或平车前的成熟种子。前者分布全国各地，后者分布北方各省。本品又名前仁。其味甘，性寒，归肾、肝、肺经，具有利尿通淋、利湿止泻、清热明目、清肺化痰的功效。本品含多量黏液质、琥珀酸、车前烯醇酸、腺嘌呤、胆碱、车前子碱、脂肪油、维生素 A、维生素 B 等。现代药理研究表明，本品有显著利尿作用，不仅增加了水分的排泄，对于尿素、氯化钠及尿酸的排泄也增加；还能促进呼吸道黏液分泌，稀释痰液，故有祛痰作用；对高血压也有效；对伤寒沙门菌、副伤寒沙门菌、大肠杆菌、金黄色葡萄球菌及铜绿假单胞菌等均有抑制作用。车前子提取液有预防肾结石形成的作用。

【流派应用】

1. 利尿通淋　湿热下注、湿热结于膀胱而致小便淋沥涩痛者，尤为多用，常与木通、滑石、栀子等清热利湿药同用，如八正散。治水湿停滞水肿、小便不利，可与猪苓、茯苓、泽泻同用。若治病久肾虚、腰重脚肿，可与牛膝、熟地黄、山茱萸、肉桂等同用，如济生肾气丸。

2. 利湿止泻　本品能利水湿、分清浊而止泻，即利小便而实大便。尤其对小便不利之水泻，可单用本品研末，米汤送服。若治脾虚湿盛泄泻，可配白术同用。若治暑湿泄泻，可与香薷、茯苓、猪苓等同用，如车前子散。

3. 清肝明目 车前子善清肝热而明目，故可用于肝经热盛所致目赤肿痛者，常与黄芩、栀子、龙胆草合用，如龙胆泻肝汤。治肝肾阴亏之两目昏花，则配熟地黄、菟丝子、枸杞子等养肝明目药同用，如驻景丸。

4. 清肺化痰 用于痰热壅肺所致之咳嗽、痰黄、气喘，常与黄芩、桔梗、鱼腥草同用。

【用法用量】 10 ～ 20g，入汤剂，宜包煎。

【各家论述】

《神农本草经》："主气癃，止痛，利水道小便，除湿痹。"

《名医别录》："主男子伤中，女子淋沥，不欲食，养肺，强阴益精，令人有子，明目，疗目赤痛。"

《本草纲目》："导小肠热，止暑湿泻痢。"

【使用注意】 肾虚遗滑者慎用。

附：车前草

为车前子的全草。性能功用与车前子相似，兼有清热解毒功效。多应用于热毒痈肿，内服或用鲜草捣烂外敷。用量为 10 ～ 20g，鲜品加倍，外用适量。

（十三）玉米须

【一般认识】 为禾本科一年生草本植物玉蜀黍的花柱及柱头。全国各地均有栽培。其味甘，性平，归膀胱、肝、胆经，具有利水消肿、利湿退黄的功效。本品含有脂肪油、挥发油、生物碱等。现代药理研究表明，玉米须有较强的利尿作用，还能改善蛋白尿。玉米须制剂可促进胆汁分泌，降低其黏稠度及胆红素含量；还有增加血中凝血酶原含量及血小板数、加速血液凝固的作用；另外，还有降糖、降压、止血作用。

【流派应用】

1. 利水消肿 用于水湿下注引起的小便不利、水肿等症，可单用玉米须大剂量煎服，或与泽泻、冬瓜皮、赤小豆等利水药同用。邱健行教授常用玉米须利尿而达到降尿酸的目的，剂量宜达 30g 以上。

2. **利湿退黄** 本品能利湿而退黄，药性平和，故阳黄或阴黄均可用。可单味大剂量煎汤服，亦可与郁金、金钱草、茵陈等配伍。

【用法用量】 30 ～ 60g，入汤剂。

【各家论述】

《滇南本草》："宽肠下气。治妇人乳结红肿……乳汁不通，红肿疼痛，怕冷发热，头痛体困。"

《岭南采药录》："和猪肉煎汤治糖尿病，又治小便淋沥砂石，苦痛不可忍，煎汤频服。"

《四川中药志》："清血热，利小便。治黄疸。"

【使用注意】 尿频者忌服。

（十四）半枫荷

【一般认识】 为梧桐科植物翻白叶树的根，又名半边枫树。其味甘，性温，入肝、肾经，具有祛风除湿、舒筋活血功效。

【流派应用】 邱健行教授用其治疗：①风寒湿痹，风湿痿软，腰肌劳损，手足麻痹；②产后风瘫，关节屈伸不利；③跌打损伤肿痛。

【用法用量】 内服常用量：15 ～ 30g。水煎服，或浸酒。

【各家论述】

《岭南采药录》："善祛风湿，凡脚气、脚弱、痹痛，以之浸酒服。"

《全国中草药汇编》："功能：祛风除湿，舒筋活血。主治：风湿性关节炎，类风湿关节炎，腰肌劳损，慢性腰腿痛。"

《常用中草药手册》："治风湿痹痛，腰肌劳损，跌打瘀积，产后风瘫。"

【使用注意】 孕妇慎服。

六、养胃阴

（一）石斛

【一般认识】 为兰科多年生草本植物环草石斛、马鞭石斛、黄草石斛、铁皮石斛或金钗石斛的新鲜或干燥茎，主产于广东、安徽、广西、贵州、云南、四川等地。其味甘、性微寒,入胃、肾经,具有养胃生津、滋阴清热功效。本品含石斛碱、石斛胺、石斛次碱、新石斛碱及大量黏液质等。现代药理研究表明,石斛碱能抑制胃肠蠕动,促进胃液分泌,可助消化。

【流派应用】

1. 养胃生津　用于热病伤津或胃阴不足所致的口干烦渴、干呕少食、胃脘作痛、舌光少苔等,配生地黄、麦冬、天花粉等。

2. 滋阴清热　用于阴虚津亏、虚热不退,与生地黄、白薇、麦冬合用。

3. 明目及强腰肾　治疗视力减退,配伍菊花、枸杞子、熟地黄等,如石斛夜光丸;治疗肾阴亏虚、腰膝软弱,配伍熟地黄、枸杞子、牛膝等。

4. 邱健行教授认为,本品为养胃阴之要药,胃阴虚证患者服之尤宜,症见饥不欲食、胃脘灼热、口干、舌光红无苔、少津。若用以滋养胃阴而清虚热,以鲜品为佳。

【用法用量】10 ～ 15g,入汤剂宜先煎。

【各家论述】

《神农本草经》:“主伤中,除痹下气,补五脏虚劳羸瘦,强阴,久服厚肠胃。”

《本草衍义》:“治胃中虚热。”

《得配本草》:“清肾中浮火,而摄元气。除胃中虚热,而止烦渴。清中有补,补中有清。”

《本草纲目拾遗》:“清胃,除虚热,生津,已劳损,以之代茶,开胃健脾。”

【使用注意】本品能助湿,湿温病尚未化燥伤津者忌服。

(二)玉竹

【一般认识】为百合科多年生草本植物玉竹的根茎。全国大部分地区均有分布,其中以河北及江苏产者质量最佳,又名葳蕤。其味甘、性微寒,入肺、胃经。具有养阴润燥、生津止渴功效。本品含铃兰苦苷、铃兰苷和黏液质等。现代药理研究表明,本品有降血脂、缓解动脉粥样硬化斑块形成、增强耐缺氧能力等作用,亦有降低血糖和类似肾上腺皮质激素作用。

【流派应用】

1. 养肺阴润燥止咳　用于肺胃燥热、阴液不足所致的咳嗽痰少、咽干、心烦口渴等症，常与麦冬、沙参、甘草等同用。用于素体阴虚、外感风热之发热咳嗽、咽干口渴汗不出者，常与白薇、薄荷、桔梗等同用，如加减葳蕤汤。

2. 养胃阴清热生津止渴　用于热伤胃阴、津液不足，症见烦渴口干等，应与南沙参、麦冬、石斛等配伍。

3. 邱健行教授善用此药润肠通便，用于津枯肠燥便秘患者，常用剂量为 20g 以上。

【用法用量】10 ～ 30g，煎服。

【各家论述】

《神农本草经》："主中风暴热，不能动摇，跌筋结肉，诸不足；久服去面黑斑，好颜色，润泽，轻身不老。"

《证类本草》："主聪明，调气血，令人强壮。"

《本草纲目》："主风温自汗灼热，及劳疟寒热，脾胃虚乏。"

【使用注意】本品能助湿，痰湿气滞、脾虚便溏者慎服。

（三）麦冬

【一般认识】为百合科多年生草本植物麦冬的块根，主产于四川、浙江、湖北等地，又名麦门冬、寸冬。其味甘、微苦，性微寒，入肺、心、胃经，有养阴润肺、益胃生津、清心除烦功效。本品含多种甾体皂苷、β- 谷甾醇、氨基酸及维生素 A 样物质等。现代药理研究表明，本品对白色葡萄球菌、大肠杆菌、伤寒沙门菌、枯草杆菌均有较强的抑制作用，且能显著提高实验小鼠的耐缺氧能力。

【流派应用】

1. 养胃阴　用于热伤胃阴致口干咽燥、大便燥结者，予沙参、玉竹、生地黄配伍，如益胃汤。

2. 润肺燥　用于肺阴不足所致的燥咳痰黏、劳热咳嗽、咽干鼻燥等，常与知母、贝母、沙参、百合、甘草等同用。

3. **清心热** 用于热扰心营、心神不宁，出现心烦不寐、心悸等症，与生地黄、牡丹皮、连翘合用，如清营汤；若治心阴虚内热、心神失养，出现心悸不寐，与酸枣仁、生地黄、柏子仁合用，如天王补心丹。

【用法用量】10～15g，可入汤剂，也可制成膏剂。

【各家论述】

《神农本草经》："主心腹结气，伤中伤饱，胃络脉绝，羸瘦短气，久服轻身不老不饥。"

《本草正义》："麦冬，其味大甘，膏脂浓郁，故专补胃阴，滋津液。本是甘热补益之上品。"

《本草汇言》："麦门冬，清心润肺之药。"

【使用注意】脾胃虚寒、食少便溏，以及外感风寒、寒痰咳嗽、痰湿咳嗽者忌服。

（四）北沙参（附南沙参）

【一般认识】为伞形科多年生草本植物珊瑚菜的根。北沙参主产于山东、河北、辽宁、江苏等地。其味甘，性微寒，入肺、胃经，具有养阴清肺、益胃生津的功效。本品主要含挥发油、三萜酸、豆甾醇、生物碱和淀粉等。现代药理研究表明，本品具有解热、镇痛、祛痰等作用。

【流派应用】

1. 养阴清肺 用于肺阴虚或燥热伤肺所致的咳嗽少痰、咽喉干燥等，常与麦冬、生甘草、冬桑叶合用，如沙参麦冬汤。

2. 益胃生津 用于热伤胃阴致津液不足、口渴咽干等，常与麦冬、玉竹合用，如益胃汤。

3. 邱健行教授认为北沙参重用至30g可以润肠通便。

【用法用量】10～15g，煎服。

【各家论述】

《本草从新》："北沙参……专补肺阴，清肺火，治久嗽肺痿。"

《本草纲目》卷十二："清肺火，治久咳肺痿。"

《本草正义》："沙参之味，虽不甚苦，而寒性独著。体质轻清，气味俱薄，具有轻扬上浮之性，故专主上焦，而走肺家。"

【使用注意】风寒咳嗽及肺胃虚寒者忌服。

附：南沙参

为桔梗科植物轮叶沙参或沙参的根。南沙参主产于贵州、安徽、云南、浙江、四川等省，味甘性微寒，归肺、胃经，有养阴清肺、祛痰、益气功效。北沙参长于益胃生津、养阴清肺，而南沙参体轻质松，除养阴清肺外，尚有祛痰益气作用。

（五）天花粉

【一般认识】为葫芦科多年生宿根草质藤本植物栝楼或双边栝楼的块根。全国大部分地区有产，又名瓜蒌根。其味苦、微甘，性寒，入肺、胃经，具有清热生津、解毒消痈的功效。本品含皂苷、蛋白质及淀粉、多种氨基酸。现代药理研究表明，天花粉有抗癌和抑菌作用，对链球菌、肺炎球菌、白喉棒状杆菌有较强的抑制作用。

【流派应用】

1. **清热生津**　用于胃热津伤口渴，多与石斛、蒲公英同用；治消渴，可与葛根、山药、生地黄、知母等同用，如玉液汤。

2. **清肺化痰**　用治肺热燥咳，或咳血等证，常与生地黄、麦冬、沙参、石斛等同用以清肺润燥。

3. **解毒消痈**　用于热毒炽盛之痈肿疮疡，多与金银花、赤芍、甘草、白芷等同用，如仙方活命饮。

【用法用量】9 ～ 15g，煎服。

【各家论述】

《神农本草经》："主消渴，身热，烦满，大热，补虚安中，续绝伤。"

《本草纲目》："治热狂时疾，通小肠，消肿毒，乳痈发背，痔瘘疮疖，排脓生肌长肉。"

《景岳全书·本草正》："凉心肺，善解热渴。大降膈上热痰，消乳痈肿毒。"

【使用注意】孕妇慎用。

（六）生地黄

【一般认识】为玄参科多年生草本植物地黄的块根，主产于河南、河北、内蒙古等地，以河南产为道地药材，故称“怀地黄”。其味甘，性寒，归心、肝、肾经，功效清热凉血、滋阴生津。采集后的鲜品为鲜地黄，榨汁为地黄汁，其性寒凉，清上、中焦热，可退热存津。采集后晒干者为生地黄（又名干地黄），性味甘、平。以酒与砂仁制者为熟地黄，九蒸九晒而成，性味偏甘、温。生地黄含β-谷甾醇、甘露醇及生地黄素等。现代药理研究表明，生地黄浸膏在动物试验中具有利尿、降血糖作用；还有一定抗放射损伤作用，对多种真菌的生长有抑制作用。

【流派应用】

1. 清热凉血　用于热入营血致身热、口渴、舌红绛者，常与玄参、麦冬、犀角（已禁用，水牛角代）等同用，如清营汤。若治阴虚内热所致的潮热、五心烦热，常与青蒿、鳖甲、知母同用，如青蒿鳖甲汤。用于血热妄行引起的胃肠出血等血证，常与牡丹皮、赤芍、犀角（已禁用，水牛角代）等同用，取其凉血之功以止血。

2. 养阴生津　用于胃阴不足见舌红口干或口渴多饮等，常与沙参、麦冬同用，如益胃汤；用于热盛伤阴致津枯肠燥便秘，常与麦冬、玄参同用，如增液汤；用于肝肾阴虚，症见腰膝酸软、头晕耳鸣，常与山茱萸、山药、泽泻等同用，如六味地黄丸；用于消渴，症见烦渴多饮、多尿、消瘦，常与葛根、天花粉等同用，如玉泉散。

【用法用量】10 ～ 30g，鲜者用量加倍。入汤剂，也可制成丸剂使用。

【各家论述】

《神农本草经》：“主折跌绝筋，伤中，逐血痹，填骨髓，长肌肉，作汤除寒热积聚，除痹。生者尤良。”

《名医别录》：“主男子五劳七伤，女子伤中，胞漏，下血，破恶血，溺血，利大小肠，去胃中宿食，补五脏，内伤不足，通血脉，益气力，利耳目。”

《本草衍义》:“凉血补血,补益肾水真阴不足。”

【使用注意】本品因液多而性黏滞,故脾虚湿滞之腹满便溏,及阳虚等证慎用。

(七)乌梅

【一般认识】为蔷薇科落叶乔木梅的干燥近成熟果实,主产于浙江、福建、云南等地。立夏前后采集,低温烘干后焖至色变黑,生用或炒炭用。其味酸、涩,性平,入肝、脾、肺、大肠经,功效涩肠止泻、敛肺止咳、生津止渴、安蛔止痛。本品富含大量的枸橼酸,并含少量苹果酸、琥珀酸等。现代药理研究表明,本品对大肠杆菌、痢疾志贺菌、伤寒沙门菌、铜绿假单胞菌、霍乱弧菌及结核分枝杆菌等均有抑制作用,对真菌亦有抑制作用。乌梅还有脱敏、缓解平滑肌痉挛的作用。

【流派应用】

1. 乌梅酸收,能涩肠止泻　用于久泻久痢及大肠滑泻者,多与石榴皮、诃子、海螵蛸合用。

2. 敛肺止咳　用于肺虚久咳干咳者,可与款冬花、紫菀等配伍。

3. 生津止渴　用于虚热引起的口干口渴、消渴等,可与生地黄、天花粉、葛根、麦冬等同用。

4. 安蛔止痛　本品味极酸,而蛔得酸则静,故有安蛔作用,适用于肠道蛔虫病引起的呕吐、腹痛、吐蛔、便蛔者,与干姜、细辛、黄柏等合用。胆道蛔虫引起的胆绞痛者,配伍郁金、白芍、木香、枳壳、黄连、干姜等。

【用法用量】10～15g,煎服。

【各家论述】

《神农本草经》:“主下气,除热烦满,安心,肢体痛,偏枯不仁,死肌,去青黑痣、恶肉。”

《名医别录》:“止下痢,好唾口干。利筋脉,去痹。”

《证类本草》:“去痰,主疟瘴,止渴调中,除冷热痢,止吐逆。”

《本草图经》:“主伤寒烦热及霍乱燥渴,虚劳瘦羸,产妇气痢,除痰等方中多用之。"

【使用注意】外有表邪或内有实热积滞者均不宜服。

七、温中扶阳

（一）附子（附乌头）

【一般认识】又名淡附片、黑顺片，为毛茛科多年生草本植物乌头块根上所附生的子根。其母根为乌头，主产于四川、陕西等地。其性味辛、甘，大热；有毒，归心、肾、脾经，具有回阳救逆、补火助阳、散寒止痛的功效。现代药理研究表明，附子含有乌头碱、次乌头碱等。乌头碱有强心作用，本品回阳救逆之功与此有关，但生用或过量服用容易中毒，中毒时出现心律不齐，最后可引起心脏及呼吸麻痹而死亡。因为乌头碱对呼吸中枢、血管运动中枢反射机能等都有麻痹作用，故附子、乌头须经炮制，使用时要严格控制剂量，且需滚水久煎，以免发生中毒。乌头长时间煎煮后，乌头碱被水解为乌头次碱，毒性大为降低，且强心作用没有破坏。因此熟附片入煎剂应先煎 30 ～ 60 分钟，再下其他药物煎煮，可减轻毒性反应和副作用。中毒时可内服生姜汁，或取绿豆 120g、生甘草 60g 煎水服，并用大剂量阿托品抢救。据研究，乌头、附子与生姜、甘草、远志、黄芪、黑豆同煮食，可使总生物碱减少，故可解其毒。乌头碱作用于人体后，对感觉神经和运动神经有麻痹作用，对黏膜及皮肤感觉神经末梢先兴奋后麻痹，附子、乌头的止痛作用可能与此有关。实验研究表明，乌头煎剂对甲醛及蛋清引起的大鼠关节肿胀有明显的消炎作用。

【流派应用】

1. 本品大辛大热，气雄，有补火助阳、散寒止痛之功，邱健行教授善用其治疗脾肾阳虚所致的胃脘痛、腹痛，伴有肠鸣腹泻、口吐清水或黏痰、手足不温、腰膝酸软、形寒畏冷、脉弦细等症状，可见于慢性胃炎、消化性溃疡、胃肠神经症、慢性结肠炎、溃疡性结肠炎等，与干姜、党参、白术配伍，如附子理中汤。本品亦可用于心腹冷痛、肢体风寒湿痹疼痛，具有温阳通络止痛作用；并用于寒湿阻滞肝胆之阴黄证，常与茵陈、白术、干姜同用，如茵陈术附汤，治疗肝炎伴黄疸、梗阻性高胆红素血症等。

2. 回阳救逆　本品具有温壮心肾阳气、回阳救逆之功，用于阳气虚衰、阴寒内盛所致的亡阳虚脱证，症见下利清谷、四肢厥逆、恶寒蜷卧、脉微欲绝，多与温中回阳之干姜、大补元气之红参同用，以增强回阳救脱之功，如四逆汤、参附汤。

3. 温肾壮阳　本品能峻补肾阳以益火之源，具有补火助阳之功，用于肾阳不足、命门火衰所致的阳痿滑精、腰膝酸痛之症，可与肉桂、熟地黄同用，如右归丸；又可温通心阳，若治心阳不振所致的心悸不宁、形寒肢冷、肢体浮肿，可与桂枝、茯苓、白术同用；若治肾阳不足、不能制水以致水湿泛滥肌肤而成水肿，常与白芍、茯苓、白术等同用，如真武汤。

4. 附子大辛大热，有毒，为纯阳之品，凡阳虚、亡阳、脏寒诸症，皆可用之。

【用法用量】5～30g，根据病情调整剂量。邱健行教授认为熟附片入煎剂应先煎30～60分钟，再下其他药物煎煮，可将乌头碱分解为次乌头碱，减少附子的毒性反应和副作用；剂量越大，需要煎煮的时间越长。

【各家论述】

《神农本草经》："主风寒咳逆邪气，温中，金疮，破癥坚积聚，血瘕，寒湿踒躄，拘挛膝痛，不能行步。"

《名医别录》："脚痛冷弱，腰脊风寒，心腹冷痛，霍乱转筋，下痢赤白，坚筋骨，强阴。"

《本草备要》："大燥回阳，补肾命火，逐风寒湿。"

《本草纲目》引吴绶曰："附子乃阴证要药。凡伤寒传变三阴，乃中寒夹阴，虽身大热而脉沉者，必用之。或厥冷腹痛，脉沉细，甚则唇青囊缩者，急须用之，有退阴回阳之力，起死回生之功。"

【使用注意】本品经炮制、浸泡之后方可内服，处方上应写明生附片或熟附片。生附子未经炮制毒性大，不宜内服。又因本品辛热燥烈，阴虚火旺者及孕妇忌用。

附：乌头

乌头分川乌、草乌两种，川乌主要产于四川，多系栽培；草乌产于江苏、浙江，多系野生，二者作用相同，但草乌燥烈、毒性更大，故入药多用川乌。本品功效与附子相似，但善于祛风胜湿止痛，多用于风寒湿痹、腰膝四肢麻痹或疼痛，可与桂枝、威灵仙等同用；亦有用于寒证之心腹剧痛、疝气痛者，可单用加蜜久煎，内服用量为 10 ～ 30g，不宜过大，以防中毒。炮制后方可内服。内服处方应写明制乌头或制川乌，需久煎。前人认为，本品不宜与白及、贝母、半夏、白蔹、瓜蒌等同用。

（二）干姜（附炮姜）

【一般认识】为姜科多年生草本植物姜的根茎，主产于四川、湖北、广东、广西、云南等地。其味辛，性热，归脾、胃、肺、心、肾经，具有温中祛寒、回阳救逆、温肺化饮、温经止血的作用。现代药理研究表明，本品含挥发油及姜辣素，可反射性兴奋血管运动中枢，通过兴奋交感神经使血压上升。干姜对血管运动中枢和呼吸中枢有兴奋作用，还可直接兴奋心脏。姜酮和姜烯酮有镇吐作用。

【流派应用】

1. 干姜长于温脾暖胃，常用于治疗脾胃虚寒证，症见脘腹冷痛，呕吐腹泻，排泄物清晰味腥，不思饮食，伴见四肢不温、遇寒加重，面色苍白，舌淡白，苔白滑，脉沉迟，将其与补脾益气的党参、白术同用，如理中汤。用于寒邪客胃引起的胃痛者，常与高良姜合用，增强温中散寒止痛之功。

2. 本品辛热，善祛里寒，用于阳虚欲脱之证，需与附子相须为用，共奏回阳救逆之功，如四逆汤，“附子无姜不热”。

3. 本品能温肺散寒以化痰饮，适用于肺寒咳嗽、痰白清稀，多与半夏、细辛、五味子等同用，如小青龙汤。

4. 本品制成炮姜则苦温而涩，辛散之力减弱，温守之力增强，且有温经止血的作用。炮姜炒炭，止血作用更佳。邱健行教授治疗吐血、便血、咯血、崩中等属虚寒性血证，伴见四肢不温、形寒畏冷、面色苍白、脉濡细者，多与阿胶、紫珠草等同用。

5. 生姜、干姜同出一味，生姜为姜之鲜品，辛味最重，辛散力强，走而不守，长于发散表寒、温中止呕；干姜为姜之干燥品，辛散力减弱，以守为主，长于温中回阳。

【用法用量】 6 ～ 15g，入汤剂。作止血药时，宜炮炙成炭使用。

【各家论述】

《神农本草经》："主胸满咳逆上气，温中，止血，出汗，逐风湿痹，肠澼下痢。生者尤良。"

《本草求真》："大热无毒，守而不走，凡胃中虚冷，元阳欲绝，合以甘草之同投，则能回阳立效，故书有附子无姜不热之句，仲景四逆、白通、姜附汤皆用之……且同五味则能通肺气而治寒嗽，同白术则能燥湿而补脾，同归芎则能入气而生血，故凡因寒入内，而见胃脘痼蔽，关节不通，经络阻塞，冷痹寒痢，反胃隔绝者，无不借此以为拯救除寒。"

《得配本草》："入足太阴经血分，守而不走。燥脾胃之寒湿，除脐腹之寒痞，暖心气，温肝经。心本热，肝本温，虚则寒冷。能去恶生新，使阳生阴长，故吐衄下血，有阴无阳者宜之。"

【使用注意】 阴虚失血或血热妄行致出血者忌用炮姜。

附：炮姜

为干姜与热砂同炒，烫至鼓起，表面棕褐色，性温味辛，归脾、胃、肾经，具有温经止血、温中止痛功效。炮姜辛燥之性较干姜弱，温里之力不如干姜迅猛，但作用缓和且持久，守而不走，长于温中散寒、温经止血。

（三）肉桂

【一般认识】 为樟科常绿乔木植物肉桂的树皮，主产于广西、广东、云南等地，国外产于越南、斯里兰卡等地，于 9 ～ 10 月间采收。刮去栓皮（粗皮）者，称为"桂心"。本品因品质的不同而加工成多种规格，又名官桂、板桂、油桂、条桂。其味辛、甘，性热，归肾、脾、心、肝经，有补火助阳、温中祛寒、温经止痛功效。现代药理研究表明，本品含有桂皮油（肉桂油），主要成分为桂皮醛，并含少量乙酸肉桂酯和鞣质等。桂皮油能缓解胃肠的痉挛，并抑制肠内的异常发酵，故有止痛作用。另外，本品有扩张血管作用，因而能起到疏通血脉的作用。

【流派应用】

1. 邱健行教授擅长使用肉桂温中散寒，用于脾胃虚寒之胃痛、腹痛、久泻、完谷不化等症，常与温中补脾的干姜、党参、白术等同用，以加强温中祛寒的作用，如桂附理中汤。

2. 补火助阳　用于肾阳不足、命门火衰所致的腰膝酸软、阳痿尿频，常与附子、熟地黄、山茱萸配伍以补火助阳，如金匮肾气丸。若治下元虚冷、阴不制阳、虚阳上浮、上热下寒，症见面赤、咽痛、虚喘、汗出、心悸、失眠及脉微弱，肉桂可引火归原，常配伍山茱萸、五味子。若治肾不纳气之虚喘证，可与蛤蚧同用。另本品用于虚火上炎之牙痛，可单用焗服。

3. 温经止痛　本品性热能祛阴寒，能引导阳气、宣通血脉，善行血中寒滞，故有温经止痛的作用，用于经脉受寒、气血凝滞所致的妇女痛经、肢体痹痛。治血寒痛经常配当归、川芎、吴茱萸等，如温经汤；治阴疽多与熟地黄、鹿角霜、白芥子等同用，如阳和汤。此外，在治疗气血衰弱的方中加入少量肉桂，效果更好，取本品鼓舞气血生长的作用，如十全大补汤。

【用法用量】3～5g，焗服；或研末冲服，每日1～2g；入汤剂应后下，以免有效成分挥发。

【各家论述】

《神农本草经》：“主上气咳逆结气，喉痹吐吸，利关节，补中益气。”

《名医别录》：“主温中，利肝肺气。心腹寒热，冷疾，霍乱，转筋，头痛，腰痛，出汗，止烦，止唾，咳嗽，鼻齆，堕胎，温中，坚筋骨，通血脉，理疏不足。”

《景岳全书》：“肉桂味重，故能温补命门，坚筋骨，通血脉，治心腹寒气，头疼咳嗽鼻，霍乱转筋，腰足脐腹疼痛，一切沉寒痼冷之病……与参、附、地黄同用，最降虚火，及治下焦元阳亏乏……若下焦虚寒，法当引火归元者，则此为要药，不可误执。”

【使用注意】本品辛热燥烈，能损胎气，故孕妇慎用。

（四）吴茱萸

【一般认识】为芸香科植物吴茱萸的干燥近成熟果实，主产于贵州、广西、湖南等地。其味辛、苦，性热，有小毒，归肝、胃、肾经，具有散寒止痛、温中降逆、助阳止泻的功效。现代药理研究表明，本品含挥发油，另含吴茱萸苦素、吴萸碱、吴萸次碱等多种生物碱。吴茱萸水浸剂（1∶3）对多种皮肤真菌均有不同程度的抑制作用。本品还有收缩子宫的作用。

【流派应用】

1. 邱健行教授擅长用吴茱萸治疗寒凝肝脉诸痛，既可散肝经之寒邪，又可解肝经之郁滞。治疗症见胃脘疼痛、牵涉两胁，伴形寒畏冷、颠顶厥阴头痛、恶心呕吐者，多与党参、桂枝、生姜等合用，如吴茱萸汤。

2. 治疗寒凝胞宫、冲任不调所致痛经，常与当归、川芎、肉桂合用，如温经汤。

3. 治疗寒疝疼痛，多与行气止痛的小茴香、荔枝核、乌药等同用，取本品暖肝止痛之功。

4. 治疗肝经火郁、胃气上逆所致的左胁作痛、呕吐酸水、口苦、胃痛、舌红、苔黄、脉弦数等症，以少量本品配伍苦寒泻火药之黄连，如左金丸。

5. 用于脾肾阳虚、五更泄泻，能温补脾肾、助阳止泻，常与补骨脂、五味子、肉豆蔻等同用，如四神丸。

【用法用量】3～9g，入汤剂，煎服。

【各家论述】

《神农本草经》：“温中下气，止痛，咳逆寒热，除湿血痹，逐风邪，开腠理。”

《日华子本草辑注》:“健脾,通关节,治霍乱泻痢,消痰,破症癖,逐风,治腹痛,肾气,脚气,水肿,下产后余血。”

《本草备要》:“温中下气,除湿解郁。”“厥阴头痛,阴毒腹痛。”

【使用注意】本品辛热燥烈,有小毒,易损气动火,故不宜多服、久服,阴虚有热者忌服。

(五)益智仁

【一般认识】为姜科多年生草本植物益智的成熟果实,主产于广东、广西等地。其味辛,性温,归脾、肾经,具有温脾止泻摄涎、暖肾固精缩尿的功效。现代药理研究表明,本品含挥发油,油中主要成分为萜烯、倍半萜烯、倍半萜醇等。本品对学习、记忆障碍的有改善作用,同时具有强心、抑制回肠收缩、提高能量代谢、增强免疫、升白、利尿、镇痛作用。

【流派应用】

1. 邱健行教授认为本品辛温气香,有温脾阳、止腹泻之功,并善收摄涎唾,用于脾胃虚寒所致之泄泻、腹中冷痛、涎唾过多等症,配伍党参、白术、干姜、山药。

2. 本品能温肾阳而缩尿固精,邱健行教授常将其与桑螵蛸、乌药等同用,治疗肾阳不足、气化失司而致的尿频、夜尿频多、遗尿等症;与金樱子、芡实同用,治肾气不固之遗精滑泄。

【用法用量】15 ～ 20g,入汤剂。

【各家论述】

《本草纲目》:“治遗精虚漏,小便余沥,益气安神,补不足,利三焦,调诸气。”

《本草备要》“能涩精固气,温中进食,摄涎唾,缩小便。治呕吐泄泻,客寒犯胃,冷气腹痛,崩带泄精。”

《本草求真》:“燥湿逐冷,温肾缩泉。”

【使用注意】阴虚火旺及湿热证者忌服。

八、散寒药

（一）生姜

【一般认识】为姜科多年生草本植物姜的根茎，主产于四川、湖北、广东等地。其味辛，性微温，归肺、脾经，具有温中止呕、发汗解表、温肺止咳的功效。现代药理研究表明，本品所含挥发油能兴奋血管运动中枢、呼吸中枢及心脏，促进血液循环，有利于发汗。所含的姜辣素能促进胃液分泌及肠蠕动，从而帮助消化。生姜还有镇吐与抗炎作用。

【流派应用】

1. 温中止呕　用于多种呕吐，如胃寒呕吐，常与半夏同用，如小半夏汤。用于热证呕吐，则与竹茹、黄连合用。

2. 解表散寒、温肺止咳　用于外感风寒表证，常与其他解表药同用，能增强发汗作用，如葱姜汤、荆防败毒散等。用于治疗风寒客肺所致的咳嗽，常与半夏、陈皮、杏仁等同用。

3. 鲜品能解半夏、南星毒，故半夏、南星多用姜制。误服半夏、南星中毒而致喉舌麻痹者，服生姜汁可解。同时生姜亦有解鱼蟹毒的作用，在煮鱼、蟹及其他海鲜时，加入生姜同煮，可以散寒毒、除腥味。

【用法用量】3～10g，或2～4片，煎服。

【各家论述】

《名医别录》："主伤寒头痛鼻塞、咳逆上气，止呕吐。"

《药性赋》："味辛，性温，无毒。升也，阳也。其用有四：制半夏有解毒之功，佐大枣有厚肠之益。温经散表邪之风，益气止翻胃之哕。"

《本草纲目》："生用发散，熟用和中……凡行山行，宜含一块，不犯露雾清湿之气及山岚不正之邪……食姜久，积热患目……痔人多食兼酒，立发甚速。痈疮人多食则生恶肉。""姜皮消浮肿腹胀。"

【使用注意】本品有生用、煨熟用之分，生用宜发散，煨用宜温中止泻。

（二）高良姜

【一般认识】为姜科多年生草本植物高良姜的根茎，主产于广东、台湾等地，又称良姜。其味辛，性热，入脾、胃经，功效散寒止痛、温中止呕。本品含有挥发油，主要成分为蒎烯、桉油精等。现代药理研究表明，本品对链球菌、白喉棒状杆菌、炭疽杆菌、链球菌、枯草杆菌、结核分枝杆菌等皆有抑制作用。高良姜浸出液能提高胃酸排出量，消除胃肠积气。

【流派应用】本品善于温暖中焦脾胃，用于脾胃受寒所致的脘腹冷痛、呕吐清涎等，可单用或与炮姜合用，如二姜丸。若治寒凝气滞、脘腹胀痛，与香附合用，如良附丸；治寒疝少腹痛，配伍小茴香；治胃寒呕吐，与半夏、生姜合用。

【用法用量】3 ～ 15g，煎服。作散剂冲服，每次 3g。

【各家论述】

《名医别录》："高良姜，大温。主治暴冷，胃中冷逆，霍乱腹痛。"

《本草汇言》："高良姜，祛寒湿，温脾胃之药也。"

《本草求真》："故同姜附则能入胃散寒；同香附则能除寒祛郁。若伤暑泄泻，实热腹痛切忌。此虽与干姜性同，但干姜经炮制，则能以去内寒，此则辛散之极，故能以辟外寒之气也。"

【使用注意】阴虚有热者禁服。

（三）乌药

【一般认识】为樟科灌木或小乔木植物乌药的根，产于浙江、安徽、江西、陕西等地，又名天台乌、台乌药。其味辛，性温，归肺、脾、肾、膀胱经，有行气止痛、温肾散寒功效。本品含生物碱及挥发油。挥发油中有乌药烷、乌药烃、乌药醇等。现代药理研究表明，乌药可促进呼吸、兴奋心肌、加速血液循环、升高血压、发汗，外涂可使局部血管扩张、血液循环加速、肌肉痉挛疼痛得以缓和。

【流派应用】

1. **行气止痛**　用于寒凝气滞所致的胸闷、胁痛、脘腹胀痛、痛经、寒疝痛等。脘腹胀痛者，可配伍吴茱萸、高良姜、木香等；寒疝痛者，可配伍小茴香、橘核、青皮等；经行腹痛者，可配伍当归、木香、香附等，如乌药汤。

2. **温肾缩尿** 用于肾阳不足、膀胱虚寒所致的小便频数、遗尿，配以益智仁、山药，如《校注妇人良方》所载的缩泉丸。

3. **散寒止痛** 邱健行教授认为乌药为温性止痛药，凡寒性疼痛均可用之散寒止痛。

【用法用量】 5 ～ 15g，煎服。

【各家论述】

《神农本草经疏》："主中恶心腹痛，蛊毒……宿食不消，天行疫瘴，膀胱、肾间冷气攻冲背膂，妇人血气，小儿腹中诸虫。"

《日华子本草辑注》："治一切气，除一切冷，霍乱，及反胃，吐食……并解冷热。猫犬百病，并可磨服。"

《景岳全书》："气味辛温，善行诸气，入脾、胃、肝、肾、三焦、膀胱诸经。疗中恶鬼气蛊毒……行宿食，止泻痢。"

【使用注意】 阴虚内热、实热证者慎用。

九、清热泻火

（一）石膏

【一般认识】 为硫酸盐类矿物石膏的矿石，主产于湖北、安徽、四川、云南等地。其味甘、辛，性寒，入肺、胃经，功效清热泻火、除烦止渴。本品主要成分为含水硫酸钙，以及少量硫酸铁、硫酸镁。煅石膏主要成分为无水硫酸钙。现代药理研究表明，生石膏可通过抑制体温调节中枢，起到解热作用。石膏经胃酸作用后部分变为可溶性钙盐，在小肠被吸收入血，能通过抑制神经、肌肉的兴奋性而起镇静、解痉作用，还能降低血管的通透性。

【流派应用】

1. 邱健行教授认为本品为清热泻火之要药，能泻阳明胃火，治疗实热证，症见高热、烦渴、大汗出、脉洪大、舌红苔黄。本品有较强的清热作用，常与知母同用，如白虎汤。此外，头痛、牙痛、咽喉痛等属于胃热上攻者，亦可配伍其他药物以清胃热。

2. 热咳嗽　常配麻黄、杏仁、甘草，如麻杏石甘汤。肺炎及气管炎属热邪壅肺之实热证者可用之。

3. 温热病气血两燔而见热毒发斑　常用本品与生地黄、玄参、牡丹皮等清热凉血药同用，如化斑汤、清瘟败毒饮等。

本品煅后名煅石膏，清热力大减，但具有收敛生肌、保护疮面等作用，多研末外用，治疗疮疡多脓、湿疹、烧伤等。

【用法用量】15 ～ 60g，煎服。外用时，用以收敛，多煅用。

【各家论述】

《神农本草经》："主中风寒热，心下逆气，惊喘，口干舌焦，不能息。"

《珍珠囊补遗药性赋》："治阳明头痛，止消渴，中暑，潮热。"

《景岳全书》："欲其缓者煅用，欲其速者生用。用此者，用其寒散清肃，善祛肺胃三焦之火，而尤为阳明之要药。"

【使用注意】体弱虚寒或心衰阳虚者忌用。

（二）知母

【一般认识】为百合科多年生草本植物知母的根茎，主产于河北、山西等地，以河北易县所产最佳，称"西陵知母"。其味苦、甘，性寒，入肺、胃、肾经，功效清热泻火、滋阴润燥。本品含多种甾体皂苷及皂苷元、黏液质等。现代药理研究表明，本品对痢疾志贺菌、大肠杆菌、伤寒沙门菌和结核分枝杆菌有较强的抑制作用，还有解热、镇静作用。

【流派应用】

1. 清热泻火除烦　用于肺胃实热证出现高热、烦渴、脉洪数等症，常与石膏同用，如白虎汤；又治肺热咳嗽后阴虚燥咳见咳吐黄痰、口干、鼻咽燥热，常与贝母同用，如二母汤。

2. 滋阴润燥　用于肺胃阴亏、阴虚火旺引起的骨蒸潮热、盗汗、心烦、咳血、舌红少津、脉细数等症，常与黄柏等同用，如知柏地黄汤。此外可用治消渴（糖尿病），但需配伍清热生津药，如玉米须、天花粉、麦冬等，取本品润肺燥、清胃热及滋肾阴的作用。

【用法用量】6～15g，煎服。

【各家论述】

《神农本草经》："主消渴热中，除邪气，肢体浮肿，下水，补不足，益气。"

《用药法象》："泻无根之肾火，疗有汗之骨蒸，止虚劳之热，滋化源之阴。"

《本草纲目》："知母之辛苦寒凉，下则润肾燥而滋阴。上则清肺金而泻火，乃二经气分药也。"

【使用注意】本品润燥滑肠，故脾虚便溏者忌服。

十、清热燥湿

（一）黄芩

【一般认识】为唇形科多年生草本植物黄芩的根，主产于河北、山西、内蒙古等地。其味苦，性寒，入肺、胆、胃、大肠经，功效为清热燥湿、泻火解毒、凉血止血、除热安胎。本品含有黄芩苷、黄芩黄素、汉黄芩素、汉黄芩苷等。现代药理研究表明，黄芩有较广的抗菌谱，对痢疾志贺菌、伤寒沙门菌、铜绿假单胞菌、葡萄球菌等有抑制作用，同时有解热、镇静、降压、利胆、利尿、降低毛细血管通透性、抑制肠蠕动作用。

【流派应用】

1. *清热燥湿*　清肝胆湿热蕴结，症见黄疸、胁痛，多与栀子、茵陈、黄柏等合用。治胃肠湿热，症见泻痢、腹痛，常与芍药、甘草合用，如黄芩汤。治湿热夹毒、留恋三焦，症见身热肢倦、咽痛咳嗽、胸闷脘痞腹胀或吐泻，配伍白豆蔻、茵陈、滑石、木通等，如甘露消毒丹。

2. *泻火解毒*　用于肺热壅盛见咽喉肿痛，与金银花、连翘合用。治痰热壅肺见高热烦渴、咳嗽痰黄、咽喉肿痛等，与栀子、桑白皮、知母、桔梗等合用，如清金化痰汤。治热郁少阳见寒热往来、胸胁苦满、不欲饮食，与柴胡合用，如小柴胡汤。

3. 凉血止血　治疗火热炽盛、迫血妄行所致的吐血、衄血、便血、崩中等血证，配伍大黄、黄连，如大黄黄连泻心汤。

4. 清热安胎　用于孕妇有热而致胎动不安，常与白术、砂仁、杜仲同用。

【用法用量】10 ～ 15g，煎服。

【各家论述】

《神农本草经》："主诸热黄疸，肠澼泄痢，逐水，下血闭，恶疮疽蚀火疡。"

《名医别录》："疗痰热，胃中热，小腹绞痛，消谷，利小肠，女子血闭，淋露下血，小儿腹痛。"

《滇南本草》："上行泻肺火，下行泻膀胱火，男子五淋，女子暴崩，调经清热，胎有火热不安，清胎热，除六经实火实热。"

【使用注意】本品苦寒燥泄，故脾胃虚寒、食少便溏者忌服。

（二）黄连

【一般认识】为毛茛科植物黄连、三角叶黄连或云连的根茎，主产于四川、云南、湖北等地。其味苦，性寒，入心、肝、胃、大肠经，功效为清热燥湿、泻火解毒。本品含小檗碱（黄连素）及黄连碱等。现代药理研究表明，本品的抗菌谱很广，对痢疾志贺菌的抗菌作用最强，对伤寒沙门菌、大肠杆菌、铜绿假单胞菌、肺炎球菌、钩端螺旋体、阿米巴、各型流行性感冒病毒等均有抑制作用，对各种致病性皮肤真菌的抑制作用较黄芩强。小檗碱能加强白细胞吞噬金黄色葡萄球菌的能力，又有很好的利胆、扩张末梢血管、降压及缓和的解热作用。

【流派应用】

1. 清热燥湿　邱健行教授认为黄连为清利肠道湿热之要药，主治胃肠湿热所致的腹泻、痢疾等，配木香或白头翁等，如香连丸或白头翁汤；治疗胃热呕吐，可与竹茹、半夏等同用，如黄连竹茹橘皮半夏汤；治胃热吐酸，配吴茱萸，如左金丸。

2. 泻火解毒　黄连擅长清心、胃热毒，用于热陷心包，症见高热、烦躁、神昏谵语及胃热呕吐，与牛黄、黄芩、栀子同用，如安宫牛黄丸；用于心火亢盛所致的虚烦不眠，可与朱砂、酸枣仁等同用，如朱砂安神丸；用于心火旺盛兼阴血不足者，与阿胶、白芍、鸡子黄合用，如黄连阿胶鸡子黄汤；用于胃火炽盛、迫血妄行之吐血、便血者，与黄芩、大黄配伍，如大黄泻心汤。

【用法用量】 3 ～ 10g，煎服。

【各家论述】

《神农本草经》："主热气，目痛，眦伤泪出，明目，肠澼腹痛，下痢，妇人阴中肿痛。"

《珍珠囊补遗药性赋》："其用有六：泻心火，一也；去中焦湿热，二也；诸疮必用，三也；去风湿，四也；治赤眼暴发，五也；止中部见血，六也。""泻心火，除脾胃中湿热，治烦燥恶心，郁热在中焦，兀兀欲吐治。心下痞满必用药也。"

【使用注意】 本品大苦大寒，过量或久服易伤脾胃，胃寒呕吐或脾虚泄泻者忌服。

（三）栀子

【一般认识】 又名山栀子，为茜草科常绿灌木栀子的干燥成熟果实，主产于湖南、浙江等地。其性寒、味苦，入心、肺、肝、胆、三焦经，为治热病心烦、躁扰不宁之要药。现代药理研究表明，本品含异栀子苷、去栀子苷、栀子酮苷、山栀子苷、京尼平苷酸及黄酮类栀子素、三萜类化合物藏红花素和藏红花酸、熊果酸等。本品有广谱抗菌作用，在体外还能杀灭血吸虫。本品有降压作用，治疗肝阳上亢的高血压，可与夏枯草、野菊花等同用；还可增加胆汁分泌，以利胆。本品能降低血中胆红素，此作用与中医之清利肝胆湿热有相似之处。

【流派应用】

1. 清热除烦　用于热病所致的发热、心烦不安、睡眠不宁，甚至谵语躁狂等，常与淡豆豉或黄芩、黄连等同用，如栀子豉汤、黄连解毒汤，皆取本品苦寒而善清心、肺、三焦经之热。邪热得清，则心烦不眠、狂躁诸症自除。

2. **清利湿热** 用于肝胆湿热郁结所致的发黄（如病毒性肝炎、胆囊炎等伴黄疸者），常与木通、滑石、海金沙等同用，如八正散。此外，湿热所致的目赤肿痛、酒渣鼻、乳痈、疮疡、口舌生疮等均可使用。以上所治，皆取本品燥湿及清利肝、胆、三焦湿热之功。

3. **凉血止血** 用于血热所致之吐血、衄血、尿血等，常与侧柏叶、生地黄、白茅根等同用。

此外，本品研末外敷有祛瘀消肿作用，治扭挫伤有良效（栀子根亦有此作用）。本品常与黄芩、黄连、黄柏同用，治热病火毒炽盛；与茵陈、大黄同用，治肝胆湿热之黄疸；与白茅根、大黄、侧柏叶为伍，治血热妄行之吐血、衄血；与金银花、连翘、蒲公英同用，治热毒疮疡；与龙胆草、夏枯草同用，治肝胆火热上攻之目赤肿痛。

【用法用量】 3～9g，入汤剂；炒栀子、焦栀子、栀子炭及姜栀子等，不同炮制方式功效不同，但用药方法一致。

【各家论述】

《神农本草经》："主五内邪气，胃中热气，面赤，酒疱皶鼻，白镇赤癞疮疡。"

《类编图经集注衍义本草》："利五淋、主中恶、通小便，解五种黄病，明目，治时疾，除热及消渴，口干，目赤肿痛。"

《丹溪心法》卷一："栀子仁，大能降火，从小便泄去。其性能屈曲下降，人所不知，亦治痞块中火邪。"

《本草崇原》："（或）言栀子生用则吐，炒黑则不吐，且以栀子豉汤为吐利，愚每用生栀子及栀子豉汤，并未曾吐。"

《本草思辨录》："栀子，其治在心、肝、胃者多，在肺者少。苦寒除热，而所涤瘀郁之热，非浮散之热，亦非坚结之热。能解郁不能攻坚，亦不能平逆，故阳明之腹满有燥屎，肺病之表热咳逆，皆非其所司。"

【使用注意】 本品苦寒伤胃，阴血亏虚、脾虚便溏者不宜用。

（四）黄柏

【一般认识】为芸香科植物黄皮树或黄檗的干燥树皮。其味苦，性寒，归肾、膀胱经，具有清热燥湿、泻火解毒、除骨蒸的功效。本品含小檗碱、药根碱、掌叶防己碱等生物碱，对金黄色葡萄球菌、大肠杆菌、痢疾志贺菌、伤寒沙门菌、结核分枝杆菌、链球菌等均有一定抑制作用；对白念珠菌、絮状表皮癣菌、大小孢子菌等皮肤致病性真菌具有较强的抑制作用；对流行性感冒病毒、乙型肝炎表面抗原也有抑制作用。黄柏及所含小檗碱能显著抗炎性增生，并有抗溃疡、利胆作用。此外，本品还具有抗心律失常、降压、镇静、降血糖、抗痛风等作用。

【流派应用】

1. 清热燥湿　以黄柏配白头翁、秦皮，清肠中湿热秽浊。

2. 泻火解毒　治背痈、丹毒，以黄柏研末调芒硝水外敷；内服合蒲公英、地丁，兼入少许砂仁防苦寒败胃，存“泻中有守”之妙。

3. 退虚热　合当归六黄汤化裁，以黄柏炭易生品，减芩连用量，增糯稻根 30g，尤适岭南气阴两虚之体。

【用法用量】3 ～ 15g，煎服。

【各家论述】

《神农本草经》：“主五脏、胃肠中结热，黄疸，肠痔。”

《药性论·药性趋向分类论：合刊本》：“泻下焦隐伏之龙火，安上焦虚哕之蛔虫，脐下痛单制能除，肾不足生用而能补。”

《长沙药解》：“泄己土之湿热，清乙木之郁蒸，调热利下重，理黄疸腹满。”

【使用注意】脾胃虚寒者忌用。

（五）龙胆草

【一般认识】为龙胆科多年生草本植物龙胆、三花龙胆或条叶龙胆的根。其味苦，性寒。归肝、胆、胃经，具有清热燥湿、泻肝火的功效。本品含龙胆苦苷、龙胆三糖和龙胆碱等，对大肠杆菌、枯草杆菌等有不同的抑制作用。小剂量龙胆草可反射性增加胃液分泌，并增加游离酸，帮助消化，增进饮食，还有降低谷丙转氨酶、防腐作用。

【流派应用】

1. 邱健行教授认为本品大苦大寒而沉降，长于清泻肝胆湿热，症见头痛目赤、口苦胁痛、耳痛耳聋、黄疸，与茵陈、栀子配伍。治肝胆湿热下注，症见小便淋浊、带下、阴肿阴痒、湿疹、口苦目赤等，与栀子、黄芩、柴胡合用，如龙胆泻肝汤。

2. 清泻肝火　邱健行教授善用龙胆草治疗木火刑金之咳嗽，与薤白、百部配伍，自拟经验方薤胆汤，方中薤白常用剂量为 10 ～ 20g，龙胆草为 10g，一寒一热，寒热并用，治疗外感寒邪束肺、内有木火刑金、寒热错杂于肺、肺失宣肃所致的久咳难愈者，具体如难治性咽源性咳嗽或咳嗽变异性哮喘。

【用法用量】 6 ～ 10g，煎服。

【各家论述】

《神农本草经》："主骨间寒热，惊痫邪气，续绝伤，定五脏，杀蛊毒。"

《名医别录》："除胃中伏热，时气温热，热泄下痢，去肠中小虫，益肝胆气，止惊惕。"

《用药法象》："退肝经邪热，除下焦湿热肿，泻膀胱火。"

【使用注意】 不宜久服或多服，脾胃虚寒者忌服。

（六）鸡矢藤

【一般认识】 为茜草科植物鸡矢藤的地上部分，又名鸡屎藤。其味甘、酸，性平，入胃、肠、肺经，有止痛解毒、消食导滞、祛风除湿、解毒消肿之功效。本品含鸡屎藤苷、鸡屎藤次苷等成分，具有镇痛、降压等药理作用。

【流派应用】

1. 热毒泻痢　邱健行教授常用本品治疗肠道湿热夹毒所致的泻痢、腹痛，常与火炭母、凤尾草配伍。咽喉肿痛、痈疮疖肿者，配合黄芩、金银花，以增强解毒消肿之功。

2. 饮食积滞，小儿疳积　本品既消食化积，又健运脾胃。治食积腹痛、腹泻，可单味服或与山楂、神曲等同用。若与党参、白术、麦芽同用，可治脾虚食少、消化不良。若用鸡矢藤根与猪肚炖服，可治小儿疳积，如《福建中草药》所载方。

3. 热痰咳嗽　本品味苦性寒凉，入肺经，故能清热化痰止咳。治热痰咳嗽，单味煎服有效，或与瓜蒌皮、胆南星、枇杷叶等同用。

4. 此外，煎汤外洗或鲜品捣敷，可治湿疹、神经性皮炎引起的皮肤瘙痒等。

【用法用量】内服常用量：20 ～ 30g。水煎服。

【各家论述】

《本草求原》："理脚湿肿烂，蛇伤，同米擂食并敷。"

《上海常用中草药》："祛风，活血，止痛，消肿。治风湿酸痛，跌打损伤，肝脾肿大，无名肿毒。"

【使用注意】脾胃虚寒者慎用。

十一、清热解毒

（一）蒲公英

【一般认识】为菊科多年生草本植物蒲公英、碱地蒲公英或同属数种植物的全草。全国各地均有分布。其味苦、甘，性寒，归肝、胃经，具有清热解毒、消痈散结、清利湿热的功效。本品含蒲公英甾醇、蒲公英素、蒲公英苦素等。现代药理研究表明，本品对金黄色葡萄球菌、链球菌有较强的抑制作用，对肺炎球菌、脑膜炎球菌等也有一定的抑制作用，还有利胆、利尿、健胃及轻度泻下作用。

【流派应用】

1. 本品甘寒，清胃火而不伤胃气，为清泻胃火之佳品，又可清利胃经湿热，用于治疗慢性胃炎急性发作、消化性溃疡、反流性食管炎、幽门螺杆菌感染等属胃火炽盛或胃热夹湿证型患者，症见上腹胀痛、反酸、嗳气、口苦、口臭、纳呆或便溏，舌苔黄或黄厚腻、脉滑数。

2. 清利湿热　蒲公英归肝经，能清利肝经湿热，治疗湿热黄疸，常配茵陈，以增强利湿退黄之效；并用于膀胱湿热、小便淋沥涩痛，配金钱草、车前子、滑石等利尿通淋药。

3. 消痈散结　本品善治外痈，用于热毒疮疡、痈肿疔毒、内痈及咽喉肿痛、目赤肿痛、毒蛇咬伤。治咽喉肿痛，可配玄参、板蓝根、山豆根，具有良好的清热解毒、消痈散结之功效；治热毒疮疡、痈肿疔毒，常配伍金银花、紫花地丁、野菊花，以增强消痈解毒之力，如五味消毒饮；治肝郁气滞或乳汁不通、壅结乳络、热腐血败化脓所致之乳痈尤为有效，为治乳痈之要药，可内服或以鲜品捣敷患部；并善治内痈，治肺痈咳吐脓痰、胸痛，配鱼腥草、芦根、桃仁等清肺化痰之品；治热毒壅盛、气滞血瘀之肠痈者，可配大黄、牡丹皮、赤芍、金银花等。

【用法用量】 15 ～ 30g，常用剂量为 30g。

【各家论述】

《唐·新修本草》："蒲公英，主妇人乳痈肿。"

《医林纂要探源》："蒲公英，补脾和胃，泻火，通乳汁，治噎膈。"

《本草备要》："专治乳痈，疔毒，亦为通淋妙品。"

【使用注意】 虚寒证及阴疽者忌服。

（二）夏枯草

【一般认识】 为唇形科多年生草本植物夏枯草的带花果穗。全国均有生产。其味辛、苦，性寒，归肝、胆经，具有清泻肝火、清热散结功效。本品含夏枯草苷、生物碱、无机盐及维生素 B_1 等。对痢疾志贺菌、结核分枝杆菌、铜绿假单胞菌、伤寒沙门菌、大肠杆菌等有抑制作用。经动物实验证明，夏枯草有降压及利尿作用。

【流派应用】

1. 邱健行教授认为夏枯草归肝胆经，为清肝火、散郁结之要药，用于肝火上炎所致的头痛眩晕、目赤肿痛、畏光流泪等症，与菊花、石决明等同用；治肝阴不足之目眩头痛、至夜尤甚者，可与当归、白芍等同用。

2. 用于痰火郁结所致的瘰疬、瘿、痈，常与玄参、连翘、牡蛎合用。

3. 邱健行教授常将本品与蒲公英合用，为"蒲公英—夏枯草"药对，可清胃热、泻肝火而祛湿，治疗慢性胃炎、反流性食管炎、功能性消化不良及消化性溃疡等属肝胃郁热夹湿或脾胃湿热证患者效果尤佳。

【用法用量】10～15g，煎服。

【各家论述】

《神农本草经》："主寒热，瘰疬，鼠瘘，头疮，破癥，散瘿结气，脚肿湿痹。"

《滇南本草》："祛肝风，行经络。治口眼歪斜，行肝气，开肝郁，止筋骨疼痛，目珠痛，散瘰疬周身结核。"

《得配本草》："解阴中郁结之热，通血脉凝滞之气。"

【使用注意】脾胃虚寒者慎服。

（三）茵陈

【一般认识】为菊科多年生草本植物滨蒿或茵陈蒿的幼苗，主产于山西、山东、安徽等地，又名绵茵陈。其味苦、性微寒，归脾、胃、肝、胆经，具有清利湿热、退黄疸的功效。本品含挥发油，主要成分为β-蒎烯、茵陈色原酮等。现代药理研究表明，本品有明显的利胆作用，在增加胆汁分泌的同时也增加胆汁中固体成分（如胆酸、胆红素）的排泄，并有解热和降压的作用。

【流派应用】邱健行教授认为本品清热利湿退黄效果尤佳，用于湿热熏蒸肝胆之阳黄，常配栀子、大黄，如茵陈蒿汤。寒湿中阻出现阴黄者，配附子、干姜等，如茵陈四逆汤。用于湿热泄泻，常配火炭母、凤尾草。另外，本品具有通便作用，用于湿热阻滞之大便不通。

【用法用量】20～30g，煎服。

【各家论述】

《神农本草经》："主治风寒湿热邪气，热结黄疸。"

《名医别录》："治通身发黄，小便不利，除头热，去伏瘕。"

《药性论·药性趋向分类论：合刊本》："治眼目通身黄，小便赤。"

【使用注意】本品有绵茵陈与土茵陈之分，二者功效大致相同，但土茵陈产于广东，芳香气较浓，化湿力较大；而绵茵陈则以清热利胆退黄作用较好，绵茵陈临床较常用。

（四）白花蛇舌草

【一般认识】为茜草科一年生草本植物白花蛇舌草的全草。其味微苦、甘，性寒，归胃、大肠、小肠经，有清热解毒、消痈利湿作用。本品含三十一烷、豆甾醇、乌索酸等。本品抗感染作用较强，但体外试验却无或仅有微弱的抗菌作用，主要表现为增强白细胞吞噬功能。本品能增强肾上腺皮质功能，此与抑制炎症反应和免疫反应有关，还有一定抗肿瘤作用。

【流派应用】

1. 清热解毒，消痈散结　邱健行教授认为本品最能清解胃肠热毒、消散胃肠痈结，与半枝莲合用，自拟经验方白莲汤，即白花蛇舌草 30g，半枝莲 30g，用于治溃疡性结肠炎、克罗恩病、肠道恶性肿瘤、慢性萎缩性胃炎、胃癌前病变属湿热浊毒证型患者。用于痈肿疮毒、咽喉肿痛等，与金银花、连翘、紫花地丁合用。配伍败酱草、牡丹皮、大黄，用于肠痈。配伍紫花地丁、半枝莲，可用于毒蛇咬伤。

2. 热淋涩痛　用于治疗膀胱湿热、小便淋沥涩痛，与白茅根、车前草、石韦等同用。

【用法用量】15 ～ 60g，煎服。鲜品捣敷外用。

【各家论述】

《广西中药志》：“治小儿疳积，毒蛇咬伤，癌肿，外治白泡疮，蛇癞疮。”

《潮州志》：“茎叶榨汁饮服，治盲肠炎，又可治一切肠病。”

《广西中草药》：“清热解毒，活血利尿。”

【使用注意】阴疽及脾胃虚寒者忌用。

（五）半枝莲

【一般认识】为唇形科多年生草本植物半枝莲的全草。其味辛、微苦，性寒，其归肺、胃、肾经，具有清热解毒、化瘀利尿功效。本品含生物碱、黄酮苷等。现代药理研究表明，半枝莲对肿瘤有一定的抑制作用。

本品还有抑菌、利尿、止咳、平喘等多种药理作用。

【流派应用】

1. 疔疮肿毒，咽喉肿痛　本品有较强的清热解毒作用，可治疗热毒内蕴，如咽痛、疔疮等。

2. 化瘀消癥　用于癥瘕肿块等证，常与丹参、土鳖虫、鳖甲合用。临床用于肝脾肿大，肺癌、肝癌及胃癌等。邱健行教授常将半枝莲与白花蛇舌草组成药对，称“白莲汤”，用于多种肿瘤的辅助治疗。治疗跌扑伤痛，可与当归、乳香、没药合用化瘀止痛。

3. 用于湿热郁结所致的小便不利、水肿、黄疸等，常配泽泻、茵陈、车前子等。

【用法用量】煎服，10～30g，鲜品用量加倍。

【各家论述】

《南京民间药草》：“破血通经。”

《中药大辞典》：“清热，解毒，散瘀，止血，定痛。治吐血，衄血，血淋，赤痢，黄疸，咽喉疼痛，肺痈，疔疮，瘰疬，疮毒，癌肿，跌打刀伤，蛇咬伤。”

【使用注意】阴疽及脾胃虚寒者忌用。

（六）鱼腥草

【一般认识】为三白草科多年生草本植物蕺菜的全草，又名蕺菜、折耳根。其味辛，性微寒，归肺、膀胱经，功效清热解毒、消痈排脓、利水通淋。本品含挥发油，油中含鱼腥草素、甲基正壬酮、月桂烯、大量钾盐等。本品具有抗病原微生物作用，抗菌谱广，对金黄色葡萄球菌、链球菌、卡他莫拉菌、钩端螺旋体等均有不同程度的抑制作用，能增强机体的免疫力，有明显的利尿、抗炎、止咳作用。

【流派应用】

1. 戈焰教授认为本品入肺经，能清热解毒、消痈排脓，与金银花、桔梗、芦根相配伍，治疗肺痈咳吐脓血；治肺热咳嗽痰稠，配知母、黄芩、贝母，具有清肺止咳化痰功效。此外，鱼腥草为清泄胃热之良药，配蒲公英，治疗属胃热内蕴或脾胃湿热证型的糜烂性胃炎、消化性溃疡、胃食管反流、幽门螺杆菌感染等病，症见胃脘胀痛、灼热、恶心欲呕、口干咽燥、口臭、舌苔黄或黄腻，剂量宜20g以上，生用效果更佳。

2. 治膀胱湿热所致的热淋、小便涩痛，本品可清热除湿、利尿通淋，与金钱草，海金沙等利尿通淋药同用。

【用法用量】 15～30g，鲜品用量加倍，煎服或凉拌生食，不宜久煎，以免有效成分挥发，降低药效。

【各家论述】

《本草纲目》："散热毒痈肿。"

《神农本草经疏》："治痰热壅肺，发为肺痈吐脓血之要药。"

《本草经集注》："主治蠼螋溺疮，多食令人气喘。"

【使用注意】 脾胃虚寒者慎用。

（七）败酱草

【一般认识】 为败酱科多年生草本植物黄花败酱、白花败酱的全草。全国大部分地区均产。其味辛、苦，性微寒，入胃、大肠、肝经，功效清热解毒、消痈排脓、祛瘀止痛。本品含挥发油、三萜皂苷等。现代药理研究表明，本品对金黄色葡萄球菌、链球菌、大肠杆菌等有较强抑制作用。其提取物有促进肝细胞再生、防止肝细胞变性、改善肝功能的作用。

【流派应用】

1. 本品清热解毒、消痈排脓，为治疗肠痈之要药，用于肠痈脓已成者，配伍薏苡仁、附子，如薏苡附子败酱散；邱健行教授认为治疗肠痈脓未成者，可用本品与白花蛇舌草组成"蛇舌草-败酱草"双草药对，具体可治疗急性阑尾炎、慢性阑尾炎、肠炎、溃疡性结肠炎、克罗恩病等。败酱草消痈排脓，还可用于肺痈、肝脓肿、输卵管卵巢脓肿等内痈。

2. 祛瘀止痛，用于血滞胸腹疼痛，与当归、川芎、蒲黄、五灵脂同用，以增强活血止痛之力。

【用法用量】 15～30g，煎服。鲜品捣敷患部外用。

【各家论述】

《神农本草经》:“主暴热,火疮赤气,疥瘙、疽痔,马鞍热气。”

《名医别录》:“除痈肿,浮肿,结热,风痹、不足,产后腹痛。”

《本草纲目》:“败酱乃手足阳明厥阴药也。善排脓破血,故仲景治痈及古方妇人科皆用之。”

【使用注意】脾胃虚寒者慎用。

(八)土茯苓

【一般认识】为百合科多年生植物常绿藤本植物光叶菝葜的根茎。其味甘、淡,性平,入肝、胃经,功效解毒除湿、通利关节。本品含有皂苷、鞣质、树脂等。现代药理研究表明,本品有抑制金黄色葡萄球菌、链球菌等作用,还有镇痛、抗肿瘤、利尿作用,能解汞中毒。

【流派应用】

1. 邱健行教授认为本品能解毒利湿清热,用于湿热夹毒、壅滞胃肠致脘腹胀痛、纳呆、口干口臭、身困体倦、舌红胖大边有齿痕、苔黄厚腻、脉滑数者,配伍薏苡仁、败酱草、蒲公英、白花蛇舌草等。用于湿热夹毒下注而致的热淋、尿赤涩痛、带下,以及湿热火毒疮痈,为中医治疗梅毒之要药,与金银花、薏苡仁等同用。

2. 通利关节　用于湿热毒邪浸淫所致的肢体筋骨关节肿痛。

【用法用量】15 ～ 60g,煎服。外用适量,可研末调敷。

【各家论述】

《本草纲目》卷十八:“健脾胃,强筋骨,去风湿,利关节,止泄泻。治拘挛骨痛,恶疮痈肿。解汞粉、银朱毒。”

《本草正义》:“土茯苓,利湿去热,能入络,搜剔湿热之蕴毒。其解水银、轻粉毒者,彼以升提收毒上行,而此以渗利下导为务,故专治杨梅毒疮,深入百络,关节疼痛,甚至腐烂,又毒火上行,咽喉痛溃,一切恶症。”

《滇南本草》:“去风湿,利关节。杨梅疮服之最良。或误服轻粉、水银毒,周身筋骨疼痛,同防风、银花、白鲜皮煎服,月余神效,轻则半月。”

《景岳全书·本草正》:“疗痈肿,喉痹,除周身寒湿,恶疮。”

【使用注意】肝肾阴虚者慎服。服药时忌饮茶。

(九)马齿苋

【一般认识】为马齿苋科一年生肉质草本植物马齿苋的全草,全国大部分地区均产。其味酸,性寒,入大肠、肝经,功效清热解毒、止痢消痈、凉血止血。本品含有去甲肾上腺素和大量钾盐,此外,含多巴胺及多种维生素。现代药理研究表明,本品对痢疾志贺菌、大肠杆菌、伤寒沙门菌、金黄色葡萄球菌均有抑制作用,亦具有抗氧化、利尿和降低胆固醇等作用。

【流派应用】

1. 清热解毒、止痢消痈　本品性寒清热,酸能收敛,入大肠经,具有清热解毒、收敛止泻作用,为常用止泻药,是治疗湿热痢疾、便下脓血、里急后重之要药,配伍黄连、黄柏。

2. 凉血止血,入肝经,治疗赤白带下、崩漏、产后或流产后子宫出血,可用鲜品捣汁服,或与苎麻根、茜草炭等同用;治疗便血、痔疮出血,与地榆、槐花等同用。

【用法用量】20 ～ 30g,鲜品为 30 ～ 60g。煎服,外用捣敷患处。

【各家论述】

《本草纲目》:“散血消肿,利肠滑胎,解毒通淋,治产后虚汗。”

《滇南本草》:“入胃益气,清暑热,宽中下气,润肠,消积滞,杀虫。疗痔疮红肿疼痛。”

《生草药性备要》:“治红痢,清热毒,洗痔疮疳疔。”

【使用注意】脾胃虚寒、肠滑作泄者忌服。

(十)白头翁

【一般认识】为毛茛科多年生草本植物白头翁的根。其味苦,性寒,入大肠经,功效清热解毒、凉血止痢。本品含三萜皂苷及毛茛苷。现代药理研究表明,本品对金黄色葡萄球菌、铜绿假单胞菌、痢疾志贺菌、枯草杆菌、伤寒沙门菌、沙门菌以及一些皮肤真菌等,均具有明显的抑制作用。本品煎剂及所含皂苷有明显的抗阿米巴作用。本品对阴道毛滴虫有明显的杀灭作用，对流行性感冒病毒也有轻度抑制作用。另外，本品尚具有一定的镇静、镇痛及抗惊厥作用，其地上部分具有强心作用。

【流派应用】清热解毒、燥湿止痢，善除大肠热毒及湿热，为治热毒血痢及湿热泄泻之良药，配伍黄连、黄柏、秦皮，如白头翁汤。

【用法用量】9～15g，鲜品为15～30g。

【各家论述】

《神农本草经》："主温疟，狂易，寒热，癥瘕，积聚，瘿气，逐血，止痛，疗金疮。"

《药性论·药性趋向分类论：合刊本》："止腹痛及赤毒痢，治齿痛，主颈下瘰疬。"

《日华子本草辑注》："治一切风气，及暖腰膝，明目消赘。"

【使用注意】虚寒泻痢者忌服。

（十一）秦皮

【一般认识】为木犀科落叶乔木苦枥白蜡树或小叶白蜡树的茎皮。其味苦，性寒，入大肠、肝、胆经，功效清热解毒、燥湿止痢、清肝明目。本品含七叶树苷、七叶树素、秦皮素等。现代药理研究表明，本品对金黄色葡萄球菌、大肠杆菌、痢疾志贺菌均有抑制作用，有消炎、镇痛、利尿、促进尿酸排泄作用，亦可抑制组胺引起的毛细血管通透性增高。

【流派应用】邱健行教授认为秦皮善清大肠热毒和湿热，又有收敛之性，为治湿热痢、热毒痢及湿热带下之常用药，常配石榴皮、凤尾草、火炭母；又可清肝胆之火而明目，故能治疗肝火目赤肿痛、视物昏花，常配菊花、谷精草内服；尚可清热燥湿止带，用于湿热带下，常配椿根皮、黄柏、蛇床子。

【用法用量】10～15g。煎服，或熏洗患部。

【各家论述】

《神农本草经》："主风寒湿痹，洗洗寒热，除热，目中青翳白膜。"

《本草纲目》："主热痢下重。"

《药性论·药性趋向分类论:合刊本》:“去肝中久热,两目赤肿疼痛,风泪不止。”

【使用注意】脾胃虚寒或肠中无湿热者禁用。

(十二)金银花

【一般认识】为忍冬科多年生半常绿缠绕性木质藤本植物忍冬的花蕾,又名双花、银花、忍冬花。其味甘、性寒,归肺、胃、大肠经,功效清热解毒、宣散风热、凉血治痢。本品含氯原酸类化合物、黄酮类、忍冬苷等。现代药理研究表明,金银花具有范围较广的抗菌、抗病毒作用,对多种病原菌如金黄色葡萄球菌、链球菌、肺炎球菌、百日咳鲍特菌、痢疾志贺菌、伤寒沙门菌等都有较强的抑制作用,还可刺激胃肠蠕动,增加胃液和胆汁的分泌。

【流派应用】邱健行教授认为金银花既善清在里之热毒,又可散在表之风热。气分之热邪可以清,血分之热亦可解,是一个功力较强的清热解毒药。可广泛用于多种热毒证。

1. 清热解毒　用于外感风热或温病初起、邪在卫分致发热、微恶风寒、头痛、咽喉肿痛者,有良好的清热解毒和宣散风热之功效,常与连翘、荆芥穗、薄荷等配伍,如银翘散。对温热病热入气分致高热、烦渴、脉洪大有力者,配石膏、知母、连翘,使泻火解毒之力更强;热入营血致斑疹隐隐、心烦少寐、舌绛而干者,配牡丹皮、生地黄,共奏清营护阴、凉血解毒之效。

2. 凉血治痢　用于热毒泻痢、下痢脓血,有解毒、凉血、止痢作用。可单用本品浓煎频服,或配入黄连、白头翁、赤芍等清热燥湿、解毒凉血止痢之品,以增强疗效。治肠痈,常配黄芩、薏苡仁、当归等,如清肠饮。

3. 用于热毒疮痈、疖肿,既可清热解毒,又能凉血消痈。可单用或配紫花地丁、蒲公英、菊花等,如五味消毒饮。

【用法用量】常用量为 10 ～ 15g,大剂量可用至 30 ～ 60g。

【各家论述】

《名医别录》:“主治寒热身肿。”

《证类本草》:“主热毒,血痢,水痢,浓煎服之。”

《本草纲目》:“及诸肿毒。痈疽、疥癣,杨梅诸恶疮,散热解毒。”

【使用注意】脾胃虚寒及气虚疮疡脓清者忌用。生用宜清热解毒,炒炭则有止血之功,多用于血痢。

(十三)浙贝母

【一般认识】为百合科多年生草本植物浙贝母的干燥鳞茎,主产于浙江象山县,故又称“象贝”。大者除去芯芽,习称“大贝”;小者不去芯芽,习称“珠贝”。其味苦,性寒,归肺、心经,具有清热化痰、开郁散结功效。本品主要含生物碱类成分:贝母素甲(浙贝母甲素)、贝母素乙(浙贝母乙素)、浙贝母酮、贝母辛、异浙贝母碱、浙贝母碱苷、浙贝母丙素等。

【流派应用】

1. 清肺化痰　用于风热、燥热、痰火郁结所致的咳嗽。治风热咳嗽,与前胡、桑叶、牛蒡子合用。治痰火郁结之咳嗽,与知母等合用。

2. 开郁散结　用于瘰疬、痈毒肿痛及乳痈、肺痈等。治疗瘰疬、瘿瘤,与玄参、夏枯草、牡蛎合用,如消瘰丸;治疮痈,与连翘、蒲公英、金银花合用;治肺痈,与鱼腥草、芦根合用。

3. 邱健行教授认为浙贝母与海螵蛸配伍成的乌贝散,具有开郁散结、消痈敛酸止痛之功,可用于治疗胃热内痈,症见胃脘疼痛、灼热反酸。

【用法用量】5 ~ 10g,煎服或生冲服。

【各家论述】

《神农本草经》:“主伤寒烦热,淋沥邪气,疝瘕,喉痹,乳难,金创,风痉。”

《外科全生集》:“专消痈疽毒痰。”

《本草纲目拾遗》:“解毒利痰,开宣肺气,凡肺家挟风火有痰者宜此。”

【使用注意】浙贝母与川贝母均有清热化痰、开郁散结之功,但浙贝母苦寒开泄,善于清热散结,痰火咳嗽及疮痈肿毒等实证多用;而川贝母甘寒滋润，善于润肺止咳，肺燥咳嗽及虚劳干咳等虚证多用。

（十四）救必应

【一般认识】为冬青科植物铁冬青的树皮或根皮，又名熊胆木、白银树皮，主产于长江流域以南地区。其味苦，性寒，归肺、肝、大肠、胃经，具有行气止痛、清热利湿、泻火解毒、凉血止血功效。现代药理研究表明，其黄酮苷能拮抗乙酰胆碱引起的肠痉挛。本品煎剂在试管内能抑制金黄色葡萄球菌、链球菌及痢疾志贺菌、伤寒沙门菌、铜绿假单胞菌。

【流派应用】

1. 本品味苦能燥湿，性寒能清热，又可行气止痛，为岭南治疗腹痛腹泻的常用草药，邱健行教授用其治疗胃肠湿热，症见腹痛阵作、腹泻、大便臭秽、肛门灼热、口苦口干、舌红苔黄厚腻，常与火炭母、凤尾草配伍。与延胡索合用治疗脘腹疼痛，可增强行气止痛之功。救必应是为数不多的寒性止痛药之一，对于肝胃郁热致脘腹疼痛者，常与海螵蛸、浙贝母配伍。

2. 用于感冒发热、咽喉肿痛以及湿火骨痛，可泻火解毒止痛。

【用法用量】内服常用量：15 ～ 30g。煎服。

【各家论述】

《广西本草选编》："清热解毒，消肿止痛。主治感冒风热，小儿发热，急性扁桃腺炎，咽喉炎，急性胃肠炎，急慢性阑尾炎，肾炎水肿，急性盆腔炎，附件炎，痈疮疖肿，毒蛇咬伤，湿疹，水田皮炎，烧烫伤。"

《福建药物志》："清热利湿，消肿止痛，祛风解暑。治胃痛，中暑腹痛，痢疾，腹泻，胆囊炎，胰腺炎，风湿关节痛，阴道毛滴虫病跌打损伤，关节扭伤。"

《岭南采药录》："清热毒。"

【使用注意】虚寒腹痛，及寒湿引起的腹泻、腹痛者忌用。

（十五）凤尾草

【一般认识】为凤尾蕨科植物凤尾草的全株，又名井栏边草，分布于云南、四川、广东、广西等地。其味微苦，性寒，入大肠、心、肝经，具有清热利湿、消肿解毒、凉血止血功效。

【流派应用】

1. 清热利湿止泻　用于急性胃肠炎或细菌性痢疾等病。邱健行教授常配伍火炭母，组成“火凤”药对，用于肠道湿热证，症见腹泻、大便糊状臭秽、里急后重或肛门灼热，疗效确切。

2. 清热利湿、退黄止带　用于治疗肝炎伴黄疸，配伍茵陈、栀子、蒲公英、金钱草、田基黄等。用于白带、淋浊，配伍椿根皮、黄柏等。

3. 凉血止血　用于咳血、吐血、衄血、尿血、便血、痔疮出血，可与侧柏叶、大蓟、小蓟、蒲黄炭等药同用。

4. 消肿解毒　用于咽喉肿痛及痈肿疮毒，可与大青叶、板蓝根等药同用。

【用法用量】内服常用量：15 ～ 60g。水煎服。外用适量，鲜全草捣烂敷患处。

【各家论述】

《生草药性备要》：“洗疳疔痔，散毒，敷疮痈。治蛇咬诸毒，刀伤，能止血生肌，捣汁调酒服，渣敷患处。研末收贮治气痛。”

《植物名实图考》：“治五淋，止小便痛。”

《常用中草药手册》：“清热，利湿，凉血。治菌痢，肠炎，外感发热，尿路感染，白带，腮腺炎，疔疮，湿疹。”

【使用注意】虚寒泻痢者及孕妇慎用。

（十六）木棉花

【一般认识】为木棉科植物木棉的干燥花，分布在广东、广西、福建、台湾等地。其味甘、淡，性凉，入脾、肝、大肠经，具有清热利湿、解毒止血功效。本品富含花青素、多糖以及多种微量元素如铁、锌、铜、锰等。现代药理研究表明，本品具有保肝、抗肿瘤、抗炎、降血脂、降血糖等药理作用。

【流派应用】邱健行教授认为木棉花是岭南常用草药，具有清热利湿止泻之效，多用治大肠湿热所致的泄泻、痢疾，常与凤尾草同用。本品亦可清热解暑、利湿，于夏暑之季，暑多夹湿，常与鸡蛋花、金银花、菊花、葛花同用，煎煮代茶，称为“五花茶”，该方清中寓补，既能清解暑热利湿，又可生津止渴，是岭南民间著名的夏季保健凉茶。另外，本品还具有凉血止血解毒功效，可治疗崩中、金创出血、疮毒等。

【用法用量】内服常用量：10～15g。煎服。

【各家论述】

《生草药性备要》：“治痢症。”

《本草求原》：“红者去赤痢，白者治白痢。”

《广西中药志》：“去湿毒，治恶疮。”

【使用注意】脾胃虚寒者慎用。

（十七）毛冬青

【一般认识】为冬青科植物毛冬青的根。其味苦，性寒，入心、肺经，具有活血通脉、清热解毒、止咳化痰功效。本品含三萜皂苷类、黄酮苷类等成分，能扩张冠状动脉、增加冠状动脉血流量、降低胆固醇及甘油三酯，还有抗菌、镇咳、祛痰、平喘等作用。

【流派应用】

1. 活血通脉　邱健行教授善用其疏通下肢血脉，治疗血脉瘀阻引起的下肢麻木、疼痛、肿胀，以及血栓性脉管炎等，常配伍牛膝、薏苡仁、黄柏。

2. 清热解毒　用于烧伤，可单用煎水湿敷，或研末油调外敷。用于热毒咽喉肿痛，可与板蓝根、玄参同用。

3. 止咳化痰　用于肺热咳嗽，常配黄芩、桑白皮、瓜蒌皮。

【用法用量】内服常用量：10～30g。水煎服。

【各家论述】

《广西中草药》：“清热解毒，消肿止痛，利小便。治刀枪打伤，肺热喘咳，外感风热，预防流脑。”

《新编中医学概要》：“活血通脉。治血栓闭塞性脉管炎，冠心病，脑血管意外所致的偏瘫。”

《广西实用中草药新选》:“清凉解毒,凉血散瘀。治喉头水肿,咽喉炎症,暑季外感热症,皮肤急性化脓性炎症。”

【使用注意】脾胃虚寒者慎用。

(十八)鸡骨草

【一般认识】为豆科植物广州相思子的带根全草,又名黄头草、大黄草,主产于广东、广西等地。其味甘、微苦,性凉,归肝、胃经,有清热解毒、疏肝化瘀止痛功效。

【流派应用】

1. *清热解毒*　本品甘苦而凉,具有清热利湿而退黄之功,治疗肝胆湿热郁蒸引起的急性病毒性肝炎伴黄疸,可单味使用,剂量为30g。邱健行教授常用其与叶下珠、溪黄草合用,加强清热解毒、利湿退黄作用,治疗病毒性肝炎患者。本品鲜叶捣烂外敷可治疗乳痈。

2. *疏肝化瘀止痛*　用于肝气不疏致胁肋疼痛,以及肝气犯胃致胃脘胀痛。

【用法用量】内服常用量:15～30g。水煎服。

【各家论述】

《南宁市药物志》:“消炎解毒,续筋接骨。”

《岭南草药志》:“清肝胆郁热,舒肝和脾;主肝郁胁痛、脾胃不和,筋伤骨折;种子有大毒。”

《广西本草选编》:“鲜根配田基黄,治肝硬化腹水。”

【使用注意】虚寒体弱者慎用。因其种子(红色豆荚)有大毒,切勿误食其种子,避免中毒。

(十九)溪黄草

【一般认识】为唇形科植物线纹香茶菜的全草,又名熊胆草、血风草。其味苦,性寒,入肝、胆、大肠、膀胱经,有清热利湿,凉血散瘀功效。本品含黄酮苷、酚类等。

【流派应用】

1. 适用于治疗肝胆湿热引起的病毒性肝炎伴黄疸及胆囊炎并胆道梗阻。邱健行教授常将本品与叶下珠、鸡骨草合用，治疗病毒性肝炎患者。

2. 用于肠道湿热引起的腹泻、痢疾、腹痛等，以及湿热下注膀胱引起的小便不利或癃闭。

【用法用量】内服常用量：15 ～ 30g。水煎服。

【各家论述】

《常用中草药彩色图谱》："清肝利胆，退黄祛湿，凉血散瘀。"

《岭南采药录》："味苦性寒，治湿热黄疸，取鲜者捣汁和酒服。"

《闽东本草文化》："溪黄草根，治湿热痢疾，红白相兼者效佳。"

【使用注意】脾胃虚寒者慎用。

（二十）叶下珠

【一般认识】为大戟科叶下珠属植物叶下珠的全草，又名珍珠草。主产于华北、广东、广西等地。其味微苦、甘，性寒，入肝、脾经，有平肝清热、消积导滞、利尿明目之功效。

【流派应用】

1. 邱健行教授常用其与鸡骨草、溪黄草、茵陈合用，治疗病毒性肝炎，以增强清热解毒、利湿退黄之功。邱健行教授认为本品尚有清肝明目作用，常与谷精草、菊花合用。

2. 治疗肠炎、痢疾等，与金银花同用。

3. 本品具有消积导滞功效，可用于小儿疳积、消化不良。

【用法用量】内服常用量：15 ～ 30g。水煎服。外用适量，鲜草捣烂敷患处。

【各家论述】

《生草药性备要》："治小儿疳眼、疳积，或煲猪肝食，或煎水熏洗。"

《常用中草药手册》："清肝明目，渗湿利水。治肾炎水肿，尿路感染，尿路结石，肠炎腹泻。"

《四川常用中草药》:“清暑热,止痢疾。 治红白痢疾,目赤肿痛,角膜云翳。”

【使用注意】脾胃虚寒者慎用。

(二十一) 火炭母

【一般认识】为蓼科植物火炭母的全草。其味微酸、涩,性微寒,归大肠、小肠、肝、脾经,有清热利湿、消食导滞、凉血解毒、明目退翳功效。本品叶含山奈酚、槲皮素等,具有抗菌、抗病毒、抑制或兴奋平滑肌、降压作用。

【流派应用】

1. 邱健行教授善用其治疗急性或慢性肠炎、细菌性痢疾或溃疡性结肠炎等属肠道湿热证者,症见腹泻、大便黏滞不爽、腹痛腹胀等,常配伍凤尾草、败酱草、白花蛇舌草,以清热利湿、止泻止痛。

2. 本品能消食导滞,用于饮食积滞所致的嗳腐食少、腹胀、呕吐、大便溏滞。亦治疗小儿夏季热、消化不良。

【用法用量】内服常用量:15 ～ 30g,鲜品为 50 ～ 80g。水煎服。外用适量。

【各家论述】

《生草药性备要》:“炒蜜食能止痢症。敷疮、敷跌打、贴烂脚,拔毒、干水、敛口。”

《岭南采药录》:“治小儿身热惊搐,鼓胀。”

《福建民间草药》:“活血解毒,止痢,疗带。”

《广东中草药》:“凉血解毒。治小儿夏季热。”

【使用注意】本品性凉,脾胃虚寒者慎用。

(二十二) 积雪草

【一般认识】为伞形科植物积雪草的全草,又名崩大碗、连钱草。其味苦、辛,性寒,归大肠、肝、胆、肺经,有清热利湿、解毒消肿功效。

【流派应用】

1. 邱健行教授擅用积雪草灌肠治疗慢性结肠炎,以及经结肠透析治疗的肾功能不全，达到清热利湿、解毒止泻功效，常配大黄、牡蛎、槐花，煎液用作保留灌肠，促进“内毒素”排泄。

2. 治疗湿热黄疸，常与茵陈、溪黄草同用。

3. 治疗咽喉肿痛、发热，配伍板蓝根、鱼腥草、岗梅根。尚可用于热毒痈肿之疔疮、丹毒，或跌打损伤所致之肿痛。

【用法用量】内服常用量：15 ～ 30g。水煎服。鲜品用量为 40 ～ 60g，捣汁灌肠效更佳。

【各家论述】

《神农本草经》：“主大热，恶疮痈疽，浸淫赤熛，皮肤赤，身热。”

《药性本草》：“治瘰疬鼠漏，寒热时节往来。”

《证类本草》：“主暴热，小儿丹毒，寒热，腹内热结。捣绞汁服。”

【使用注意】孕妇禁用，虚寒便溏者慎服。

（二十三）白背叶根

【一般认识】为大戟科植物白背叶的根，主产于广东、广西、福建、湖南等地。其味微苦、微涩，性平，归肝、脾经，具有清热利湿、疏肝活血、益气固脱功效。

【流派应用】

1. 邱健行教授用其治疗急性肝炎、慢性肝炎、肝脾肿大、肝功能异常，常与叶下珠、溪黄草、鸡骨草配伍，以达清热利湿、疏肝活血作用。

2. 适用于治疗湿热下注所致的肠炎、淋浊、带下。

3. 治疗疝气、脱肛、子宫下垂，常与五指毛桃、升麻、柴胡合用，以达益气固脱功效。

【用法用量】内服常用量：15 ～ 30g。水煎服。外用适量，研末撒，或浸酒搽，或煎水洗。

【各家论述】

《常用中草药手册》：“舒肝活血，清热利湿；主慢性肝炎胁痛、脾肿大、肠炎腹泻；配升麻治脱肛、阴挺。”

《全国中草药汇编》：“柔肝活血，健脾化湿；主肝脾肿大、妊娠脾虚水肿、脾虚湿盛带下。”

《中华本草》:“主肝炎、脾肿大、外伤出血。”

【使用注意】脾胃虚寒者慎用。

(二十四)马鞭草

【一般认识】为马鞭草科植物马鞭草的地上部分,又名燕尾草。其味苦,性凉,入肝、脾经,有清热利湿、活血散瘀、截疟、解毒功效。本品含马鞭草苷、戟叶马鞭草苷等,具有镇咳、镇痛、消炎等作用。

【流派应用】

1. 本品具有清热利湿功效,用于治疗急性肠炎、慢性肠炎、细菌性痢疾等,症见腹泻、大便溏薄、黏滞不爽、腹痛腹胀。

2. 本品可用于癥瘕积聚、水肿,治疗肝炎、肝硬化腹水,与车前草、鳖甲、牡蛎同用;治疗急性胆囊炎,与金钱草、茵陈、郁金同用。

3. 治疗经闭、痛经,与香附、益母草同用。

【用法用量】内服常用量:10 ～ 20g。水煎服。

【各家论述】

《证类本草》:“主癥癖血瘕,久疟,破血。”

《日华子本草辑注》:“通月经,治妇人血气肚胀,月候不匀,产后血晕。”

《滇南本草》:“治妇人经闭,跌打损伤,通淋浊。”

【使用注意】脾胃虚寒者慎用。

(二十五)水翁花

【一般认识】为桃金娘科植物水翁的花蕾,主产于广东、广西、海南、云南等地。其味苦、性寒,归胃、肠、肺经,有清热解毒、祛暑生津、祛湿消滞之功。

【流派应用】

1. 治疗饮食积滞、肠道湿热所致的呕吐、腹泻、脘腹胀满、纳呆,与布渣叶同用,达消积除湿作用。

2. 本品有清热解暑功效,用于暑热天外感暑热出现身热、汗多、乏力、口渴,常与葛根、石膏合用,以清暑生津。

【用法用量】内服常用量：10 ～ 30g。水煎服、泡水代茶或煮粥。

【各家论述】

《岭南采药录》："清热散毒，消食化滞。"

《广东中药》："主外感风热头痛、感冒恶寒发热、湿热泻痢。"

《广西药用植物名录》："水翁花：清热利湿。主湿疹、皮肤瘙痒。"

【使用注意】脾胃虚寒者慎用。

（二十六）岗梅根

【一般认识】为冬青科植物梅叶冬青的根，又名苦梅根、山梅根、秤星树根。其味甘、苦、性凉，归肺、肝经，有清热解毒、生津止渴、利咽消肿、散瘀止痛功效。本品含三萜皂苷、内酯及少量生物碱等成分，具有抗菌、抗炎等药理作用。

【流派应用】邱健行教授善用本品治疗扁桃体炎、咽喉炎引起的咽喉肿痛，常与葛根、板蓝根、鱼腥草同用以清热解毒、利咽消肿、生津止渴。尚有清泻肺热之效，治疗肺脓肿、肺热咳嗽等。

【用法用量】内服常用量：15 ～ 30g。水煎服。叶外用适量，捣烂敷患处。

【各家论述】

《实用中草药》："治急性扁桃体炎，咽喉炎，肺脓肿，感冒。"

《生草药性备要》："杀虫，理跌打损伤。"

《陆川本草》："清凉解毒，生津止泻。治热病口燥渴，热泻，一般喉疾。"

【使用注意】脾胃虚寒者及孕妇慎用。

（二十七）两面针

【一般认识】为芸香科植物两面针的根，又名"入地金牛""上山虎""下山虎"。其味苦、辛，性平，有小毒，归肝、胃经，有行气止痛、活血化瘀、祛风通络功效。本品含两面针碱、白屈菜红碱等，具有镇痛、抗菌、镇静、解痉等药理作用。

【流派应用】邱健行教授常用于治疗胃火炽盛引起的牙龈肿痛、胃痛，以及湿热蕴结所致的风湿痹痛，跌仆损伤疼痛，毒蛇咬伤疼痛。外治烧伤。治牙龈红肿、疼痛，常与鱼腥草、威灵仙、生石膏、野菊花、甘草同用，以加强清热解毒止痛作用。

【用法用量】内服常用量：10 ～ 30g。水煎服。外用适量，研末调敷或煎水洗患处。

【各家论述】

《神农本草经》："主风寒湿痹，历节疼，除四肢厥气，膝痛。"

《陆川本草》："接骨，消肿，止痛，去瘀。治跌打骨折，损伤肿痛，风湿骨痛，心胃气痛，牙痛。并治蛇伤。"

《本草求原》："治痰火疬核，并急喉痰闭危笃，去外皮，煎水饮。"

【使用注意】不能过量服用。忌与酸味食物同服。中毒后常引起腹痛、下痢。解救方法：催吐、导泻、服糖水或注射葡萄糖注射液。

（二十八）田基黄

【一般认识】藤黄科植物田基黄的全草，又名地耳草。其味甘、微苦，性微寒，具有清热解毒、利湿退黄、消肿散瘀功效。本品含抗菌成分、香豆精、异槲皮苷等。现代药理研究表明，本品对急性肝炎伴黄疸和慢性肝炎有疗效，对金黄色葡萄球菌、链球菌、肺炎球菌等均有不同程度的抑制作用。

【流派应用】

1. 邱健行教授擅用其治疗急、慢性病毒性肝炎，常与白花蛇舌草、鸡骨草、茵陈合用，以清热解毒、利湿退黄。

2. 本品可用于治疗肠痈、目赤肿痛、热毒疮肿等，与败酱草、薏苡仁、金银花配伍，以达活血散瘀、消肿止痛功效。

【用法用量】20 ～ 30g，煎服。

【各家论述】

《陆川本草》："治腹水，小儿惊风，双单乳蛾，漆疮，外伤出血，皮肤疥癣，蛇蜂蝎伤。"

《南宁市药物志》："消肿解毒。治疳积和疔疮初起。"

《生草药性备要》:“治酒病,消肿胀,解蛊毒,敷大恶疮,理痈疮肿。”

《岭南采药录》:“去硝、黄火毒,敷虾箝疮,理跌打、蛇伤。”

【使用注意】脾胃虚寒者慎用。

(二十九)黄皮叶

【一般认识】为芸香科植物黄皮的叶片,全年可采。其味苦,性温,归肝、胃经,功效为疏风清热、除痰行气,主治温病身热、咳嗽哮喘、气胀腹痛、疟疾、小便不利、热毒疥癞。

【流派应用】邱健行教授认为黄皮叶归肝经,有行气止痛功效,用其治疗急、慢性病毒性肝炎,常与白花蛇舌草、独脚柑、布渣叶合用。另外,黄皮被誉为“岭南佳果”,被广东人称为“正气果”,新鲜果实和核均可入药,其中黄皮果与黄皮叶性味功效类似,偏清润肺经燥热;黄皮核具有清肝、利小便功效,邱健行教授临床常用于治疗小儿小便不利。

【用法用量】10 ～ 30g,煎服。

【各家论述】

《本草求原》:“解秽除垢,退黄肿。”

《福建民间草药》:“化痰止咳,平喘降气。主痰咳哮喘。”

《陆川本草》:“疏郁行气,止痛清热。主气胀腹痛,温病身热。”

【使用注意】脾胃虚寒者慎用。

十二、清热凉血

(一)水牛角

【一般认识】为牛科动物水牛的角,常用作中药犀角(已禁用)的代用品。其味苦,性寒,入心、肝经,有清热解毒、凉血定惊功效。本品含角蛋白、肽类、胍类等。现代药理研究表明,本品提取物及水煎剂有强心作用,对垂体 - 肾上腺皮质系统有兴奋作用,能明显缩短出血时间。此外,还有镇静、抗炎、抗感染作用。

【流派应用】

1. 用于温热病热盛火炽所致的壮热不退、神昏谵语,常与连翘、玄参等配伍;用于温热病邪热入营分所致的烦渴舌赤、夜寐不安,可与金银花、玄参、黄连等配伍应用;治疗小儿高热烦躁、惊厥抽搐,常与羚羊角等配伍。

2. 治疗血热发斑,可配伍玄参、石膏、知母等药;治疗血热吐血、衄血、咯血,可配伍生地黄、白茅根、侧柏叶等。

【用法用量】15 ～ 50g,先煎。

【各家论述】

《名医别录》:"疗时气寒热头痛。"

《陆川本草》:"凉血解毒,止衄。治热病昏迷,麻痘斑疹、吐血衄血、血热、溺赤。"

《本草图经》:"治喉痹肿塞欲死,烧灰,酒服一钱。小儿饮乳不快似喉痹者,取灰涂乳上,咽下即瘥。"

【使用注意】脾胃虚寒者不宜用。

(二)赤芍

【一般认识】为毛茛科多年生草本植物芍药的根。其味苦,性微寒,入肝经,具有清热凉血、散瘀止痛功效。本品含芍药苷、芍药碱、丹皮酚等。现代药理研究表明,本品能扩张冠状动脉、增加冠状动脉血流量、抑制血小板聚集,有镇静、抗炎、止痛作用。

【流派应用】

1. **清热凉血**　邱健行教授认为本品清热凉血作用较佳,能清血分郁热,治疗温热病热入营血所致的身热、舌绛、身发斑疹及血热妄行所致的吐血、衄血等,与牡丹皮、犀角(已禁用,水牛角代)、生地黄配伍,如犀角地黄汤。若治斑疹色不红,可配紫草等,如紫草快斑汤。

2. **散瘀止痛**　用于血滞经闭、痛经,及跌扑损伤、瘀滞肿痛诸证。邱健行教授善用赤芍柔肝,与柴胡、枳实、甘草配伍,取赤芍散邪行血之功,避免白芍酸敛,治肝郁血滞之胁痛。治血滞经闭痛经、癥瘕腹痛,可与当归、川芎、延胡索等同用。治跌打损伤、瘀肿疼痛,可与乳香、没药等同用。治痈肿疮疡、目赤肿痛等,配伍金银花、白芷、天花粉等。

【用法用量】6 ～ 15g，煎服。

【各家论述】

《神农本草经》："主邪气腹痛，除血痹，破坚积，寒热疝瘕，止痛，利小便，益气。"

《名医别录》："通顺血脉，缓中，散恶血，逐贼血，去水气，利膀胱大小肠，消痈肿，疗时行寒热，中恶腹痛，腰痛。"

《滇南本草》："泻脾火，降气，行血，破瘀，散血块，止腹痛，退血热，攻痈疮，治疥癞。"

《药性论·药性趋向分类论：合刊本》："治邪气败血，主时疾骨热，强五脏，补肾气，治心腹坚胀，妇人血闭不通，消瘀血，能蚀脓。"

【使用注意】脾胃虚寒者不宜用。

（三）牡丹皮

【一般认识】为毛茛科多年生落叶小灌木植物牡丹的根皮，主产于安徽、山东等地。其味苦、辛，性微寒，入心、肝、肾经，具有清热凉血、活血散瘀作用。本品含丹皮酚、丹皮酚苷、丹皮酚原苷等。现代药理研究表明，牡丹皮有中枢抑制作用，有镇静、解热、镇痛、解痉作用，对痢疾志贺菌、伤寒沙门菌等有显著的抑菌作用。

【流派应用】

1. 清热凉血　用于温热病热入血分所致的高热、舌绛、发斑疹及血热妄行所致的吐血、衄血、尿血等，与犀角（已禁用，水牛角代）、生地黄配伍，如犀角地黄汤。可用于温热病后期，治疗热伏阴分发热，或发热早凉、阴虚内热等证，与青蒿、鳖甲、知母合用，如青蒿鳖甲汤。

2. 活血散瘀　用于血瘀经闭、痛经或癥瘕等证，与桂枝、桃仁、川芎等同用，如桂枝茯苓丸。用于治跌打伤痛，可与乳香、没药等同用。用于热毒壅滞之疮痈肿痛及内痈，常与金银花、连翘、白芷、蒲公英等同用，如仙方活命饮。

【用法用量】6 ～ 12g，煎服。

【各家论述】

《神农本草经》:“主寒热,中风瘈疭、痉、惊痫邪气,除癥坚瘀血留舍肠胃,安五脏,疗痈疮。”

《珍珠囊补遗药性赋》:“治肠胃积血、衄血、吐血,无汗骨蒸。”

《本草纲目》:“和血,生血,凉血。治血中伏火,除烦热。”

【使用注意】血虚有寒者、孕妇及月经过多者慎用。

(四) 玄参

【一般认识】为玄参科多年生草本物玄参的根,又名元参。其味甘、苦、咸,性微寒,入肺、胃、肾经,功效凉血滋阴、泻火解毒。本品含生物碱、糖类、甾醇等。现代药理研究表明,将本品的水、醇浸液灌服或注射给正常猫、犬、兔及肾性高血压犬均有降压作用。醇浸液还能抗缺氧、抗心肌缺血、增加心排血量;水浸液对离体豚鼠支气管有明显的舒张作用,并能加强肾上腺素的作用。本品另有解热、抗菌、保护心肌缺血、解痉、降血压、降血糖等作用。

【流派应用】邱健行教授认为“一味玄参清虚热”,玄参善于清阴虚所致的内热,或气虚所致之阴火,临床具有以下功效。

1. 凉血滋阴　用于温热病热入营分、伤阴劫液所致身热夜甚、口干舌燥、心烦寐差、舌绛脉数者,常配生地黄、丹参、连翘等药,如清营汤。治温热病邪陷心包所致的神昏谵语,可配伍犀角(已禁用,水牛角代)、连翘、竹卷心、麦冬等药,如清宫汤;治温热病血热壅盛、气血两燔所致的发斑、发疹,与石膏、知母、升麻等药同用,如化斑汤。

2. 泻火解毒　用治肝经热盛、目赤肿痛,可配栀子、大黄、羚羊角等药,如玄参饮;治风热上攻所致的咽喉肿痛、白喉,配伍黄芩、连翘、板蓝根等药,如普济消毒饮;用于阴虚火旺、咽喉疼痛,与生地黄、麦冬,川贝母等同用,如养阴清肺汤;若用治热毒炽盛之脱疽,常与金银花、当归、甘草同用,如四妙勇安汤;治痰火郁结之瘰疬,配伍浙贝母、牡蛎等,如消瘰丸。

【用法用量】10 ～ 15g,煎服。

【各家论述】

《神农本草经》:“主腹中寒热积聚,女子产乳余疾,补肾气,令人目明。”

《本草品汇精要》卷十:“消咽喉之肿,泻无根之火。”

《本草纲目》卷十二:“滋阴降火,解斑毒,利咽喉,通小便血滞。”

《本草正》:“能退无根浮游之火,散周身痰结热痈。”

【使用注意】脾胃虚寒便溏者忌服,不宜与藜芦同用。

(五)紫草

【一般认识】为紫草科多年生草本植物新疆紫草或内蒙紫草的根,前者习称“软紫草”,后者习称“硬紫草”。其味甘、咸,性寒,入心、肝经,有凉血、活血、解毒透疹的功效。本品含色素成分、脂肪酸等。现代药理研究表明,本品具有抗病原微生物、抗炎、解热、镇静、镇痛、抗肿瘤、兴奋平滑肌等作用,可使肠管弛缓,缓解胃肠道平滑肌的痉挛疼痛。

【流派应用】

1. *凉血活血* 治麻疹或温毒发斑、斑疹不透或色紫暗者,可与赤芍、蝉蜕等同用,如紫草快斑汤。麻疹不透、疹色紫暗,兼咽喉肿痛者,配伍牛蒡子、山豆根、连翘等,如紫草消毒饮。

2. *解毒透疹* 用于疮疡湿疹、烧伤等。治疮疡初起、红肿热痛者,可与金银花、连翘、蒲公英等同用。治溃疡脓腐不脱,可与白芷、当归、血竭等同用。治湿疹瘙痒,可与黄连、黄柏等同用。治烧伤烫伤,可与冰片、黄连、甘草等同用。

【用法用量】5 ~ 10g,煎服。

【各家论述】

《神农本草经》:“主心腹邪气,五疸,补中益气,利九窍,通水道。”

《本草图经》:“治伤寒时疾,发疮疹不出者,以此作药,使其发出。”

《本草纲目》卷十二:“治斑疹,痘毒,活血凉血,利大肠。”“其功长于凉血活血,利大小肠。故痘疹欲出未出,血热毒盛,大便闭涩者宜用之,已出而紫黑便闭者亦可用。若已出而红活,及白陷大便利者,切宜忌之。”

【使用注意】脾胃虚寒便溏者忌服，孕妇慎用。

（六）紫珠草

【一般认识】马鞭草科小灌木植物杜虹花或紫珠的干燥叶，主产于广东、广西等岭南地区。其味苦、涩，性凉，归肝、肺、胃经，功可凉血收敛止血、散瘀解毒消肿。本品含黄酮类化合物（如牡荆素）、鞣质（缩合鞣质 > 12%）、中性树脂、酚酸类物质（咖啡酸、熊果酸）及镁、钙、铁等矿物质。现代药理研究表明，本品具有促血小板聚集、缩短凝血时间、抑制组胺释放、减轻水肿等作用，以及对金黄色葡萄球菌和痢疾志贺菌等具有广谱抗菌活性。

【流派应用】

1. 邱健行教授认为本品擅长收敛止血，又可凉血止血，用于吐血、便血、衄血、咳血以及崩漏证属血热破血妄行者，尤多用于消化道出血患者，常配伍地稔根、白及，增强收敛止血作用。治尿血、血淋，可与小蓟、白茅根等同用。治便血、痔血，可与地榆、槐花等同用。邱健行教授治外伤出血，常用纱布浸紫珠草煎液覆盖压迫局部，也可单用鲜品捣敷或研末外敷。

2. 热毒疮疡，烧伤　本品苦涩性凉，有清热解毒敛疮之功。治热毒疮疡，可单用鲜品捣敷，并煮汁内服，也可配伍其他清热解毒药物。

【用法用量】6 ～ 20g，煎服或外用。外用：鲜品捣敷或干粉撒布、溶液湿敷。

【各家论述】

《证类本草》：“解诸毒物，痈疽，喉痹，飞尸蛊毒，毒肿，下瘘，蛇虺虫螫，狂犬毒，并煮汁服；亦煮汁洗疮肿，除血长肤。”

《福建民间草药》：“活瘀，止血，消炎，解郁。”

《闽东本草文化》：“治崩漏带下，恶寒发热。”

【使用注意】虚寒性出血者忌用；孕妇慎用；儿童减半量使用。

（七）地稔根

【一般认识】为野牡丹科植物地稔的根，又名铺地棉根。其味微酸、涩，性平微温，入肝、脾、肺经，有收敛止血、活血止痛、利湿解毒功效。本品含酚类、鞣质、氨基酸及糖类，具有抗炎、抗菌、镇痛等药理作用。

【流派应用】邱健行教授善用岭南草药地稔根治疗消化性溃疡、急性胃黏膜病变合并上消化道出血，或辅助治疗食管胃底静脉曲张破裂出血，与紫珠草合用，研发了紫地宁血散，为急诊科常备用药，具有收敛止血功效。本品尚可治疗外伤出血、风湿痹痛、腰腿痛、产后腹痛、崩漏带下。

【用法用量】内服常用量：15 ～ 30g。鲜品加倍。水煎服。用以收敛止血，制成散剂效佳。

【各家论述】

《闽东本草文化》："能止血活血，解毒消疝。治痛经，崩带，血痢，痔瘘，风疹，疝气。"

《常用中草药手册》："涩肠止痢，舒筋活络，补血安胎。治肠炎，菌痢；腰腿痛，风湿骨痛；孕妇贫血，胎动不安，月经过多。"

《岭南采药录》："治产后腹痛，赤白痢。"

【使用注意】脾胃虚寒者慎用。

十三、消食积

（一）神曲

【一般认识】为面粉和其他药物（即青蒿、苍耳、辣蓼、杏仁、赤小豆）混合后经发酵加工制成，做成小块，又名六神曲。另有建曲，为六神曲加厚朴、木香、白术等 40 多味中药加工而成。神曲味甘、辛，性温，入脾、胃经，具有消食和胃功效。本品含复合维生素 B、酶类、麦角固醇等。现代药理研究表明，本品对消化不良有较好的疗效。

【流派应用】用于食积不化而致的脘腹胀满、食少纳呆、肠鸣泄泻、矢气等，与山楂、麦芽、木香合用，有消食健胃的作用。本品有一定的解表作用，可作解表药，故对消化不良兼外感者尤为适用。

【用法用量】6 ～ 15g，煎服。

【各家论述】

《本草纲目》："消食下气，除痰逆霍乱，泄痢胀满诸疾。"

《本草逢原》："神曲，其功专于消化谷麦酒积，陈久者良。但有积者能消化，无积而久服，则消人元气。"

【使用注意】本品性温，能助湿生热，脾阴虚者、胃火盛者及孕妇慎服。用以消食和胃宜炒用，入丸剂则生用，炒焦者名焦神曲。

（二）麦芽

【一般认识】为禾本科一年生草本植物大麦的成熟果实经发芽干燥而成。我国各地均产。其味甘、性平，归脾、胃、肝经，有消食和中、回乳的功效。本品含淀粉酶、蔗糖酶、蛋白酶、维生素 B 及大麦芽碱类等。现代药理研究表明，本品所含的淀粉酶有健胃助消化作用；对胃酸、蛋白酶的分泌有轻度促进作用；越嫩越短的芽，含酶量越高；并有一定的降血糖作用。

【流派应用】

1. 消食健胃　用于食积不化而致不思饮食、嗳腐、矢气、脘腹胀闷等，尤其适用于米面薯类食物积滞不化所致的消化不良，多与谷芽、山楂、神曲、鸡内金同用；对于小儿乳积不化，单用麦芽煎服有效。脾胃虚弱者，可配伍党参、茯苓、白术，使健脾消食、补而不滞。

2. 回乳　有回乳功效，适用于妇女断乳。乳汁郁积所致的乳房胀痛者，可每天用生、炒麦芽各 30 ～ 60g 水煎服，有一定疗效。

邱健行教授认为本品还有疏肝作用，治疗肝气郁结或肝胃不和证时可作为辅助药物。

【用法用量】10 ～ 30g，大剂量为 30 ～ 120g，煎服。

【各家论述】

《名医别录》："消食和中。"

《本草纲目》："消化一切米面诸果食积。"

【使用注意】本品能回乳，故哺乳期妇女不宜用。生用能消食和胃，并有疏肝功效；炒后主治食滞不化；炒焦后，消食化积作用减弱，而有止泻作用。

（三）谷芽

【一般认识】为禾本科一年生草本植物粟的成熟果实。我国各地均产。其味甘，性平，入脾、胃经，有消食健胃的功效。本品含淀粉酶、脂肪、蛋白质等。现代药理研究表明，本品具有促消化、增食欲作用。

【流派应用】用于饮食停滞、消化不良所致的纳呆腹胀或便秘等，常与麦芽、神曲、山楂配伍。脾胃虚弱而食欲减退者，多与党参、白术、陈皮等同用。

【用法用量】10 ～ 30g，煎服。

【各家论述】

《本经逢原》：“谷芽，启脾进食，宽中消谷，而能补中，不似麦芽之克削也。”

《本草纲目》：“快脾开胃，下气和中，消食化积。”

【使用注意】胃中有实热者不宜，无食积者服用亦无益。

（四）山楂

【一般认识】为蔷薇科落叶灌木或小乔木植物山里红、山楂或野山楂的成熟果实，前两种习称为“北山楂”，后一种习称“南山楂”。其味酸、甘，性微温，入脾、胃、肝经，具有消食化积、活血散瘀的作用。本品含多种黄酮类化合物、三萜类化合物、蛋白质、脂肪及消化酶等。现代药理研究表明，山楂有扩张血管、增加冠状动脉血流量、降低血压、降低血清总胆固醇、强心、收缩子宫作用。另外，本品对痢疾志贺菌及铜绿假单胞菌有明显的抑制作用。

【流派应用】

1. 消食化积　用于食滞不化，尤其肉积不化而致的脘腹胀满、腹痛泄泻等，为消油腻肉食积滞之要药。如《奇效简便良方》治鱼肉积滞，单用本品烧炭研末服即可。治食滞不化，常与神曲、麦芽等配伍，以增强消食化积之力。食滞而兼有脘腹胀痛者，常配伍木香、枳壳等以行气消滞。

2. 活血散瘀　用于血滞瘀阻相关的多种证候。山楂能入血分而活血散瘀消肿。治疗产后瘀阻腹痛、恶露不尽，常与行气活血的当归、川芎、益母草等同用。治疗瘀滞出血，多与蒲黄、茜草根等配用。

3. 对于治疗冠心病证属瘀血阻滞者，配伍丹参、红花、瓜蒌等药。对于高脂血症，有一定治疗作用。

【用法用量】 10 ～ 30g，煎服。

【各家论述】

《本草纲目》："化饮食，消肉积癥瘕，痰饮，痞满，吞酸，滞血痛胀。"

《本草新编》："山楂，味苦辛，气平，无毒。入脾、胃二经。消宿食，除儿枕痛，去滞血，理疮疡，行结气，疗癫疝，健脾胃，祛膨胀。"

【使用注意】 生山楂用于消食开胃、活血散瘀；焦山楂偏于消食导滞；山楂炭长于消食止泻。

（五）鸡内金

【一般认识】 为雉科动物鸡的沙囊内壁，味甘、性平，归脾、胃、小肠、膀胱经，具有运脾消食、固精止遗、化结石的功效。鸡内金含胃内的激素、角蛋白、氨基酸以及微量的胃蛋白酶和淀粉酶等。现代药理研究表明，口服鸡内金粉后，胃液分泌量、酸度、消化力三者均增加，消化力的增强虽较迟缓，但维持时间较久，胃的运动机能增强。

【流派应用】

1. 邱健行教授认为鸡内金有健脾胃而消食积的作用，用于食滞兼有脾虚证候者尤佳。对消化不良病情较轻者及小儿疳积，可单用本品研粉服用，常与山楂、谷芽、麦芽等同用。用治脾胃虚寒、饮食不消、食欲减退者，与温中健脾的白术、干姜等同用。

2. 固精止遗　治疗遗尿，常配伍桑螵蛸、覆盆子等。治疗遗精，则多配伍芡实、莲子、菟丝子以固肾益精。

3. 化结石　用于石淋（如泌尿系结石）或胆道结石，可与海金沙、金钱草、车前草等同用。

邱健行教授认为谷芽、麦芽、山楂、神曲及鸡内金皆有消食化积的作用，谷芽善消麦类积滞，麦芽善消谷类积滞，山楂善消肉类积滞，鸡内金善消酒积及化石，神曲兼能解表，根据不同饮食积滞选用。

【用法用量】3 ～ 10g，煎服；或研末吞服，每次 3g。

【各家论述】

《本草纲目》："治小儿食疟，疗大人淋漓，反胃，消酒积，主喉闭乳蛾，一切口疮牙疳诸疮。"

《医学衷中参西录》："用鸡内金为脏器疗法，若再与白术等分并用，为消化瘀积之要药，更为健补脾胃之妙品，脾胃健壮，益能运化药力以消积也。"

《要药分剂》："小儿疳积病，乃肝脾二经受伤，以致积热为患。鸡肫皮能入肝而除肝热，入脾而消脾积，故后世以此治疳病也。"

【使用注意】脾胃虚弱无食积者慎用。

（六）莱菔子

【一般认识】为十字花科一年生或两年生草本植物萝卜的成熟种子，又名萝卜子。其味辛、甘，性平，入脾、胃、肺经，具有消食化积、降气化痰作用。本品含大量脂肪油，少量挥发油，并含酚类、生物碱、黄酮等物质。现代药理研究表明，本品对链球菌、葡萄球菌、肺炎球菌、大肠杆菌等有明显抑制作用，对皮肤真菌有抑制作用。莱菔子还有一定的降压、抗炎作用。

【流派应用】

1. 消食化积　用于食积不化所致的胃脘胀满、嗳气吞酸，或腹痛泄泻等症，与神曲、山楂、麦芽等同用，如保和丸。戈焰教授认为莱菔子长于行气除胀且降气，是治疗中焦气滞所致的矢气频传、腹胀的首选药，剂量宜大，20g 以上。

2. 降气化痰　莱菔子善能治疗痰浊阻肺、肺失宣肃而致的咳、痰、喘、胸闷等症，多与芥子、紫苏子同用，如三子养亲汤。

【用法用量】10 ～ 30g，煎服。

【各家论述】

《本草纲目》："下气定喘，治痰，消食，除胀，利大小便，止气痛，下痢后重，发疮疹。"

《滇南本草》："下气宽中，消膨胀，消痰涎，消宿食，消面积滞，降痰，定吼喘，攻肠胃积滞，治痞块，单腹痛。"

《药性切用》："服参作胀，非此不消。"

【使用注意】本品辛散耗气，故气虚及无食积、痰滞者慎用。

（七）布渣叶

【一般认识】为椴树科破布叶属植物破布叶的叶，又名"破布草""烂布渣"（民间称）。本品多生于山谷、旷野，系灌木或小乔木，单叶互生。其味甘酸，性微凉，归脾、胃经，具有消食化滞、清热利湿、降脂减肥功效。本品含有生物碱、有机酸、糖类等。

【流派应用】

1. 消食化滞　本品善消食化滞，邱健行教授常用于饮食积滞、湿热积滞所致的食欲减退、脘腹胀满、大便溏泄等，用量为 10 ～ 15g；也用治感冒兼夹食滞，可配解表、消滞药，与紫苏叶、谷芽、麦芽等同用。

2. 清利湿热　用于湿热熏蒸肝胆所致的黄疸（如肝炎伴黄疸、胆石症合并胆囊炎），具有清热利湿退黄作用，用量为 15 ～ 30g。对于脾虚夹湿者，尤为适用。民间常取其清热祛湿之效，用以制凉茶饮。

3. 降脂减肥　邱健行教授认为本品有很强的消脂化浊、减少体内脂肪沉着的作用，用于治疗高脂血症、脂肪肝、皮下或内脏脂肪过剩的患者，结合清淡饮食及运动效佳，用量为 20 ～ 30g。

【用法用量】常用量：15 ～ 30g。水煎服。

【各家论述】

《本草求原》："解一切蛊胀药毒，消积食黄疸，作茶饮佳。"

《岭南草药志》："消滞清热。治热滞腹痛，瓜藤疮。"

《岭南采药录》载破布叶曰："性平无毒，解一切蛊毒，消黄气，清热毒。作茶饮，去食积，一说醒迷解梦。”

【使用注意】脾胃虚寒者慎用。

（八）独脚金

【一般认识】玄参科独脚金属植物独脚金，以全草入药。本品为广东地区常用中草药，又名独角柑，主产于广东、广西、云南、贵州、福建、台湾等地，味甘、淡，性平，入肝、脾、胃经，有清肝、健脾、消食、消疳积之功。

【流派应用】邱健行教授认为本品具有清肝健脾、和胃消滞的功效，善于治疗小儿脾弱肝旺，症见消化不良、食欲减退、脘腹胀满、脾气暴躁、睡眠不安等。本品多用于小儿疳积等证，还可用于热病伤津、消渴羸瘦，以及肝炎伴黄疸。

【用法用量】内服常用量：成人为 10 ～ 15g，小儿为 5 ～ 10g。水煎服。

【各家论述】

《生草药性备要》：“除小儿黄气，虫积。”

《本草求原》：“消疳积黄肿。”

《广东中药》：“解积，去肝火。治小儿疳积消瘦，磨牙咬指。”

《湖南药物志》：“驱虫，消积，退热。用于小儿疳积，黄疸肝炎。”

【使用注意】脾胃虚寒者慎用。

（九）芒果核

【一般认识】为漆树科植物芒果的果核，味酸、涩，性平，归胃、肺、肝经，有行气散结、化痰消滞功效。

【流派应用】

1. 适用于治疗饮食积滞所致的脘腹饱胀疼痛、食欲减退、恶心呕吐等。治疗疝气痛、睾丸炎疼痛。

2. 具有良好的镇咳祛痰作用，用于久咳痰多的患者。

【用法用量】内服常用量：6 ～ 12g。水煎服。

【各家论述】

《岭南采药录》:“能消食滞。”

《南宁市药物志》:“治疝痛。”

《中国药用植物图鉴》:“内果皮粉末作驱虫药。”

《中医大辞典》中药分册云:“行气,消滞……”

《食性本草》上载文说:“芒果能治‘妇人经脉不通,丈夫营卫中血脉不行’之症。”

【使用注意】对芒果过敏者忌用。

十四、通腑结

(一)大黄

【一般认识】为蓼科多年生草本植物掌叶大黄、唐古特大黄及药用大黄的根和根茎。掌叶大黄主产于青海、甘肃等地,药用大黄主产于四川等地。本品又名“酒军”“锦纹”,味苦,性寒,入脾、胃、大肠、心、肝经,有泻下攻积、泻火凉血、活血祛瘀、利湿退黄等功效。本品含有蒽醌类衍生物,如大黄素、大黄酸、芦荟大黄素、大黄酚等。现代药理研究,本品所含的蒽醌类衍生物,能刺激大肠,增加肠蠕动而排便。本品对多数革兰氏阳性球菌和某些阴性菌有抑制作用,其中最敏感的为金黄色葡萄球菌、链球菌等。大黄可促进胆汁分泌,使胆红素和胆汁酸含量增加。大黄有沉淀蛋白质的作用,可减少创面体液外渗,对内出血及外出血均有止血作用,可使凝血时间缩短,降低毛细血管通透性。

【流派应用】

1. 泻下攻积　邱健行教授认为大黄苦寒主沉降,走而不守,善于荡涤胃肠实热积滞,是治阳明腑实之要药,为峻下之品,用于热结便秘,症见壮热口渴、大便不通、腹胀腹痛、苔黄、脉实,与枳实、厚朴、芒硝配伍,如大承气汤。

2. 泻火凉血　本品兼入血分,能泻血分实热,可用治火热亢盛、迫血上溢所致的吐血、衄血,多与黄连、黄芩等同用,如泻心汤。或治疗热毒疮疡及烧伤，可借通便之力，使热毒下泄，给邪出路。治疗疮痈肿毒，与蒲公英、野菊花、黄连等同用。治疗烧伤，可研粉单用，油调敷患处。

3. 活血祛瘀 本品有活血祛瘀、引血下行的作用，无论新瘀、旧瘀皆可用之。治疗瘀血凝滞引起的经闭、少腹疼痛，多与当归、红花、赤芍同用；用于肠道郁热、气滞血凝、肉腐血败所致的肠痈（如急性阑尾炎等），多与牡丹皮、桃仁、冬瓜仁等同用，如大黄牡丹汤；用于跌打损伤、瘀血内蓄之证，可与其他活血祛瘀药如当归、桃仁、红花等同用。

4. 利胆退黄 用治湿热熏蒸肝胆所致的黄疸，多与茵陈、栀子等同用，如茵陈蒿汤。

【用法用量】常用量为 3 ～ 12g，煎服或开水泡服。

【各家论述】

《神农本草经》："主下瘀血，血闭寒热，破癥瘕积聚，荡涤肠胃，推陈致新，通利水谷，调中化食，安和五脏。"

《本草纲目》："下痢赤白，里急腹痛，小便淋沥，实热燥结，潮热谵语。黄疸，诸火疮。"

《药品化义》："大黄味大苦带辛，性大寒……气味重浊，直降下行，走而不守，有斩关夺门之力，故号为将军。专攻心腹胀满，肠胃蓄热，积聚痰实，便结瘀血，女人经闭。盖热淫内结，用此开导阳邪，宣通涩滞，奏功独胜。"

【使用注意】孕妇及月经期、哺乳期妇女慎用。又本品苦寒，易伤胃气，脾胃虚弱者亦应慎用。

（二）芒硝

【一般认识】为含硫酸钠的天然矿物经精制而成的结晶体。主产于河北、河南、山东等地。因炮制工艺不同，又名朴硝（皮硝）、玄明粉（元明粉）。本品味咸、苦，性大寒，归胃、大肠经，具有泻下软坚、清热消肿的功效。本品主要成分为硫酸钠、氯化钠、硫酸镁等。现代药理研究，本品所含的硫酸钠不易被肠壁吸收，致使肠道渗透压增高、水分增加，引起机械刺激，促进肠蠕动而排下稀便。一般服后 4 ～ 6 小时排便，无肠绞痛等副作用。

【流派应用】本品咸能软坚、苦能降泻，可软坚泻下，用于实热积滞证，症见大便燥结、干硬难排，伴谵语发狂等，与大黄相须为用，如大承气汤、调胃承气汤。又可借其泻下之力，治疗热邪与水饮结聚致心下硬满疼痛，可配伍大黄、甘遂以泻热逐饮，如大陷胸汤。

【用法用量】5 ～ 15g。生冲服，冲入药汁或开水溶化后服。不入煎剂。外用适量。

【各家论述】

《药品化义》："味咸软坚，故能通燥结，性寒降下，故能去火铄。主治时行热狂，六腑邪热，或上焦膈热，或下部便坚。"

【使用注意】孕妇、哺乳期妇女慎用；不宜与硫黄、三棱同用。

（三）虎杖

【一般认识】为蓼科多年生草本植物虎杖的干燥根茎和根，又称"土大黄"，味苦，性寒，归肝、胆、肺经，具有泻下通便、利湿退黄、清热解毒、散瘀止痛、化痰止咳功效。本品含虎杖苷、大黄素、大黄酚、大黄素甲醚等。现代药理研究，本品有泻下、祛痰止咳、降压、止血、镇痛作用。煎液对金黄色葡萄球菌、铜绿假单胞菌等多种细菌均有抑制作用，对病毒亦有抑制作用。

【流派应用】

1. 热结便秘　邱健行教授善用虎杖苦寒攻下，用于便如羊粪、大便次数少、隔日或三日以上才排便一次者，用量为 20 ～ 30g，本品含蒽醌类物质，泻下作用强。与大黄相比，在煎煮方面，大黄需后下，不可久煎；而虎杖无需后下，可与他药同煎，患者易遵行。其次，大黄服用后常会引起腹痛等副作用，而虎杖较少发生腹痛等副作用，患者依从性高，故邱健行教授常用虎杖代替大黄攻下逐邪。

2. 利湿退黄　用于湿热黄疸，邱健行教授自拟处方：溪黄草 30g、叶下珠 30g、鸡骨草 30g、白花蛇舌草 30g、半枝莲 30g、虎杖 15g，称之"五虎汤"，治疗病毒性肝炎伴黄疸属肝胆湿热证型患者。

亦可用于湿热下注致淋浊带下、小便涩痛。单煎，或与他药合煎，即效。

3. 清热解毒、敛疮消肿　用治烧伤或痈肿疮毒等，本品入血分，有清热解毒凉血作用，既可煎服，亦可研末用香油调敷患处。对于治毒蛇咬伤可取鲜品捣烂直接敷患处，蛇咬处皮肤留一小空，有利于蛇毒排出，亦可煎浓汤内服，以上内服用量为 30g，外用适量。

4. 用治闭经、痛经、癥瘕及跌打损伤，虎杖有活血散瘀、调经止痛之功，用量为 20 ～ 30g。

5. 肺热咳嗽　本品既能宣降肺热、化痰止咳，又能通腑降气，上病下取，取肺与大肠相表里之意，用量为 10 ～ 20g。

【用法用量】10 ～ 30g，煎服。

【各家论述】

《名医别录》："主通利月水，破留血癥结。"

《证类本草》："主风在骨节间及血瘀，煮汁作酒服之。"

《滇南本草》："味苦微辛，性微寒。攻诸肿毒，止咽喉疼痛，利小便，走经络。治五淋白浊，痔漏，疮痈，妇人赤白带下。"

《岭南采药录》："治蛇伤，脓疱疮，止损伤痛。"

【使用注意】本品不宜大剂量及长期服用，一般以不超过 30g 为宜。

（四）芦荟

【一般认识】为百合科多年生常绿植物库拉索芦荟及好望角芦荟的液汁经浓缩的干燥物。前者我国云南、广东、广西等地有栽培，习称"老芦荟"，质量较好。后者主产于非洲南部地区，习称"新芦荟"。芦荟味苦，性寒，归肝、大肠经，具有泻下导滞、泻热清肝、疗疳杀虫的作用。本品含芦荟大黄素苷、异芦荟大黄素苷等。现代药理研究，芦荟具有泻下、抗癌以及抗菌作用。

【流派应用】

1. 泻下导滞　邱健行教授认为本品适用于热结便秘重症，本品苦寒降泄，含芦荟大黄素、芦荟蒽醌衍生物，具有峻猛的泻下作用，对严重顽固的习惯性便秘有效，用量为 5 ～ 10g；与郁李仁搭配，增强润肠通便的作用。

2. 清泻肝火 用于烦躁、惊痫，本品有较好的清肝火作用，用治肝经火炽致头晕头痛、烦躁易怒、惊痫抽搐等症有效，制成散、丸，每次 2 ～ 4g。

3. 疗疳杀虫 小儿疳积，症见虫积腹痛、面色萎黄、形瘦体弱，用芦荟与使君子等分为末，米汤调服，或配人参、白术等益气健脾之品，如肥儿丸。

【用法用量】入丸、散服，每次 1 ～ 2g。外用适量。

【各家论述】

《药性论·药性趋向分类论：合刊本》："杀小儿疳蛔。主吹鼻杀脑疳，除鼻痒。"

《开宝本草》："主热风烦闷，胸膈间热气，明目镇心，小儿癫痫惊风，疗五疳，杀三虫及痔病疮瘘。解巴豆毒。"

《得配本草》："散瘰疬，治惊痫。镇心明目，利水除肿。"

【注意事项】孕妇、脾胃虚寒者禁用；儿童、体弱者慎用。过量可能引起腹痛、腹泻或盆腔积血（孕妇尤其危险）。

（五）火麻仁

【一般认识】为桑科一年生草本植物大麻的成熟种子，又名大麻仁、麻子仁，味甘，性平，归脾、大肠经，具有润肠通便的功效。本品主要含有较多脂肪油（30%）、蛋白质（19%）以及挥发油、维生素 E、卵磷脂等。现代药理研究，本品所含的脂肪油对肠壁和粪便起润滑作用，可软化大便，使之易于排出，作用缓和，无肠绞痛副作用，泻后也不会引起便秘。

【流派应用】

1. 润肠通便，滋养补虚 邱健行教授认为火麻仁适用于老人、孕妇及体弱阴血不足的津枯肠燥便秘证者，用量为 30 ～ 50g，打碎煎服更能出味增效，单用有效，为常用的润下药。

2. 祛风止痒　用火麻仁蒸馏液外涂，对神经性皮炎、糠疹、湿疹均有良好效果。

3. 治疗口眼㖞斜，有滋润、营养神经的作用。

4. 本品还有降低血压以及阻止血脂增加的作用。

【用法用量】30～50g，煎服。

【各家论述】

《神农本草经》："补中益气，久服肥健。"

《药品化义》："麻仁味甘，能润肠，体润能去燥，专利大肠气结便闭。凡年老年血液枯燥，产妇气血不顺，病后元气未复，或禀弱不能运行皆治。"

【使用注意】脾虚便溏者禁服，孕妇慎用。

（六）郁李仁

【一般认识】为蔷薇科落叶灌木欧李、郁李和长柄扁桃的成熟种子，主产于河北、辽宁、内蒙古等地，味辛、苦、甘，性平，入大肠、小肠经，有润肠通便、利水消肿功效。现代药理研究表明，本品含有苦杏仁苷、脂肪油、挥发性有机酸及植物甾醇等。现代药理研究，本品有润滑性缓泻和降压的作用。

【流派应用】

1. **润肠通便**　用于大肠气滞、津液不足之肠燥便秘，本品质润多脂，润肠通便作用类似火麻仁而作用强于火麻仁，常用量为10～30g，打碎入煎，单用有效。邱健行教授常用郁李仁与火麻仁组成药对，增强润肠通便功效。

2. **利水消肿**　用于水肿胀满、小便不利以及脚气浮肿。本品甘苦而润降，能通便、利水，对大小二便不通兼水肿者用之最宜。

【用法用量】10～30g，煎服。

【各家论述】

《神农本草经》："主大腹水肿，面目、四肢浮肿，利小便水道。"

《用药法象》："专治大肠气滞，燥涩不通。"

《神农本草经疏》:“性专降下,善导大肠燥结,利周身水气……治标救急之药。”

【使用注意】本品降泄滑利,孕妇禁用。郁李仁可能刺激子宫收缩,增加流产或早产风险。

第五章　岭南邱氏脾胃流派优势病种诊治经验

第一节　慢性非萎缩性胃炎

一、疾病认识

慢性胃炎是消化系统常见病、多发病，病因复杂，是由幽门螺杆菌感染等多种因素引起的胃黏膜慢性炎症。临床症状缺乏特异性，表现为上腹痛，或胀满不适，或上腹胀痛、嗳气、反酸、烧心、食欲减退、恶心或呕吐等上消化道症状。西医学根据病理学分为慢性非萎缩性胃炎和慢性萎缩性胃炎。慢性非萎缩性胃炎胃镜下可见黏膜红斑、出血点或出血斑，黏膜粗糙或伴充血、水肿、渗出等征象，是慢性胃炎早期的改变，进一步可能转变为慢性萎缩性胃炎。萎缩性胃炎常伴胃黏膜固有层腺体减少或消失，或伴肠上皮化生，或伴异型增生（即上皮内瘤变），其中重度肠上皮化生、中重度异型增生为胃癌前病变，即患胃癌的风险增高，是胃癌二级预防的重要对象。

慢性非萎缩性胃炎属中医“胃脘痛”“胃痞病”“嘈杂”以及“吞酸”疾病范畴。胃脘痛是以胃脘近心窝处疼痛为主症的疾病。历代文献中所称的“心痛”“心下痛”，多针对胃痛而言。胃脘痛最早见于《黄帝内经》，如《灵枢·邪气脏腑病形》言：“胃病者，腹䐜胀，胃脘当心而痛。”《素问·六元正纪大论》记载：“木郁之发……故民病胃脘当心而痛。”金元时期，《兰室秘藏》立“胃脘痛”一门，论其病机，则多系饮食劳倦而致脾胃之虚,又为寒邪所伤导致。论其治法,不外益气、温中、理气、和胃等。《医学正传》说:“古方九种心痛……详其所由,皆在胃脘,而实不在于心。”

岭南邱氏脾胃流派医家认为本病可归于饥饱失常、劳倦过度、情志不畅、素体禀赋不足而致脾气不足、湿邪内生,加之因岭南地域高温高湿导致湿热病邪,人易外感湿热,导致湿热中阻气机不畅,发作胃脘痛、胃痞病等。本病病变部位在胃,但与脾、肝密切相关。

二、辨证思路

(一)湿热致病学说

一方面岭南地区高温高湿,加之岭南人特殊的饮食习惯,易导致胃肠湿热蕴结,同时由于肝气不疏与胃病的发病密切相关,肝郁容易化热,导致肝胃郁热;另一方面慢性胃炎患者有很大一部分感染幽门螺杆菌,感染后在症状上往往表现为湿热证型。故岭南邱氏脾胃流派创始人邱健行教授擅长从脾胃湿热论治慢性胃炎,特别针对发病初期或是胃镜显示炎症活动期患者,善用蒲公英、夏枯草、白花蛇舌草、半枝莲等甘寒之品清热祛湿,常重用蒲公英(30g),清胃热而不伤胃气。慎用黄芩、黄连、大黄苦寒伤胃,体现顾运脾胃的学术思想。若胃炎病程日久,损及脾气,当兼顾脾胃气虚病机的存在,即患者虽疼痛胀满的症状较剧烈,但细察时不难发现兼有舌淡白、胖大边有齿痕等脾胃气虚的表现,此时当加用参、术、苓、草或黄芪健脾补气;若为气损及阳、证候寒化者,则用理中汤或桂附理中丸加减温补脾肾。辨证论治是岭南邱氏脾胃流派的诊治精华。

(二)肝胃相关致病

邱健行教授认为人体是一个有机的整体,胃主受纳降浊,脾主运化升清,全赖肝气之疏泄调达。如果肝失疏泄,则会木抑土壅;若肝气疏泄太过则乘脾犯胃;或脾气不足,引来肝强犯胃,均可导致胃脘痛的发生。正如叶天士所说:“肝木宜疏,胃土宜降,肝木肆横,胃土必伤,胃土久伤,肝木愈横,治胃必佐疏肝……”现代人生活节奏加快及工作学习压力增大，易引起精神紧张，导致情志失调，出现肝气不疏、乘脾犯胃，这是当今胃病的重要病因病机。故在治疗上应注重调肝，而使脾胃气机升降协调，方用四逆散加减。肝气调达，无乘脾犯胃之弊，则胃病可愈。故邱健行教授常言“治胃病不忘调肝”。

三、治疗方案

（一）肝胃不和证

临床表现：胃脘胀满，攻撑作痛，脘痛连胁，每因情志因素而诱发。嗳气频繁，或恶心呕吐，大便不畅，不思饮食，精神抑郁，喜太息。舌淡红，苔薄白，脉弦。胃镜下多见胃黏膜急性活动性炎性反应，如充血、水肿、糜烂或伴胆汁反流，胃蠕动较快。

分析：肝气不疏，横逆犯胃，肝胃气滞，故胃痛。

治法：疏肝理气，和胃止痛。

方药：柴胡疏肝散加减。

柴胡 10g，芍药 15g，枳壳 10g，陈皮 10g，川芎 6g，香附 10g，甘草 6g。

加减：脘腹胀满明显者，加厚朴 10g、木香 10g 理气除胀。疼痛甚者，加川楝子 10g、延胡索 15g、郁金 10g 行气止痛。嗳气频作者，加代赭石 20g、柿蒂 20g、丁香 10g 顺气降逆。

辨证使用中成药：①气滞胃痛颗粒：疏肝理气，和胃止痛。口服，每次 10g，每日 3 次。②枳术宽中胶囊：健脾和胃，理气消痞。口服，每次 3 粒，每日 3 次。③胃苏颗粒：理气消胀，和胃止痛。口服，每次 1 袋，每日 3 次。

（二）肝胃郁热证

临床表现：胃脘灼热、疼痛，痛势急迫。烦躁易怒，泛酸嘈杂，口干口苦。舌边尖红，苔黄，脉弦数。胃镜下多见胃黏膜急性活动性炎性反应，或伴胆汁反流，胃蠕动较快。

分析：肝胃不和，气郁化热，阻滞气机，故胃脘灼热疼痛。

治法：疏肝泄热，和胃止痛。

方药:丹栀逍遥散加减。

牡丹皮 12g,栀子 15g,柴胡 10g,白芍 15g,枳壳 10g,蒲公英 20g,夏枯草 10g,茯苓 15g,甘草 6g。

加减:吐酸者,加左金丸,以黄连 3 ~ 6g 清泻胃火,吴茱萸 6 ~ 10g 清胃和肝降逆。大便干结者,加决明子 15g、芦荟 5 ~ 10g,或火麻仁 15g、郁李仁 20g,清肝润肠通便。肝火甚者,加黄芩 10g,龙胆草 5 ~ 10g 清泻肝火。

辨证使用中成药:①猴菇和胃颗粒(广东省第二中医院院内制剂):疏肝理气,健脾和胃,解毒化瘀。口服,每次 1 袋,每日 2 ~ 3 次。②三九胃泰颗粒(胶囊):清热燥湿,行气活血,柔肝止痛。口服,每次 1 袋(3 粒),每日 2 次。③胆胃康胶囊:疏肝利胆,清利湿热。口服,每次 4 粒,每日 3 次。

(三)脾胃湿热证

临床表现:胃脘胀痛,灼热,嘈杂,时反酸,口苦口臭,头重身倦,纳呆,恶心,尿黄,大便黏滞不爽、黏厕。舌红,苔黄厚腻,脉滑数。胃镜下多见胃黏膜充血水肿,糜烂明显,黏液黏稠混浊,分泌量多。

分析:湿热中阻,阻滞气机,不通则痛。

治法:清胃祛湿,理气和中。

方药:王氏连朴饮加减。

蒲公英 20g,白花蛇舌草 20g,黄连 3g,川楝子 10g,延胡索 15g,枳壳 15g,厚朴 15g,海螵蛸 15g,甘草 6g。

加减:气滞腹胀者,加大腹皮 15g。便秘者,加虎杖 20g、枳实 15g。

辨证使用中成药:①清胃祛湿颗粒(广东省第二中医院院内制剂):清胃祛湿,理气止痛。口服,每次 8g,每日 2 ~ 3 次。②七蕊胃舒胶囊:活血祛瘀,燥湿止痛。口服,每次 4 粒,每日 2 次。③金胃泰胶囊:行气活血,和胃止痛。口服,每次 9.9g,每日 2 ~ 3 次,饭前冲服。

(四)肝郁脾虚证

临床表现:胃脘疼痛,牵连两胁,乏力,气短,纳少,饭后腹胀,嗳气,烦躁易怒,情志忧郁,病情易受情志波动。舌淡红,苔薄白,脉弦。

分析：脾胃本虚，忧思肝郁，乘脾犯胃，胃气阻滞，故胃痛。

治法：健脾疏肝，行气止痛。

方药：四君子汤合四逆散加减。

党参15g，白术15g，茯苓15g，柴胡10g，白芍15g，枳壳10g，甘草6g。

加减：胃痛明显者，加川楝子10g，延胡索15g，乌药15g行气止痛。肝郁气滞明显者，加郁金15g、佛手10g疏肝理气。兼瘀血停滞者，加蒲黄10g、五灵脂10g、三七粉3g活血化瘀止痛。兼胃阴不足者，加石斛15g、麦冬10g滋养胃阴。

辨证使用中成药：①猴菇和胃颗粒（广东省第二中医院院内制剂）：疏肝理气，健脾和胃，解毒化瘀。口服，每次1袋，每日2～3次。②气滞胃痛颗粒：疏肝理气，和胃止痛。口服，每次10g，每日3次。

（五）饮食滞胃证

临床表现：饮食过饱、过杂，脘腹饱胀或疼痛，嗳腐吞酸，厌食。恶心欲吐，吐后症减，矢气臭秽，大便不爽。舌质红，苔厚腻，脉滑。

分析：饮食停滞，阻滞气机。

治法：消食导滞，和胃止痛。

方药：保和丸加减。

莱菔子15g，神曲15g，山楂15g，连翘10g，陈皮10g，法半夏10g，谷芽20g，麦芽20g，鸡内金15g，枳实15g，大黄5g。

加减：脘腹胀甚者，加厚朴15g、槟榔15g。食滞化热者，加黄芩5g。呕恶者，加竹茹10g、枇杷叶10g。

辨证使用中成药：①保和丸或健胃消食口服液：消食和胃。口服，每次8丸或10ml，每日3次。②枳术宽中胶囊：健脾和胃，理气消痞。口服，每次3～4粒，每日3次。

（六）寒热错杂证

临床表现：胃脘痞满或疼痛、反酸或嘈杂。形寒畏冷，恶心欲呕，稍食寒凉则胃脘疼痛或腹泻，稍食燥热之物又咽痛口干舌燥，不耐寒热。

舌淡白或稍红，苔薄白或薄黄腻，脉缓。

分析：胃脘寒热错杂，气机逆乱，胃失和降，故胃痛。

治法：辛开苦降，和胃止痛。

方药：半夏泻心汤加减。

党参 15g，法半夏 15g，黄芩 10g，黄连 3g，干姜 10g，甘草 6g。

加减：胃脘胀甚者，加厚朴 15g、枳实 10g。反酸明显者，加海螵蛸 20g，浙贝母 10g。口气重、上热明显者，加蒲公英 15g。

辨证使用中成药：①荆花胃康胶丸：理气散寒，清热化瘀。口服，每次 2 粒，每日 3 次。②荜铃胃痛颗粒：行气活血，和胃止痛。口服，每次 1 袋，每日 3 次。

（七）脾胃气虚证

临床表现：胃脘隐痛，饥饿或劳累后明显，胃脘饱胀，纳呆，腹满肠鸣，大便溏泄，乏力气短，面色无华。舌质淡嫩，胖大，边有齿痕，苔薄白，脉沉细弱。胃镜下多见胃黏膜苍白或灰白，黏膜变薄，液稀薄而多，或有黏膜水肿，黏膜下血管清晰可见，胃蠕动减弱。

分析：脾胃亏虚，胃失濡养，故胃痛。

治法：健脾益气。

方药：四君子汤加减。

党参 20g，白术 15g，茯苓 15g，甘草 6g。

加减：气虚甚者，加用黄芪 15g。气虚兼虚热者，用太子参 15g 代党参。胃胀明显者，加木香 10g，砂仁 10g 行气和中、除胀止痛。夹湿热证者，加蒲公英 15g、白花蛇舌草 15g、茵陈 15g。兼肝郁胃痛明显者，加金铃子散（川楝子 10g、延胡索 15g）。兼寒邪者，炮姜 10g、陈皮 10g。兼瘀阻胃络者，加丹参 15g、三七 5 ～ 10g。兼胃阴虚者，石斛 15g、玉竹 15g。大便干结者，加火麻仁 20g、郁李仁 20g。纳差者，加鸡内金 15g、麦芽 20g、谷芽 20g、山楂 15g、神曲 10g。

辨证使用中成药：①健胃舒颗粒（广东省第二中医院院内制剂）：健脾温中，理气化瘀止痛。口服，每次 5 ～ 10g，每日 2 ～ 3 次。②胃复春片：健脾益气，解毒化瘀。口服，每次4片，每日3次。③胃乃安胶囊：健脾和胃止痛。口服，每次4粒，每日3次。④益气健脾口服液：益气健脾。口服，每次10ml，每日3次。

脾胃气虚严重者可静脉滴注：①参芪扶正注射液：健脾益气。每次250ml，每日1次，疗程10天。②生脉或参麦注射液：健脾益气。每日1次，30～100ml，疗程10天。

（八）脾胃虚寒证

临床表现：胃脘隐痛、绵绵不休、喜温喜按，空腹或受凉疼痛加剧，得饮食或温熨后痛减，泛吐清涎，纳差食少，大便溏薄，面色无华，神疲倦怠，四肢不温。舌淡嫩，胖大，边有齿痕，苔薄白，脉沉细无力。

分析：脾阳不振，寒自内生，寒凝胃络。

治法：温中健脾，和胃止痛。

方药：黄芪建中汤合理中汤加减。

黄芪15g，桂枝10g，芍药15g，党参20g，白术10g，干姜10g，三七粉3g，甘草6g。

加减：吐清涎较重者，加陈皮10g、半夏15g温胃化饮。伴有反酸者，加海螵蛸20g、瓦楞子30g、吴茱萸6g、黄连3g制酸和胃。兼有血虚者，加当归10g。中气下陷者，合补中益气汤以补益中气、升阳举陷。夹寒湿、苔厚腻者，加藿香15g、佩兰15g、苍术10g、陈皮10g芳化寒湿。

辨证使用中成药：①健胃舒颗粒（广东省第二中医院院内制剂）：健脾温中，理气消滞，活血止痛，用于脾胃虚寒兼气滞血瘀胃痛患者。口服，每次5～10g，每日2～3次，饭前冲服。②香砂养胃颗粒：温中和胃。口服，每次1袋，每日2次。

（九）脾肾阳虚证

临床表现：胃脘疼痛或胀闷、病程日久、喜温喜按，形寒肢冷，泛吐清水，恶心，面色青灰晦暗，神疲纳差，大便溏薄，腰膝酸软。舌淡嫩，边有齿痕，苔薄白润，脉沉迟无力。

分析：脾阳不振，累及肾阳，致脾肾阳虚、阴寒内生、阻滞胃络。

治法:补肾助阳,温中健脾。

方药:附桂理中汤加减。

熟附片 10 ～ 30g[先煎],肉桂 5g[焗服],党参 15g,白术 15g,干姜 10g,炙甘草 6g。

加减:肾阳不足明显者,加用杜仲 15g、巴戟天 10g、仙茅 10g 助肾阳以温脾和胃。吐清涎较重者,加陈皮 10g、半夏 15g 温胃化饮。

辨证使用中成药:①健胃舒颗粒(广东省第二中医院院内制剂):健脾温中,理气消滞,活血止痛。口服,每次 5 ～ 10g,每日 2 ～ 3 次,饭前冲服。②桂附理中丸:温中健脾。口服,每次 8 丸,每日 3 次。

脾肾阳虚严重者可静脉滴注:参附注射液:温补脾肾。每次 30 ～ 50ml,每日 1 次,疗程 10 天。

(十)胃阴不足证

临床表现:胃脘隐痛或灼痛,饥不欲食,口干咽燥,大便干结。舌体瘦小,舌质红,少苔或无苔,脉细数。胃镜下多见黏膜表面粗糙不平,变薄变脆,分泌物少,皱襞变细或消失,呈龟裂样改变,或可透见黏膜下小血管网。

分析:阴津亏虚,胃失濡养,故胃痛。

治法:养阴益胃,和中止痛。

方药:益胃汤加减。

沙参 15g,石斛 15g,麦冬 10g,玉竹 15g,白芍 15g,甘草 6g。

加减:胃痛明显者,加川楝子 10g、延胡索 20g、救必应 20g 行气止痛。大便干结者,加芦荟 5 ～ 10g、火麻仁 15g、郁李仁 20g 润肠通便。伴肝肾阴虚者,加肉苁蓉 20g、制何首乌 20g、山茱萸 10 ～ 15g。纳差者,加山楂 20g、鸡内金 15g。胃脘灼痛、嘈杂泛酸者,用左金丸或乌贝散(海螵蛸 10g、浙贝母 10g)。

辨证使用中成药:①猴头菌颗粒提取物:养胃止痛。口服,每次 5 ～ 10g,每日 3 次。②摩罗丹浓缩丸:养胃降逆,健脾消胀。口服,每次 1 袋,每日 3 次。③养胃舒胶囊:滋阴养胃。口服,每次 3 粒,每日 2 次。

（十一）瘀血阻滞证

临床表现：胃脘疼痛，痛如针刺，痛有定处，按之痛甚，食后加剧，入夜尤甚。病程长久，胃脘痛反复发作而不愈，面色晦暗或有黄褐斑，女子月经延期、色暗。舌质紫暗或有瘀斑，舌下脉络迂曲、增粗，脉涩。胃镜下多见胃黏膜呈颗粒或结节状，伴黏膜内出血点，黏液灰白或褐色，血管网清晰可见，血管纹暗红。

分析：气滞则血瘀，瘀血阻滞则胃脘疼痛。

治法：活血化瘀，通络止痛。

方药：失笑散合丹参饮加减。

五灵脂 10g，蒲黄 10g，丹参 20g，砂仁 6g，莪术 10g。

加减：疼痛明显者，加郁金、延胡索以行气活血止痛。合并出血者，去丹参，加三七粉 3g、白及 10g、海螵蛸 15g 以抑酸敛疮、和胃止血。

辨证使用中成药：①胃乃安胶囊：健脾和胃，活血止痛。口服，每次 4 粒，每日 3 次。②胃康胶囊：行气健胃，化瘀止痛。口服，每次 4 粒，每日 3 次。

四、特色疗法

1. 针刺疗法　主穴（胃三针）：中脘、内关、足三里。辨证配穴：肝胃不和证加肝俞、太冲、期门；肝胃郁热证加太冲、曲池、合谷；脾胃湿热证加内庭、丰隆；饮食滞胃证加梁门、天枢；脾胃虚寒证加神阙（灸）、气海、脾俞；胃阴不足证加胃俞、三阴交、太溪；气虚血瘀证加血海、膈俞；兼有反酸加建里、公孙；兼有恶心、呕吐、嗳气加上脘、膈俞。

2. 皮内针（埋针）　取上脘、中脘、下脘、关元、双天枢、双内关、双足三里等穴位，以达益气健脾、理气止痛的功效，适用于各种证型的胃脘痛患者。

3. 耳穴贴压止痛法　取胃、脾、肝、神门、皮质下，有行气止痛功效。适用于各证型胃脘痛或胃痞患者，尤其适用于急性胃痛患者以紧急止痛。

4. **艾箱灸** 将点燃的艾条放置艾箱内，借助艾条的热力及药力的作用，通过经络传导达到温经通络、散寒除湿、补中益气、温阳补气、回阳救逆的功效。取上脘、中脘、神阙、关元、双天枢、双足三里、双三阴交等穴位，适用于脾胃虚寒、脾肾阳虚、脾胃气虚证患者。

5. **隔姜蓉盘龙蕲艾灸** 具有扶阳通脉、温经散寒、和胃止痛、祛风除湿、调畅气血、固肾壮阳、健脾和胃的功效。

6. **中药热熨（中药热罨包）** 由莱菔子、白芥子、紫苏子、决明子、吴茱萸五种药物组成，将五种药籽装入 15cm × 20cm 布袋备用。对准穴位边热熨边揉按，以达温中散寒、行气活血、通络止痛功效，适用于脾胃虚寒、脾肾阳虚，或寒邪犯胃证型胃病患者。

7. **穴位贴敷治疗** 根据患者的不同病证调制不同的中药膏，贴敷于中脘、神阙、关元穴位，以达理气止痛功效。

8. **中药熏洗治疗（桂香散详见第七章特色技术）** 有温中散寒、祛风通络、活血止痛功效，适用于脾胃虚寒、脾肾阳虚或寒邪犯胃证型胃病患者。

9. **穴位注射** 根据不同证型或症状，选用不同用药，取足三里穴，针药结合，达到益气健脾、理气止痛、和胃止呕、消滞开胃的功效。一般选用维生素 B_{12} 注射液 0.5mg 分两侧足三里穴位注射；呕吐、呃逆者选用盐酸甲氧氯普胺注射液 10mg 分两侧足三里穴位注射。

五、医海拾贝

（一）“天人合一”，因人因时因地制宜

1. 岭南地区属亚热带海洋性气候，常年受偏东偏南暖湿气流影响，空气湿度较大，地表层含有大量水分，且地下水位较高，地表水分容易蒸发向上，加之常年气温偏高，一年中有 7 个月的气温处于 32 ～ 39℃，构成了岭南特有的湿热气候，人们易感湿热病邪。

2. 由于气候因素的影响，人们长期处在高温环境下，通过出汗散热，气随汗泄，容易损耗脾胃之气。体质偏脾胃气虚者居多，易感外湿。

3. 现代社会，随着生物-心理-社会医学模式的转变，生活节奏加快，工作学习压力增大，在不同程度上影响人的精神心理活动，容易情志失调，导致肝气不疏、肝失调达、乘脾犯胃，故形成由肝及胃、与肝相关的胃病发病模式。

邱健行教授生长于岭南，行医在粤穗，深悉岭南地域气候特点、当地人们的饮食生活习惯及其体质因素对慢性胃炎病因病机的影响，并用来指导临床辨证用药，做到因人因时因地制宜，屡获效验。

（二）慢性胃炎思辨特色

1. 辨清病性 首辨寒热虚实证型。第一通过问诊，邱健行教授问诊特别关注的两个重要内容，一是问口味：问患者是否有口干口苦，或是口淡无味而口水多？口干苦者一般为胃热证、肝热证或肝胃郁热证；而口淡多涎者一般为脾胃虚弱或脾胃虚寒证。二是问大便性状气味：若大便干结、次数少，一般为胃肠积热的表现；若大便溏、排便不爽、臭秽，则为脾胃湿热之象；若大便溏泄、清冷、腥味，一般为脾气不足或脾阳不振或脾肾阳虚之证。第二通过验咽喉，邱健行教授望诊特别注重验咽喉，认为“舌比咽迟”，舌象变化反映胃肠病证的时机滞后于咽喉的变化，故通过验咽见微知著，较望舌能够更快、更准地指导临床辨证，把验咽作为望舌的重要补充，是其四诊中的一个必查项目。他认为咽部黏膜充血鲜红，或伴血丝鲜红明显者为实证、热证；咽喉淡红或淡白者多寒证、虚寒证，无热证；咽喉黏膜淡白，但其上有红丝显露者，多为虚热证；咽喉壁淋巴滤泡增生、发红为阴虚内热、日久夹瘀之象。

2. 辨明病位 患者来诊时一般都有不同程度的腹部痞满、胀痛症状，这是共性，仅以症状的严重程度，难以确定病位。此时要问清胃脘痛是否牵连两胁或是否伴随泛酸、嗳气、烧心、口苦等，结合脏腑辨证，来进行胃或肝等病位的定位。若伴有两胁胀痛，或病情轻重与情志因素有关，病位与肝相关；若伴口苦，多与肝热有关。

3. 结合胃镜微观辨证用药 慢性胃炎患者胃镜下胃黏膜充血、水肿、糜烂，或附着黏液，多为胃热或胃热夹湿，此时虽然外见舌质淡白、形寒恶冷等虚寒之象，亦须辅以清胃之品，如蒲公英、夏枯草等，不宜一味温补。若胃镜提示伴胆汁反流，则多为肝气不疏、胆胃不和、胆汁上逆，邱健行教授主张“疏降通”，加用疏肝利胆、降胃通腑之品，如柴胡、茵陈、郁金、佛手、枳实、厚朴，以顺应胃肠及胆腑“以通为顺，以降为和”之生理特性。若镜下见胃黏膜灰白、皱襞变薄，血管显露，活检提示萎缩性胃炎或伴肠上皮化生或轻中度异型增生，此多为胃阴不足、气虚血瘀之证，或伴瘀热夹毒证，应用黄芪、太子参、三七、白花蛇舌草、半枝莲。对于幽门螺杆菌感染患者，以脾胃湿热证居多，应加大清泄胃腑湿热的力度，重用蒲公英、夏枯草，剂量为各30g，有时加用黄连6～9g，同时不忘健脾扶正固本，方能更好地根除幽门螺杆菌。

4. 注重症状，随症辨证 岭南邱氏脾胃流派除了针对脾胃湿热、肝气犯胃、脾胃气虚等主要核心证候辨证治疗外，还积累了丰富的针对症状的用药经验，若应用得当，则如虎添翼。

（1）如胃脘胀满明显者，加枳实消痞、厚朴除胀，形成“枳实-厚朴”消痞除胀常用药对。

（2）疼痛明显者，加延胡索行气止痛；偏热者，再加救必应、川楝子理气清热止痛；偏寒者，再加乌药理气温中止痛；肝气郁滞较重、偏寒者加香附、佛手、紫苏梗、青皮等品；肝郁化热者加栀子、牡丹皮、川楝子。

（3）反酸明显，伴有烧心感者加海螵蛸、瓦楞子，或以乌贝散（海螵蛸、浙贝母）止酸和胃，或用左金丸（黄连、吴茱萸）清肝温胃、降逆止酸、平调寒热。

（4）嗳气频作者，加代赭石、柿蒂；偏热者加用竹茹；偏寒者加丁香。

（5）饮食积滞、饱胀吞酸者加用麦芽、谷芽、布渣叶、鸡内金等消食导滞，一般慎用山楂，避免加重胃酸，损伤胃气。

（6）湿浊不化、口中黏腻者，加藿香、佩兰、苍术、薏苡仁芳香化浊。

（7）血瘀明显、胃脘刺痛，或舌下络脉粗大迂曲，或有瘀斑、瘀点者，加丹参、三七形成“丹参-三七”化瘀止痛常用药对；病久瘀重者可用失笑散（蒲黄、五灵脂）活血化瘀止痛。

六、养生调摄

（一）辨证施膳

1. 牛奶粥

原料：大米 100g，牛奶 500ml。

制法：大米淘洗干净，米和水旺火烧开，改用小火煮至米熟时，倒入牛奶搅匀，继续用小火熬煮约 15 分钟，至米粒黏稠，溢出奶香味即成，食时既可直接食，也可根据口味，放入糖或盐。

功效：补益气血，养胃生肌。

适应证：各证型胃病患者。

2. 双鱼汤

原料：鱼膘（又名花胶）30g，鲜鱼腥草 100g。

制法：鱼膘用水先泡 1 天，切成细丝，旺火烧开，改用小火熬煮约 60 分钟，再下新鲜鱼腥草，滚十分钟即可。

功效：清胃生肌止痛。

适应证：胃热证胃病患者。

3. 胡椒猪肚汤

原料：新鲜猪肚 1 个，白胡椒 15g。

制法：将白胡椒打碎，放入洗好的猪肚内，用线扎紧猪肚切口，放入砂锅内慢火煮至烂软，汤中放入少许芫荽调味，将猪肚捞起，弃肚内白胡椒，食肉饮汤，鲜香可口。

功效：健脾温中，和胃止痛。

适应证：胃寒证胃病患者。

4. 养胃佛手粥

原料：佛手 10 ～ 15g，粳米 50g，冰糖适量。

制法：将佛手煎汤去渣，再入粳米、冰糖同煮为粥。

功效：疏肝和胃，降逆止痛。

适应证：肝郁脾虚证胃病患者。

5. 猴头菇煲瘦肉汤

原料：猴头菇 2 ～ 3 朵，瘦肉 250g。

制法：将猴头菇和瘦肉一起放入锅中煲 1 小时，待煲至香味出时即可。

功效：健脾助运、养阴安神、抗癌。

适应证：胃阴不足证胃痛患者。

总之，药食同源，辨证施膳能明显辅助增强辨证用药的治疗效果，帮助患者早日康复。

（二）心理辅导

对于功能性胃肠病患者，尤其对于伴有焦虑、抑郁状态的患者，注意心理疏导，增强治病信心，每日 30 分钟，结合心藏神主神明，肝藏魂主疏泄，选用宁心安神、疏肝解郁药物，如首乌藤、合欢皮、百合、素馨花、郁金，使患者早日从精神心理因素导致的胃肠道躯体化症状中康复。

（三）辨证调护及健康教育

在常规护理的基础上进行具有中医特色的辨证调护及健康教育：

1. 寒邪犯胃证

（1）内服生姜糖水或生姜胡辣汤以祛寒散邪而止痛。可用热水袋热敷、拔火罐或者药熨胃脘部，艾灸或中药膏贴敷也可。疼痛剧烈时可艾灸中脘、足三里、神阙穴。

（2）室温宜稍高，注意保暖，慎起居，避风寒，防止外感风邪。

（3）忌生冷、油腻、坚硬之品。多食温热易消化之食物。也可口服肉桂粉、沉香粉各 1g。

2. 肝气犯胃证

（1）安慰患者克服不良情绪的影响，保持乐观情绪，避免忧思恼怒。

（2）疼痛减轻时可适当做些活动，增强体质，指导患者采取放松技巧以陶冶情操、解除精神负担和心理压力。

（3）可通过腹部热敷或肛门排气，减少胃胀而止痛，也可右侧卧位以助排气，或遵医嘱予针刺止痛。

(4)饮食宜清淡,少食肥甘厚味,忌烟酒等刺激之品。可服佛手菊花饮、合欢茶。多以行气开胃为主,可多食大蒜、韭菜等行气之品。饮食宜温。胃痛时可给予沉香粉、延胡索粉各 1g 止痛。注意口腔卫生,胃酸过多者给予盐水漱口或口服左金丸。

3. 饮食滞胃证

(1)可局部热敷使肠气下行减轻胃痛,也可针刺中脘、内关、足三里,还可适当运动或用手掌自上而下按摩胃脘部,促进胃肠道蠕动,痊愈后忌暴饮暴食、过饥过饱等不良饮食习惯。

(2)必要时可用探吐法,尽量使积食吐出以缓解疼痛。宜消食导滞、和中止痛,可服山楂、鸡内金、大黄或萝卜。缓解后宜适当节食,不宜过饱,更不吃不易消化的食品。

4. 脾胃虚寒证

(1)做好生活护理,室温宜偏高,注意保暖,防止受寒。

(2)适当多食补中益气之品如桂圆、莲子、大枣等,也可用山药、白扁豆做早餐每次约 50 ～ 100g 以达到健脾的目的。在烹调方法上应以蒸、煮、煲为主,不宜煎炸、烟熏、腌腊、生拌等。要进热食、热饮料,保持室内环境清洁、空气清新,减少环境中不良刺激对食欲的影响。

5. 肝胃郁热证

(1)与患者谈心,解除不良因素的刺激,保持情绪稳定。

(2)饮食以清淡且略带凉性的食品为宜,如绿豆汤、荷叶粥等,不可过热,可饮水果汁,多进水果、莲子汤、八宝粥等保持大便通畅,便秘可饮蜂蜜或麻仁丸。忌食煎炸类、辛燥刺激性食品。注意口腔卫生,可用淡盐水漱口。

6. 瘀血阻滞证　宜食柔软易消化之品,规律饮食;宜摄入行气活血之品,如山楂果茶等。忌生冷及刺激之品。少量多餐以免食滞、食瘀,应保持大便通畅,常服红花茶、大黄甘草汤。剧痛者可口服三七粉、延胡索粉各 1.5g;出血者加白及粉 1.5g 温开水送服。

7. 脾胃湿热证　饮食清淡,可适当进食苦、寒、凉性食品以助清热,如绿豆汤、荷叶粥、苦瓜汤等；适当进食健脾祛湿膳食，如山药粥、薏米粥等以助健脾祛湿；忌食过热、煎炸类、辛燥刺激性食品。注意口腔卫生，可用淡盐水漱口。

第二节　慢性萎缩性胃炎

一、疾病认识

慢性萎缩性胃炎是临床常见疑难疾病，指胃部黏膜受到反复刺激，引起的以胃黏膜固有层腺体数量减少或消失为主要病理改变，伴或不伴肠上皮化生和（或）异型增生的一种慢性胃病。与幽门螺杆菌感染、饮食习惯、烟酒嗜好、药物因素、精神心理及遗传等因素密切相关。目前普遍认为从慢性非萎缩性胃炎发展为“萎缩性胃炎 - 肠上皮化生 - 异型增生”到肠型胃癌是胃“炎 - 癌”转化的经典途径。近年来，我国胃癌的患病率和病死率居高不下，积极、有效地治疗慢性萎缩性胃炎是防治早期胃癌的关键环节。中医药治疗慢性萎缩性胃炎疗效可靠，能有效缓解临床症状、改善胃黏膜病变、阻断胃“炎 - 癌”转化，是降低胃癌患病率的有效手段。

慢性萎缩性胃炎西医目前无特效治疗方法，主要为调节生活方式、胃镜观察、药物治疗及内镜手术等，药物治疗以根除幽门螺杆菌、保护胃黏膜、抑制胆汁反流为主，待胃黏膜固有层腺体出现重度异型增生，选用内镜下黏膜剥离术等微创治疗。部分慢性萎缩性胃炎患者无明显症状，大部分患者可表现为非特异性消化不良症状，如上腹部饱胀、痞闷、疼痛，以及食欲减退、嗳气、反酸、烧心、恶心等，可伴有疲乏、消瘦、失眠、焦虑、抑郁等全身和（或）精神症状，可因饮食不调、情绪不佳、劳逸过度和天气变化等因素诱发或加重。消化不良症状及其严重程度，与病理组织变化程度及胃镜下黏膜改变无明显相关性。岭南邱氏脾胃流派认为慢性萎缩性胃炎以脾胃气虚为本、湿热浊毒瘀滞为标，本虚标实，证候错综复杂，治疗需标本虚实兼顾，主要针对核心病机，兼顾兼杂证候及症状，耐心、长疗程调治，并配合饮食调理、心态调摄等方可取得良效。

二、辨证思路

邱健行教授认为，本病发病责之于脾胃气阴不足、运化失常，致胃络瘀阻、瘀久成毒。气滞、湿浊、瘀血等病理产物堆积到一定程度，则成“毒垢”，有如茶垢、牙垢与水垢一般，阻滞气血经络，诸滞碍胃，胃络失养，发为本病，其主要病机为“脾虚 - 血瘀 - 毒垢”相互影响。现代各医家对本病的病因病机、治则治法亦有各自见解，当中也不乏有医家主张以“补脾活血”为治法，这与邱健行教授之见解相吻合。正如《脾胃论》中说“谷气通于脾……五脏皆得胃气，乃能通利”，脾胃受损，气机、水液无以行，脏腑经络失养，胃黏膜亦濡养不足，萎缩乃生。《金匮要略》中指出“腹不满，其人言我满，为有瘀血”，腹胀不适症状在慢性萎缩性胃炎患者中最常见，且本病病程缠绵，病久入血，瘀血内生，久成毒垢。

白莲治萎方为邱健行教授临证数十载总结出的治疗慢性萎缩性胃炎的经验方。邱健行教授认为，其病机总不离“脾虚 - 血瘀 - 毒垢”。“虚”为脾气虚弱、胃阴不足，正气不足当以黄芪、白术、太子参补脾之气，石斛养胃之阴，方能“四季脾旺不受邪”；“瘀”为气血滞久、胃络瘀阻，则以郁金、丹参、三棱、延胡索以祛瘀通络，其中郁金为气中血药，丹参系血中气药，邱健行教授称作“金丹”药对，滞为瘀之因，瘀为滞之果，“金”主气滞，“丹”主血瘀，二药相须为用，配伍活血行气之延胡索、三棱加强破瘀通络之功，令气血行则痛止；《金匮要略心典》指出“毒，邪气蕴结不解之谓”“毒”为瘀阻久滞而成的毒垢，故用重剂“白莲”彰显解毒除垢之效，白花蛇舌草、半枝莲两药为全方核心药对，既可活血解毒，又无芩连苦寒之弊，用各至 30g 及以上，方可大力驱解毒邪而不伤正；厚朴、陈皮调理脾胃枢机，复其升清降浊；甘草调和诸药，兼顾脾胃。该方清补兼施，务令正复邪去，共奏补脾活血、解毒除垢之功效。

三、治疗方案

（一）气阴两虚、瘀毒内阻证

临床表现：胃脘胀满或痞塞或顶胀，或隐痛，嗳气，纳呆，乏力，口干，舌体瘦小，质暗，少苔或无苔，舌下脉络迂曲，脉细弱。

分析：胃气阴两虚，久病入络，瘀而化热成毒，胃络失养，故胃脘痞满疼痛。

治法：益气养阴，化瘀解毒。

方药：益胃汤加减。

黄芪 20g，太子参 15g，怀山药 15g，石斛 10g，丹参 10g，三七粉 3g，郁金 10g，白花蛇舌草 20g，半枝莲 30g，甘草 6g。

加减：胃阴虚甚者，加麦冬、沙参滋养胃阴；胃热者，加黄芩、大黄；瘀阻明显者，加莪术 10g、三棱 10g。

辨证使用中成药：①猴菇和胃颗粒（广东省第二中医院院内制剂）：健脾疏肝，化瘀解毒。口服，每次 1 包，每日 3 次。②猴头菌提取物颗粒：益气养阴和胃。口服，每次 5 ～ 10g，每日 3 次。③摩罗丹（浓缩丸）：养阴和胃，降逆消胀。口服，每次 5 丸，每日 3 次。

（二）湿热浊毒瘀滞证

临床表现：胃脘胀痛、灼热、嘈杂、时反酸，口苦口臭，头重身倦，纳呆，恶心，尿黄，大便黏滞不爽、黏厕。舌红，苔黄厚腻，脉滑数。

分析：湿阻成浊，热甚成毒，湿热浊毒瘀阻胃络，阻滞气机，不通则痛。

治法：清胃祛湿，化浊解毒，健脾和中。

方药：白莲治萎方（邱健行教授自拟方）。

白花蛇舌草 30g，半枝莲 30g，黄芪 20g，太子参 15g，白术 15g，石斛 20g，丹参 20g，郁金 15g，三棱 12g，陈皮 10g，厚朴 20g，延胡索 20g，甘草 6g。

加减：纳呆严重者，加布渣叶15g、鸡内金20g；嗳气严重者，加半夏、代赭石；便溏严重者，加凤尾草10g、火炭母10g；便秘者加虎杖、枳实，原方白术量加倍；反酸严重者，加海螵蛸20g、浙贝母10g；胃幽门螺杆菌感染或苔黄厚者，加蒲公英、夏枯草；苔黄厚浊垢者，加胆南星、天竺黄。

辨证使用中成药：①猴菇和胃颗粒（广东省第二中医院院内制剂）：健脾疏肝，化瘀解毒。口服，每次1包，每日3次。②猴头菌提取物颗粒：益气养阴和胃。口服，每次5～10g，每日3次。③摩罗丹（浓缩丸）：养阴和胃，降逆消胀。口服，每次5丸，每日3次。④胃复春片：健脾益气，解毒化瘀。口服，每次4片，每日3次。

四、特色疗法

1. 针刺疗法 主穴（胃三针）：中脘、内关、足三里。

辨证配穴：气阴两虚、瘀毒内阻证，加胃俞、三阴交、血海、梁丘、太溪；湿热浊毒瘀滞证，加太冲、天枢、曲池、合谷。兼肝气不疏者加太冲、期门；兼肝胃郁热者加太冲、曲池、合谷；兼脾胃湿热者加内庭、丰隆；兼饮食滞胃者加梁门、天枢；兼脾胃虚寒者加神阙（灸）、气海、脾俞；兼反酸者加建里、公孙；兼有嗳气者加上脘、膈俞、天突、膻中。

2. 穴位注射 根据不同证型或症状，选用不同药物，取足三里穴，针药结合，达到益气健脾、理气止痛、和胃止呕、消滞开胃的功效。一般选用维生素B_{12}注射液9.5mg分两侧足三里穴位注射。呕吐、呃逆者选用盐酸甲氧氯普胺注射液10mg分两侧足三里穴位注射。

五、医海拾贝

戈焰教授在继承邱健行教授岭南脾胃学术思想的基础上，结合自己临床经验，总结并丰富了治疗萎缩性胃炎的临床思辨及用药经验，使邱氏脾胃流派治疗萎缩性胃炎的效果得到进一步提高。

（一）脾胃气虚为发病基础，健脾益气为治疗根本

戈焰教授认为慢性萎缩性胃炎患者，主要由于先天禀赋不足、体质素虚，加之后天饮食饥饱不节、劳倦过度、所愿不遂，或失治误治等，损伤脾胃之气而致脾虚，脾虚则气血生化无源、胃络失养。且本病病程迁延缠绵难愈、反复发作，“久病必虚”亦致脾胃气虚，故临床多表现为胃脘痞满或不适，甚或疼痛，饮食、劳累后则胀满加重，常伴神疲乏力、气短懒言、面色萎黄、舌质淡白、脉弱等脾胃气虚证候，多为虚胀。故戈焰教授总结认为脾胃气虚为慢性萎缩性胃炎的发病基础，即核心病机之一。

在治疗上，善用黄芪、党参健脾补气，并贯穿治病始终。临床具体根据患者脾虚证候轻重及体质偏颇，选用不同健脾补气药，如气虚甚者，黄芪与党参合用，且剂量重用至 20g 以上；气虚偏寒者，党参改用红参以增强温补之力；气虚夹热者，用五指毛桃代替黄芪，取五指毛桃补气之力似黄芪，而无黄芪之温燥，或用太子参代替党参而偏于清补，或五指毛桃与太子参同用，加强补气之功而不温燥；气虚夹湿者，可加用白术 15g，健脾又可燥湿；气阴两虚者，多用北沙参益气滋阴，常用 20g 以上，兼有通便作用。一般慎用茯苓，因茯苓虽能健脾，但嫌利水伤阴，且避免渗下耗气。

（二）气滞血瘀是核心病机，行气化瘀是治疗关键

胃为多气多血之府，慢性萎缩性胃炎往往由脾胃气虚进一步发展成气滞。脾胃运化失司，水反为湿，谷反为滞，致脾不升清、胃不降浊、气机壅滞中焦。故临床上多见胃脘胀满，或影响胸腹气机，同时出现胸闷、腹胀、气顶胸咽、嗳气等气滞症状。因气虚无力推动血行，且病久入络，致胃络瘀阻，临床见舌下脉络迂曲，正如叶天士《临证指南医案》所言“病初气结在经，病久则血伤入络”，故本病核心病机以脾胃气虚为基础，而致气滞血瘀、瘀阻胃络。核心病机为脾虚气滞血瘀，贯穿慢性萎缩性胃炎病程始终，而使本病迁延难愈。故治宜在补益脾气基础上，侧重行气化瘀，通补兼施。

戈焰教授在行气化瘀的用药特色上，首先精细辨证病位，侧重在胃

之气分，抑或在胃之血分，然后精准用药。如病在胃之气分，临床症见脘腹胀满者，多予香砂六君汤、平胃散等，喜用木香、砂仁、陈皮、白豆蔻、枳壳、厚朴等气分药；若病在胃之血分，临床症见脘腹疼痛，痛处固定拒按，舌质暗紫或有瘀斑，或舌下脉络迂曲者，则用丹参饮、失笑散。临床善用活血药对以增强活血之功，如三七配丹参。寒温兼调，治血瘀化热胃痛；三棱配莪术，相须为用，破瘀消癥，治瘀久胃痛甚者。戈焰教授在临床实践中发现，当萎缩性胃炎病程迁延，病机出现瘀毒盘踞胃络、顽固难愈，使用草木类化瘀药效果不显时，可选用性善走窜之虫类药，如水蛭等以搜剔胃络，防治胃络瘀血癥结。水蛭用量宜小，每日量为 2 ～ 3g，研粉生服效更优，经临床验证可以提高胃黏膜腺体的萎缩逆转率。生水蛭粉需服 1 月，停 1 月，3 个周期为佳，不可久服，以免破血耗气，反伤脾胃之气。

（三）瘀热化毒是病变之由，解毒清热是治疗核心

慢性萎缩性胃炎久病必瘀，瘀而化热，热与瘀结，形成瘀毒，盘踞胃之营血阴分，加之脾胃气虚，无力气化，而致瘀毒盘踞日久生变，进展为癌毒。故治疗慢性萎缩性胃炎常选用清热解毒之品，如白花蛇舌草、半枝莲、蒲公英、鱼腥草等，一般各重用至 20 ～ 30g，解除热毒，防止瘀毒向癌毒恶变，从而阻断“炎 - 癌”转化。

（四）肝气易犯胃，治胃不忘调肝，协调脾胃升降

本病病位在胃，但与肝密切相关。《医学求是》指出：“脾升胃降，四象得以轮转”，而脾胃升降之机，有赖肝气疏泄正常。而今生活节奏快，工作、学习压力大，人们常出现情志失调，而致肝气不疏、横逆犯胃。故慢性萎缩性胃炎患者上腹胀痛，常伴牵涉两胁胀痛、心情郁闷，或情绪波动时病情加重或反复等肝郁气滞表现，故治当调肝，用四逆散为基础方加减疏肝解郁，对便溏者用枳壳代枳实行气宽中，而便秘者多用枳实以下气通腑。

（五）结合寒热燥湿兼证，随证治之

慢性萎缩性胃炎应病、证、体质三结合辨治，即考虑患者病程不同阶段兼杂寒热燥湿证候，同时考虑体质偏颇，随证治之。若患者体质偏胃

热、多夹热毒，治以清热解毒之品如白花蛇舌草、半枝莲、蒲公英、夏枯草、茵陈等。若为胃热伤阴，症见饥不欲食、口干舌燥者，则加用石斛、麦冬、百合、玉竹等以滋阴养胃；胃火炽盛者，多加用石膏、石斛，戈教授称之为“二石汤”药对，石膏剂量为 20 ～ 30g，此药对能清泄胃火，治疗口渴、消谷善饥效果显著。若患者体质偏脾阳不振、多生内寒，则在用健脾活血法治疗核心病机的基础上，加用干姜、肉桂等温中散寒之品，慎用清热解毒之品；脾虚湿困兼有气滞者，加用陈皮、砂仁、白豆蔻、五指毛桃等以理气化湿健脾。综上，戈焰教授针对本病脾虚气滞、瘀热夹毒的核心病机，采用健脾理气、化瘀解毒的主要治法，结合兼证辨析，随证治之，以提高临床疗效。

慢性萎缩性胃炎病程长，病机复杂，虽其变化多端，但万变不离其宗，本病以脾胃气虚为本，久病必瘀，加之地处岭南湿热气候，热毒内生，故多兼夹瘀热化毒、气滞血瘀。临床上应主要围绕脾虚、气滞、血瘀、热毒的核心病机，以健脾、活血、解毒为主要治法，并贯穿治疗始终，同时兼顾患者体质偏颇、夹杂寒热燥湿兼证，随证治之。同时体现“治胃不忘调肝”的治疗特色。

因慢性萎缩性胃炎属胃癌前疾病，重度萎缩、重度肠上皮化生以及低级别上皮内瘤变是胃癌前病变，据统计，单纯胃黏膜萎缩患者的胃癌年发病率约为 9.1%，黏膜萎缩伴肠上皮化生者年发病率约 9.25%，胃黏膜低级别上皮内瘤变者为 9.6%。因此，慢性萎缩性胃炎尤其是伴有中重度肠上皮化生或上皮内瘤变者，要定期进行胃镜检查、病理组织活检和随访。重度胃黏膜萎缩并伴有肠上皮化生的慢性萎缩性胃炎患者 1 年左右随访 1 次；不伴有肠上皮化生或上皮内瘤变的慢性萎缩性胃炎患者 2 ～ 3 年随访 1 次；伴有低级别上皮内瘤变患者，应每 6 个月左右随访 1 次；而高级别上皮内瘤变者需立即行内镜下治疗或手术治疗。

六、养生调摄

慢性萎缩性胃炎患者需长疗程治疗，一般为 6 个月以上，病理层面，胃黏膜萎缩容易首先消失，肠上皮化生、异型增生的逆转较滞后，有的患者需要治疗 1 ～ 2 年，甚至更长疗程，故要为患者树立治病信心，提高患者依从性。

（一）饮食调理

“胃为仓廪之官”“主受纳腐熟”，饮食致病首当其冲。治疗慢性萎缩性胃炎，饮食调理至关重要。向患者宣教饮食配合，使患者养成健康的饮食习惯能使治疗事半功倍。①饮食控量：建议食平常量的 7 分或 8 分，不可过量，顺应胃肠六腑主传导运化、“实而不满”之生理功能，以免过饱损伤脾气。②饮食控速：饮食细嚼慢咽，建议每口饭细嚼 20 ～ 30 次或以上，呈食糜状，方可下咽，不可过快饮食，避免刺激胃黏膜，有利胃黏膜细胞修复。饭后不可立即卧床睡眠，亦不可做剧烈运动，以免食物反流或引起反酸、恶心、呕吐等。按时进食，早餐吃好，中餐吃够，晚餐吃少，或根据病情需要选择少食多餐，以助水谷运化。③饮食有质：饮食宜清淡、易消化，营养丰富均衡。饮食宜温、细、软，忌冷、烫、硬、黏腻，忌食酒类、浓茶、咖啡、辛辣刺激食品。饮食辛甘酸苦咸五味宜清淡薄味，不可厚味，亦无需全忌。尽可能减少高盐和腌制食物的摄入。尤其忌食不洁、霉变的食物。④辨证食膳：对于虚寒体质患者，忌食生冷，宜温热食物，可用生姜、陈皮、砂仁煎水作代茶饮或用作烹饪配料；对于素体为阳热体质者，忌食燥热之品，宜清润，可选石斛、麦冬、玉竹、沙参煎水作代茶饮或作为煲汤食材，鱼腥草凉拌清泄胃热，配合食疗，增强药力。慢性萎缩性胃炎患者或素体阴虚口干舌燥者，可食新鲜蔬果，但应注意吃水果的最佳时间，即在午饭前或午睡醒后，胃中无其他食物混杂，且此时正当中午，为天之阳气处于一天之中最隆盛的时辰，可助人体脾阳运化水湿，避免湿邪困脾，体现中医“天人合一”养生理念。

（二）心态调摄

慢性萎缩性胃炎往往病程长，治疗时间长，病情缠绵难愈，很多患者在治疗过程中逐渐失去治疗信心，且有认识误区，过度忧虑恐癌常引发患者紧张、恐惧、抑郁、焦虑等负面情绪，思虑过度则易伤脾，不利疾病恢复甚至加重疾病。因此，在接诊患者时，医师应有同理心，重视患者的心理疏导，帮助患者心态扩容，积极开展科普宣教，消除恐癌心态，燃起患者治愈疾病的信心，做好长疗程、依从配合的准备。心态好则人体正气旺，免疫力强，有利于治愈萎缩性胃炎并阻断胃“炎 - 癌”转化，体现中医“治未病 - 既病防变”的先进预防保健理念。

（三）适当运动

选择适合自己的锻炼方式，疾病尚未痊愈时不可剧烈运动，可选择每天匀速慢跑 30 分钟以上，练八段锦 1 ～ 2 次，打太极拳，游泳，唱歌跳舞。配合腹部按摩操：首先搓热双手，右手在下，左手在上，劳宫相对，先揉按肚脐四周，左升右降，逆时针用力适量揉按 36 次（画小圈），并配合呼吸，左升时吸气，右降时呼气；再扩大范围，揉按腹腔壁四周，左升右降，逆时针用力适量揉按 36 次（画大圈），并配合呼吸，左升时吸气，右降时呼气，如此按摩为 1 遍，每日按摩 3 遍，早晨起床前平躺于床上按摩第 1 遍，中餐前按摩第 2 遍，晚睡前平躺于床上按摩第 3 遍，有利于脾升胃降、受纳腐熟、运化传导功能。

药物、饮食、心态、运动四位一体，实为有效提高慢性萎缩性胃炎或伴胃癌前病变临床及病理疗效的综合治疗方案。

第三节　胃食管反流病

一、疾病认识

胃食管反流病（GERD）是常见的慢性消化系统疾病，是由胃十二指肠内容物反流至食管或口腔引起不适症状和（或）并发症的一种慢性疾病，其按内镜下表现可分为非糜烂性反流疾病（NERD）、反流性食管炎（RE）和巴雷特食管（BE）。临床表现多样，包括典型症状、不典型症状及食管外症状。烧心和反流是 GERD 的典型症状，烧心指胸骨后或剑突下烧灼感,反流指胃内容物向咽部或口腔方向流动的感觉。不典型症状包括胸痛、哮喘、慢性咳嗽、酸蚀症、上腹痛、上腹烧灼感、上腹胀及嗳气等。本病多见于中老年人,与情绪变化、饮食习惯、体型肥胖等密切相关。其病理机制包括胃食管交界处功能与结构障碍,食管清除功能障碍和上皮防御功能减弱,肥胖和不良饮食习惯等相关因素削弱食管抗反流功能,以及食管敏感性增高等;免疫因素介导的食管黏膜损伤和食管功能的改变也可能与GERD发病有关。质子泵抑制剂或钾离子竞争性酸拮抗剂是西医学治疗GERD的首选药物,但约50%的非糜烂性反流疾病患者对质子泵抑制剂治疗无应答,部分患者需进行手术治疗(腹腔镜下胃底折叠术、内镜抗反流黏膜切除术)。中医药主要采用辨证论治的个体化治疗手段,在整体观念和病证结合理论的指导下,中医药治疗GERD具有降低其复发率、减少质子泵抑制剂依赖、提高临床疗效和患者生活质量的优势。

中医学中虽无GERD的病名,但古代医家多根据相关症状使用"吐酸""吞酸""反胃""胸痹""嘈杂""胃痛""噎膈""梅核气"等,如《素问·至真要大论》中"诸呕吐酸,暴注下迫,皆属于热",就明确提出了"吐酸"的病名,而《景岳全书》中"其为病也,则腹中空空,若无一物,似饥非饥,似辣非辣,似痛非痛,而胸膈懊憹,莫可名状。或得食而暂止,或食已而复嘈,或兼恶心,而渐见胃脘作痛",则提出了"嘈杂"的病名。

本病的病因病机,古代医家认为主要是外邪侵袭、饮食不节、烟酒无度、情志不遂、脾胃虚弱等导致脾胃升降失司、肝胆疏泄失常,而致胃气内逆、上犯食管。《灵枢·四时气》云:"邪在胆,逆在胃。"张景岳在《景岳全书·非风》中记载:"腹满少食,吐涎呕恶,吞酸嗳气,谵语多思者,病在脾胃。"刘完素在《素问玄机原病式·六气为病·吐酸》中说:"酸者,肝木之味也。由火盛制金,不能平木,则肝木自甚,故为酸也。"以上说明本病的病位在脾胃,与肝胆关系密切。《素问玄机原病式》中载"饮食热则易于酸矣";《临证备要》云"胃中泛酸,嘈杂有烧灼感,多因于肝气犯胃";《诸病源候论·噫醋方》云"上焦有停痰,脾胃有宿冷,故不能消谷,谷不消胀满而气逆，所以好噫而吞酸，气息酸臭也”，则说明了饮食不节、情志失调、脾胃虚弱是引发本病的主要病因。

《素问·至真要大论》在“诸呕吐酸，暴注下迫，皆属于热”中认为吐酸的病机为邪热蕴结于胃而致气机不降。刘河间的“酸者，肝木之味也，由火盛制金，不能平木，则肝木自甚，故为酸也。如饮食热则易于酸矣，或言吐酸为寒，误也”；《素问·六元正纪大论》中所提出的“木郁之发……民病胃脘当心而痛”；《症因脉治》中的“恼怒忧郁，伤肝胆之气，木能生火，乘胃克脾，则饮食不能消化，停积于胃，遂成酸水浸淫之患矣”，都说明此病的关键病机之一在于木郁克土、胃失和降。而后世医家指出本病的又一关键病机是湿热，《张氏医通》云：“胃中湿气郁而成积，则湿中生热，从木化而为吐酸。”

总而言之，本病与人体脏腑气机升降失常密切相关，尤其肝、胃。但病程日久者，往往表现为本虚标实之证，兼夹湿热、瘀血、阴亏等证。而各医家在各自不同的认识上所创制的治疗方法也都取得了一定的临床疗效。

二、辨证思路

本病多因饮食不节、情志失调、脾胃虚弱导致脾胃气机升降失常，清气不升、浊气不降而为病。病位在食管与胃，与肝、胆、肺密切相关，表现为本虚标实之证，兼夹湿热、瘀血、阴亏等证。所以岭南邱氏脾胃流派治疗时从寒热、虚实、升降、气血等方面的平衡入手，以紧紧抓住恢复脾胃气机的升降为关键。

对于病程较短、正气尚足者，若表现为反酸、烧心感、胸骨后灼痛、大便黏腻、口臭、嗳气心烦、情绪变化或饱餐后明显，当以疏肝和胃、清热化湿、恢复机体气机升降功能为主。对于病程日久、正气亏虚者，除了反酸、烧心感等不适外，往往合并纳差乏力、胃中嘈杂、饭后腹胀腹痛明显、口干、失眠、大便溏泄等症，治疗应健脾养阴、降气和胃，根据兼夹病理产物情况佐以行气化湿、行气活血之品。正如《素问·六微旨大论》云：“升降息则气立孤危……非升降，则无以生长化收藏。”肝赖脾升以运化水谷精微上行而主左升而化火；肺赖胃降使水谷及残渣下行而从右下行以成水；脾胃一升一降为枢纽以斡旋气机升降。同时《景岳全书》：“故凡病吞酸者，多见饮食不快……岂非脾气不强，胃脘阳虚之病，而犹认为火，能无误乎？”则提示健脾和胃在本病治疗中的重要意义。

同时，还要注意现代治疗胃食管反流病的特点，即“反酸要抑酸”“防御功能要加强”“敏感要降低”的特点，植入中医特有的个性化治疗方案。

三、治疗方案

（一）肝胃郁热证

临床表现：烧心、反酸、胸骨后灼痛、胃脘灼痛、脘腹胀满、嗳气或反食、易怒、易饥、口臭，小便黄，大便干或黏腻等。舌红，苔黄，脉弦。

分析：肝气不舒，曲则作酸，郁而化热，乘而犯胃，阻滞气机，升降失常。

治法：疏肝泄热，和胃降逆。

方药：化肝煎合左金丸加减。

柴胡 12g，陈皮 10g，浙贝母 10g，青皮 10g，枳壳 12g，白芍 15g，黄连 6g，吴茱萸 3g，甘草 6g，泽泻 12g，炒栀子 10g，牡丹皮 10g。

加减：反酸或烧心明显者，加煅瓦楞子 30g、海螵蛸 15g，以制酸和胃；腹满便实者，加枳实 12g、厚朴 15g、大黄 3g，以下气除满。

辨证使用中成药：丹栀逍遥丸，口服，每次 6 ～ 9g，每日 2 次。

（二）胆火上逆证

临床表现：烧心、反酸、口苦咽干、胁肋胀痛、胸背痛、心烦失眠、头晕、嗳气或反食，小便黄，大便干等。舌红，苔黄腻，脉弦滑。

分析：肝气郁结，胆失疏泄，气郁化火，胆火上扰，胃失和降，酸液上泛。

治法：清化胆热，降气和胃。

方药：柴芩温胆汤加减。

柴胡12g，黄芩10g，法半夏10g，竹茹10g，枳实12g，陈皮10g，茯苓15g，浙贝母15g，夏枯草15g，生姜10g，甘草6g。

加减：口苦、嘈杂明显者，加龙胆草6g、炒栀子6g，以清肝利胆；津伤口干甚者，加沙参15g、麦冬15g、天花粉12g、生地黄15g，以养阴生津；夹瘀者，加桃仁10g、郁金10g，以活血化瘀；呕吐者，加旋覆花15g、代赭石15g，以和胃降逆；反酸或烧心明显者，加黄连6g、吴茱萸3g、煅瓦楞子30g、海螵蛸15g。

辨证使用中成药：龙胆泻肝丸，口服，每次6～9g，每日2次。

（三）脾虚湿热证

临床表现：餐后反酸、饱胀、胃脘灼痛、胸闷不舒或心下痞满、胸膈烦热、不欲饮食、恶心或呕吐、寒热不耐受，身倦乏力，或大便溏滞。舌淡或红，苔薄黄或黄腻，脉细滑数。

分析：脾虚不运，湿热中阻，气机不畅，则湿中生热，从木化而为吐酸。

治法：清胃化湿，健脾散寒。

方药：半夏泻心汤加减。

黄连6g，干姜10g，黄芩10g，党参15g，法半夏10g，浙贝母10g，甘草6g。

加减：大便溏滞严重者，加炒枳壳12g、厚朴15g，以行气化湿；湿邪甚者，加薏苡仁30g、茯苓15g、白豆蔻6g，以健脾利湿化浊；胃脘灼痛甚者，加吴茱萸3g、煅瓦楞子30g、海螵蛸15g，以制酸和胃止痛；嗳气重者，加旋覆花15g、代赭石15g，以降胃泻浊；胸中烦热者，加炒栀子6g、淡豆豉10g、竹叶6g，以清热除烦；纳呆者，加炒麦芽15g、炒谷芽15g，以消食和胃；瘀滞者，加丹参15g、郁金10g。

辨证使用中成药：①香砂六君丸，口服，每次12丸，每日3次。②三九胃泰颗粒，用开水冲服，每次1袋，每日2次。

（四）阴虚夹瘀证

临床表现：胸骨后灼热或反酸，或胸胁满闷，胃脘痞胀或疼痛，嗳气或呃逆，口干咽燥，或不欲饮食，或五心烦热、心烦寐差，大便干结或不爽，舌红少津偏暗，苔少或无苔，舌下脉络迂曲，脉弦细数或涩。

分析：胃阴亏虚，虚火灼络，瘀血内结，瘀阻食道，通降失常。

治法：滋养胃阴，化瘀通络。

方药：沙参麦冬汤加减。

沙参 15g，麦冬 15g，玉竹 15g，生地黄 15g，白芍 15g，牡丹皮 10g，甘草 10g，浙贝母 15g，桃仁 10g。

加减：心烦明显者，加黄连 3g、知母 10g；伴有胃脘疼痛、舌底静脉迂曲者，加丹参 20g、五灵脂 10g、蒲黄 10g；两胁疼痛明显者，加郁金 10g、延胡索 10g、蒺藜 10g，以行气散结止痛；纳呆者，加炒麦芽 15g、炒谷芽 15g，以消食和胃。

辨证使用中成药：血府逐瘀片，口服，每次 6 片，每日 2 次。

四、特色疗法

1. 针灸疗法 针灸作为中医的重要治疗手段之一，在 GERD 咳嗽的治疗中同样具有显著疗效。通过针刺特定的穴位，或循经取穴如中脘、内关、足三里、公孙、冲阳等以泻法治疗实证患者，可调节脾胃功能，增强胃动力，减少胃酸反流，从而缓解反流相关症状；虚证则常用脾俞、胃俞、太冲、天枢、关元、三阴交等穴，以平补平泻或补法为主，起到益气健脾功效。同时，通过针灸督脉阿是穴或俞穴可以调节食管自主神经功能，缓解患者焦虑、抑郁状态。

2. 积极使用心理疏导的方法 情志因素在胃食管反流病的发病中起着重要作用，长期的焦虑、抑郁情绪可加重病情。中医强调“心身合一”，因此心理疏导是治疗中不可或缺的一环。应通过情志调护、心理疏导等方法，帮助患者缓解精神压力，同时在心理调护时还可以使用五行生克关系的五音来影响脏腑功能，增强治疗信心，从而达到改善症状的目的，如以箫、笛等演奏出的以角音为主的音乐，如《草木青青》，具有疏肝解郁之功，以埙、笙等乐器演奏的以宫音为主的音乐，如《秋湖月夜》，有健脾和胃之效。

五、医海拾贝

岭南医家根据本地特点从多方面探讨了吐酸、吞酸的病因病机、病位、与其他脏腑的关系以及积累了辨证用药的经验。岭南为湿热聚集之地，其饮食偏清淡，且习用寒凉药物，这类食物及药物容易造成脾胃虚寒不能运化，所以医家认为脾虚失运在本病发生发展过程中起着关键作用，且湿邪本为阴邪，只是久蕴化热，浊阴之邪容易阻碍脾运之机，使湿不得化，所以治疗上要重视健脾、运脾、化湿，其药物选择又要注意辨年力盛衰、因人制宜；辨虚实，实则治标，虚则治本；辨寒热，寒则温运，热则清化；年盛体壮者，当运脾行滞之剂可已；久病中虚者，当补脾益气、寒温并用；若伤及精血，则温柔养阴、通络而避用辛温香燥。

根据胃食管反流病的发病特点，岭南邱氏脾胃流派医家认为脾胃运化失司、气机升降紊乱是本病发生的关键，而肝胆疏泄失常、湿热瘀血内生是疾病发展的助力，所以其所提出的脾胃病应抓住“寒热”“虚实”“升降”“气血”等方面的思路对本病具有指导意义。对于病程较短、正气尚足者，若表现为反酸、烧心感、胸骨后灼痛、大便黏腻、口臭、嗳气心烦，情绪变化或饱餐后明显，当以疏肝和胃、清热化湿、恢复机体气机升降为主。对于病程日久、正气亏虚者，除了反酸、烧心感等不适外，往往合并纳差乏力、胃中嘈杂、饭后腹胀腹痛明显、口干、失眠、大便稀烂等症，治疗应以健脾养阴、降气和胃为主，但降胃要注意气机的平衡，不能只降不升，所以降胃时要注意疏达肝气。对于寒热来说，要注意本病是本寒标热，本寒以脾虚为主，标热以胃热为主，所以健脾不能过于温，而祛热则要固护脾虚，不能妄用苦寒。气机升降的调节要注意，虽然脾升胃降为气机之枢纽，但本病的治疗以降胃气为主，同时要注意肝升与肺降在气机变化中的影响。对于气血来说，气为血帅，血为气母，疾病的治疗一定要注意气血关系，其用药也要在治气时勿忘理血之剂的使用，但理血之品应柔润而不应刚燥。

（一）关于食管外症状的处理

反流性食管炎在临床上除较常见的反酸、烧心等主症外，还有不少患者是以胃食管反流病引起的食管外并发症为首发症状，它们包括多组胃食管反流相关的食管外症状，如胃食管反流性咳嗽、哮喘、慢性阻塞性肺疾病、肺炎与肺纤维化、口腔疾病、心律失常等，其中以咳嗽、胸闷甚至心绞痛样胸痛、咽痛、声嘶最为常见。这些症状的产生与喉咽反流、微量误吸、食管运动功能失调、迷走神经反射引起支气管收缩加重气道的高反应性、酸腐蚀气道黏膜发生炎症和细菌性炎症、胃食管内脏自主神经功能的失调等有关。因其原因不同，所以在治疗这些食管外症状时不仅仅要紧扣胃食管反流病的发病机制，还要重视各相关症状的诱因，根据中医的特点进行辨病与辨证相结合的论治。

1. 如治疗咳嗽时要充分考虑气机运动过程中对肺的影响，使上逆的气机能降，从而使肺气得降，这时候除了平调中焦气机外还要使用理肺之品，如杏仁、枇杷叶，或酌加青黛、海蛤壳粉、木蝴蝶等；胸痛明显者，可以酌加瓜蒌皮、降香、香附等；声音嘶哑者，酌加木蝴蝶、桔梗、金果榄等。如果是本身气道炎症引起的还要注意加强使用化痰的药物如紫苏子、茯苓等药物。

2. 积极重视脾胃功能的恢复。在治疗 GERD 食管外疾病时，注重调理脾胃功能至关重要。脾胃功能正常与否在胃食管反流病中具有决定性作用，所以在治疗时要通过益气健脾、消食和胃、运脾除湿等方法，改善胃肠道蠕动，减少胃酸反流。常用的方剂有香砂六君丸、保和丸、一贯煎等，常用于治疗或善后调理。

3. 积极联用抑酸药快速缓解患者症状。

（二）对于修复黏膜的体会

治疗胃食管反流病主要关注增强黏膜的保护作用以及食管黏膜对反流物损害的修复，二者是相辅相成的。在一定程度上来说，也就是中医的扶正与祛邪的关系。岭南邱氏脾胃流派医家认为，对于已经出现炎症的黏膜要积极修复损伤，就如同出血后要止血一样，常用白及、三七、贝母、海螵蛸打粉护膜。白及，味苦、甘、涩，性寒，消肿生肌敛疮，《神农本草经疏》曰"苦能泄热，辛能散结，痈疽皆由荣气不从，逆于肉里所生；败疽伤阴死肌，皆热壅血瘀所致，故悉主之也。胃中邪气者，即邪热也；贼风鬼击痱缓不收，皆血分有热，湿热伤阴之所生也，入血分以泄热，散结逐腐，则诸证靡不瘳矣"。三七，味甘、微苦，性温，活血化瘀生新；贝母，味苦，性寒，能苦泄清热毒、开郁散结、制酸，《本草正》"大治肺痈肺痿，咳喘，吐血，衄血，最降痰气，善开郁结，止疼痛，消胀满，清肝火，明耳目，除时气烦热，黄疸淋闭，便血溺血；解热毒，杀诸虫及疗喉痹，瘰疬，乳痈发背，一切痈疡肿毒，湿热恶疮，痔漏，金疮出血，火疮疼痛……较之川贝母，清降之功，不啻数倍"；海螵蛸，味咸、涩，性温，收敛止血、制酸止痛、收湿敛疮，《名医别录》谓"(治)惊气入腹，腹痛环脐，阴中寒肿，令人有孕。又止疮多脓汁不燥"。这些药物打粉后，黏着性强，可收敛附着创面而起到保护作用。同时，我们也应该注意到，修复黏膜还是要从根本入手，岭南邱氏脾胃流派医家认为本病的产生和脾胃功能虚弱有关，在使用专药的同时，还是要强调发病根本、从本论治。

(三)治气不忘血，理血不忘气

气为血之帅，血为气之母，气无血则不生，血无气则不长，气能运血，血能载气。脾胃为后天之本、气血生化之源，中焦又为气机升降之枢纽，所以脾胃运化失调、气机升降失司都能引起气血失调的病变，故胃食管反流病的发病也离不开气血失调。在整个治疗过程中，我们不仅要懂得气机变化、气的盈亏情况，还要把握血运的变化以及血的盈亏情况。所谓气滞或气虚均可导致血瘀或不生血而出现血虚。所以要治气不忘血、理血不忘气。杨士瀛说："气者血之帅也，气行则血行，气止则血止，气温则血滑，气寒则血凝，气有一息之不运，则血有一息之不行。病出于血，调其气犹可以导达；病原于气，区区调血，何加焉？故人之一身，调气为上，调血次之，是又先阳后阴之意也。"

治气为先，气血同调。我们使用白及、三七、贝母、海螵蛸保护胃黏膜就有气血同调之意。气血同调时也要根据诱因，使用不同的药物进行治疗，如气滞而血行不畅可酌加川芎、郁金；气郁化热夹瘀或镜下黏膜红肿则可酌加牡丹皮、栀子、白及以清热凉血行瘀；若气虚而血行无力致瘀则需补气兼顾活血，用黄芪、人参以增强元气，用丹参、三七等畅达血脉。本病治疗，治气不忘血，理血不忘气，气血调和，方能达到最佳的治疗效果。

（四）岭南邱氏脾胃流派常用治疗药对

1. 柴胡合枳实 柴胡味苦辛，性微寒，质轻而散，升发清阳、疏肝解郁；枳实质重而沉，降泻而下气消痞。二者一升一降，疏肝理脾。便溏者，减枳实用量，或用性缓之枳壳；便秘者则用枳实，行气通便。此药对用以治疗脘腹或胸脘痞满胀痛，属气滞者效佳。

2. 海螵蛸合浙贝母 海螵蛸味咸、涩，性温，归脾、肾经，制酸和胃；浙贝母味苦，性寒，归肺、心经，《本草正》："最降痰气，善开郁结，止疼痛，消胀满，清肝火，明耳目，除时气烦热……较之川贝母，清降之功，不啻数倍。"《山东中草药手册》言其"具有制酸，解毒"之功，能生肌和胃，并借其清热缓泻之功，以制海螵蛸收敛涩肠之弊。此药对适用于胃脘胀痛、反酸，无论胃寒、胃热证，均可随证应用，是治疗胃酸过多之佳品。

3. 蒲公英合夏枯草 两药均为苦寒清热之品。蒲公英，又名黄花地丁，性寒，味甘、苦，归肝、胃经，能清热解毒、消肿散结，治疗消化道黏膜红肿，《岭南采药录》谓其"疗胃脘痛"，《本草新编》言其："各经之火，见蒲公英而尽伏。"夏枯草，性辛，味苦、寒，归肝、胆经，功能泻火、散结、消肿、明目。邱健行教授认为岭南地区高温高湿及岭南人特殊的饮食习惯易致肠胃积热，且胃炎患者多有幽门螺杆菌感染，现代人生活节奏快、压力大，易精神紧张，导致肝郁气滞、郁而化热。故邱健行教授强调治胃当固护脾胃，避免使用大剂苦寒之品以伤胃气；而较为平和之蒲公英、夏枯草使用时泻肝胃之火而不损胃土，可长服、久服。

4. 郁金合丹参 郁金，味辛、苦，性寒，归肝、心、肺经，《本经逢原》言其"辛香不烈，先升后降，入心及包络"，《本草求真》则言其"气先上行而微下达。凡有宿血凝积。及有恶血不堪之物。先于上处而行其气。若使其邪其气其痰其血在于膈上而难消者。须审宜温宜凉。同于他味。兼为调治之”,为气中血药,以行气解郁、活血止痛见长;丹参,味苦,微寒,归心、肝经,《神农本草经》言其“主心腹邪气,肠鸣幽幽如走水,寒热积聚;破症除瘕,止烦满”,为血中之气药,活血和血,养血行气,功同四物。前者主治气滞,后者主治血瘀,气滞是血瘀之始,血瘀是气滞之极。二药合用,气血两调,清热通络。

六、养生调摄

(一) 三七藕粉糊

原料:三七粉适量,藕粉 50g,清水适量,白糖少许(可选)。

制法:将藕粉用少量冷水调匀,再加入适量沸水边搅拌边加热至糊状。待稍凉后,根据个人口味加入少量三七粉和白糖(如不需加糖可省略)。每日早晚空腹食用。

功效:和胃止血、促进黏膜修复。

适应证:各证型胃食管反流病患者。

(二) 木蝴蝶陈皮茶

原料:木蝴蝶 5g,陈皮 3g,清水适量。

制法:将木蝴蝶、陈皮洗净,放入茶杯中,用沸水冲泡,加盖焖 5 ~ 10 分钟后饮用。可反复冲泡至味淡。

功效:理气化痰、和胃降逆。

适应证:适合伴有咽部不适的胃食管反流患者。

(三) 猴头菇炖猪肚

原料:猴头菇 2 ~ 3 朵,猪肚 1 个,生姜几片,盐适量。

制法:猪肚清洗干净,猴头菇泡发后撕成小块。将猪肚、猴头菇、生姜一同放入锅中,加适量清水,大火煮沸后转小火慢炖至猪肚熟烂,加盐调味即可。

功效:养胃健脾、增强免疫力。

适应证:各证型胃食管反流病患者。

（四）黄芪猴头菇鸡汤

原料：黄芪 20g，猴头菇 2～3 朵，鸡肉半只，生姜几片，盐适量。

制法：鸡肉切块焯水去血沫，猴头菇泡发切块，黄芪洗净。所有原料一同放入炖盅内，加足量清水，隔水炖煮 2～3 小时，加盐调味。

功效：补气养血、健脾和胃。

适应证：适合体质虚弱、脾胃虚弱者。

（五）陈皮鲫鱼汤

原料：陈皮 15g，鲫鱼 1 条，姜、葱、料酒、食盐适量。

制法：将陈皮、鲫鱼洗净，将陈皮及其他调料切丝，放入鱼腹，将鲫鱼放入碗中，隔水炖熟即可食用。

功效：健脾开胃，利水祛湿。

适应证：适合体质虚弱、脾虚湿热型胃食管反流病患者。

（六）三七牛肉汤

原料：三七 10g，牛肉 150g，生姜几片，盐适量。

制法：牛肉切块焯水，三七用布袋装好。将牛肉、三七、生姜一同放入锅中，加足量清水，大火煮沸后转小火慢炖 1～2 小时，加盐调味。

功效：行气活血，温中补虚。

适应证：适用于血瘀型胃食管反流病患者。

请注意，药膳虽好，但应根据个人体质及病情适量食用，并在医生指导下进行。如有严重症状或持续不适，应及时就医。

第四节　上消化道出血

一、疾病认识

上消化道出血，系指十二指肠悬韧带以上的食管、胃、十二指肠以及胆胰疾病引起的出血，包括胃空肠吻合术后空肠上段病变，分急性出血、慢性出血(隐性、显性),常见症状为呕吐鲜血或呕吐暗红色血或呕吐咖啡色样胃内容物,和(或)解黑便,甚者解暗红色或鲜血便,伴乏力、心悸、头昏,甚至晕厥等。临床上常分为非静脉曲张性上消化道出血与静脉曲张性上消化道出血,非静脉曲张性上消化道出血临床中常见由消化性溃疡或急性胃黏膜病变等引起,静脉曲张性上消化道出血多由肝脏疾病(如肝硬化、肝癌等)引起门静脉高压导致食管胃静脉曲张破裂出血。

上消化道出血属中医血证中的呕血、便血病范畴。《灵枢·百病始生》说"阳络伤则血外溢……阴络伤则血内溢",说明了出血本质是血脉受损。《景岳全书》说"出血之由,惟气惟火",说明了出血的原因。《金匮要略》认为瘀血不去、血不循经,说明瘀血亦为导致出血的原因。呕血是指血由胃来,经呕吐而出,血色红或紫暗,常夹有食物残渣,亦称为吐血。早在《黄帝内经》就有呕血的记载,如《素问·厥论》"太阳厥逆,僵仆呕血""阳明厥逆,咳喘身热,善惊衄,呕血"。而吐血之名首次出现于汉代,《金匮要略·惊悸吐衄下血胸满瘀血病脉证治》曰"吐血不止者,柏叶汤主之""心气不足,吐血、衄血,泻心汤主之"。隋代巢元方《诸病源候论·吐血候》云"伤胃者,是饮食大饱之后,胃内冷,不能消化,则便烦闷,强呕吐之,所食之物与气共上冲蹴,因伤损胃口,便吐血,色鲜正赤是也"。首次提出了吐血的病位在胃,病因为饮食不节或劳倦损伤,或受他脏影响,导致胃络损伤、血随气逆而出。严用和在《重订严氏济生方·吐衄》中云"血之妄行也,未有不因热之所发,盖血得热则淖溢,血气俱热,血随气上,乃吐衄也",认为吐血、衄血的病机为血热妄行、血随气上。张景岳在《景岳全书·血证》中对于血证的治疗更是提出了"惟补阴抑阳,则火清气降而血自静矣"。

便血是指大便色黑如柏油样或黑色成形,或解暗红色或鲜血便,或只见大便潜血试验阳性。便血之名首见于《素问·阴阳别论》"结阴者,便血一升,再结二升,三结三升"。而便血的病因,宋代严用和在《重订严氏济生方·血病门》的论述较为全面,曰:"夫大便下血者,多因过饱,饮酒无度,房室劳损,荣卫气虚,风冷易入,邪热易蕴,留注大肠则为下血。"《丹溪心法》有言本病病位“独在胃与大肠”，与西医学的消化道出血不谋而合。对于便血的治疗，《重订严氏济生方》提出“风则散之，热则清之，寒则温之，虚则补之”的治则，至今仍指导临床应用。

岭南邱氏脾胃流派医家认为血证病因可归于感受外邪、情志过极、饮食不节、劳倦过度及先天禀赋不足等原因。主要病机为火热与气虚两种，即火热炽盛、迫血妄行，或气虚不摄、血溢脉外。病位在胃肠，与肝、脾密切相关。根据疾病不同时期、不同证候辨证施治，分为出血期、静止期、恢复期，三期辨证施治。

二、辨证思路

岭南邱氏脾胃流派认为血证的关键病机在于火热迫血妄行、脾虚不摄血行，或瘀血阻滞、血不归经。火热分单纯火热，或火热夹湿。火热又分胃火，抑或肝火。邱氏脾胃流派对上消化道出血的病因病机归纳为以下三类：①火热（胃热、湿热、阴虚火旺或肝火犯胃等）；②气虚（脾气虚、脾阳虚、气衰血脱等）；③瘀（瘀血阻络、血不归经等）。病位在胃肠，与肝、脾关系密切。

热证出血，辨证属胃热炽盛或肝火上炎，表现为吐血鲜红、口苦咽干、口臭便秘，或烦躁易怒、舌红苔黄腻等症状；阴虚火旺、迫血妄行者，症见吐血、便血反复不已，色红，量不多，胃痛隐隐，伴五心烦热，口干欲饮，乏力，消瘦，心烦，失眠多梦，舌红，少苔，脉细；气虚不摄型出血则见大便色黑而稀溏，或呕吐咖啡样或暗红色血性胃内容物，伴神疲乏力、畏寒肢冷、面色㿠白，病程日久，治宜温中健脾、益气摄血；若出血量大，则出现神志昏厥、全身乏力、大汗淋漓、四肢冰凉，属气衰血脱或亡阳重证。

三、治疗方案

（一）出血期

1. 胃热迫血证

临床表现：突然呕血和（或）解柏油样便，或解暗红色大便，大便臭秽，胃脘灼热疼痛，口干口苦，口气臭，喜冷饮，尿赤，舌红苔黄，脉滑数。

分析：胃火炽盛，灼伤络脉，迫血妄行。

治法：清胃泻火，凉血止血。

方药：三黄泻心汤加减。

大黄 6g，黄连 6g，黄芩 10g，茜草 10g，紫珠草 20g，地稔根 15g，地榆炭 15g，侧柏叶 10g，海螵蛸 15g，白及粉 10g冲服，三七粉 3g冲服，甘草 6g。

加减：出血量大、舌红脉数、血热妄行者，加入水牛角 30g、羚羊角 10g 以加强凉血止血功效。

辨证使用中成药：①口服：云南白药粉，每次 0.5 ～ 1g，每日 3 次，以止血；紫地宁血散，每次 0.5g，每日 3 ～ 6 次，凉血止血。②静脉滴注：喜炎平注射液，每次 10ml，每日 1 次，疗程为 5 ～ 10 天，以增强清胃泻火、凉血止血功效。③胃镜下喷洒：止血生肌散。止血生肌散药物组成：白及 10g、三七 3g、生大黄粉 6g 等。制备：将上述等剂量颗粒剂，用生理盐水 100ml 溶解后置瓶中放冰箱内冷却至 8℃备用。功效：止血凉血生肌。适应证：消化性溃疡出血或急性胃黏膜病变伴出血属热证（包括湿热、虚热）患者。使用方法：将上述药液混匀后，用喷洒导管，从胃镜活检孔道插入，对准病灶，直接喷洒，常规每个出血病灶每次喷洒 50 ～ 100ml 药液，具体用量依病情及出血量酌情加减。

2. 肝火犯胃证

临床表现：吐血鲜红或紫暗、量多、来势急迫，口苦目赤，胸胁胀痛，心烦易怒，寐少梦多，或伴黄疸，或见蛛丝赤缕，舌红绛，苔黄，脉弦数。

分析：肝火横逆，灼伤胃络，迫血妄行。

治法：清肝泻火，和胃止血。

方药：龙胆泻肝汤加减。

龙胆草 9g，黄芩 12g，牡丹皮 12g，栀子炭 12g，墨旱莲 15g，紫珠草 15g，地稔根 15g，甘草 6g。

加减：出血量大、舌红脉数、血热妄行者，加入水牛角 30g、羚羊角 10g 以加强凉血止血功效。

辨证使用中成药:①口服:清胃祛湿颗粒(广东省第二中医院院内制剂),每次 8g,每日 2 ～ 3 次,饭前冲服。功效清胃祛湿、理气和中,用于脾胃湿热证患者;云南白药粉,每次 0.5 ～ 1g,每日 3 次,以止血;紫地宁血散,每次 0.5g,每日 3 ～ 6 次,凉血止血。②静脉滴注:喜炎平注射液,每次 10ml,每日 1 次,疗程为 5 ～ 10 天,以增强清胃泻火、凉血止血功效。

3. 湿热炽盛证

临床表现:解黑色柏油样便或暗红色血便,或解黑色成形便,气味臭秽,排便不畅,脘腹胀痛,舌红,苔黄厚腻,脉滑数。

分析:湿热内蕴,灼伤血络,迫血外溢。

治法:清化湿热,凉血止血。

方药:地榆散加减。

地榆炭 15g,栀子 12g,黄芩 15g,茜草 10g,茵陈 15g,蒲公英 20g,茯苓 15g,枳壳 10g,甘草 6g。

加减:出血量大、舌红脉数、血热妄行者,加入水牛角 30g、羚羊角 10g 以加强凉血止血功效。

辨证使用中成药:①口服:清胃祛湿颗粒(广东省第二中医院中药制剂),每次 8g,每日 2 ～ 3 次,饭前冲服。功效清胃祛湿、理气和中,用于脾胃湿热证患者;云南白药粉,每次 0.5 ～ 1g,每日 3 次,以止血。②静脉滴注:喜炎平注射液,每次 10ml,每日 1 次,疗程为 5 ～ 10 天,增强清胃泻火、凉血止血功效。③胃镜下喷洒:止血生肌散,以止血。

4. 阴虚火旺证

临床表现:吐血、便血反复不已,色红,量不多,胃痛隐隐,伴五心烦热,口干欲饮,乏力,消瘦,心烦,失眠多梦,舌红,少苔,脉细数。

分析:胃阴亏虚,阴虚火旺,虚火灼络,血溢脉外。

治法:滋阴清热,凉血止血。

方药:玉女煎加减。

生地黄 15g,麦冬 15g,石膏 15g,石斛 15g,地稔根 15g,紫珠草 15g,

山药 15g，蒲公英 15g。

加减：出血量大、舌红脉数、血热妄行者，加入水牛角 15g、羚羊角 10g 以加强凉血止血功效；肝肾阴虚者，可加山茱萸 10g 滋养肝阴、固摄肝气，以免横逆动血。

辨证使用中成药：①口服：云南白药粉，每次 0.5 ～ 1g，每日 3 次，以止血；紫地宁血散，每次 0.5g，每日 3 ～ 6 次，凉血止血。②静脉滴注：生脉注射液，每次 30 ～ 100ml，每日 1 次，疗程为 10 天，增强养阴功效。③胃镜下喷洒：止血生肌散，以止血。

5. 脾虚不摄证

临床表现：大便色黑、稀溏，或解血便、色淡，或吐血、色暗淡，病程缠绵难愈，伴腹胀，纳呆，乏力，头昏，心悸，面色无华，舌质淡，苔薄白，脉细弱。

分析：脾虚不摄，统血无权，血溢脉外。

治法：健脾益气，摄血止血。

方药：归脾汤加减。

黄芪 15g，党参 15g，白术 15g，当归 5g，阿胶 10g烊化，海螵蛸 15g，仙鹤草 15g，白及 15g，三七粉 3g冲服，甘草 6g。

加减：脾气虚明显者，重用黄芪至 30g 以上；出血量大者，可合用十灰散。

辨证使用中成药：①口服：云南白药粉，每次 0.5 ～ 1g，每日 3 次，以止血。②静脉滴注：参麦注射液，每次 30 ～ 100ml，或黄芪注射液，每次 30ml，以增强健脾益气、摄血止血功效。

6. 脾胃虚寒证

临床表现：便血、色紫暗，或解柏油样便，或呕血、色暗淡，腹部隐痛，喜热饮，面色无华，神倦懒言，口淡流清涎，畏寒肢冷，舌质淡白，苔薄白腻，脉弱。

分析：阳虚内寒，气不摄血，离经外溢。

治法：健脾温中，养血止血。

方药：黄土汤加减。

党参 15g，炮姜 10g，白术 15g，熟附片 15g[先煎]，阿胶 5g[烊化]，白及 10g，三七粉 3g[冲服]，海螵蛸 15g，黄芩 5g，甘草 6g。

加减：有气随血脱迹象者，改党参为红参 15g，以补气固脱；出血量多者，加鹿角霜和炭类药（地榆炭或侧柏炭），合上阿胶，三者称为“止血三合土”。

辨证使用中成药：①口服：健胃舒颗粒（广东省第二中医院院内制剂），每次 5 ～ 10g，每日 2 ～ 3 次，饭前冲服，功效健脾温中；云南白药粉，每次 0.5 ～ 1g，每日 3 次，以止血。②静脉滴注：参麦注射液，每次 30 ～ 100ml，或黄芪注射液，每次 30ml，以增强健脾益气、摄血止血功效。

7. 气衰血脱证

临床表现：大量呕血、便血后，出现面色唇甲苍白，眩晕，心悸，乏力，或烦躁，口干，冷汗淋漓，四肢冷，尿少，神态恍惚或昏迷，舌淡白，脉细数。

分析：气随血脱，阴阳离决，危在旦夕。

治法：益气摄血，回阳固脱。

方药：独参汤。

红参 30g。

辨证使用中成药：①口服：云南白药粉，每次 0.5 ～ 1g，每日 3 次，以止血。②静脉滴注：参附注射液，每次 10 ～ 30ml，或参麦注射液，每次 30 ～ 100ml，以益气摄血、回阳固脱。

（二）静止期

胃有余热，气阴不足证

临床表现：呕血、便血刚停止，上腹部胀满不适，口干，乏力，头昏，大便色黑或黄，舌稍红少津，苔少，脉沉细。

分析：余热未清，气阴两伤，络脉未固。

治法：清胃养阴，益气宁血。

方药：自拟仙珠汤加减。

仙鹤草15g，紫珠草15g，茜草15g，蒲公英15g，白及10g，三七粉3g冲服，海螵蛸15g，太子参15g，石斛15g，山药15g，甘草6g。

加减：腹胀明显者，加厚朴10g以行气除满；口干明显者，加玄参10g、麦冬10g清虚热、养阴。

辨证使用中成药：①口服：猴菇和胃颗粒，每次6g，每日3次。②静脉滴注：生脉注射液，每次10～30ml，以增强健脾益气、养阴止血功效。

（三）恢复期

气血亏虚证

临床表现：呕血、便血停止，上腹胀满不适，乏力，口干，纳呆，大便色黄，舌淡白，苔薄白，脉沉细。

分析：失血耗气，气血亏虚，中气未复。

治法：益气养血，和胃生肌。

方药：自拟参芪汤加减。

黄芪15g，党参15g，黄精10g，阿胶5g烊化，白及10g，三七粉3g冲服，海螵蛸15g，浙贝母10g，厚朴15g，鸡内金15g，甘草6g。

加减：纳呆明显者，可加谷芽15g、麦芽15g；尚有余热者，可玄参10g、麦冬10g清虚热、养阴。

辨证使用中成药：①口服：健胃舒颗粒（广东省第二中医院院内制剂），每次5～10g，每日2～3次，饭前冲服，功效健脾益气。②静脉滴注：参芪扶正注射液，每次250ml，生脉注射液，每次100ml，每日1次，疗程为10天，增强健脾益气、养血生肌功效。

四、特色疗法

（一）口服紫地宁血散凉血止血

紫地宁血散由紫珠草、地稔根组成，是急诊科备急用药，为岭南邱氏脾胃流派创始人邱健行教授与广州中医药大学丘和明教授联合研制而成，具有清热凉血、收敛止血功效，用于消化性溃疡或急性胃黏膜病变合并上消化道出血，取紫地宁血散10支用冰生理盐水600ml稀释，经胃管每次注入200ml,3分钟后抽出,如此反复2次,最后再注入200ml保留胃内凉血止血。对于肝硬化合并食管胃静脉曲张破裂出血属胃热炽盛迫血妄行或肝火犯胃迫血妄行患者,出血量大者用紫地宁血散10支,加入冰水100ml稀释,频频呷服,有助清热凉血止血。据实验室研究:①对于用肝素诱发的凝血功能障碍的家兔,紫地宁血散具有缩短出血时间、增加纤维蛋白原含量、加速血块形成的作用。②紫地宁血散能明显缩短小鼠的凝血时间。③紫地宁血散具有明显减少离体兔耳朵灌流量的作用,提示其对血管有收缩作用。④紫地宁血散对于狗的呼吸、心率及血压均无不良影响。⑤紫地宁血散的急性毒性试验结果提示其无明显毒性。⑥长期毒性反应和副作用研究提示,紫地宁血散口服给药无明显毒性。

(二)胃镜直视下止血生肌散喷洒止血

胃镜直视下喷洒止血即局部用自拟中药止血生肌散(由大黄粉、三七粉、白及粉各等分组成),取20g,用冰生理盐水50ml溶解,通过胃镜活检孔道,用喷洒导管直接对准病灶进行喷洒止血,适用于黏膜浅表糜烂或溃疡引起的出血,起效迅速,能达到一定止血作用。

五、医海拾贝

对于上消化道大出血,指出血量大于1 000ml或循环血量下降20%以上的患者,止血较困难,出血初期宜采用中西医结合治疗,以快速止血、缩短出血时间、减少手术率、降低死亡率为目的;中后期即静止期、恢复期,侧重中医辨治、调理善后、减少或避免再出血。

(一)中医止血治疗:岭南邱氏脾胃流派医家认为上消化道出血的中医治疗应进行分期辨证施治。

1. 出血期,以止血为第一要义 出血期以止血为第一要义,唐容川《血证论》吐血记载"存得一分血,便保得一分命",指出"止血、消瘀、宁血、补虚"四大血证治法,把止血列在第一位,而止血必先审因,针对出血之因辨证施治,方能奏效。十二指肠球部溃疡合并急性上消化道出血,常见以下几种证型。一是胃火炽盛、迫血妄行证，为急性病、新病，宜清胃泻火、凉血止血，用冰冻紫地汤。二是脾胃气虚（或虚寒）、气不摄血证，为久病、旧病，宜益气摄血，用归脾汤加减。三是寒热错杂、虚实相兼证，拟寒热并用，用半夏泻心汤加减。在这三种证型中，以胃火炽盛证最多见，因血热迫血妄行，但要分清实火或虚火，以及是来自胃火还是肝火，分别施治。对于湿热炽盛、化燥化火、损伤胃肠血络而出血者，则予地榆散治疗，清化湿热、凉血止血。邱健行教授认为“血证者，十有八九皆为热证，以热证居多”，正如《血证论》提出“血证气盛火旺者，十居八九”。临床应选用不同性味功效的止血药，常用的胃肠止血药有：侧柏叶、地榆凉血止血；炮姜、艾叶、灶心土温中止血；白及、海螵蛸、紫珠草、仙鹤草收敛止血；三七祛瘀止血。炒炭止血更佳。

2. 静止期，消瘀宁血为法，防止再出血为关键 静止期，出血刚得以控制，余邪未尽，正气渐虚。此期宜“消瘀、宁血”治法。因离经之血便是瘀血，瘀血不去新血不生，故首选三七，既止血又活血，止血不留瘀，生冲服，效更佳，一般剂量为 3 ～ 6g。静止期，热邪大势已去，仍有余热未尽，或脾虚生湿，热与湿结，胶作难解，且胃肠积血，易化腐蕴热，此时宜清余热，或兼清化湿热，使血得安宁，加用蒲公英等，以免动血迫血，防止再出血，总之，应审证求因，对因治疗。

3. 恢复期，补益气血为法，巩固止血疗效 血止后正虚显露，气血阴阳亏虚，应药随证变，气虚证选用黄芪、党参、太子参、白术、茯苓健脾益气，其中党参有壅中之弊，常用太子参代之，清补又疏利；白芍、黄精、阿胶、制何首乌、当归养阴补血，因当归有温燥助火之虑，量宜小，10g 以下，多用于脾胃虚寒者，以免动血。理中汤或桂附理中汤针对脾阳不振或脾损及阳，应温补脾肾，用炮姜相对温和，干姜温燥慎用，以免助火动血。静止期往往兼脾胃运化失司、气机升降失常，可加用鸡内金、谷芽、麦芽、枳壳、厚朴，健运脾胃、通腑行气，取“六腑以通为用”之意。

（二）西医止血治疗

对于上消化道大出血患者，若用制酸、保护胃黏膜等常规治疗止血效果不明显时，加用生长抑素如奥曲肽等减少胃肠血流，可进一步提高疗效。若药物止血仍困难者，应结合胃镜下止血术。

（三）西医手术治疗

采用以上中西医结合治疗大多数上消化道出血可达到止血目的。但有少数病例，尤其是动脉破裂出血者，非内科药物所能奏效，则须采用胃镜介入治疗，如硬化剂、组织胶注射止血，电凝、微波及氩气刀凝固止血，钛夹或 OTSC 钛镍合金吻合夹直接夹持止血，或行血管介入栓塞止血。对于反复出血者，内科保守治疗无效，有手术指征，且能耐受手术者，宜当机立断行外科手术治疗，降低出血死亡率。

（四）消化道出血的临床难点分析与解决措施

1. 对于中大量出血患者，即每天出血 800ml 以上者，单用辨证中药口服较难快速有效止血，宜采用以下方法。①出血期，以止血为第一要义，应立即进行抢救，开通静脉通道，维持有效循环血容量，选择内镜止血术，同时配合中医辨证施治、巩固疗效，以达高效、快速止血。对于内科保守治疗和内镜介入治疗失败者，宜当机立断予外科手术止血。②据岭南邱氏脾胃流派多年临床疗效分析，火热炽盛、迫血妄行，以及出血面积大、溃疡面深、侵蚀较大血管、不易止血者，宜加用水牛角 30g、羚羊角 20g，增强凉血止血功效。③胃镜直视下局部喷洒自拟止血生肌散，可快速止血，提高溃疡愈合疗效。④对大出血患者，根据上消化道出血最新治疗指南，配合静脉滴注注射用艾普拉唑钠 20mg，每日 1 次，或大剂量使用注射用艾司奥美拉唑，先静脉注射 80mg，再以 8mg/h 泵入，维持 2 ～ 3 天，增强制酸止血疗效，减少输血率，降低手术率及死亡率。

2. 溃疡深大者，尤其合并糖尿病、高血压的老年患者，因血管硬化、弹性回缩较差，或合并其他用药，溃疡容易持续出血，或愈后又易再出血。从中医角度分析，年老患者阴血亏虚，易虚火内生、灼伤血络，容易再次出血；另外年老患者脾气亏虚、气不摄血，也易再次出血。对于此类患者，在出血静止期仍应提高警惕，要益气养阴、兼清余热，以宁血止血，并在恢复期要延长维持治疗时间，继续治以健脾益气、收敛止血，兼顾化瘀止血，如用三七、茜草等，使止血而不留瘀，促进胃腑气血通达，使溃疡达到黏膜愈合，防止再出血。对气虚不摄者，予黄芪、党参、黄精、阿胶补气养血，同时，应注重饮食管理、情志调畅，减少外界不良刺激。

3. 血管性上消化道出血者死亡率高，多由大血管破裂所致，血管性出血发病急、出血量大，若救治不及时可危及生命。从中医角度分析，此属于血证中的呕血、便血，甚至发展为厥证（血厥）。急性期多由肝火犯胃、胃热迫血，或脾虚不摄、血不归经引起。①首先明辨证候，根据寒热虚实辨证施治，才有良效，对血热妄行证患者，加用水牛角、羚羊角，加强凉血止血功效；对于气虚不固、气血欲脱之大出血者，宜加大黄芪、党参用量或用红参，或静脉滴注生脉注射液、参芪扶正注射液，益气固脱，正如“有形之血不能速生，无形之气所当急固”。②对于大出血不止者，配合内镜下钛夹止血、氩气刀凝固止血等；若是食管胃静脉曲张破裂出血者，应行食管静脉曲张内镜套扎术或内镜曲张静脉组织黏合剂注射术以提高止血效果。

六、养生调摄

上消化道出血静止期、恢复期的辨证施膳。

（一）牛奶粥

原料：大米 100g，牛奶 500g。

制法：大米淘洗干净，米和水，旺火烧开，改用小火煮至米熟时，倒入牛奶搅匀，继续用小火熬煮约 15 分钟，至米粒黏稠，溢出奶香味即成，食时既可直接食用，也可根据口味，放入糖或盐。

功效：补益气血，养胃生津。

适应证：用于各证型血证患者。

（二）双鱼汤

原料：鱼膘（又名花胶）50g，鲜鱼腥草 100g。

制法：鱼膘用水先泡半天，切成细丝，旺火烧开，改用小火熬煮约 50 分钟，再下新鲜鱼腥草，煮沸 10 分钟即可。

功效：清胃生津止痛。

适应证:用于热证血证患者。

(三)胡椒猪肚汤

原料:新鲜猪肚1个,白胡椒15g。

制法:将白胡椒打碎,放入洗好的猪肚内,用线扎紧猪肚切口,放入砂锅内慢火煮至烂软,汤中放入少许芫荽调味,将猪肚捞起,弃肚内白胡椒,食肉饮汤,鲜香可口。

功效:健脾温中,和胃止痛。

适应证:用于寒证血证患者。

(四)猴头菇煲瘦肉汤

原料:猴头菇2～3朵,瘦肉250g。

制法:将猴头菌和瘦肉一起放入锅中煲1小时,待煲至香味出时即可。

功效:健脾助运、补养安神、抗癌。

适应证:用于虚证血证患者。

(五)三七煲鸡汤

原料:三七粉5g、鸡肉250g。

制法:将鸡肉放入砂锅中煲1小时,待煲至香味出时放入三七粉即可,饮汤食肉。

功效:补气活血,化瘀止痛。

适应证:用于各证型血证患者。

总之,药食同源,辨证施膳能辅助药力,帮助患者修复胃肠黏膜、早日康复。

第五节　肠易激综合征

一、疾病认识

肠易激综合征(IBS)是一种功能性肠病,包括便秘型、腹泻型、混合型、未定型四种亚型，其中以腹泻型（IBS-D）最常见，其占所有 IBS 患者的 74.1%，主要临床表现为反复发作腹泻、腹痛及排便习惯异常。目前对于 IBS-D 的发病机制尚无确论，西医治疗以对症处理为主，存在疗效欠佳且易反复发作等不足。根据 IBS-D 临床表现，可将其归属于中医学“腹痛、泄泻”的范畴。大量研究发现，IBS-D 的发病与焦虑抑郁、饮食生冷、运动减少相关，中医认为，这类皆属阳气抑遏、难以升发之象。《素问·四气调神大论》云：“逆春气，则少阳不生，肝气内变。”《脾胃论》云：“胆者，少阳春升之气……胆气不升，则餐泄肠澼，不一而起。”“飧泻肠辟”即如今所谓腹泻。因此，本文将从“少阳不生”的角度对 IBS-D 的中医发病机制进行探讨，以期为 IBS-D 的临床治疗提供理论依据。

首先探讨“少阳不生”的内涵。少阳一词见于不同中医辨证模型，《素问·四气调神大论》言：“逆春气，则少阳不生，肝气内变。”故本文所讨论之少阳，为五行五脏辨证之少阳，非六经经络辨证之少阳。先贤认为，万事万物皆由一气变化而来。《周易要义》曰：“精气为物，游魂为变。”《素问·五常政大论》进而言之：“气始而生化，气散而有形，气布而蕃育，气终而象变，其致一也。”一气不足以分辨各类繁杂事物，故而由一气分阴阳，阴阳分四象，四象包括少阳、老阳、少阴、老阴，“少阳”即源自少阳、老阳、少阴、老阴的四象理论模型。以体用观看待，少阳体阴而用阳。少阳之职，即将有形之阴质，转化为无形之阳气，《素问·阴阳应象大论》云：“阳化气，阴成形。”少阳在四季属春，在五行属木，在脏腑应肝胆。而春气、木气、肝胆之气，是少阳之气在不同地方的不同表现形式。若少阳不生，木气不达，肝胆失令，阴质堆积，阳气虚弱，在人体身上将出现阴质有余、阳气不足等一系列的病理症状。正如《素问·气交变大论》所言：“岁木不及……民病中清，胠胁痛，少腹痛，肠鸣溏泄。”

腹泻型肠易激综合征中医认为是久泻，即慢性泄泻。慢性泄泻是指以排便次数增多、粪质溏薄或完谷不化，甚至泻出如水样为主症的病证。本病是消化科常见病种，目前西医对本病治疗以止泻、改善肠道菌群等为主，其能够在短期内迅速止泻，但易出现症状反复。中医对本病的治疗具有相对优势，表现为临床疗效稳固、不易复发。

二、辨证思路

慢性泄泻由饮食不节、劳逸过度、六淫侵袭、情志失调、禀赋虚弱等引起。脾胃为后天之本、气血生化之源，五脏六腑赖之而养。若各种原因损伤人体，引起脾胃失职，脾胃将不能使水谷运化吸收、转为营养精微以奉养全身，反使营养精微从肠道下溜，变作"泄泻"。邱健行教授认为，治病必求于本，本即致病之由。当今民众或贪凉乘冷，或喜食生冷，或懒于运动，以上种种无不抑遏人体阳气；同时民众精神压力大，殚精竭虑，《素问·举痛论》指出："思则气结"，不良情绪进一步导致人体气机郁滞，阳气无从宣发。

慢性泄泻总体病机为脾虚湿盛。邱健行教授认为，慢性泄泻不仅在于脾土失陷，亦责于阳气不生。《临证指南医案》云："太阴湿土，得阳始运。"脾为坤土，其性容纳，如仓廪之官，不会主动将水谷精微禀于周身，必得令于阳气而能后成其功。《素问·四气调神大论》云："逆春气则少阳不生，肝气内变；逆夏气则太阳不长，心气内洞。"《素问》提倡春夏养阳，当养不养则阳气虚，阳气虚则百变蜂起。阴主降，阳主升，脾以升为健，脾之阳气不得生，则水谷不得运化，反生湿生浊；阳气不得正常升发，反经肠道下陷，于是作泄。

三、治疗方案

（一）肝郁脾虚证

临床表现：腹痛即泻，泻后痛减，即情绪紧张或焦虑时（如考试、开会前）立刻想上厕所，上完厕所腹痛就好了。大便时干时稀，或排便不爽，脘腹胀闷，两胁胀痛，情绪波动大，烦躁易怒，善叹息，舌质淡红，舌苔薄白。脉弦细。

分析：情绪不畅导致肝气郁结、横逆犯脾，致使脾的运化功能失常。

治法：疏肝健脾，理气止泻。

方药：痛泻要方合柴胡疏肝散加减。

防风 18g，白术 15g，陈皮 6g，延胡索 20g，柴胡 10g，枳壳 10g，救必应 20g，海螵蛸 20g，白芍 15g。

加减：脘腹胀满明显者，加厚朴 10g、木香 10g 理气除胀；腹痛较甚者，加徐长卿、木瓜；排便不畅、里急后重者，加木香；大便稀溏者，加党参、茯苓、山药。

辨证使用中成药：健胃舒颗粒（广东省第二中医院院内制剂），口服，每次 5 ～ 10g，每日 2 ～ 3 次，饭前冲服。功效健脾益气。

（二）脾胃虚弱证

临床表现：经常腹泻，稍进油腻或生冷食物则大便次数明显增多，大便中常夹有未消化的食物（完谷不化），腹部隐痛、喜温喜按，食欲减退，面色萎黄，神疲乏力，舌质淡、边有齿痕，苔白，脉细弱。

分析：饮食不节或劳倦过度，损伤脾胃，导致运化无力。

治法：健脾益气，渗湿止泻。

方药：参苓白术散加减。

党参 15g，白术 10g，茯苓 15g，甘草 6g，桔梗 6g，莲子肉 15g，白扁豆 15g，砂仁 6g后下，山药 20g，薏苡仁 20g。

加减：大便夹有不消化食物者，加神曲、山楂；久泻气陷者，加黄芪、升麻。

辨证使用中成药：补脾益肠丸、参苓白术散（丸、颗粒），口服。

（三）脾肾阳虚证

临床表现：黎明前腹痛、肠鸣即泻（又称“五更泻”），泻后则安，腹部冷痛、喜温喜按，畏寒肢冷，腰膝酸软，舌质淡胖，苔白滑，脉沉细。

分析：久病耗伤阳气，或年老体弱，脾肾阳虚，肠道失于温煦。

治法：温肾健脾，固涩止泻。

方药：四神丸合附子理中丸加减。

熟附片 10g先煎，党参 15g，干姜 10g，炒白术 12g，炙甘草 6g，补骨脂

10g，肉豆蔻 6g，吴茱萸 6g，五味子 6g。

加减：畏寒怕冷者，加益智仁、肉桂；久泻不止者，加赤石脂、石榴皮、诃子。

辨证使用中成药：固本益肠片（胶囊）、四神丸，口服。

（四）肠道湿热证

临床表现：腹痛腹泻，泻下急迫，或泻而不爽，大便黏滞臭秽，肛门有灼热感，烦热口渴，口苦口臭，舌质红，苔黄腻，脉滑数或濡数。

分析：过食辛辣肥甘，酿生湿热，蕴结肠道。

治法：清热利湿，理气止痛。

方药：葛根芩连汤加减。

黄连 6g，葛根 20g，黄芩 10g，甘草 6g。

加减：湿热重者，合自拟火凤清肠方，方药基本组成为火炭母 20 ～ 30g、凤尾草 20 ～ 30g、蒲公英 20 ～ 30g、败酱草 20 ～ 30g、延胡索 10 ～ 20g、救必应 10 ～ 20g、防风 10g、炒白术 10g、炙甘草 6g。

辨证使用中成药：葛根芩连丸（片、胶囊、颗粒、口服液），口服。

（五）阴虚肠燥证（多见于便秘型肠易激综合征）

临床表现：大便干结、如羊屎状、量少，排便困难，腹部胀痛，口干咽燥，形体消瘦，手足心热，心烦失眠，舌质红、少津，少苔或无苔，脉细数。

分析：素体阴虚，或久病伤阴，肠道失于濡润。

治法：滋阴清热，润肠通便。

方药：自拟润肠方加减。

火麻仁 30g，郁李仁 20g，虎杖 30g，生地黄 30g，玄参 15g，麦冬 15g，枳实 18g，白术 30g。

加减：大便干结甚者，加芒硝以软坚通便；腹胀腹痛较甚者，加厚朴、莱菔子等，以理气止痛；年老阴血不足者，可加用肉苁蓉、何首乌、核桃肉以养血滋阴。

辨证使用中成药：苁蓉通便口服液，口服，每次 10ml，每日 3 次。

四、特色疗法

1. 针灸治疗

常用穴位:天枢、足三里、上巨虚、脾俞、肝俞、太冲等。

作用:调节胃肠蠕动,疏肝理气,健脾和胃。对缓解腹痛、腹胀和调节大便有显著效果。

2. 艾灸 适用于脾胃虚弱和脾肾阳虚的寒证患者。

常用穴位:神阙(肚脐)、关元、气海、足三里。

作用:可温阳散寒,健脾止泻。

3. 穴位埋线/贴敷 是一种长效刺激疗法,对于需要长期调理患者尤为适用。

4. 推拿按摩 顺时针按摩腹部可促进排便(适用于便秘型肠易激综合征),逆时针按摩腹部可健脾止泻(适用于腹泻型肠易激综合征)。

五、医海拾贝

肠易激综合征是胃肠门诊常见病,邱健行教授擅长运用中医药治疗胃肠病,在此介绍其治疗肠易激综合征的临床经验,具体内容如下。

(一)从肝脾论治

肠易激综合征是一种肠功能紊乱性疾病,表现为持续存在或间歇发作的腹痛、腹胀、腹泻或便秘,或腹泻便秘交替、黏液便、便后窘迫感等消化道症状。病因涉及精神因素、饮食不节、劳倦体虚、气候环境、遗传体质、药物性肠道菌群紊乱等诸多方面。邱健行教授创胃肠肝胆相关理论,邱健行教授常说:"仲景先师早有明言:见肝之病,知肝传脾、当先实脾,以此推之木旺能乘土、土衰招木克,而胃从于脾同属中土,肠胃相连,应互相影响,所以肠病之治首重肝脾。且肾司二便、滋水能涵木使其不复克土,所以凡见久泄又思兼肾。"对此病邱健行教授认为其发作时病因在外多为情志刺激,在内多为脾胃虚弱。邱健行教授认为肠易激综合征之治重在肝脾,兼顾肾关,肝郁脾虚是其主要病机。治疗原则上主要采用疏肝健脾之法，以抑木扶土、畅气机、和脾胃，同时针对不同的病理产物和病理演变，灵活加用交通心肾、温化湿浊、消食滞、清热利湿、消痰饮、活血化瘀、清热解毒、温散寒结及温补脾肾、滋阴润燥等多种治法。邱健行教授治肠易激综合征常用朱丹溪的痛泻要方，认为其主治脾虚肝旺之痛泻，症见肠鸣腹痛，泄泻，泻必腹痛，泻后痛缓，舌苔薄白，脉两关不调、左弦而右缓。功能补脾柔肝、祛湿止泻。痛泻要方以白术为君补脾燥湿以治土虚，以白芍为臣柔肝缓急止痛、于土中泄木免其乘犯中土，陈皮为佐理气燥湿、醒脾和胃，防风为使作脾经引药，舒脾气、散肝郁、祛风胜湿。邱健行教授加以“火炭母－凤尾草”经验药对，增强清肠祛湿、解毒祛积之力，名为“火凤痛泻方”，收效甚良。

（二）从肺论治

西医学认为肠易激综合征病机主要为内脏感觉过敏，痛阈降低，以及神经免疫机制紊乱。邱健行教授认为肠易激综合征是一种慢性心身疾患，症状发作和加重常与情绪因素有关。肝郁乘脾，土不生金，肺气虚弱，治节不伸，气化不展，降下无权，致肠道气机不利，不通则痛。传化失常，或腹泻或便秘。肺与大肠相表里，主输布津液。肺卫失固，营卫不调，则影响肠道气血不和。反之，肠道气机不利，亦累及于肺。肺气肃降，大肠腑气通畅，则出入有常。肺失宣肃，气机升降无主，津液不归正道，必影响肠道传化。故从肺论治肠易激综合征其理明了。因此，在以调理肝脾为主治疗本病不应之时，则需另辟蹊径，可考虑从肺论治。本病病位在肠，与肺相关，病状如风，来去不定。脏腑虚弱是其本质。肺与大肠相表里，腑虚只能补脏，补脏才能安腑。治疗可用益气补肺、宣肺理气、泻肺导壅之法治其根本。方用补肺汤、补中益气汤加减。

邱健行教授认为肠易激综合征发病涉及精神、饮食、个体素质等多方面因素，其中又以精神因素最为主要，故肠易激综合征也被视为一种功能性心身疾病，患者常有紧张的生活经历，在治疗中最主要的是在医师和患者之间建立良好的关系。邱健行教授在临诊时，常向患者耐心解释所患疾病的性质、病因、发病机制及转归预后，说明本病属良性疾病，同时简单介绍肠道运动规律，使其明白症状起源，消除对本病不必要的恐惧感，使患者建立对医生的信任和治病信心，帮助患者正确面对自身心理矛盾和情绪紊乱，此时用药往往事半功倍。对于有可能引起症状的过敏食物如海鲜及产气食品、高脂肪食品等嘱患者尽量避免，以减少病情复发，并积极参加力所能及的体育锻炼，保持生活规律及良好的心境，增强体质，整体调理以利于疾病痊愈。在治疗时，针对患者常有失眠多梦、心烦焦虑等心神失常的表现，邱健行教授提倡用解郁安神之法，常于基本方中加用合欢皮、首乌藤、百合等解郁安神之品，提高疗效。

六、养生调摄

（一）饮食注意

忌辛辣刺激、油腻、硬质食物。总之要三餐定时、荤素搭配、营养均衡，切忌过饥过饱、过热过凉、过酸过甜、过咸过辣。水果上忌香蕉、火龙果、芒果、菠萝、榴莲等，可选择较为平和的苹果、葡萄等。

饮食上，海鲜有膏的忌吃，如膏蟹等，宜食淡水鱼、鸡肉、菜心等。忌生冷和腌制品，如鱼生、冰冻饮料、腌萝卜、酸菜等。饭后不宜喝汤、喝茶。

（二）中药与运动结合扶助阳气

此外，邱健行教授指出，适量运动亦不可或缺。《太极图说》云“太极动而生阳”，运动能促进阳气的生发。四肢为诸阳之末，亦为六阳经之起点，适量运动，譬如慢跑，激发人体阳气，促进人体经络气血循环，同时可通过出汗以及排泄小便等途径，排泄机体浊物，经络由此得以疏通，反过来进一步促进阳气生发、周流全身。且四肢为脾之所属，人体内而五脏六腑，外而四肢九窍，四肢摇动，脾亦随之而动，因此运动可促进脾胃消化吸收。邱健行教授指出，应选择合适时间进行户外运动。人气昼出于阳，早晨气候温暖，空气清新，顺应天时，宜于此时进行适量运动，譬如慢跑、羽毛球等，令微微出汗，如张仲景于桂枝汤服法所云“遍身漐漐”，以扶助阳气生发。

第六节　溃疡性结肠炎

一、疾病认识

溃疡性结肠炎（Ulcerative Colitis，UC）作为一种无特异性且原因不明的炎性肠道疾病，其病灶多侵犯结肠黏膜及黏膜下层，由直肠“倒灌式”反向进展，继而侵犯到整个结肠，临床表现多为黏液脓血便、腹泻、腹痛、乏力等多种全身性症状，病程通常超过1个月，严重时可伴有皮肤、黏膜、关节、肝脏及胆道等肠道外部改变。

流行病学调查研究显示，近10年来我国UC的发病患者数呈逐步增加趋势，当前的发病率约为1.33/100万，其中广东省的发病率最高，达1.97/100万～3.44/100万。UC发病的高峰人群为20～49岁的青壮年，男女患病比例为1.0∶1.3，性别差异不明显。UC还会增加患者胃肠道癌的发病风险。UC的发病机制目前尚不十分清楚，通常认为与多种因素有关。免疫功能紊乱、炎症因子的表达异常、环境、易感基因及肠道微生物等多个要素均与溃疡性结肠炎的发病具有相关性。西医治疗溃疡性结肠炎多采用氨基水杨酸类药物、糖皮质激素及免疫抑制剂等，此类药物中短期治疗溃疡性结肠炎疗效尚可，但长期使用会出现药物依赖性、停药易复发、药物耐受性差及不良反应多等缺点。

在古代医籍中，该病最早可记载于《黄帝内经》，在《素问·太阴阳明论篇》中指出：“下为飧泄，久为肠澼。”首次提出中医病名“肠僻”这一概念。后来在《难经·五十七难》中将“五泄”分述为“胃泄”“脾泄”“大肠泄”“小肠泄”“大瘕泄”等五种。张仲景在《伤寒杂病论》中将“热利下重”“下利赤白”“便脓血”和“下重”等症状都统称为“下利”。孙思邈在著作《备急千金要方》中提出“滞下”这一病名，并描述其“春伤于风，夏为脓血”。巢元方在《诸病源候论》一书中将“休息痢”的临床特点描述为“乍发乍止”，并提出“久痢”的概念，这一特点符合UC缓解期与发作期反复交替发生的情况。在《太平惠民和剂局方》一书中指出“痢疾”，解释其是由于“水谷相拌，运化失宜，留而不利，冷热相搏”，表现为“里急后重”“腹痛或腹不痛”“频频登厕，一日三五次至五七次无物”或“先脐腹撮痛，遇痛即痢下，下后痛止”等情况。张景岳于《景岳全书》中把“痢疾”阐述为“里急后重，或垢或血，或见五色，或多红紫，或痛或不痛，或呕或不呕”。赵佶在著作《圣济总录》中首次提出“脏毒”这一名字，将它的主要特点归结为“下血”。根据UC的临床表现，以及病程长、易复发的特点，更符合“久痢”的临床概念。中医认为该病的主要病机是邪蕴肠腑、气血壅滞、肠道传导失司、脂膜血络受伤而成痢。湿热、疫毒、寒湿、食滞等内蕴肠腑，与肠中气血相搏结，大肠传导功能失司，通降不利，气血壅滞，腐败化为脓血，而痢下赤白；气机阻滞，腑气不通，故见腹痛、里急后重。病理性质有寒、热、虚、实之分，病机演变多端。初期多为实证，下痢日久，由实转虚，或虚实夹杂，寒热并见。痢疾病位在肠，与脾、胃相关，久病可累及于肾。清代何梦瑶《医碥·痢》云：“不论何脏腑之湿热，皆得以入肠胃，以胃为中土，主容受而传之肠也。”痢疾日久，不但损伤脾胃，而且影响及肾，导致肾气虚惫或脾肾阳虚，出现下痢不止。

二、辨证思路

虽然本病病因病机复杂，但岭南邱氏脾胃流派认为，“湿热为患”是其中最为重要的致病因素，随着病情进展，热毒、瘀滞形成，最终导致毒垢盘踞，反复难愈。治疗上以清热解毒、化湿祛瘀、调气和血为基本原则，针对不同的证候特点结合健脾、调肝、补肾、温中、滋阴之法。临床又需根据病情分期、严重程度、病变部位的不同，采用不同的治疗和给药方法：①分期治疗：活动期清热化湿、调气和血、敛疡生肌；缓解期健脾益气，兼以补肾固本，佐以清热化湿。②分级治疗：轻中度患者，活动期可用中医辨证治疗诱导病情缓解，缓解期可用中药维持；重度患者则采用中西医结合治疗，中医治疗以清热解毒、凉血化瘀止血为主。由于重度患者的病情变化较快，应注意及时识别，综合判断，及时转诊至上级医院住院治疗。③分部治疗：溃疡性结肠炎直肠型或左半结肠型，采用中药灌肠或栓剂治疗；溃疡性结肠炎广泛结肠型，采用中药口服加灌肠，内外合治。通过上述治疗，达到诱导病情深度缓解（包括症状缓解、黏膜愈合、组织愈合）、改善患者体质、提高生活质量、防止并发症、减少复发、降低手术率的目的。

三、治疗方案

1. 大肠湿热证

临床表现：腹泻，便下黏液脓血，腹痛，里急后重，肛门灼热，腹胀，小便短赤，口干，口苦。舌质红，苔黄腻，脉滑。

分析：大肠湿热证可见于该病的任何阶段，尤以急性期多见，且证候典型。火凤清肠方以大剂量火炭母、凤尾草为君，邱健行教授称之为“火凤”，均具有清热解毒、利湿、凉血之功，二药相须而用，清热解毒、利湿止泻之功显著，是他用于清除胃肠道湿热毒邪最常用的药对；蒲公英与败酱草，均能清热解毒消痈，合用为臣，进一步增强清热解毒之功；延胡索味辛、苦，性温，入心、肝、脾经，理气止痛，也防止苦寒太过而反佐之，救必应味苦，性寒，入肺、胃、肝、大肠经，可清热解毒、利湿止痛，二者合用为佐，以加强利湿止痛之功，这也是邱健行教授临床上用来治疗多种痛证的常用药对，其寒温并用、疏肝柔肝、止痛效果好，现代的药理研究也证实了它们的止痛作用；防风辛温，为治风和理脾引经之要药，辛散可行全身，具有疏肝理脾、胜湿止泻之功，炒白术味甘、苦，性温，入脾、胃经，功能为燥湿健脾、止泻，二药合用，取痛泻要方之意，共奏健脾疏肝、胜湿止泻之功。

治法：清热化湿，调气和血。

方药：自拟火凤清肠方或芍药汤。

（1）邱健行教授自拟火凤清肠方，方药基本组成为：火炭母 20 ～ 30g、凤尾草 20 ～ 30g、蒲公英 10 ～ 20g、败酱草 10 ～ 20g、延胡索 10 ～

20g、救必应 10 ～ 20g、防风 10g、炒白术 10g、炙甘草 6g。

（2）芍药汤（处方来源：金代刘完素《素问病机气宜保命集》）。药物组成：黄连 5g、黄芩 10g、木香 6g、炒当归 10g、炒白芍 15g、肉桂 3g后下、甘草 3g。

加减：大便脓血较多者，加槐花、地榆、白头翁；大便白冻黏液较多者，加苍术、薏苡仁、石菖蒲；腹痛较甚者，加徐长卿。

辨证使用中成药：香连丸，口服。

2. 热毒炽盛证

临床表现：便下脓血或血便、量多次频，腹痛明显，发热，里急后重，腹胀，口渴，烦躁不安。舌质红，苔黄燥，脉滑数。

分析：该证多因大肠湿热迁延不治、邪气日盛而成，也有因体弱多病、正气不足、热毒直入脏腑所致。同样可见于该病的任何阶段，尤以急性期多见，且病情较重，需积极有效治疗防止病情恶化。方药分析见大肠湿热证分析部分。

治法：清热祛湿，凉血解毒。

方药：自拟火凤清肠方或白头翁汤。

（1）自拟火凤清肠方，方药基本组成为：火炭母 20 ～ 30g、凤尾草 20 ～ 30g、蒲公英 20 ～ 30g、败酱草 20 ～ 30g、延胡索 10 ～ 20g、救必应 10 ～ 20g、防风 10g、炒白术 10g、炙甘草 6g。

（2）白头翁汤（处方来源：东汉张仲景《伤寒论》）。药物组成：白头翁 15g、黄连 5g、黄柏 10g、秦皮 12g。

加减：便下鲜血、舌质红绛者，加紫草、茜草、生地榆、槐花、生地黄、牡丹皮；伴发热者，加金银花、葛根、黄芩。

辨证使用中成药：葛根芩连丸（片、胶囊、颗粒、口服液），口服。

3. 脾虚湿蕴证

临床表现：便下黏液脓血、白多赤少，或为白冻，或便溏泄泻、夹有不消化食物，脘腹胀满，腹部隐痛，肢体困倦，食少纳差，神疲懒言。舌质淡红、边有齿痕，苔薄白腻，脉细弱或细滑。

分析：该证中脾虚为本、湿蕴为标，乃本虚标实之证，临证中也采取标本兼治为法，虽为兼治，也要分清轻重缓急，灵活运用。

治法：益气健脾，化湿和中。

方药：参苓白术散。

党参 15g，白术 10g，茯苓 15g，甘草 6g，桔梗 6g，莲子肉 15g，白扁豆 15g，砂仁 6g^后下^，山药 20g，薏苡仁 20g。

加减：大便白冻黏液较多者，加苍术、白芷；便中夹有脓血者，加黄连、败酱草、地榆；大便夹有不消化食物者，加神曲、山楂；久泻气陷者，加黄芪、升麻。

辨证使用中成药：补脾益肠丸、参苓白术散（丸、颗粒），口服。

4. 寒热错杂证

临床表现：大便稀薄、夹有赤白黏冻，反复发作，肛门灼热，腹痛绵绵，畏寒怕冷，口渴不欲饮，饥不欲食。舌质淡红，苔薄黄，脉弦或细弦。

分析：病情迁延，或是误诊误治后，容易导致寒热错杂，用药当以寒热并用，虽是经方用药，也当分寒轻热重、寒重热轻，还是寒热并重等，辨证调整用药剂量，达到更好的治疗效果。

治法：温中补虚，清热化湿。

方药：乌梅丸。

乌梅 10g，黄连 10g，黄柏 10g，桂枝 10g，干姜 10g，党参 15g，当归 6g，熟附片 10g^先煎^。

加减：大便伴脓血者，加秦皮、生地榆、仙鹤草；腹痛甚者，加白芍、徐长卿、延胡索。

辨证使用中成药：乌梅丸，口服。

5. 肝郁脾虚证

临床表现：大便稀溏、夹有黏液脓血，常因情志因素诱发大便次数增多，腹痛即泻，泻后痛减，排便不爽，腹胀，肠鸣，饮食减少。舌质淡红，苔薄白，脉弦或弦细。

分析：该证在痛泻中是常见证候之一，也是本虚标实证，肝郁为主者，加强疏肝用药；脾虚为主者，则加强健脾治疗。

治法：疏肝理气，健脾化湿。

方药：痛泻要方合四逆散。

陈皮 10g，白术 12g，白芍 15g，防风 10g，柴胡 10g，枳实 10g，炙甘草 10g。

加减：腹痛较甚者，加徐长卿、木瓜；排便不畅、里急后重者，加木香；大便稀溏者，加党参、茯苓、山药。

辨证使用中成药：固肠止泻丸（胶囊），口服。

6. 脾肾阳虚证

临床表现：久泻不止，大便稀薄、夹有白冻，或伴有完谷不化，甚则滑脱不禁，腹痛喜温喜按，腹胀，食少纳差，形寒肢冷，腰酸膝软。舌质淡胖，或有齿痕，苔薄白润，脉沉细。

分析：该证多见于病程日久、久治不愈患者，也可见于素体阳虚、先天后天均不足者。以健脾补肾治之，随证加减，往往需要加大药物用量以起沉疴。

治法：健脾补肾，温阳化湿。

方药：附子理中丸合四神丸。

熟附片 10g[先煎]，党参 15g，干姜 10g，炒白术 12g，炙甘草 6g，补骨脂 10g，肉豆蔻 6g，吴茱萸 6g，五味子 6g。

加减：畏寒怕冷者，加益智仁、肉桂；久泻不止者，加赤石脂、石榴皮、诃子。

辨证使用中成药：固本益肠片（胶囊）、四神丸，口服。

7. 阴血亏虚证

临床表现：大便干结、夹有黏液脓血，排便不畅，腹中隐隐灼痛，形体消瘦，口燥咽干，虚烦失眠，五心烦热。舌红少津或舌质淡，少苔或无苔，脉细弱。

分析：该证为虚证，同样多见于疾病后期，也可兼夹见于疾病的其他阶段。治疗上以滋阴养血、补虚安肠为主。

治法：滋阴清肠，益气养血。

方药：驻车丸合四物汤。

黄连6g，阿胶9g，干姜6g，炒当归10g，熟地黄10g，白芍15g。

加减：大便干结者，加玄参、麦冬、火麻仁、瓜蒌仁；脓血便者，加白头翁、地榆、地锦草。

辨证使用中成药：驻车丸、增液口服液，口服。

四、特色疗法

（一）中药灌肠外治法

1. 岭南邱氏脾胃流派常用灌肠方 大黄15g，野牡丹30g，白花蛇舌草30g，积雪草20g，苦参15g，晚蚕沙20g，珍珠粉1g。用500ml水煎取200ml药液，最后在药液中加入珍珠粉搅匀备用。本灌肠方具有清肠祛湿、祛腐生肌、消痈止血功效。

岭南邱氏脾胃流派创始人邱健行教授首创中药保留灌肠——肛滴法：用大号吸痰管，沿管壁剪出3～4个侧孔（有利药物接触肠壁），吸痰管末端先连接静脉滴注用的茂菲氏滴管，再连接灌肠器。将吸痰管前端从肛门口插入肠道最少15cm（动作宜轻柔，避免损伤肠壁），灌肠滴速控制为60滴/分，药液温度为38～42℃。滴入过程中随时观察询问患者耐受情况，如有腹痛不适，及时调节滴入速度，必要时终止滴入。中药灌肠用量不宜超过200ml。灌肠后嘱患者垫高臀部，尽量让药液在肠道内停留1～2小时，先保持左侧卧位30分钟，再平卧30分钟，最后保持右侧卧位30～60分钟，每日保留灌肠1次，10天为1个疗程，休息3天后再进行第二疗程，一般为3个疗程。

2. 锡类散

（1）处方来源：《国家基本医疗保险、工伤保险和生育保险药品目录（2017年版）》。

（2）药物组成：象牙屑、青黛、壁钱炭、人指甲（滑石粉代）、珍珠、冰片、人工牛黄。

（3）功能主治：解毒化腐。

（4）用法用量：单独或配合其他药物保留灌肠，一次 1g，一日 1 次。

3. 康复新液

（1）处方来源：《国家基本医疗保险、工伤保险和生育保险药品目录（2017 年版）》。

（2）药物组成：美洲大蠊干燥虫体提取物。

（3）功能主治：通利血脉，养阴生肌。用于金疮、外伤、溃疡、瘘管、烧伤、烫伤、褥疮之创面。

（4）用法用量：保留灌肠，一次 100ml，一日 1 次。

（二）针灸疗法

针灸常用取中脘、气海、神阙等任脉穴位，脾俞、胃俞、大肠俞等背俞穴，天枢、足三里、上巨虚等足阳明胃经穴位，三阴交、阴陵泉、太冲等足三阴经穴位。治疗方法多为针刺、灸法或针灸药结合。

五、医海拾贝

腹痛、泄泻，是脾胃病科的常见病、多发病。腹痛、泄泻，包括黏液脓血便等，也是消化专科常见症状。中医辨证，归责于脾、胃，与肝、肾相关，多由湿、热、毒等内外邪引起，症状可轻可重，病情也可轻可重。从普通感染性疾病到炎症性肠病、痢疾，再到肠道占位性疾病等，都可出现这些症状，还可作为其他疾病的续发或伴发症状，因此，尽快明确诊断、精准辨证治疗，是疗效的保障。随着结肠镜检查的普及，溃疡性结肠炎的病例不再少见，这其中有相当一部分病例是临床上的疑难杂症，治疗起来较棘手，甚至发展成重症或癌症。

岭南邱氏脾胃流派认为中医辨治腹痛、泄泻，或痢疾，有许多经典方剂，比如参苓白术散、痛泻要方、葛根芩连汤、白头翁汤等，但在多年的临证工作中，发现岭南地区，天气炎热，又为沿海地区，湿气较重，因此，湿热为患较为普遍；加之现代人的生活方式与工作压力、情志状态等，又容易导致内湿、内热、内滞的出现，滞而致病者众，大肠湿热证在很多疾病和疾病的很多阶段都比较多见，尤其在腹痛、腹泻患者中更是如此；久则郁而化浊酿毒，腐坏胃肠之腑，甚至变证丛生。因此，在溃疡性结肠炎急性发作期的患者，只要是邪实热盛为主，就必须力主泻火解毒、清肠止泻，“力专行王道、力大行霸道”，力求尽快中病而速效。这种情况下，火凤清肠方灵活加减运用可解困苦，其中火凤母、凤尾草是邱健行教授用来清肠热、解湿毒的常用药物，败酱草、蒲公英也是其解毒化脓的常用药对。

临床也会时常遇到疗效不佳，或反复难愈的病例，邱健行教授认为，这种情况是“毒垢”为患，不管是患者未重视而延误诊治，或诊治中误诊误治，还是患者自身病情特殊等原因，最终多是患者体内湿、热、毒、瘀多种致病因素胶结在一起，形成有形、无形之毒垢，更加难以清除，日久会加剧损伤人体正气，导致脾肾虚损、气血不足等。正气不足，变证日多；毒垢难除，故病情反复难愈，甚至加重或发生癌变。这是邱健行教授岭南脾胃论中重要学术思想——毒垢论的临床体现与实践总结。

在临证中积极运用邱健行教授学术思想与临证经验来诊治溃疡性结肠炎患者，并结合西医学对溃疡性结肠炎的认识，以及结、直肠镜检查的镜下表现等，依据分期（急性期、缓解期）、分症状与病情轻重程度（轻度、中度、重度、急性重度）等，在不同阶段分别结合中医“痢疾”“泄泻”“腹痛”“虚”等病证的病机特点与诊治规律，在始终以邱健行教授“湿热论”“毒垢论”为主线的前提下，兼顾健胃以固后天之本、渗湿以助水谷精微运化、化瘀以止血祛腐而生新、疏肝以解郁畅气机、理气以消滞止腹痛等，通过充分发挥名中医学术经验与中医药特色优势，精准辨证，中西并重，每获良效。

溃疡性结肠炎是常见的消化系统疑难病，如前所述，其病因病机复杂，湿、热、毒、瘀多种致病因素互结，给临床诊疗带来较大的困难与挑战。邱健行教授在多年的临证工作中，形成了独特的理论与验方，尤其妙用岭南药材，下面列举部分常用药对供同道参考与指正。

（一）火凤——火炭母配凤尾草

在火凤清肠方中，以大剂量火炭母、凤尾草为君，邱健行教授称之为

"火凤",是他用于清除胃肠道湿热毒邪最常用的药对。火炭母味辛、苦,性凉,凤尾草味微苦,性凉,均具有清热解毒、利湿、凉血之功,火炭母还能平肝明目、止痒,凤尾草还能止血;现代药理研究也证实,二者均具有抗菌、止痛功效,因此,二药相须为用,清热解毒、利湿止泻之功显著,兼能凉血止血,不仅用于治疗溃疡性结肠炎,其他疾病凡是属大肠湿热证或中焦热毒炽盛证者,均可灵活配伍使用。

(二)蒲败——蒲公英配败酱草

蒲公英,甘寒之品,苦,功能清热解毒、消肿散结、利湿通淋,归肝、胃经;败酱草,辛、苦、微寒,功能清热解毒、消痈排脓、祛瘀止痛,归胃、大肠、肝经,故为肠痈腹痛的首选药物;现代药理证实它们均具有保肝、利胆、抗菌、抗内毒素及抗肿瘤的作用。二药合用,清热解毒、消痈散结、祛瘀生新、止泻止痛等功效加强,而且完全切中了溃疡性结肠炎的痛、泻、黏液脓血便等症状的病因病机,成为邱健行教授治疗这类病证的常用药对。

(三)柴芍——柴胡配赤芍

柴胡,功能疏肝解郁、解表退热,还能升举脾胃清阳之气;赤芍,功能清热凉血、散瘀止痛;二者均为苦、微寒之品。柴胡理气,赤芍调血,气血调和,百病乃消。因此柴芍这一药对出现在治疗各种疾病的经典名方中,无论是内科疾患,还是外科、妇科、精神科等,均可见并常用。

对溃疡性结肠炎来讲,久病者易情志不畅,气血郁滞,郁久热聚,滞久易瘀,瘀热反过来又会加重郁滞,进而痛泻不止、便黏液脓血。柴芍功擅理气调血、解郁散热、祛瘀止痛,对于久苦此疾、反复难愈的患者而言,正中病机,可解其疾苦。

六、养生调摄

(一)马齿苋粥

原料:粳米或糯米 50g,马齿苋干品 10 ~ 15g/ 鲜品 40 ~ 60g。

制法:先洗净米,予适量水熬粥,粥成后再放入马齿苋,小火煲 10 ~ 20 分钟即可。

功效:健脾清热,凉血解毒。

适应证:实证者,及急性期或缓解期仍有少量脓血便者。

(二)山药茯苓粥

原料:粳米或糯米 50g,山药干品 30 ～ 50g/ 鲜品 50 ～ 100g,茯苓干品 20 ～ 30g/ 鲜品 30 ～ 60g,生姜丝 5 ～ 10g。

制法:米与药材洗净后放一起,予适量水熬粥,粥成后予少许姜丝即可食用。

功效:健脾渗湿,扶正祛邪。

适应证:虚证或虚实夹杂证、急性期或缓解期患者都可食用;瘥后间断食用作为日常保健也可。

第七节　克罗恩病

一、疾病认识

克罗恩病是一种原因不明的慢性非特异性肉芽肿性肠道炎症性疾病,临床常见腹痛、腹泻等,且常伴有发热、营养障碍和关节炎等全身症状。本病反复发作,长期不愈,可并发口腔溃疡、虹膜睫状体炎、肛周脓肿等肠外表现。病变部位常呈跳跃性分布,但多见于小肠末端及邻近结肠,可累及口腔至肛门各段消化道。任何年龄均可发病,但青、壮年占半数以上,男女间无显著差别。本病在欧美等国家发病率较高,国内原本少见,但有资料显示,近 10 年来,我国克罗恩病发病率较快上升,如今已经成为国内消化科的常见病,预计今后的患病率还将不断升高。

克罗恩病病因不明,目前尚无特效治疗手段,常长期不愈。但结合中医药治疗优势,能有效控制病情,长期维持稳定状态,提高患者生活质量,部分患者能达到黏膜愈合。在辨证论治过程中,多诊为腹痛、泄泻等病,其病机复杂多样,但临床上多见热毒,或兼痰湿,或热毒伤阴,或热瘀互结;脾肾阳虚证居少数。治疗的关键是无论何种辨证分型,均应立足于顾护脾运、促进肠道转输。在预防上,要注意饮食宜忌、起居有常。

二、辨证思路

中医的辨证论治是以症状为基础,克罗恩病的主要临床表现是腹痛(50% ~ 90%)、泄泻(87% ~ 95%),较少见脓血或黏液便,如直肠受累可见脓血便及里急后重感、发热(85% ~ 94%)。该病属中医"腹痛""泄泻"等病证范畴,目前国内医家大多认为病因是六淫外邪侵入腹中、饮食所伤、情志失调及命门火衰。

(一)六淫外邪,侵入腹中

外邪以暑、湿、寒、热较为常见。脾喜燥而恶湿,外来湿邪,最易困阻脾土,以致升降失调、清浊不分、水谷杂下而发生泄泻,故有"湿多成五泄"之说。而腹痛多由于寒凝气滞,或外感湿热,或寒郁化热,热结于肠,腑气不通。

(二)饮食所伤

饮食不节,暴饮暴食,损伤脾胃;或恣食肥甘厚腻辛辣,酿生湿热,蕴蓄肠胃;或误食馊腐,饮食不洁;或过食生冷,致寒湿内停等,均可致脾胃运化失职,升降失调,气机阻滞,清浊不分,而发生腹痛、泄泻。正如《素问·痹论》所言:"饮食自倍,肠胃乃伤。"

(三)情志失调

抑郁恼怒,肝失条达,气机不畅,横逆克脾;或忧思伤脾,脾气不运;或素体脾虚,土虚木乘,肝脾不和,均可致脾失健运,气机不利,升降失调,脏腑经络气血郁滞,清浊不分,而发生腹痛、泄泻等。故《景岳全书·泄泻》曰:"盖以肝木克土,脾气受伤而然。"

(四)命门火衰

命门之火助脾胃运化,以腐熟水谷。若年老体弱,肾气不足,或久病伤及肾阳,而致肾阳虚衰,或素体脾阳不足,或过服寒凉损伤脾阳,脾失温煦,运化失职,均可致寒自内生,气机阻滞,发为腹痛;或水谷不化,清浊不分，而发为泄泻。

然而克罗恩病临床表现多样，病情迁延难愈，病机错综复杂，多种因素相兼为患。目前比较切合临床实际的观点是：克罗恩病多由于先天禀赋不足、后天饮食不节等，伤及脾土，累及肠道，而发为本病。至于外感六淫、情志不调、素体肾阳虚衰等因素虽然参与了克罗恩病的形成，但并非主要的致病原因。因为外感六淫所致的腹痛或泄泻，多为急性病程，少有慢性迁延不愈者；情志不调所致的腹痛或泄泻，多由于气机不利、升降失调，难以导致脓、血便；克罗恩病患者多为青壮年，素体肾阳虚衰致病者也极为罕见。因此，克罗恩病虽可诊为中医的"腹痛"或"泄泻"等病，但病因病机与普通的"腹痛"或"泄泻"明显不同，其主要病因病机与先天禀赋异常、后天饮食损伤有关。

三、治疗方案

临证多为热毒，或兼痰湿，或热毒伤阴，或热瘀互结；罕见脾肾阳虚证型。腹痛的基本病机是寒、热、虚、实、气滞、血瘀等，导致脏腑气机不利，经脉气血阻滞，不通则痛。泄泻的基本病机是脾虚湿盛致使脾失健运，清浊不分，大小肠传化失常。因此，对于克罗恩病的中医辨证论治，大多从湿、热、毒、瘀、阳虚等方面着手，分为如下几个证型进行治疗。

（一）湿热蕴毒证

临床表现：腹痛，腹泻，或大便夹杂黏液或鲜血，或便秘，口干口苦，小便黄，舌红，苔黄腻，脉滑数或弦数。

分析：湿浊内停，郁而化热，湿热搏结，缠滞于肠道，壅盛不解，进一步蕴积成毒，毒邪灼伤血络，腐蚀肠腑。

治法：清热化湿解毒。

方药：自拟火凤连柏汤加减。

火炭母 20g，凤尾草 30g，黄连 10g，黄柏 10g，黄芩 10g，苍术 10g。

加减：大便脓血较多者，加白头翁、槐花、地榆；大便白冻黏液较多者，加薏苡仁；腹痛较甚者，加延胡索、救必应。

辨证使用中成药：清胃祛湿颗粒（广东省第二中医院院内制剂），口服，每次 8g，每日 2 ～ 3 次。

（二）痰瘀互结证

临床表现：腹痛，腹泻，或腹有肿块，或关节肌肤肿胀，舌质瘀暗，舌苔白腻，脉滑或涩。

分析：湿热、气滞等病邪久留，损伤脾胃，导致水湿不化，聚而成痰；同时阻碍气血运行，久则成瘀；痰瘀阻塞，凝结不散，发为肿块。

治法：理气活血、化痰消积。

方药：当归芍药散加减。

当归 6g，白芍 15g，赤芍 10g，丹参 10g，白术 20g，茯苓 20g，法半夏 10g，延胡索 20g，甘草 6g。

加减：脾虚明显、症见神疲乏力者，加党参、黄芪益气健脾；久泻不止者，加秦皮、石榴皮涩肠止泻。

辨证使用中成药：桂枝茯苓丸（口服液），口服。

（三）脾虚湿困证

临床表现：腹痛，腹泻，胃脘痞胀，食欲差，易疲乏，舌淡胖，边有齿痕，苔白腻，脉濡弱。

分析：脾虚运化失常，水湿内停，湿困脾阳，水湿下注于肠道，导致大肠传导功能失常，出现腹泻、大便稀溏。脾虚气血生化不足，加之湿邪困阻，则见疲倦乏力、食欲减退、腹胀。

治法：健脾益气化湿。

方药：四君子汤加减。

党参 20g，白术 20g，茯苓 20g，苍术 10g，砂仁 10g，甘草 6g。

加减：阳虚明显者，加干姜 6g、制附子 6g；腹胀、腹痛明显者，加木香 6g、陈皮 9g。

辨证使用中成药：参苓白术散（丸）或香砂平胃颗粒（丸），口服。

（四）脾肾阳虚证

临床表现：腹泻，腹痛，食欲减退，神疲肢冷，畏寒喜温，舌质淡暗、或胖有齿痕，苔白，脉沉迟或沉细无力。

分析：脾虚及肾，气虚及阳。肾阳不足，命门火衰，不能温运脾阳，致脾肾阳虚，阴寒内生，运化失司。

治法：温肾健脾。

方药：附子理中汤加减。

熟附片 10g，人参 10g，白术 20g，肉桂 5g[焗服]，甘草 6g。

加减：腹泻明显者，合用四神丸。

辨证使用中成药：①健胃舒颗粒（广东省第二中医院院内制剂）：健脾温中、理气消滞、活血止痛。口服，每次 5 ～ 10g，每日 2 ～ 3 次，饭前冲服。②桂附理中丸：温中健脾。口服，每次 8 丸，每日 3 次。

四、特色疗法

1. 早期胃肠湿热毒邪盛者，针刺曲池、外关、中脘、归来、气海、梁丘、血海、足三里、上巨虚、太冲。

2. 后期脾肾气虚或阳虚者，温针灸上述穴位，艾盒灸神阙、关元。

五、医海拾贝

（一）病因复杂、病程迁延，热毒为主要矛盾

邱健行教授认为克罗恩病之所以是疑难顽症，长期迁延不愈，不仅是由于病因病机复杂多样，其临床证型也跟随病程的长短、病情的轻重缓急等而变化多端，常常多种因素相兼为病，故难以单纯归类于某个证型，治疗上宜综合考虑，在错综复杂的临床证候中抓住主要矛盾。

克罗恩病初期临床上辨证多属热毒。至于脾肾阳虚所导致的虚寒性表现，临床上比较罕见，大多见于疾病后期，因脾胃长期运化吸收不足，加之久泄丢失过多水谷精微，而至后天不能濡养先天，命门火衰，而呈虚寒之象。脾虚湿困既可以见于新得轻症、尚未变生湿热，又可以见于病情好转、趋于稳定阶段，贯穿疾病始终。对克罗恩病的辨证宜四诊合参、三因制宜，仔细斟酌，切忌匆忙中下定论。

（二）顾护脾运，促进大肠传导是治疗的关键

克罗恩病无论辨证为何种证型，其核心问题是脾胃失于健运、肠管腐化、水谷精微流失。因此，治疗应健脾益气，增强运化水谷精微，促进饮食消化吸收，提高身体对各种营养物质的摄取和利用，促进胃肠黏膜愈合。如果连药物都吸收不了，谈何治疗效果？古人云"留得一分胃气，便留得一分生机"，健脾养胃，培补中气，改善营养状态，才能在对抗这种消耗性疾病的过程中保持身体强壮，故在遣方用药时应立足于顾护脾运、补益后天脾胃之气，并注重行气调血。气血调达，增强自身抗病力，才能祛病延年。

六、养生调摄

（一）饮食管理

1. 均衡饮食　确保摄入足够的营养素，包括蛋白质、维生素和矿物质。

2. 少食多餐饮食习惯　有助于减轻胃肠道负担。

3. 避免刺激性食物　辛辣、生冷、油腻、煎炸食品会加剧胃肠负担。饮食宜清淡、少渣，以素食为主。

（二）生活方式调整

1. 充足休息　保证充足的睡眠和休息时间，避免过度劳累。

2. 适量运动　适度的身体活动可以帮助改善肠道功能。

3. 情绪管理　学习解压手段，如冥想、瑜伽或深呼吸训练。

4. 戒烟戒酒　吸烟和饮酒都会加重病情。

第八节　慢性乙型病毒性肝炎

一、疾病认识

慢性乙型病毒性肝炎（以下简称慢性乙型肝炎）是指由乙型肝炎病

毒（HBV）持续感染引起的慢性、原发在肝脏的炎症性疾病，病情迁延难愈。慢性乙型肝炎是各种慢性肝病中最为常见的疾病。HBV 感染的自然病程一般可分为 4 个阶段，第一阶段为 HBeAg 阳性慢性 HBV 感染（也称免疫耐受期、慢性 HBV 携带状态），其特点是无症状，HBV 复制活跃，而血清 ALT 水平正常或轻度升高，肝组织学无明显异常；第二阶段为 HBeAg 阳性慢性乙型肝炎（也称免疫清除期、免疫活动期），表现为 HBV-DNA 滴度下降，有 ALT 升高和肝组织坏死、炎症等表现。此期是抗病毒治疗效果较好的阶段；第三阶段为 HBeAg 阴性慢性 HBV 感染（也称非活动期、免疫控制期、非活动性 HBsAg 携带状态），此阶段表现为 ALT 和 AST 水平正常，病毒复制多不活跃，HBeAg 阴性，乙型肝炎 e 抗体（HBeAb）阳性，HBV-DNA 滴度低于检测下限；第四阶段为 HBeAg 阴性慢性乙型肝炎（也称再活动期），此阶段 HBV 活动状态可以持续终生，但也有部分患者因自发或免疫抑制等反复出现 HBV-DNA 复制，表现为 HBV-DNA 滴度升高，不低于 2×10^3IU/ml，同时 ALT 升高，肝组织出现明显炎症和（或）纤维化，疾病可进展至晚期，此类患者仍需要抗病毒治疗。值得注意的是，并非所有的 HBV 感染者都会序贯出现这 4 期。

HBV 感染的年龄不同，其自然史不同，转归相差很大，年龄越小，慢性化的可能性越高。在我国 HBV 以母婴传播为主，占新发感染的 40% ～ 50%，多发生在围生期，通过 HBV 阳性母亲的血液和（或）体液传播。围生期和婴幼儿时期感染者，分别有 90% 和 25% ～ 30% 的概率发展成慢性感染，因此，母亲的 HBV-DNA 水平与新生儿感染 HBV 的风险密切相关，母亲 HBeAg 阳性、HBV-DNA 水平高者更易发生母婴传播。

慢性乙型肝炎病程进展主要取决于机体的免疫应答。机体免疫反应不同，导致的临床表现也各异。当机体免疫功能正常时，多表现为急性肝炎的症状，如乏力、黄疸等，部分患者可清除病毒；在机体免疫功能低下、不完全免疫耐受、自身免疫反应产生、HBV 基因突变逃避免疫清除等情况下，可导致慢性肝炎，这时多数感染者为无症状携带者，无特殊临床表现。如合并或重叠丁型肝炎、过度劳累、酗酒吸毒、应用损害肝脏的药物、营养不良或有其他严重的微生物感染均有可能加速病情的进展。

慢性乙型肝炎归属于中医“胁痛”“黄疸”“疫毒”等病范畴。中医认为，任何疾病的发生都有内、外两方面的原因。慢性乙型肝炎的发病外为感受湿热疫毒之邪，内为先天禀赋不足，素体虚弱，正气内虚，两者相互关联，互为因果。《灵枢·百病始生》指出：“风雨寒热，不得虚，邪不能独伤人。卒然逢疾风暴雨而不病者，盖无虚，故邪不能独伤人。此必因虚邪之风，与其身形，两虚相得，乃客其形。”

HBV属于“疫毒”“疫气”“瘟疫”范畴，是中医对具有较强的传染性、流行性、季节性和特异性的一类外感致病因素的统称。这类疾病具有起病急、发病快、病情较重、症状相似、传染性强和容易流行等特点。《素问·刺法论》“五疫之至，皆相染易，无问大小，病状相似”是对瘟疫最经典的描述。明末清初的著名温病医家吴又可在所著的《温疫论》序中指出：“夫瘟疫之为病，非风、非寒、非暑、非湿，乃天地之间别有一种异气所感。”可见，吴又可已经认识到疫病是一种有别于“六淫”的“戾气”。吴又可还进一步认为，戾气当其时，适有某气专入某脏腑、经络，专发为某病，具有传染与流行的特点。以上说明古代医家已经认识到疫病。此外，吴又可还提出“伏邪”的观点，“有感邪之后，潜伏体内，不显任何症状，或微觉不适，若逢劳倦、外感等诱因，而后发病者，称为伏邪”，提出“伏邪”可能在体内潜伏，不显任何症状，或微觉不适，逢劳倦、外感等诱因，而后发病，这与西医学中慢性HBV携带者或慢性乙型肝炎非活动期的情况十分相似。隋代巢元方的《诸病源候论》黄病候指出：“脾胃有热，谷气郁蒸，因为热毒所加，故卒然发黄，心满气喘，命在顷刻，故云急黄也。”清代沈金鳌在《沈氏尊生书·暑病源流》中曰：“又有天行疫疠以致发黄者，俗谓之瘟黄杀人最急。”其中描述的“急黄”“瘟黄”的临床症状，应该是西医学中重症病毒性肝炎的情况。

值得注意的是，岭南地区的气候特点对慢性乙型肝炎的影响不容忽视。岭南濒临南海，属于亚热带海洋性气候。其气温炎热，空气潮湿，因近海，地下水资源丰富，水位高；又因常年多雨，地表水面积广。由于这种地理学、气候学特点，导致湿热病很常见。而且岭南地区常年温度较高，没有明显的季节变化，多是湿热的环境。炎热之气下逼，地表之水上蒸，形成湿热雾气，即是岭南“瘴气”“瘴乡”的渊源，所以有“岭南凡病，皆谓之瘴”之说。考“瘴”之实质，丹波元简云“瘴即温湿之气”，《辞海》曰“南方山林间湿热蒸郁致人疾病的气”。正如清代名医何梦瑶在《医碥》中所论：“岭南地卑土薄，土薄则阳气易泄，人居其地，腠理汗出，气多上壅。地卑则潮湿特盛，晨夕昏雾，春夏淫雨，人多中湿。”岭南温病学家陈任枚、刘赤选编著的《温病学讲义》述曰：“东南濒海之区土地低洼，雨露时降，一至春夏二令，赤帝司权，热力蒸动水湿，其潮气上腾，则空气中常含有多量之水蒸气，人在其中，吸入为病，即成湿热、湿温。”以上从地理、气候方面阐明了岭南地区易于发生湿热病的原因。从饮食等生活习惯看，现代人嗜食肥甘油腻食物，脾胃运化不及则酿生湿热。岭南地区盛产瓜果与鱼虾蟹螺等阴湿之品，食之易生湿邪。阴湿之品易伤脾阳，阳虚不能温化水湿，脾虚湿盛，外湿引发内湿，内外合邪，湿邪蕴久化热而发湿热。正如薛生白《湿热病篇》所论：“太阴内伤，湿饮停聚，客邪再至，内外相引，故病湿热。”因为岭南鲜明独特的地理、气候特点，其湿热病也具有地方特色。

岭南地区的慢性乙型肝炎多由湿热疫毒之邪所致。湿热疫毒直接侵犯中焦脾胃，并熏蒸肝胆。由于脾主运化水湿、喜燥而恶湿，湿热蕴积于脾胃，势必会影响脾胃的健运，于是患者出现疲倦乏力、恶心厌食、大便溏泄等消化道症状；湿热若熏蒸肝胆，可使肝气失于疏泄，胆汁不循常道，遂外渗肌肤，下注膀胱，此时患者可见身目黄染、尿黄等黄疸症状。湿热疫毒亦具有阳热属性，若患者素体阳热偏盛，则更易助湿增热，此时患者的黄疸多见黄色鲜明如橘皮样，即为“阳黄”；若患者素体阳虚，或“阳黄”日久，脾胃受损，运化无力，亦可湿从寒化，出现寒湿凝滞或脾虚血瘀，两者皆可导致“阴黄”，其黄疸的特点是黄色晦如烟熏，患者常伴有形寒肢冷，或气短懒言等脾虚之象。

一方面，由于湿热疫毒之湿邪性质重浊、缠绵难愈、病程较长，且热邪易于耗气伤阴、化火，甚至出现动血、动风，再加上失治、误治等因素，所以相当一部分的急性病毒性肝炎最终会转化为慢性肝炎，即由气分阶段向营血分阶段演变。

另一方面，由于久病耗伤人体正气，可导致正气内虚，正气虚则邪不易除，病邪留滞又不断耗人体正气，所以形成虚实夹杂的恶性循环状态。这也是慢性乙型肝炎迁延难愈的主要原因。

二、辨证思路

岭南邱氏脾胃流派创始人邱健行教授结合岭南地区气候、地域特点以及沿海地区人们因喜食鱼虾蟹螺等阴湿之品，易损伤脾胃，致湿浊内生的体质特点，经过长期的临床验证，总结认为慢性乙型肝炎的发病特点存在着内因及外因两个重要因素。内因即脾胃气虚，外因即湿热毒邪，在辨治思路上总结如下。

（一）脾胃气虚是慢性乙型肝炎发病之根本

《素问·评热病论》指出："邪之所凑，其气必虚。"如果人体的正气充足，足以抵挡外邪的入侵，即使感染外邪，也能较快地清除，不至转变为慢性；反之病邪胶着于体内缠绵难愈。具体到乙型肝炎之湿热疫毒病邪，有传染性，其之于人体普遍易感，但不同体质的人感染后的结局和转归却有很大的区别，这正是人体正气的差别使然，也即是发病的内因。邱健行教授认为，慢性乙肝患者，正气不足，主要应责之于脾胃气虚。第一，脾为后天之本、气血生化之源，脾气健旺，人之气血充足，就足够有能力抵御外邪入侵，故"四季脾旺不受邪"。第二，脾主运化水湿，乙型肝炎病毒为湿热毒邪，即使感染乙型肝炎病毒，若脾土强则水湿运行正常而湿无所恋、热无所依，病情向愈。此正如《幼幼集成》所说："脾土强者，足以捍御湿热，必不生黄。唯其脾虚不运，所以湿热乘之。"第三，乙型肝炎病毒病位在肝，肝有病则易乘侮脾土，故临床出现乏力、纳呆、恶心、呕吐等脾胃受损症状；如果脾气健旺，未受邪之地已安，则疫毒之邪不易传变，病情亦不至趋于慢性化、恶化。

（二）湿热毒邪是慢性乙型肝炎发病之关键

首先，人体外感湿热毒邪，着于肝脏，湿热相搏，影响肝之疏泄调达；如肝失疏泄、横逆犯脾，则导致脾失健运；又因肝气郁滞、血行不畅而致气滞血瘀，出现肝瘀癥积；再者肝气郁久化火、灼伤肝阴，导致肝阴亏虚；最终严重者可阴损及阳而导致肾阳虚衰病机的产生。这就是湿热毒邪胶着于肝后导致的一系列病理变化，且此过程中湿热毒邪始终未除。

（三）湿热毒邪贯穿慢性乙型肝炎病程始终

湿热疫毒本身有其发病特点。其性胶着顽固，传染性强，湿与热结，如油入面，胶着弥漫，缠绵难分。而其发病有时极为隐蔽，症状不明显，不易为人察觉，但病邪却一直羁留体内。日久者，虽有虚证，但始终伴随有湿热毒邪的存在，即本虚标实、正虚邪恋，只是在不同时期、不同病理阶段正虚与邪实力量双方对比各有轻重而已，故在治疗上无论在急性期湿热毒邪偏盛时，还是在慢性期显虚证时都不应忽视对湿热毒邪的清除。在无证可辨、病邪隐匿时，亦不可忽视湿热毒邪的存在。

（四）清解热毒，祛邪务尽，要行霸道

邱健行教授强调，慢性乙型肝炎由外感湿热疫毒引发，要使病愈，首先应驱逐外来病邪。湿热毒邪胶着，贯穿整个病程始终，故清热解毒利湿法须贯穿整个治疗始终，这是治疗之关键。临床上须分别湿邪与热邪孰轻孰重。用药上若热重于湿，症见发病较急、身目黄染、黄色鲜明、口干口苦、腹胀便结、尿黄赤、舌红苔黄腻、脉弦数，治当以清热为主，利湿为辅，以茵陈蒿汤加减；若湿重于热，表现为头身困重、少气懒言、身目发黄而色泽晦暗、胸闷腹胀、纳呆恶心、大便稀溏、舌苔白厚而腻、脉弦缓，治应以利湿为主，清热为辅，药用茵陈五苓散加减；若湿热并重，以甘露消毒丹加减，或自拟“五虎汤”加减。

邱健行教授治疗乙型肝炎时特别强调，引起乙型肝炎的湿热毒邪不同于一般的湿热病邪，其性胶着顽固，故要有“宜将剩勇追穷寇，不可沽名学霸王”的精神，提出祛邪务尽，要守方坚持治疗，提高患者依从性，延长疗程以利祛邪。邱健行教授还强调，即使为乙型肝炎病毒携带者，其

湿热之邪胶着隐蔽，无证可辨，或是在慢性乙型肝炎的非活动期湿热之象不明显，也应谨守清热解毒利湿之法，一以贯之。强调祛邪务尽，必行霸道。

（五）时刻顾护脾胃，当行王道

邱健行教授认为，脾胃气虚是慢性乙型肝炎发病的根本，故顾护脾胃是治疗慢性乙型肝炎之根本。正如仲景云："见肝之病，知肝传脾，当先实脾。"乙型肝炎患者常常表现出倦怠乏力、少气懒言、纳呆腹胀、口淡乏味、面色萎黄、舌淡边有齿痕、苔白腻等脾气亏虚的临床表现，因此时时处处顾护脾胃之气是治疗慢性乙型肝炎的根本。即使在慢性乙型肝炎活动期，湿热毒邪偏盛、正虚不显时，此法仍应贯穿乙型肝炎治疗始终，多选用溪黄草、鸡骨草、叶下珠、半枝莲等甘寒之品，少用芩、连、柏等苦寒败胃之药，但肝病患者久用清热解毒之品，即使多选甘寒之品，仍不免损伤脾胃，故邱健行教授常于甘寒清热解毒用药中合用白术、茯苓、莱菔子、大枣等健脾益气之品，这些正体现了时刻顾护脾胃的学术思想。在整个慢性乙型肝炎治疗始终，无论在病初湿热毒邪邪实阶段，还是病久脾气不足或脾胃亏虚正虚时期，邱健行教授一直贯穿着时刻顾护脾胃的学术思想。邱健行教授认为治疗慢性乙型肝炎根本上当行王道扶助正气，以更好地配合霸道祛邪外出。

（六）谨守病机，灵活加减

邱健行教授治疗慢性乙型肝炎除祛邪与扶正两个基本法则贯穿全程外，尤其注重谨守病机，灵活加减。因湿热之邪导致肝郁气滞者，加疏肝之品如柴胡、白芍、郁金、川楝子、素馨花、麦芽、青皮、香附、川芎等；气滞导致血瘀者，加丹参、三七、赤芍、益母草、泽兰、白背叶根等活血化瘀药；瘀结而见胁下癥积者，则加鳖甲、穿山甲、桃仁、红花、三棱、莪术等软坚散结之品。若为肝郁化火而耗伤肝阴者，症见头晕目眩、口干咽燥、面色晦暗、五心烦热、眠差、胸胁隐痛、舌红绛、脉细弦，加沙参麦冬汤合一贯煎，或女贞子、墨旱莲、枸杞子、制何首乌等以滋养肝阴，但忌滋腻。若肝血不足而见双目干涩、视物昏花、肢体麻木、筋脉拘急、面色淡白，则加四物汤，或酸枣仁、枸杞子以补养肝血。若湿热重而腑气郁滞，症见大便不通，则可加虎杖、大黄，并重用茵陈泄热祛湿通腑。肝肾同源，阴阳互根，若为阴损及阳、肾阳不足者，加用肉苁蓉、巴戟天、杜仲、仙灵脾等温养肾阳之品。

三、治疗方案

慢性乙型肝炎的临床表现虽然复杂多样，病史较长，但其中医病机离不开“湿热疫毒难清、肝郁脾虚血瘀”。病灶发生在肝，与脾、肾相关。临证时务必分清虚实，治疗用药因证而异。通常按以下证型进行辨证治疗。

（一）肝胆湿热证

临床表现：右胁胀痛或隐痛不适，脘腹痞闷，恶心厌食，口苦口干，尿黄，大便稀烂不爽，或见身目黄染。舌质红，舌苔黄腻，脉弦滑数。本证多见于慢性肝炎初期或急性活动期，以及中重度慢性活动性肝炎患者。

分析：感受湿热疫毒，病邪蕴结于肝胆，导致肝胆气机不畅，疏泄失常，胆汁不循常道而外溢，则见身目发黄、口苦；肝胆经循行两胁，气机不利则见胁肋胀痛；湿热下注则见小便黄赤。

治法：清热解毒，疏肝利胆。

方药：龙胆泻肝汤合茵陈蒿汤等加减。

绵茵陈 20g，栀子 12g，大黄 12g，虎杖 20g，龙胆草 10g，黄芩 12g，车前子 15g，郁金 12g，赤芍 15g，牡丹皮 10g，白花蛇舌草 15g，泽泻 12g，甘草 6g。

加减：慢性乙型肝炎的患者由于病程较长，病机往往虚实夹杂，即使是急性活动期，临床也常见肝郁脾虚的症状，如疲倦乏力、纳差腹胀、面色少华。因此临床常需根据患者的具体情况进行加减化裁。肝郁脾虚者，予疏肝健脾、理气养血，可酌情选用柴胡、白芍、当归、茯苓、白术、大枣、陈皮等；如湿浊明显，症见恶心欲呕、头身困重明显者，可加制半夏、竹茹、白豆蔻、藿香等；如黄疸明显者，可加田基黄、赶黄草，并加大赤芍用量;疼痛明显者,可加入川楝子、延胡索。

辨证使用中成药:调肝胶囊(院内制剂),口服,每次4粒,每日2～3次。

(二)肝郁脾虚证

临床表现:两胁或胸胁胀满,脘腹痞满,面色萎黄,神疲纳呆,少气懒言,四肢倦怠,情绪低落或急躁易怒,大便稀溏。舌淡,边有齿印,苔薄白,脉沉弦无力。本证多见于慢性HBV携带者或慢性乙型肝炎初期(慢性迁延型肝炎或轻度的慢性活动性肝炎)患者。

分析:疫毒侵犯肝脏,导致肝失疏泄,气机郁滞,肝气郁结,横逆犯脾,脾虚不运。

治法:疏肝解郁,健脾和中。

方药:柴胡疏肝散合归脾汤等加减。

党参15g,茯苓20g,白术15g,柴胡12g,白芍15g,当归12g,川芎9g,郁金12g,川楝子12g,大枣15g,神曲10g,甘草6g。

加减:若患者肝气郁结明显,症见喜叹息、情志抑郁明显、两胁胀痛走窜不定、睡眠欠佳者,可加用香附、枳壳、酸枣仁、远志、合欢皮等;若患者脾气虚弱明显,症见气短懒言、面色无华、大便稀溏者,可加用黄芪、山药、白扁豆等;若气滞血瘀,症见胁肋刺痛、固定不移、舌质紫暗、脉涩者,可加用丹参、莪术、三棱、延胡索等活血化瘀之品;若肝郁化热化火,症见心烦易怒、口干口苦、大便秘结者,可加栀子、牡丹皮、大黄、黄连等。

辨证使用中成药:健胃舒颗粒(院内制剂),健脾温中,理气消滞,活血止痛。口服,每次5～10g,每日2～3次,饭前冲服。

(三)瘀血阻络证

临床表现:面色晦暗,头颈胸前朱纹赤缕,胁肋刺痛,固定不移,或胁下可扪及肿大的肝脾,肌肤甲错,脘腹胀满,消瘦乏力,舌质紫暗,或见瘀点瘀斑,脉沉细涩。本证多见于中、重度慢性乙型肝炎或肝硬化患者。

分析:病程日久,疫毒长期羁留,耗伤阴血,使血液运行不畅。血行不畅,渐而成瘀。瘀血阻滞于肝之经络,导致胁肋刺痛、面色晦暗、肝脾肿大等。

治法:活血化瘀,散结通络。

方药:膈下逐瘀汤、鳖甲煎丸和桃红四物汤加减。

鳖甲 20g,郁金 15g,当归 12g,虎杖 20g,赤芍 15g,川芎 9g,柴胡 12g,绵茵陈 30g,三七粉 3g冲服,红花 6g,桃仁 12g,大黄 12g,甘草 6g。

加减:除上述方药外,若见脾气虚弱,可加黄芪、茯苓、白术等健脾补气之品;有口鼻、齿龈等出血倾向者,可加侧柏叶、地榆;口干低热、烦躁不安、入夜明显、不欲饮水、呈阴虚血热者,可加入水牛角、牡丹皮等。

辨证使用中成药:扶正化瘀片,口服,每次 4 片,每日 3 次。

(四)肝肾阴虚证

临床表现:胁痛隐隐,劳累后尤其明显,头晕耳鸣,两目干涩,咽干口燥,失眠多梦,五心烦热,腰膝酸软,或男子遗精,女子经少经闭,或月经先期,舌质红,苔薄白,脉沉弦细。本证亦多见于中、重度慢性乙型肝炎或中晚期肝硬化患者。

分析:湿热毒邪长期羁留,或病情迁延不愈,耗伤肝阴,“乙癸同源”,久则累及肾阴。肝肾之阴液亏虚,不能制阳,导致虚热内生。肝络失养则胁肋隐痛;阴虚生内热则见五心烦热、口燥咽干;肾阴不足可见腰膝酸软。

治法:滋阴补肾,养血柔肝。

方药:一贯煎、六味地黄汤、滋水清肝饮等加减。

生地黄 20g,山茱萸 15g,麦冬 12g,知母 12g,黄柏 12g,龟甲 15g,鳖甲 15g,女贞子 15g,墨旱莲 15g,郁金 15g,丹参 15g,绵茵陈 30g,赤芍 15g,牡丹皮 12g,甘草 6g。

加减:若见鼻衄、齿衄等出血倾向者,可加侧柏叶、地榆、仙鹤草;口苦心烦、舌质红绛者加龙胆草、栀子;阴虚阳亢致头晕目眩者,加夏枯草、蒺藜、珍珠母。

辨证使用中成药:六味地黄丸,口服,每次 8 粒,每日 3 次。

（五）脾肾阳虚证

临床表现：精神萎靡，畏寒喜暖，肢倦乏力，胁肋隐痛，食少便溏，尿少，或下肢浮肿，腰膝酸软，舌质淡胖，苔薄白或白滑，脉沉细或沉迟。本证多见于中、重度慢性乙型肝炎或晚期肝硬化患者。

分析：病位由肝、脾及肾，病机由气虚、气阴两虚及阳，患者表现为脾肾阳虚。

治法：补肾健脾，温阳化湿。

方药：附子理中汤合五苓散等加减。

熟附片 10g[先煎]，肉桂 3g，熟地黄 20g，山药 15g，党参 30g，干姜 9g，白术 30g，猪苓 15g，茯苓 20g，泽泻 12g，生姜皮 6g，陈皮 6g，甘草 6g。

加减：伴有黄疸者，可加用绵茵陈、丹参、泽兰利胆活血退黄；脘腹胀满者，加槟榔、厚朴、砂仁行气健脾消胀；尿少、水肿明显者，可加车前子、五指毛桃健脾利水；面色晦暗、肝大、脾大者，可加当归、鳖甲、川芎。

辨证使用中成药：金匮肾气丸，口服，每次 8 粒，每日 3 次。

四、特色疗法

1. 穴位贴敷 穴位贴敷法是将中药贴剂直接作用于体表特定穴位，通过皮肤吸收和经络传导，以调节肝脏功能。在慢性乙型肝炎中，此法可用于缓解胁痛、腹胀等症状。药物的选择应根据患者的中医辨证，如肝郁气滞型可选用具有疏肝理气作用的白芍、柴胡；湿热内蕴型可选用具有清热利湿作用的黄芩、茵陈等。贴敷前，应先进行穴位按摩以促进局部血液循环，然后敷上药物，覆盖医用纱布，用胶布固定。每次贴敷 4 ～ 6 小时，每周 2 ～ 3 次，连续使用 4 周为 1 个疗程。

2. 针灸治疗 针灸通过刺激人体特定穴位，调节气血和经络，促进肝脏功能恢复。治疗慢性乙型肝炎时，可选用肝经、脾经上的穴位，如太冲、足三里、三阴交等。操作前，应对穴位进行定位和消毒，使用一次性无菌针具。针刺时，根据穴位的深度和患者的体质调整刺激强度，留针 20 ～ 30 分钟。治疗过程中，应注意观察患者的反应，如有不适，应立即调整或停止治疗。针灸治疗一般每周 2 ～ 3 次，连续 4 周为 1 个疗程。

3. 耳穴压豆 耳穴压豆通过在耳部穴位施加压力或使用小豆状物体进行按压，刺激经络，改善症状。治疗慢性乙型肝炎时，可选用与肝脏功能相关的耳穴，如肝区、内分泌点、交感点等。操作前，应对耳部进行常规消毒，然后将压豆贴片贴于选定的穴位上，适度按压，使患者感到酸胀。每天按压 3 ～ 5 次，每次 1 ～ 2 分钟，持续 3 ～ 5 天后更换穴位，连续使用 4 周为 1 个疗程。

4. 拔罐 拔罐通过在皮肤表面形成负压，促进局部血液循环和气血流通。治疗慢性乙型肝炎时，可在肝俞、胆俞等背部穴位进行拔罐。操作前，应选择适当的罐具，如玻璃罐或真空罐，并进行消毒。拔罐时，应控制好吸附力度和时间，一般每次 5 ～ 10 分钟，每周 1 ～ 2 次，连续 4 周为 1 个疗程。拔罐后，皮肤可能出现紫红色瘀斑，这是正常的治疗反应。

5. 艾灸 艾灸利用艾绒的热力和药效作用于穴位，具有温经散寒、扶正祛邪的功效。治疗慢性乙型肝炎时，可选用神阙、中脘、足三里等穴位进行艾灸。艾灸时，距离皮肤 3 ～ 5cm，以患者感到温热舒适为宜，每次 10 ～ 15 分钟，每周 2 ～ 3 次，连续 4 周为 1 个疗程。艾灸过程中，应注意观察患者的反应，避免烫伤。

6. 中药熏洗 中药熏洗通过药物的热蒸汽作用于皮肤，促进药物成分的吸收。治疗慢性乙型肝炎时，可根据患者的证型选用适当的药物，如湿热型可选用黄柏、苦参，气虚型可选用黄芪、当归等。将药物煎煮后，倒入盆中，患者坐于药液上方，用布覆盖以保持蒸汽，每次 20 ～ 30 分钟，每周 2 ～ 3 次，连续 4 周为 1 个疗程。熏洗过程中，应注意控制水温，避免过热烫伤。

7. 中药灌肠 中药灌肠通过直肠给药，利用肠肝循环影响肝脏。治疗慢性乙型肝炎时，脾虚湿盛证型患者，应选用健脾化湿药物，如大黄 10g、积雪草 20g、白花蛇舌草 20g、牡蛎 30g，煎取汤汁 200ml 保留灌肠，每日 1 次，7 ～ 10 天为 1 个疗程。

五、医海拾贝

岭南邱氏脾胃流派邱健行教授治疗慢性乙型肝炎的八法用药经验。

（一）清热解毒法

慢性乙型病毒性肝炎，临床各型均存在不同程度的热毒病邪，尤其慢性肝炎活动期，清热解毒是主要治法。

治疗慢性乙型肝炎的清热解毒药有绵茵陈、虎杖、栀子、黄芩、黄连、黄柏、龙胆草、夏枯草、蒲公英、紫花地丁、大青叶、板蓝根、金银花、穿心莲、半枝莲、垂盆草、土茯苓、鱼腥草、贯众、田基黄、鸡骨草、车前草等。邱健行教授擅用岭南草药溪黄草、鸡骨草以及白花蛇舌草、半枝莲、叶下珠、虎杖等甘淡微寒之品，称为"五虎汤"，作为治疗病毒性肝炎的基本方加减应用，以达清热解毒、利湿祛邪之功。邱健行教授较少用黄芩、黄连、黄柏、苦参等苦寒之品，以免克伐脾胃，诱邪留恋或传变。

（二）利湿法

利湿是治疗本病的重要治法，《金匮要略》："诸病黄家，但利其小便。"通过利湿，促使湿邪从小便外出，给邪出路。湿困中焦脾胃，脾失健运，大便不爽，胸闷腹胀，使用利湿药能使尿量增加，小便通畅，水湿下泄，同时可利胆退黄，促进肝胆毒素的排泄，而且，祛湿有利于健脾。但利湿不宜太过，否则易伤阴而助虚热，出现口干、便秘。利湿法中着重通利小便，清除中下焦停滞的湿邪。临床上邱健行教授常用的利湿药有茯苓、猪苓、泽泻、薏苡仁、车前子、白茅根、金钱草等。

（三）健脾法

脾居中焦，具有运化、益气、生血、统血之功能，为后天之本。脾旺则不受邪，健脾可改善脾胃功能，增强祛邪能力，是治疗慢性肝炎的一种重要方法，《金匮要略》一书中说"见肝之病，知肝传脾"，邱健行教授认为肝炎是常"起病于肝，寄病在脾"。临床出现困倦乏力、纳呆食少、恶心呕吐、大便溏泄等肝木克脾土之脾胃受损证候。健脾予党参、白术、茯苓，或太子参、山药、黄芪、五指毛桃之属；伴阴虚者加用太子参，或以太子参易党参以养阴；伴湿热者用五指毛桃易黄芪，五指毛桃俗称南芪，既可健脾补气，又可清热利湿，避免黄芪之温燥；若气虚累及脾阳，可加理中汤，或者用炮姜、人参等振奋脾阳。邱健行教授认为脾气得扶，亢奋之肝气则得以收敛，有利于恢复肝脾之间的生克制化。健脾药常为甘味，甘味可以促进肝糖原合成，具有营养肝细胞的作用。脾得以健运，湿邪得有去路。

（四）疏肝法

为肝病常用的治法。肝性喜条达舒畅，若因气机不畅而致肝郁，则郁久化火、火盛伤阴，血不足则肝失所养，又加重肝郁，如此循环不止，使病情逐渐恶化。肝郁则气盛，肝阴不足则血虚，气盛和血虚是肝病对立面。气盛者以疏散为宜，如柴胡、川芎、香附、木香、麦芽、川楝子、青皮、枳壳、延胡索、郁金等均为疏肝之常药，柴胡为疏肝圣药。南柴胡质软，疏肝性强，多用于肝病之早期；北柴胡质硬，推陈出新、通腑力强。

临床上，疏肝药物常根据患者寒热体质进一步选用。寒性疏肝药，如柴胡、郁金、川楝子、青皮、素馨花、救必应；温性疏肝药，如延胡索、香附、川芎、木香、小茴香。

（五）滋阴法

本法针对肝阴不足证，具有滋阴柔肝作用。肝体阴而用阳，肝病常阳有余而阴不足，肝郁化火、火烁津液而伤肝阴、肝血，予一贯煎加减，如沙参、麦冬、石斛、白芍、女贞子、墨旱莲、桑椹、制何首乌、熟地黄等，常用味薄清润之品，少用味厚滋腻之物，以免碍胃。

补血药中常配少许行血药。如少佐当归以养血和血，剂量宜轻，一般不超过 10g，以免助热伤阴。肝阴血不足，常伴失眠多梦者，用白芍、酸枣仁，养肝血、舍肝魂。

（六）活血法

近年来，运用活血法来改善肝微循环的研究越发深入，一些慢性肝炎久治不愈，病久入络，湿热疫毒易形成瘀血癥积，是慢性肝炎进展为肝硬化甚至肝癌的主要因素。慢性肝炎具有不同程度的肝脉瘀阻，表现为肝区固定胀痛、肝脾肿大、面色晦暗、肝掌、蜘蛛痣、舌质暗紫伴有瘀斑或瘀点，治疗用活血化瘀法。

临床上常用的活血药有丹参、赤芍、三七、红花、桃仁、牡丹皮、五灵脂、蒲黄、当归尾、川芎、三棱、莪术、穿山甲、土鳖虫、泽兰、白背叶根、毛冬青、刘寄奴、苏木等。在使用活血药时，要注意是否伴有气虚血亏情况，而佐以补气或补血药，达到活血而不破血、祛瘀而不伤正。

（七）敛肝法

酸味入肝，可以收敛，不使肝气横逆。正如《金匮要略》言“酸入肝”“补用酸”。肝主疏泄，性喜条达，若肝气疏泄太过，一则易横逆犯胃，二则有煽动肝中相火之嫌，患者多见烦躁易怒、头晕、胸胁、胃腹胀痛、乏力、脉弦有力等症，而酸味药能防肝泄太过，邱健行教授常用山楂、乌梅、白芍、山茱萸、五味子、木瓜等酸味药以敛肝气耗散。

（八）消导法

由于湿热困阻于脾胃，或肝气乘犯，造成脾失健运、气机不畅，出现脘腹胀痛、大便不畅或泄泻、嗳腐吞酸、食积停滞等现象，所以治应疏肝理脾、降气和胃、消食导滞、增进食欲，体现“醒脾为疏肝之法”的特色，常用的和胃消导药有麦芽、谷芽、鸡内金、神曲、布渣叶、莱菔子、芒果核、山楂等。若根据辨证加入醒脾化湿之薏苡仁、石菖蒲，运脾行滞之陈皮、厚朴等，可提升疗效。

邱健行教授在治疗慢性乙型肝炎的长期临床实践中，创制出“调肝胶囊”，由溪黄草、白花蛇舌草、鸡骨草、半枝莲、虎杖、白术、茯苓等药组成，已获医院制剂注册批文，具有清热解毒、健脾利湿功效，专治慢性乙型病毒性肝炎，具有良好的改善临床症状、恢复肝功能作用，并具有一定的抑制乙型肝炎病毒复制作用。

六、养生调摄

（一）饮食调养

中医学中的“药食同源”理念，深刻地体现了食物在治疗和预防疾病中的重要角色。《素问》中所提“五谷为养，五果为助，五畜为益，五菜为充”，不仅强调了食物种类的多样性，也指出了各类食物在养生中的不同作用和重要性。

1. 五谷杂粮 作为中华民族传统饮食的基石，五谷包括稻、黍、稷、麦、豆，它们是人体能量的主要来源。在慢性乙型肝炎患者的饮食中，五谷杂粮易于消化吸收，能够为肝脏提供稳定的能量供给，减少肝脏的代谢压力。例如，小米能养胃气，玉米能益脾，高粱则能温中益气。

2. 新鲜蔬菜 《本草纲目》中记载了许多蔬菜的药用价值，强调了蔬菜在调和人体阴阳、补充营养方面的重要作用。绿叶蔬菜如菠菜、芹菜等，不仅含有丰富的维生素和矿物质，还具有清热解毒、凉血止血的功效，有助于肝脏的解毒和修复。

3. 适量高蛋白饮食 《灵枢》中提到“肝藏血”，肝脏在血液的生成和循环中起着至关重要的作用。鱼类、瘦肉、豆制品等高蛋白食物，不仅能够提供肝脏修复所需的氨基酸，还能增强机体的免疫功能。《食疗本草》中提到鲤鱼能“补五脏，益肝气”，是慢性乙型肝炎患者的良好选择。

4. 避免刺激性食物 辛辣、油炸、烧烤等刺激性食物，容易损伤肝气，导致肝火上炎，不利于肝脏的健康。《金匮要略》中提到“肝病禁辛”，说明了辛辣食物对肝脏的不良影响。因此，慢性乙型肝炎患者应适当限制这类食物的摄入。

（二）情志调摄

在中医理论中，情志调摄是养生的重要组成部分，尤其对慢性乙型肝炎患者来说，情绪的稳定直接关联到肝脏的健康状态。情志，指的是人的情绪和意志，中医认为情绪过度波动会伤害相应的脏腑，其中怒气最易伤肝。因此，情绪的调节和情志的培养对于肝脏的养护至关重要。

1. 心态平和 中医认为，心态的平和是养生的关键。乐观积极的生活态度有助于气机的顺畅，避免因怒气伤肝而引起气滞。患者应学会从日常小事中寻找快乐，保持心态的开朗和情绪的稳定。

2. **情绪管理** 情绪的剧烈波动会直接影响气血的运行，导致气滞血瘀，进而影响肝脏的功能。患者应学习并掌握有效的情绪管理技巧，如深呼吸、冥想、正念练习等，这些方法有助于平息心火、舒缓肝气、减少情绪对肝脏的负面影响。

3. **修身养性** 中医养生强调内外兼修，修身养性是内修的重要方面。参与书法、绘画、园艺等文化活动，不仅能够丰富精神生活，还能培养耐心和细心，有助于调和情志，达到心静神安的状态。

4. **适度休闲** 适当的休闲活动能够帮助患者放松身心，减少工作和生活压力。如听音乐、阅读、旅游等，都是很好的休闲方式。

5. **定期心理辅导** 对于情绪问题较为严重的患者，可以寻求专业心理医生的帮助，通过心理咨询和治疗来改善情绪状态。

（三）起居调护

中医养生注重与自然规律的协调，起居有常是维护肝脏健康的重要方面。其核心在于顺应自然规律，形成一种与天地同步的生活节奏。在中医理论中，肝为“罢极之本”，与春季相应，主疏泄、藏血，与人体的气血运行和情绪调节密切相关。因此，对于慢性乙型肝炎患者而言，良好的起居习惯是维护肝脏健康、促进疾病恢复的重要手段。

1. **遵循自然规律** 中医养生讲究“天人合一”，建议患者根据自然界的阴阳变化调整作息时间。春季万物生长，宜晚睡早起；夏季万物旺盛，宜晚睡早起；秋季万物收藏，宜早睡早起；冬季万物闭藏，宜早睡晚起。

2. **充足睡眠** 夜间 11 点至凌晨 3 点是肝脏活动最为旺盛的时刻，这段时间的充足睡眠对肝脏的自我修复至关重要。建议患者每晚至少保证 7 ～ 8 小时的高质量睡眠，以促进肝脏健康。

3. **适度运动** 适度的体育锻炼有助于气血流通、改善肝脏功能。太极拳、八段锦等传统养生功法，动作柔和，既能锻炼身体，又能调和气血，非常适合慢性乙型肝炎患者。

第九节　肝硬化

一、疾病认识

肝硬化是各种慢性肝病进展到以肝脏弥漫性纤维化、假小叶形成、肝内外血管增殖、血管扭曲变形、门静脉血回流受阻、门-体侧支循环形成等为特征的病理阶段。代偿期肝硬化无明显临床症状，失代偿期肝硬化以门静脉高压和肝功能减退为特征，患者常因并发腹水、消化道出血、自发性腹膜炎、肝性脑病、肝肾综合征和癌变等导致多脏器功能慢性衰竭而死亡。导致肝硬化发生的主要病因有肝炎，酒精性肝病，非酒精性脂肪性肝病，自身免疫性肝病，药物或化学毒物，寄生虫感染如血吸虫病、华支睾吸虫病等，遗传、代谢性疾病如肝豆状核变性、血色病、遗传性高胆红素血症等。我国导致肝硬化的病因目前以慢性乙型肝炎为主，但酒精性及代谢相关脂肪性肝病所致肝硬化的比例也在逐年增加。大多数肝硬化只有一个病因，但也可由多个病因导致，如乙型肝炎及丙型肝炎重叠感染、乙型肝炎或丙型肝炎合并酒精性肝病、乙型肝炎合并脂肪肝等。

肝硬化起病较为隐匿，代偿期无特异性的症状与体征，可仅出现腹部不适、乏力、食欲减退和腹泻等症状。失代偿期肝硬化，一方面表现为肝功能减退，可出现消化吸收不良、营养不良、黄疸、出血和贫血、内分泌失调等相关症状；另一方面，门静脉高压则常导致食管胃静脉曲张、腹水、脾大及脾功能亢进等。相关研究表明，在全球范围内，肝硬化的病死率为2.4%。在其并发症中，腹水常为肝硬化第1个失代偿事件，是肝硬化最常见且严重的并发症之一，每年5%～10%的代偿期肝硬化患者会发生腹水，病死率约为15%，5年生存率从80%降至30%；每年有5%～10%的肝硬化患者发生食管胃静脉曲张，轻者可无症状，严重者会导致呕血、便血、失血性休克甚至死亡，每次急性静脉曲张出血事件均可造成10%～20%的死亡风险；肝性脑病是因肝功能障碍所导致的一种中枢神经系统功能失调疾病，患者会出现意识障碍、行为失常及昏迷等一系列脑神经功能紊乱症状，肝硬化并发肝性脑病的发病率为30%～45%。综上，肝硬化病情进展会引发诸多并发症包括消化道出血、腹水、自发性腹膜炎、肝肾综合征及肝性脑病等。中医药治疗注重治病求本，以整体观念辨证论治，在肝硬化及其并发症的治疗中表现出较大优势，可有效提高临床治疗效果，延缓患者病情恶化，提升患者生存质量，减少患者因长期服用西药而产生的不良反应。

中医将肝硬化归属于“黄疸”“胁痛”“积聚”“鼓胀”“肝积”等范畴。在《难经》中有记载：“肝之积，名曰肥气；在左胁下如覆杯……脾之积，名曰痞气，在胃脘，覆大如盘，久不愈……发黄疸。”《灵枢·五邪》中描述：“邪在肝，则两胁中痛。”《医宗已任编·四明心法》：“肝藏血，血少则肝叶硬。”中医学在长期实践中对该病积累了丰富经验，如东汉张仲景着重于“黄疸”“肝水”“肝着”“积聚”等，北宋钱乙发展了“五脏证治论肝”的理论，明代张景岳提出“积聚四法、黄疸四因”，清代叶天士倡“肝为刚脏、阳化内风”之说，清代王旭高强调“气、风、火、虚”，立“治肝八法”等。现代医家将肝硬化的病因病机进行了归纳和概括，多认为其致病因素包括酒食不节、虫毒侵蚀、感受外邪、情志不畅等。本病病位主要在肝、脾、肾，病性属虚实夹杂，病情缠绵难愈。

二、辨证思路

肝硬化病势发展较缓，病程迁延，致病因素与六淫外侵、七情内伤、酒食无度、劳欲不节等有关，但其主要原因当责之于感受湿热疫毒之邪。邱健行教授认为，岭南地区的肝病患者，因受其独特鲜明的地域与气候影响，其发病的基本病因可概括为素体脾胃虚弱，外感湿热毒邪，病机概括为肝病传脾，虚实夹杂。湿为阴邪，易困脾土，脾失健运则化源匮乏，四肢百骸失于濡养；脾胃为气机升降的枢纽，枢机不利则清阳不升，水谷精微无以四布，浊阴不降，水湿痰浊不得排出，清浊相干，日久结为积聚。同时，湿邪重浊黏滞阻碍气机，肝失条达，则情志不舒，胆汁不泄，津血亦瘀而不行。土壅木郁，以致肝脾俱损。湿热之邪日久传入血分，与痰血胶结，壅塞脉道，则营周不利，血瘀气滞，重伤肝脾；瘀热互结，水湿痰浊日久不去，变化而成癥瘕，蚀精耗血，停水留湿，使得虚者更虚，实者更实，化热生寒，变证丛生。病势日久，伤及于肾，出现真阳虚衰无以温养脾土，真阴枯竭无以滋润肝木，开合失司，水湿内停，终成鼓胀。综上所述，肝硬化的病因病机十分复杂，但不离肝脾肾三脏俱损，气血水互结腹内，其中又以脾虚为本，湿热疫毒为标，血瘀为病变的关键。

肝硬化辨证应以早、中、晚三期动态证候为分型依据。肝硬化病程较长，迁延日久，缠绵难愈。由早期的乏力纳差、腹胀便溏、胸胁胀满、隐痛不舒、口干口苦，逐渐发展至腰膝酸软、两目干涩、头晕耳鸣、五心烦热，再到面色晦暗、形寒肢冷、面浮身肿、泄利不止，正气渐渐衰败，邪实留而不去，并伴随有鼻衄、齿衄、肝掌、蜘蛛痣、腹壁静脉曲张等瘀血留滞的临床表现，以及胸闷脘痞、头身困重，小便不利、下肢浮肿，甚至腹胀如鼓等水湿日甚的证候特征。因而根据其病情演变的不同阶段，可将肝硬化分为早、中、晚三个时期，早期以湿热困阻、肝郁脾虚为主；中期以水湿内停、瘀血阻络为主；晚期则以肝肾阴虚、脾肾阳虚为主。

三、治疗方案

肝硬化的病情通常复杂多样，在临床中，其中医辨证分型可与西医学肝硬化分期相结合，肝硬化代偿期主要分为湿热内蕴、肝郁脾虚、瘀血阻络、肝肾阴虚证；失代偿期主要分为水湿困脾、湿热蕴结、血瘀水停、阳虚水盛、阴虚水停证，其并发症可属黄疸、血证、厥证、脱证。

肝硬化不同阶段的中医辨证与其证候类型特点、治法、方药总结如下。

（一）肝硬化代偿期

1. 湿热内蕴证

临床表现：身目黄染，黄色鲜明，恶心或呕吐，口干或口臭，或伴脘闷，纳呆，腹胀，或伴小便黄赤，大便秘结或黏滞不畅，或伴胁肋灼痛。舌苔黄腻，脉弦滑或滑数。

分析：感受湿热邪毒，或引动内在湿热伏邪，湿热相搏，熏蒸肝胆，迫使胆汁外溢发为黄疸；湿热困阻中焦，脾胃升降失常则脘腹满闷，小便黄赤，大便秘结或黏滞不畅；热邪灼伤肝络则为胁肋灼痛；舌苔黄腻，脉弦数或滑数皆为湿热之证。

治法：清热祛湿，利胆退黄。

方药：茵陈蒿汤加减。

茵陈30g，栀子10g，酒大黄5g，赶黄草30g，田基黄30g，金钱草20g，海金沙10g。

加减：脾虚湿浊、阻滞中焦者，可加太子参、山药、茯苓等；嗳气反酸者，可加代赭石、法半夏、厚朴等；情绪忧郁不畅、肝区胀痛者，可加佛手、郁金、香橼、青皮等。

辨证使用中成药：龙胆泻肝丸、熊胆舒肝利胆胶囊等。

2. 肝郁脾虚证

临床表现：胁肋刺痛、胀痛、窜痛或隐痛不舒，急躁易怒，喜太息，口干口苦，或伴有咽部有异物感，或伴乳房胀痛或结块；倦怠乏力，纳差或食后胃脘胀满，或伴便溏，腹胀，嗳气。舌淡红，苔薄白微黄，脉弦或弦缓。

分析：病久思虑忧郁，肝气郁结，疏泄失常，肝络不和，不通则痛，气滞则胀痛、窜痛；血瘀则刺痛；肝为刚脏，郁久化火，则急躁易怒；喜太息亦为舒畅气机之症；气机郁结于咽喉则津液不布，凝聚成痰，感觉异物，咳吐不出；肝经循行于乳房，痰气互结于乳房则乳房胀痛或结块；木郁克土，脾虚则不能濡润四肢肌肉、运化水谷，故见倦怠乏力、胃胀便溏、嗳气等；舌淡红，苔薄白或微黄，脉弦或弦缓均为肝郁脾虚之证。

治法：疏肝健脾。

方药：逍遥散加减。

柴胡10g，当归10g，白芍15g，白术15g，茯苓20g，薄荷6g，生姜6g，甘草 5g。

加减：肝郁气滞、疼痛明显者，可加香附、郁金、川芎、枳壳等；肝郁化火、烦躁易怒、口干口苦者，可加牡丹皮、栀子、黄柏、知母；脾虚神疲乏力、食少便溏明显者，可加党参、黄芪、五指毛桃、薏苡仁、白扁豆；心烦失眠者，可加酸枣仁、柏子仁、合欢皮、首乌藤等；兼有痰湿者，可加贝母、法半夏、瓜蒌仁；兼血瘀者，可加桃仁、红花、三棱、莪术、三七等。

辨证使用中成药：丹栀逍遥丸、柴胡舒肝丸、开郁舒肝丸等。

3. 瘀血阻络证

临床表现：腹部刺痛，痛有定处，按之痛甚，食后加剧，入夜尤甚，病程较长，面色晦暗，或见黑便、吐血，女子经期延长、经色暗，舌质紫暗或有瘀斑，脉涩。

分析：病久入络，久病多瘀，瘀血内停，阻塞肝络，不通则痛，发为刺痛，痛有定处，入夜阳气入里，与瘀血相搏，故疼痛加重；瘀血阻络，血不循常道而妄行故黑便、吐血；肝为血海，冲任隶属于肝，肝之脉络瘀阻，导致血海蓄溢失常，胞宫瘀血不去，新血不得归经，故月经淋漓不尽、经色暗黑有块；舌质紫暗或有瘀斑，脉涩均为瘀血阻闭肝络之证。

治法：活血化瘀通络。

方药：鳖甲煎丸加减。

鳖甲 30g，蜂房 10g，土鳖虫 5g，柴胡 10g，阿胶 10g，党参 15g，干姜 10g，桃仁 10g，大黄 5g 等。

加减：病久体弱、面色萎黄、神疲乏力者，可加黄芪、白术、熟地黄、当归等；食欲不振者，可加炒麦芽、六神曲、山楂等；疼痛较重者，可加三七、延胡索。

辨证使用中成药：大黄䗪虫丸、扶正化瘀片、安络化纤丸、复方鳖甲软肝片等。

4. 肝肾阴虚证

临床表现：腰痛或腰酸腿软，胁肋隐痛，劳累加重，眼干涩，心烦热或低烧，耳鸣、耳聋，头晕、眼花大便干结，小便短赤，口干咽燥，舌红少苔，脉细或细数。

分析：病邪久羁，或过用辛燥药物，或瘀血化热，耗伤人体精血津液，故见阴精亏虚，脏腑失养证候。腰为肾之府，肾主骨生髓，肝肾阴虚，肾精不足，骨骼失养，故见腰酸腿软；肝经布于两胁，肝阴不足，肝络失于濡润和滋养，故胁肋隐隐作，劳累更耗气伤血，故见明显加重；肝开窍于目，肝血不足，则目失所养，故干涩、视物昏花；肝肾阴虚，不能上滋头目，脑髓失养，故见头晕；肾开窍于耳，肾阴亏虚，髓海不足，耳窍失充，故鸣响甚至听力下降；阴液亏虚，不能濡润肠道，犹如“无水行舟”，故大便干结；口干咽燥为阴液不能上承以滋润咽喉口腔所致；舌红少苔，脉细或细数为阴虚内热舌脉之证。

治法：滋养肝肾。

方药：一贯煎加减。

生地黄 20g，枸杞子 10g，北沙参 10g，麦冬 10g，当归 10g，川楝子 10g。

加减：阴虚火旺潮热、盗汗者，加知母、黄柏、地骨皮以清退虚热；肝气郁滞胁痛明显者，加柴胡、郁金、佛手以增强疏肝理气之功；胃阴不足见胃脘灼痛、口干者，加玉竹、石斛、白芍以养胃阴、缓急止痛；肝肾阴虚及腰膝酸软者，加杜仲、桑寄生、牛膝以补肝肾、强筋骨；血虚明显见头晕、面色苍白，加白芍、熟地黄、阿胶以养血滋阴；兼有瘀滞之胁痛固定、舌暗者，加丹参、赤芍、桃仁以活血化瘀。

辨证使用中成药：杞菊地黄丸、六味地黄丸、滋水清肝饮等。

（二）肝硬化失代偿期

1. 寒湿困脾证

临床表现：腹胀如鼓，按之坚满或如蛙腹，胁下痞胀或疼痛，脘闷纳呆，恶心欲吐，形寒喜温，小便短少，下肢浮肿，大便溏薄。舌淡，苔白腻或白滑，脉细弱。

分析：腹胀如鼓，按之坚满或如蛙腹是鼓胀病的典型表现，此期病机核心为“脾肾阳虚，阴水内生，气化无权”。阳虚不能化气行水，水湿停聚于腹腔而成腹水；阳主温煦，脾肾阳虚，失于温煦，故畏寒怕冷，喜暖喜温；脾阳虚衰，无法运化水谷，导致湿浊中阻，气机不畅，水湿下注肠道，故脘闷纳少、大便稀溏；胃气因湿浊阻滞而上逆，故恶心呕吐；肾为主水之脏，肾阳虚则气化无权，如锅底无火，水无法被蒸腾气化和向下排出，故小便短少。水湿之邪，其性趋下，故泛溢于肌肤，首先表现为下肢凹陷性水肿；水湿和瘀血互结，阻塞气机则胁下痞胀或疼痛；舌淡苔白腻或白滑，脉细弱正是阳气衰微、气血俱虚典型表现。

治法：温中健脾，行气利水。

方药：实脾饮加减。

干姜 10g，附子 10g，白术 15g，茯苓 15g，炙甘草 5g，厚朴 12g，大腹皮 10g，草果仁 10g，木香 10g，木瓜 12g。

加减：水肿甚者，加猪苓、泽泻增强利水渗湿；气虚明显见气短乏力，加黄芪、党参补气健脾；寒象显著见四肢厥冷者，加肉桂、桂枝温阳散寒；腹胀甚者，加陈皮、砂仁理气消胀；肾阳虚见腰膝酸软、下肢畏寒者，加杜仲、牛膝补肝肾、强腰膝；便溏甚者，加炒薏苡仁、炒白扁豆健脾渗湿止泻。

辨证使用中成药：五苓片、济生肾气丸。

2. 湿热蕴结证

临床表现：腹大坚满，胸中烦热，口黏，大便秘结或溏垢，或见目黄，身黄，小便黄赤，口干口苦，渴不欲饮。舌红苔黄腻，脉弦数。

分析：湿热之邪壅滞于肝脾，阻碍气机，气滞则水停，水湿与热邪互结于腹腔，故腹部胀大，按之坚硬满实；湿热蕴结于肝胆，胆火上炎，热扰心胸，故烦热；热邪灼伤津液，胆汁随热上逆，故口干口苦；体内湿邪弥漫，上泛于口，故感觉黏腻；水湿不化，津液不能上承，故渴不饮。热邪耗伤津液，则肠燥便结；湿邪下注大肠，故大便稀溏、黏滞、排之不畅；湿热熏蒸，胆汁外溢泛溢于肌肤、目窍，下注于膀胱，故目黄、身黄，小便黄赤；舌红苔黄腻，脉弦数均为肝胆湿热见症。

治法：清热利湿，攻下逐水。

方药:中满分消丸加减。

白术5g,人参5g,炙甘草5g,猪苓5g,姜黄5g,茯苓5g,干姜5g,砂仁5g,泽泻10g,陈皮10g,知母10g,黄芩30g,黄连6g,半夏15g,枳实15g,厚朴20g。

加减:若湿邪偏重,见头重如裹、舌苔白腻,可加苍术、藿香、佩兰燥湿化浊;热象显著,见口苦、尿黄、苔黄腻,加栀子、茵陈清热利湿;气滞明显,腹胀拒按、嗳气频作,加木香、槟榔行气导滞;脾虚甚者,神疲乏力、食少便溏,加黄芪、山药健脾益气;血瘀见胁下痞块、舌暗瘀斑,加丹参、赤芍、桃仁活血化瘀;水饮内停,水肿尿少,加车前子、大腹皮利水消肿。

辨证使用中成药:木香顺气丸、香砂养胃丸、枳实导滞丸、柴胡舒肝丸。

3. 血瘀水停证

临床表现:胁痛如刺痛处不移,腹大坚满按之不陷而硬;腹壁青筋暴露,胁下积块(肝或脾肿大),唇色紫褐,面色黧黑或晦暗,或见头、颈、胸腹见红点赤缕(蜘蛛痣),或见大便色黑。舌下静脉怒张,舌质紫暗或有瘀斑瘀点,脉细涩。

分析:胁下积块(肝或脾肿大)已成"癥积",病机核心为瘀血与痰湿搏结于胁下而成。瘀阻肝络,不通则痛则胁痛如刺痛,痛处不移;肝主疏泄,调畅气机,肝络瘀阻,血行不畅,故青筋迂曲怒张;头、颈、胸腹见红点赤缕(蜘蛛痣)皆为血瘀于孙络,血行不畅,气血不能上荣于面的表现。瘀血内停,故面色、唇色呈现暗黑、紫绀之色,即所谓的"肝病面容"。舌下静脉怒张,舌质紫暗或有瘀斑瘀点,脉细涩均为全身血行不畅的表现。

治法:活血化瘀,行气利水。

方药:调营饮加减。

莪术10g,川芎10g,当归10g,延胡索10g,赤芍10g,瞿麦10g,大黄5g,槟榔10g,陈皮5g,大腹皮10g,葶苈子10g,赤茯苓10g,桑白皮10g,细辛3g,肉桂3g,炙甘草6g,白芷15g,生姜3片,大枣3枚。

加减：瘀阻重者见刺痛剧烈、血痣紫暗，加桃仁、红花、三棱增强破血逐瘀；气滞腹胀见脘腹痞满、嗳气不舒，加木香、厚朴、枳壳行气导滞；水湿内停著见腹大如鼓、小便短少，加猪苓、泽泻、车前子利水渗湿；瘀久化热者见口苦苔黄者，去细辛、肉桂，加栀子、黄芩、牡丹皮清热凉血；神疲乏力、舌淡脉弱者，加黄芪、党参、白术益气健脾；出血倾向如鼻衄、齿衄者，去莪术，加三七、茜草、仙鹤草化瘀止血。

辨证使用中成药：血府逐瘀口服液、大黄䗪虫丸。

4. 阳虚水盛证

临床表现：腹部胀满，入暮较甚，大便稀薄，阳痿早泄，神疲怯寒，下肢水肿，小便清长或夜尿频数，脘闷纳呆，面色萎黄或苍白或晦暗。舌质淡胖，苔润，脉沉细或迟。

分析：因阳气大虚，无以运化水液，水湿大量停聚于腹腔。水湿为阴邪，其性趋下，阳虚不能制水，水湿下注，泛溢于肌肤，故见下肢凹陷性水肿；脾肾阳虚，机体失于温养，故精神极度疲乏，畏寒怕冷，四肢不温。素体阳虚，夜晚则体内阴寒更盛，故诸症（如腹胀）在傍晚后加重；脾阳不足，无以运化水谷，故纳少脘闷；水湿下注肠道，则大便稀溏；肾主生殖，内寄元阳，肾阳虚衰，命门火衰，故见阳痿、早泄；肾主水，司二便，肾阳虚衰，气化无权，不能蒸腾水液，故小便清长。夜间阴盛阳衰，肾阳更显不足，故夜尿频繁。脾阳虚则面色萎黄、苍白，肾阳虚则见面色晦暗。舌质淡胖，苔润，脉沉细或迟均为里虚寒证的典型脉象。

治法：温补脾肾，化气利水。

方药：附子理中丸合五苓散加减。

制附子 10g[先煎]，干姜 9g，党参 15g，炒白术 15g，茯苓 15g，猪苓 15g，泽泻 15g，桂枝 10g，炙甘草 6g。

或肾气丸合五苓散加减。

熟地黄 20g，山茱萸 20g，牡丹皮 15g，山药 20g，茯苓 15g，泽泻 15g，肉桂 6g，附子 10g[先煎]，牛膝 10g，车前子 15g，猪苓 15g，桂枝 10g，白术 15g。

偏于脾阳虚者用附子理中丸合五苓散，偏于肾阳虚者用肾气丸合五苓散。

加减：寒盛腹痛甚者，加吴茱萸；湿盛泄泻明显者，加炒白扁豆、炒薏苡仁；气滞腹胀显著者，加木香、陈皮；呕吐频繁者，加生姜、姜半夏；阳虚及肾见腰膝冷痛、夜尿多者，加鹿角霜、补骨脂；水肿甚见肌肤水肿、按之凹陷者，加大腹皮；气虚乏力明显者，加黄芪。

辨证使用中成药：实脾丸、桂附理中丸、小建中颗粒、理中丸。

5. 阴虚水停证

临床表现：腹胀如鼓，按之坚满，腰痛，或腰酸腿软，胁肋隐痛，劳累加重，眼干涩，心烦热或低烧，耳鸣、耳聋，头晕、眼花大便干结，小便短赤，口干咽燥，舌红少苔，脉细或细数。

分析：日久耗伤肝肾阴俱损，其核心病机是肝肾阴液枯竭，虚热内扰，兼因阴损及气，水湿内停。腰为肾之府，肾阴亏虚，骨骼失养则腰痛或腰酸腿软；肝阴不足，肝络失于濡润，劳累会进一步耗伤阴血；肝开窍于目，肝肾阴虚不能上滋头目，故眼干涩，头晕、眼花；肾开窍于耳，肾阴不足，髓海空虚，耳窍失养故耳鸣、耳聋；阴不制阳，虚热内生，故见五心烦热或午后低热；阴液亏虚，不能濡润肠道和上承咽喉，故大便干结，口干咽燥；虚火下灼，加之阴液不足，故小便短赤；舌红少苔，脉细或细数均为阴虚内热舌脉。

治法：滋肾柔肝，养阴利水。

方药：一贯煎合五苓散加减。

生地黄 20g，枸杞子 10g，北沙参 10g，麦冬 10g，当归 10g，川楝子 10g，白术 10g，猪苓 10g，泽泻 10g，茯苓 10g，桂枝 10g。

或六味地黄丸合五苓散加减。

熟地黄 20g，山茱萸 20g，牡丹皮 10g，山药 20g，茯苓 20g，泽泻 10g，白术 10g，猪苓 10g，桂枝 10g。

加减：阴虚甚者见口干咽燥、舌红少津者，加玄参、玉竹增强滋阴；肝郁气滞显著见胁肋胀痛者，加柴胡、郁金、佛手疏肝解郁；水湿偏重见小便不利、水肿者，加车前子、滑石利水渗湿；脾虚见食少便溏者，加党参、黄芪健脾益气；湿热见口苦、苔黄腻者，加黄芩、栀子清热利湿；阴虚火旺见潮热盗汗者，加知母、黄柏滋阴降火；瘀血见胁痛固定、舌暗瘀斑者，加丹参、赤芍活血化瘀。

辨证使用中成药：六味地黄丸、五苓片。

（三）常见并发症

1. 黄疸

临床表现：身目黄染，小便发黄，身体乏力，食欲减退等。

分析：黄疸核心病机是湿邪困阻中焦，脾胃运化失常，导致肝胆疏泄不利，胆汁不循常道而外溢肌肤。如《金匮要略》所言："黄家所得，从湿得之。"无论哪种类型的黄疸，都离不开"湿"这个关键因素。整个病理过程可以概括为外感湿热疫毒，或内伤饮食（如嗜酒、过食肥甘），损伤脾胃，困阻肝胆，胆汁外溢，泛溢于肌肤、目窍、小便，从而出现身黄、目黄、小便黄这"三黄"的典型症状；脾胃功能受损，湿邪困脾，故见身体乏力，食欲减退。

治法：清热解毒，利湿退黄。

方药：甘露消毒丹加减。

滑石 10g，黄芩 10g，茵陈 15g，石菖蒲 6g，浙贝母 10g，川木通 9g，藿香 9g，连翘 12g，白豆蔻 6g，薄荷 6g后下，射干 9g。

加减：湿热并重，黄疸显著症见身目俱黄、色泽鲜明、发热口苦、小便短赤，加重茵陈用量（20～30g）以增强退黄之力，加栀子、大黄（后下），取茵陈蒿汤之意，清热利湿、通腑泻热，导湿热从二便而出；湿邪偏重症见脘腹胀满、恶心呕吐、肢体困重，加苍术、厚朴、陈皮燥湿运脾、行气和胃，增强化湿之力；呕吐甚者加竹茹、姜半夏和胃降逆止呕；热邪偏重、高热口苦症见发热较高、口苦口干、便秘溲赤、舌苔黄燥，加黄连、龙胆草苦寒清热泻火、清利肝胆湿热；便秘甚者大黄可用至 10～15g，通腑泻热；肝郁气滞见胁肋胀痛、嗳气不舒，加柴胡、郁金、枳壳疏肝解郁、行气利胆、调畅气机以助湿化；脾虚湿困、神疲乏力症见黄疸缠绵、食欲减退、大便溏薄，舌淡苔腻，加茯苓、白术、薏苡仁健脾渗湿、扶正祛邪，防苦寒伤脾。

辨证使用中成药：藿香正气水、龙胆泻肝丸、茵栀黄口服液。

2. 出血

临床表现：面色晦暗、肝掌、蜘蛛痣、牙龈出血、胁下痞块，咯血、吐血、鼻衄、齿衄，或伴倦怠乏力、食少纳呆、肝区不适或疼痛、脘腹胀满、口干、口苦、尿黄、腰膝酸软、心烦失眠、身目黄染等。

分析：肝气郁结日久，导致血行不畅，形成瘀血；瘀血阻塞肝络，形成“癥积”（肝纤维化、硬化）。瘀血阻塞脉络，血不归经，被迫从其他络脉溢出，导致各种出血。病程日久，湿热、瘀血等邪气耗伤人体的肝肾阴津，阴液亏虚，不能制约阳气，则虚火上炎，虚火灼伤脉络亦见出血证候；肝病日久，横逆犯脾（木乘土），导致脾气虚弱，故见倦怠乏力、食少纳呆、脘腹胀满、便溏；阴虚火旺，虚火伤络，故腰膝酸软、口干咽燥、心烦失眠、出血量不一定大，但缠绵难愈。

治法：泻火解毒，凉血止血。

方药：犀角地黄汤加减。

犀角（已禁用，水牛角代 30g），生地黄 15g，赤芍 12g，牡丹皮 10g。

加减：若血热上炎见鼻衄、齿衄者，加白茅根、侧柏叶、栀子炭增强清泻肺热、凉血止血之力；若兼牙龈肿痛，加黄连、生石膏清胃热；肺胃热盛见咯血加桑白皮、地骨皮清肺热、白及收敛止血兼补肺，吐血加三七粉冲服化瘀止血，防留瘀，藕节炭收敛止血；血热下注见便血、痔血者，加地榆炭、槐花炭、荆芥炭清肠凉血，涩肠止血；若便血量多，加仙鹤草、棕榈炭收敛固涩止血；若血热发斑之皮下紫癜，加紫草、玄参、板蓝根凉血解毒，化斑；若紫癜密集、色紫暗，加丹参等凉血化瘀，防瘀阻；若血热炽盛，心烦口渴明显者，加黄芩、黄连、生栀子苦寒清热，泻火解毒，增强凉血之力；若阴虚火旺，伴潮热、盗汗者，加知母、黄柏、玄参滋阴降火，兼顾凉血，防血热伤阴；出血量大，气随血脱兼气短、乏力者，加黄芪、党参益气摄血，固护正气，防血热伤气，或配独参汤急固元气；出血伴瘀块、舌暗有瘀斑，加三七等凉血化瘀，止血不留瘀。

辨证使用中成药：云南白药胶囊、康复新口服液。

3. 神昏（肝性脑病）

临床表现：冷漠、反应迟钝，或狂躁、嗜睡、头晕、注意力不集中，甚至昏厥或昏迷。

分析：肝硬化晚期出现的“神昏”（肝性脑病），在中医里属于“昏愦”“神昏”“谵妄”等范畴，是病情危重、预后极差的标志。其病机极为复杂，是多种病理因素交织作用，最终蒙蔽心窍的结果。肝性脑病的病机可以概括为在“肝、脾、肾”三脏极度虚损（本虚）的基础上产生的“痰、火、瘀、风、浊”等病理产物（标实），相互勾结，上扰清窍，蒙蔽心神。心主神明，为君主之官，一旦心窍被蒙，则神机失用，出现各种精神神经症状，甚至昏迷。肝体阴而用阳，肝硬化日久，肝血肝阴极度亏耗，久病传脾及肾，导致脾肾阳气衰败。

痰湿属阴邪，易蒙蔽清阳，故嗜睡、冷漠、反应迟钝、言语不清、意识模糊；热毒属阳邪，可引动肝风，易扰乱心神，故狂躁不安、扑翼样震颤、肌肉跳动、抽搐，头晕，喜怒无常、谵语等；瘀血阻滞脑窍，可加重昏迷，且面色必见晦暗、黧黑，舌质紫暗有瘀斑。

治法：清热解毒，醒脑开窍。

方药：安宫牛黄丸（使用成药大蜜丸）。

先服半丸，不知，再服半丸至 1 丸，每天 2 ～ 3 次。用温开水化服。

加减：若神昏同时伴四肢抽搐、角弓反张，属热极生风，可加羚羊角、钩藤、白芍，以凉肝息风止痉，或合用紫雪丹（含石膏、寒水石、磁石等），增强清热息风、开窍镇痉之力；若痰涎壅盛、喉中痰鸣、苔黄腻，属痰热阻窍，可加天竺黄、胆南星、竹沥，以清热化痰，助开窍醒神，或配伍猴枣散（含猴枣、麝香、硼砂等），增强豁痰开窍之效；若神昏持续、牙关紧闭、鼻息气粗、窍闭较甚，可加石菖蒲、郁金（原方已有郁金，可适当增量），或加安息香，增强芳香开窍之力；若兼瘀血阻络（如舌质紫暗、瘀斑），可加丹参、桃仁，凉血活血以通窍；若热病后期神昏渐醒，但伴气短乏力、口干咽燥、舌红少苔，属气阴耗伤，可加西洋参、麦冬、五味子，益气养阴，兼顾扶正，防止虚脱，或合用生脉散（人参、麦冬、五味子）以益气生津、敛阴止汗。

辨证使用中成药：紫雪丹、至宝丹、牛黄清心丸、神犀丹、苏合香丸。

四、特色疗法

（一）中药防治并发症

1. 防门静脉高压合并食管胃静脉曲张破裂出血 用犀角地黄汤凉血止血。若合并呕血时，用紫地宁血散 6 支，冰生理盐水 100ml 溶化，慢慢吞服，每日 1 ～ 2 次，并配合胃镜下静脉套扎术或组织胶注射治疗。

2. 防肝癌 用白花蛇舌草、半枝莲清热祛湿解毒，半枝莲还有活血、利水功效。

3. 防肝性脑病 高热神昏用安宫丸清心开窍，昏睡无语用至宝丹化浊开窍，发热狂越躁乱用紫雪丹清热开窍、镇惊安神，即“高热神昏安宫丸，昏睡无语至宝丹，乒乓躁狂紫雪丹”。

4. 治疗腹水 要逐水，但不主张久用。

（1）黑白丑牛（牵牛子），打粉，每日 2 次，每次 3g。

（2）十枣汤：大戟 4g，芫花 4g 研粉混匀，每次 2g，每日 2 次，用大枣 10 枚煎汤送服。

（3）防己黄芪汤合己椒苈黄丸，用汉防己祛水，不用木防己以免中毒，椒目治疗寒湿水停，葶苈子利水消肿，大黄通腑泻下逐水。邱健行教授治疗腹水经验：二牛二术汤（组方：怀牛膝、川牛膝、白术、苍术），以达补气、活血、利水功效。

（4）伴胸水：加用车前子、瓜蒌皮、葶苈子、麻黄、杏仁，从肠中泻出黏液，逐水从大便外出。

（5）肝硬化腹水方（选自《邓铁涛临床经验辑要》）：用等量之甘草煎浓汁浸泡已打碎之甘遂末，共泡 3 天 3 夜，去甘草汁，将甘遂晒干研为细末，每服 1 ～ 2g，用肠溶胶囊包装，于早餐后用米汤送服。

（二）针刺治疗

1. 气滞湿阻者，取穴期门、内关、太冲、阳陵泉、水分、气海。平补平泻，每日 1 次。

2. 湿热蕴结者，取穴阳陵泉、阴陵泉、内庭、太冲、足三里、气海。平补平泻，每日 1 次。

3. 寒湿困脾者，取穴脾俞、中脘、阳陵泉、足三里。平补平泻，每日 1 次。

4. 脾肾阳虚者，取穴脾俞、肾俞、阴陵泉、水分、足三里、气海。平补平泻，每日 1 次。

5. 肝肾阴虚者，取穴脾俞、肾俞、阴陵泉、三阴交、足三里。平补平泻，每日 1 次。

（三）艾箱灸

取穴：关元、中极，三阴交。将点燃的艾条放置艾箱内，借助艾条的热力及药力的作用，达到补益脾肾、利水消肿的功效。

（四）推拿治疗

1. **摩腹**　搓热双手，左手按在右手背上，用右手掌心在脐的周围顺时针方向转摩 36 次。适用于鼓胀属于寒湿困脾者。

2. **擦涌泉**　单掌横置于涌泉穴，来回搓动 36 次。适用于鼓胀属肝肾阴虚者。

3. **穴位按揉法**　两手掌心搓至发热，对准命门、神阙、关元、足三里（双）穴位按揉，每次每穴按揉 72 次，早晚各 1 次。适用于鼓胀病久体虚者。

五、医海拾贝

（一）“风、劳、鼓、膈”成为中医四大顽症

《灵枢·水胀》就有“腹胀……色苍黄，腹筋起，此其候也”的记载，由于病因病机不同，又有气鼓、水鼓、血鼓、虫鼓之称。邱健行教授则认为

本病病因虽复杂，不外乎肝脾之间，肝病深入，木郁土蕴，病机核心在脾，邱健行教授用日常水湿易从疏松土壤中渗漏出来这一现象，取类比象，提出以“健脾培元”为核心的治疗方法。固本培元多用太子参、五指毛桃补气而不化热，少用黄芪温燥伤阴。祛邪方面则建立于邱健行教授“疏、通、清”理论基础上，对于患者兼夹黄疸（阳黄）、口苦口臭、苔黄厚腻等湿热蕴结体内的表现，治宜清热利湿，先清后补，首选溪黄草、鸡骨草、白花蛇舌草、半枝莲、叶下珠，或茵陈、蒲公英、金钱草甘淡微寒之品，不用黄芩、黄连、黄柏苦寒败胃。邱健行教授认为按照茵陈、蒲公英、田基黄、鸡骨草、金钱草、白花蛇舌草、半枝莲、溪黄草、虎杖顺序，清热祛湿之力渐强，临床应根据湿热病邪轻重不同而选用不同程度药物治疗，药证对应，贵在“医道平衡”，不可太过与不及。

（二）肝硬化需顾护脾运，亦需顾养肝阴

治疗肝硬化，邱健行教授常选用白芍、玉竹、石斛、麦冬、女贞子、墨旱莲、楮实子、阿胶等，尤其善用玉竹、石斛，二药均能滋养肝阴，柔润肝体，药性清润平和，能长久服用。另外肝病多伴目疾，石斛又能养肝明目；肝硬化患者多因阴虚津枯肠燥而便秘，重用玉竹能润肠通便，促进毒素排泄，防止腑浊上攻清窍而致神昏。慎用熟地黄黄、制何首乌、当归养阴之品，以免滋腻助湿碍胃，导致脘腹胀闷纳呆之弊。

（三）注重活血化瘀，慎用破血伤正

邱健行教授认为，肝硬化的治疗还要注重活血化瘀，慎用破血伤正。肝病发展至肝硬化的过程中，瘀血阻络是重要的病机之一，所谓“血不利则为水”，常加泽兰、益母草加强活血利水作用。邱健行教授善用丹参、三七活血药对，认为丹参能通肝经较大经脉瘀血，三七能通肝经较小孙络瘀血，丹参、三七合用祛肝脏大小血络之瘀。邱健行教授反复强调，慎用桃仁、红花、三棱、莪术峻猛破血，以免攻伐伤正。肝硬化合并上消化道出血者，用三七、茜草止血而不留瘀，配合紫地宁血散（由紫珠草、地稔根组成），加强凉血收敛止血作用。

（四）软坚散结，力图缓治

《素问·至真要大论》指出“坚者削之”“结者散之”，肝硬化瘀久成积，邱健行教授认为非动物虫类药难以搜剔在络之邪，善用牡蛎、鳖甲、土鳖虫等动物虫类，软坚散结，但应选药性平和阴柔之品，力图缓治，不可速求。邱健行教授认为三棱、莪术合用行气破血，消癥散结，能治肝积，但因药性峻猛，宜少量、短期使用，并与健脾补气药交替服用，以免诱发食管胃静脉曲张破裂出血。现代药理实验证实，鳖甲煎液能抑制肝星状细胞的活化和增殖，降低肝组织内丙二醛的含量；丹参主要成分有丹参酮、隐丹参酮、羟基丹参酮等脂溶性成分和丹参素、丹参酸、原儿茶酸等水溶性成分，能保护肝细胞，促进肝细胞再生，有显著的抗纤维化作用，能改善肝硬化患者肝功能指标如谷丙转氨酶、谷草转氨酶、总胆红素、血清胆碱酯酶，及肝纤维化指标如透明质酸、层粘连蛋白、凝血等。

（五）喜用四逆散调畅气机

因鼓胀临床病情多变，需随机应变、随症加减。对于肝气郁滞、肝气犯胃而表现的胸胁胀痛或脘腹胀痛等，邱健行教授喜用四逆散（柴胡、白芍、枳实、甘草），其中柴胡与枳实的药对，被认为是调节气机升降的关键，而白芍与甘草合用，能养血柔肝、缓急止痛。胸胁腹部疼痛明显者，可加延胡索、川楝子，川楝子能降火，行气止痛，尚有抗炎抗癌作用，延胡索为活血行滞止痛之第一品药，专治一身上下诸痛，二者合用，气血同治、止痛力强。湿浊较重，伴呕恶明显者，可加佩兰、藿香、苍术等芳香化湿之品。

（六）治腹水之法，应明水壅之因

邱健行教授强调治疗肝硬化腹水不可“徒知去水之路，不知来水之源”，亦不可贸然使用峻下逐水之剂，如甘遂、大戟，以图一时快利，治应审因论治，利水消肿，不忘养阴，常用五苓散、猪苓汤等健脾利水之方，配合大腹皮、肉豆蔻、厚朴芳香醒脾，行气利水。另外，肝体阴而用阳，肝硬化后期多湿热毒邪深入血分，消耗肝阴，加之腹水聚积，或利尿伤阴，因此患者常常表现为口干咽燥、尿少、皮肤干燥、面色枯晦、舌暗红少苔少津等肝阴不足证候，需兼顾养阴柔肝，补益肝血。

六、养生调摄

除了药物治疗外，肝硬化患者需畅情志，戒酒食、不熬夜，饮食宜清淡，忌温燥，忌坚硬。由于肝硬化需要长疗程治疗，有的需要治疗 5 ～ 6 年，甚至更长，故需向患者耐心宣教，树立信心，使得患者有较好的长期服药依从性，最终达到良好的治疗效果。

（一）冰花蛋白羹（邱健行教授治疗低蛋白食疗方）

原料：生鸡蛋 2 个，冰糖适量。

制法：鸡蛋去蛋黄，留蛋白，加清水 150ml，加冰糖适量，调匀后隔水蒸 8 分钟，即可食用。

功效：滋养阴液，促进白蛋白合成。

适应证：肝硬化肝肾阴虚，症见腹部胀大如鼓，消瘦，口干，咽燥，舌红绛，少苔少津，见低蛋白血症患者。

（二）鲤鱼消水汤

原料：鲤鱼 500g，赤小豆 50g，黑豆 50g，车前子 30g。

制法：武火烧开后，用文火煲 1 小时，至鲤鱼肉煲烂如泥，喝汤即可。每次 150ml，每日 2 次。

功效：疏肝养肝，利水消肿。

适应证：肝硬化腹水，或全身浮肿。

（三）人参茯苓粥

原料：人参 15g，茯苓 50g，赤小豆 200g。

制法：小火慢炖熬制成粥，每天分数次食用。

功效：健脾益气利湿。

适应证：肝硬化脾虚湿盛者，症见脘闷，纳呆，腹胀，或伴腹水。

（四）桃仁糕

原料：炙甘草 3g，红花 3g，生地黄 15g，熟地黄 15g，升麻 30g，当归 30g。

制法：清洗干净后煎制成药液，取出 500ml 与 500g 糯米荞麦粉以及 50g 桃仁粉混合，并加入植物油和白砂糖，搅拌均匀后制成桃仁糕切块，每日分 3 次食用，总食用量为 150g。

功效：养血活血。

适应证：肝硬化血瘀者，症见腹部刺痛，痛有定处，按之痛甚，食后加剧，入夜尤甚，病程较长，面色晦暗。

第六章　岭南邱氏脾胃流派经典医案

第一节　慢性非萎缩性胃炎

案 1

郭某，男，42 岁，职员。2009 年 3 月 13 日初诊。

主诉：反复上腹部胀痛 1 月。

1 月前因饮酒（啤酒 + 白酒）半斤后出现上腹胀痛，于进食后及夜间加重，反复发作，伴嗳气。就诊时症见上腹胀痛，进食后及夜间加重，嗳气，口干苦，纳可，大便正常，舌红，苔黄厚腻，脉弦滑。胃镜检查提示慢性浅表性胃炎；^{14}C- 尿素呼气试验示：幽门螺杆菌（+）。中医诊断：胃脘痛，证属脾胃湿热兼肝郁气滞；西医诊断：慢性浅表性胃炎、幽门螺杆菌感染。

患者平时工作紧张，忧虑过度，肝郁气滞，加之嗜酒，酒毒酿生湿热，蕴结脾胃，阻滞气机出现上腹胀痛，进食后食积气滞，故疼痛发作或加重。口干苦，舌红苔黄厚腻，脉弦滑均为脾胃湿热兼有肝郁气滞之象。治以疏肝和胃，清热祛湿，行气止痛。以自拟蒲夏四逆汤加减。处方：柴胡 12g，赤芍 15g，枳实 12g，甘草 6g，蒲公英 30g，夏枯草 30g，海螵蛸 20g，瓦楞子 30g，郁金 15g，厚朴 20g，虎杖 18g，大腹皮 20g。14 剂，日 1 剂，水煎服。

二诊（2009 年 3 月 27 日）：服上药后，上腹胀痛减轻，偶有嗳气，频率较前减少，舌脉同前。上方加延胡索20g。14剂，日1剂，水煎服。

三诊(2009年4月10日)：症状减轻，偶有胃脘胀痛，偶嗳气，舌偏红，苔黄腻而干，余症如前。上方去瓦楞子，加栀子12g，续服14剂。

四诊(2009年4月24日)：胃脘无不适，无明显嗳气，复查^{14}C-尿素呼气试验示：幽门螺杆菌(–)。嘱上方不变，续服7剂，巩固疗效。

按语：本案患者以上腹部胀痛为主症，中医诊为胃脘痛，根据四诊合参及患者生活习惯，辨证脾胃湿热兼肝郁气滞。治当清胃祛湿，疏肝理气，处以邱健行教授自拟蒲夏四逆汤(柴胡、赤芍、枳实、甘草、蒲公英、夏枯草、海螵蛸、瓦楞子、郁金、厚朴、虎杖、大腹皮)，方中四逆散疏肝理气，邱健行教授擅用赤芍于柔肝中能散邪行血，避免白芍酸敛碍胃，合蒲公英、夏枯草清泄肝胃郁热，厚朴、郁金行气化瘀止痛，海螵蛸、瓦楞子敛酸和胃止痛，虎杖、大腹皮通腑除胀，全方共奏疏肝清胃、行气止痛功效。经过1个半月治疗，患者症状消失，复查幽门螺杆菌转阴性。因本例患者一直服用中药，未服用西药抗幽门螺杆菌，说明中药对根除幽门螺杆菌亦有良好效果。

案2

郭某，男，40岁，干部。2008年11月24日初诊。

主诉：上腹部疼痛3年，加重1月。

患者因思虑过多，心情不畅，3年来反复出现上腹部胀痛，疼痛无规律性，无放射痛，无反酸及嗳气。2006年5月于外院做胃镜检查示：慢性浅表性胃炎；结肠镜检查未见异常；腹部超声检查示：胆囊多发结石。在当地医院间断治疗(具体不详)，效果不显。2008

年 10 月，行胃镜复查示：慢性浅表性胃炎伴胆汁反流，幽门螺杆菌(+++)。予埃索美拉唑镁肠溶片、阿莫西林胶囊、克拉霉素片三联抗幽门螺杆菌治疗 7 天，但症状未见明显好转，复查幽门螺杆菌仍(+++)。来诊时症见：上腹部胀满隐痛，牵涉两侧胸胁，伴有嗳气，无反酸，晨起口干口苦明显，纳差，眠差多梦，大便偏干，2 日 1 次，小便可。舌暗红胖大，边有齿痕，苔薄黄腻，脉弦。中医诊断：胃脘痛，证属肝胃不和，湿热内阻；西医诊断：慢性非萎缩性胃炎、幽门螺杆菌感染、胆囊结石。

患者因思虑过度，思则气结，致肝气不疏，横逆犯胃，郁而化热。加之思伤脾，水湿不运，酿生湿热，内阻中焦，气机不畅，而见上腹部隐痛，嗳气频频。湿热熏蒸肝胆，故痛连胸胁，口干口苦明显。舌暗红苔薄黄腻，脉弦亦为肝气犯胃，湿热中阻之象。治宜疏肝清胃，利胆祛湿，行气止痛。拟方四逆散加减。处方：柴胡 10g，赤芍 15g，蒲公英 30g，甘草 6g，夏枯草 30g，延胡索 20g，厚朴 20g，海螵蛸 20g，郁金 15g，金钱草 30g，鸡内金 10g，川楝子 15g，虎杖 30g。30 剂，日 1 剂，水煎服。

二诊(2008 年 12 月 10 日)：上腹隐痛减轻，未牵涉胸胁疼痛，仍有嗳气，舌淡胖，苔薄白腻，脉弦，余症如前。邪已去其大半，但仍有肝胃不和，守上法巩固疗效。因川楝子清肝止痛，久用伤肝，去之加救必应 20g 清热祛湿止痛。14 剂，日 1 剂，水煎服。

三诊(2008 年 12 月 24 日)：进上方 14 剂后，上腹部疼痛已基本消除，现偶有嗳气，舌脉如前。守前法并加强降逆之力，上方去厚朴、救必应，加代赭石 15g 降逆止呃，续服 30 剂。

四诊(2009 年 1 月 26 日)：上腹部不适症状基本消除，余无特殊不适。复查示：幽门螺杆菌(–)；腹部超声示：胆囊多发结石。幽门螺杆菌转阴，但胆囊仍有多发结石，继续疏肝利胆、和胃排石治疗。守上方续服 21 剂，并嘱清淡饮食、慎食油腻。

按语：本案抓住脾胃湿热的核心病机，以清胃祛湿治法为特点。蒲公英、夏枯草是岭南脾胃流派创始人邱健行教授治疗胃病的常用药对，擅长大剂量使用，具有清胃祛湿作用。同时，不忘肝气犯胃，胃病从肝论治，以四逆散为基本方加减，因患者伴有胆结石，胃镜检查提示有胆汁反流，故加用金钱草、川楝子、虎杖，清肝利胆，行气通腑，使胆汁行常道。本患者有胁痛，用延胡索与救必应，前者为温性理气止痛药，后者为凉性理气止痛药，若治热性胁痛单用延胡索效果不佳时，加用救必应清热行气止痛，寒温并用，可增强止痛效果。经 2 月疗程，本案用纯中药达到根除幽门螺杆菌的作用。

案 3

萧某，男，36 岁，职员。2010 年 3 月 15 日初诊。

主诉：反复上腹疼痛 10 年余，加重 1 年。

患者 10 年前出现胃脘部胀痛，自行服胃药（不详）后症状可缓解，但病情易反复。1 年前患者因症状加重曾在当地医院行胃镜检查提示：慢性浅表性胃窦炎、幽门螺杆菌（-），间断服西药治疗（具体不详），效果不明显。来诊时症见：上腹胀痛，稍进食则胀满加重，嗳气，无反酸，少气乏力，纳差，口干，大便溏、日 1 ～ 2 次。平素喜食辛辣油腻。舌红，苔薄黄，脉弦。中医诊断：胃脘痛，证属肝胃郁热夹湿；西医诊断：慢性非萎缩性胃炎。

此患者平素情志不畅，肝气不疏，郁久化热而犯胃，致使肝胃郁热；又因嗜食辛辣油腻之品，湿热内生，阻于中焦影响气机升降，故见胃脘痞满胀痛；湿热下注于肠道，故见大便溏而不成形。治宜疏肝和胃，清热化湿。选用四逆散加减。处方：柴胡 12g，赤芍 15g，枳壳 10g，甘草 6g，海螵蛸 20g，厚朴 20g，延胡索 20g，救必应 15g，蒲公英 20g，夏枯草 20g，火炭母 30g，败酱草 30g。7 剂，日 1 剂，水煎服。

二诊(2010年3月22日):上腹痛止,胀满减轻,仍有嗳气,大便先结后溏,日1次,口干,舌红,苔薄黄,脉弦。处方:柴胡12g,赤芍15g,枳壳10g,甘草6g,厚朴20g,延胡索20g,救必应15g,大腹皮18g,蒲公英20g,夏枯草20g,火炭母30g,凤尾草30g。10剂,日1剂,水煎服。

三诊(2010年4月2日):胃脘仍稍有胀闷,大便溏,日1次,舌淡红略胖大,苔薄黄腻,脉弦。处方:蒲公英20g,败酱草30g,火炭母30g,凤尾草30g,厚朴20g,延胡索20g,救必应15g,大腹皮18g,海螵蛸15g,泽泻15g,谷芽15g,甘草6g。14剂,日1剂,水煎服。

四诊(2010年4月16日):胃脘稍有胀闷,程度轻,矢气多伴肠鸣,大便溏,日1次,舌淡红略胖大,苔薄白,脉沉略弦。此肝胃郁热渐清,湿邪未尽,加防风祛风胜湿,白术健脾燥湿。处方:蒲公英20g,败酱草30g,火炭母30g,凤尾草30g,厚朴20g,延胡索20g,救必应15g,大腹皮18g,海螵蛸20g,甘草6g,防风18g,白术15g。14剂,日1剂,水煎服。

2010年5月20日,电话随诊,诉上腹胀痛无,大便正常,病愈。

按语:邱健行教授认为胃病的发生与两个因素密切相关,一是与肝相关,因脾胃气机升降有赖肝气疏泄,木郁则土壅,正如《素问·六元正纪大论》提出“木郁之发……民病胃脘当心而痛”,主张胃病从肝论治。二是与外界环境相关,由于岭南地域气候高温高湿,人易感湿热病邪,故岭南地区胃病患者,以热证且夹湿居多,邱健行教授提倡胃热学说,治疗上多从疏肝理气,清胃化湿立法。本案选四逆散加减,方中有两个胃肠病常用药对,一是蒲公英配夏枯草,作用于胃,清泄胃中湿热,甘寒平和而不伤胃,二是火炭母配败酱草或凤尾草,作用于肠,既能清利肠道湿热,又能消导食滞;佐以延胡索、救必应理气止痛;厚朴、大腹皮行气除胀;海螵蛸制酸和胃止痛;后期加白术健脾燥湿,扶助正气善后,药证相符,故效如桴鼓。

第二节　慢性萎缩性胃炎

案 1

陈某，女，52 岁，干部。2010 年 9 月 12 日初诊。

主诉：反复上腹胀满 1 年余，加重 1 周。

患者平素工作劳累，1 年前开始出现胃脘部胀满，进食及劳累后加重，伴嗳气，口干。2009 年 12 月于外院就诊，胃镜检查提示慢性萎缩性胃炎，病理结果示：胃窦黏膜轻度萎缩，伴轻度肠上皮化生，幽门螺杆菌(++)。予口服埃索美拉唑镁肠溶片 + 阿莫西林胶囊 + 克拉霉素片三联抗幽门螺杆菌治疗，疗程 10 天。1 月后复查提示幽门螺杆菌(+)，续服上述抗幽门螺杆菌方案 1 周，复查幽门螺杆菌转阴。但胃脘部顶胀感无改善，遂来就医。刻下症见：上腹部顶胀明显，无上腹疼痛，嗳气，易疲倦，纳呆，口干喜温水，无口苦，二便正常，舌偏暗红，苔薄黄少津，舌底脉络迂曲，脉弦细。2010 年 9 月 7 日复查胃镜示：慢性萎缩性胃炎（轻度），伴肠上皮轻度增生，幽门螺杆菌(–)。中医诊断：胃痞，证属气阴两虚，瘀毒阻胃；西医诊断：慢性萎缩性胃炎伴肠上皮化生。

治以益气养阴，祛瘀解毒为法。处方：黄芪 20g，太子参 20g，茯苓 15g，白术 15g，麦冬 15g，玉竹 10g，木香 10g后下，神曲 12g，丹参 12g，郁金 10g，半枝莲 15g，白花蛇舌草 15g，炙甘草 10g。14 剂，日 1 剂，水煎服。

二诊（2010 年 10 月 5 日）：胃脘胀满程度较前减轻，偶有嗳气，频率较前减少，食欲较前好转。续服前方，14 剂，日 1 剂，水煎服。

三诊（2010 年 10 月 20 日）：胃脘胀满明显减轻，偶有嗳气，进食或劳累后加重，舌淡红，苔薄白而干。上方去郁金，加鸡内金 10g，改太子参为党参15g,加强健脾消滞之功,续服14剂。

四诊(2010年11月10日):服药后症状较前减轻,诉夜眠差,入睡难,易惊醒,疲倦乏力,大便偏干,舌偏红,苔薄白质干,脉细。调整处方为:浮小麦20g,酸枣仁15g,炙甘草10g,柏子仁20g,郁金12g,生地黄10g,麦冬15g,陈皮10g,麦芽15g,鸡内金15g,黄芪15g。7剂,日1剂,水煎服。

五诊(2010年11月18日):睡眠质量好转,口干好转,疲倦乏力稍减,偶有上腹不适,舌淡红,苔白,脉细。处方:黄芪15g,太子参15g,茯神15g,白术15g,炙甘草10g,麦冬15g,石斛15g,半枝莲15g,陈皮10g,鸡内金10g,麦芽15g。30剂,日1剂,水煎服。后以此方加减服用3月。

六诊(2011年3月20日):胃脘部不适消失,无嗳气,复查胃镜提示慢性浅表性胃炎,活检胃窦,病理未见萎缩及肠上皮化生。

按语:慢性萎缩性胃炎以胃镜病理检查为金标准,临床证候表现为上腹胀满或疼痛,病程较长,多由慢性非萎缩性胃炎迁延日久演变而来,多以脾气虚、胃阴虚为本,胃络瘀阻,瘀久化热,热毒内生为其病理改变。治疗上邱健行教授常以黄芪、太子参、茯苓、白术健脾益气为基础治疗;加用石斛、麦冬甘润之品,滋养胃阴;白花蛇舌草、半枝莲清热解毒;赤芍、三七、郁金、丹参活血化瘀。本病疗程与疗效呈正相关,一般需6个月或以上为1个疗程,有利于胃黏膜固有层腺体萎缩逆转,肠上皮化生或轻、中度异型增生消失。本病是中医治疗的优势病种,岭南邱氏脾胃流派医家以健脾活血解毒为基本治法,疗效令人满意。但慢性萎缩性胃炎伴重度异型增生为胃癌前病变,又称高级别上皮内瘤变(胃原位癌),应积极治疗,及时复查胃镜病理,必要时行内镜黏膜下剥离术或行手术切除治疗。

案2

钟某，男，41岁，公司职员。2023年12月15日初诊。

主诉：反复上腹部胀痛3年。

患者平素工作紧张，饮食不规律，3年来反复出现上腹部胀痛，饱腹后明显，嗳气频频，夜间反酸，无恶心呕吐，多处就诊，效果不佳，2023年11月30日于外院行胃镜检查提示慢性萎缩性胃炎；胃镜病理：(胃窦)炎症(+)、萎缩(+)、肠上皮化生(+)；^{13}C-尿素呼气试验(+)。遂于今日来诊。症见：上腹阵发性疼痛，反酸，嗳气，口干口苦口臭，头重身倦，纳呆，寐一般，大便稀溏，小便调。舌淡红，有裂纹，苔薄黄，脉弦。中医诊断：胃脘痛，证属气阴不足、毒垢蕴胃；西医诊断：慢性萎缩性胃炎伴肠上皮化生、幽门螺杆菌感染。

患者平素工作劳累，损伤脾气，脾虚不运，瘀阻胃络，瘀化热毒，不通则痛，表现为胃痛。法当益气养阴，解毒化瘀。以自拟化浊解毒方加减治疗。处方：白花蛇舌草10g，半枝莲10g，蒲公英10g，紫花地丁10g，法半夏10g，姜厚朴20g，醋延胡索20g，浙贝母10g，海螵蛸20g，乌药20g，乌梅10g，太子参20g，石斛10g，土茯苓20g，火炭母20g。14剂，日1剂，水煎服。

二诊(2024年1月5日)：服药后感上腹胀痛明显减轻，食欲较前增加，偶有反酸，大便成形，每日1次。查腹部超声提示胆结石，大小为4mm×3mm，余同前。上方去醋延胡索、乌药，加茵陈20g、金钱草20g增强清热利胆作用。28剂，日1剂，水煎服。

三诊(2024年2月2日)：复诊，诉年终工作压力增大，腹胀痛较前加剧，咽部少许黏痰。舌淡红，有裂纹，苔薄白，脉弦。复查幽门螺杆菌结果为阴性。上方去蒲公英、紫花地丁、法半夏、茵陈、乌梅、金钱草、火炭母，加延胡索20g、桔梗10g、甘草5g、丹参20g、郁金10g、佛手10g加强行气化瘀作用。40剂，日1剂，水煎服。

四诊(2024年4月29日)：偶有上腹痛，较前程度减轻，余无不适。舌淡红，少许裂纹，苔薄白，脉弦滑。上方去桔梗，加半边莲10g。28剂，日1剂，水煎服。

五诊（2024年6月7日）：无腹痛，偶有腹胀，饱食后明显，时有反酸。舌稍红，苔薄白，脉弦细。上方去半边莲，加瓦楞子30g、法半夏10g。28剂，日1剂，水煎服。

六诊（2024年7月15日）：电话随访患者，诉腹胀痛止，无反酸。2024年7月10日复查胃镜及病理结果：慢性非萎缩性胃炎，胃窦慢性炎症，活动度（-），未见肠上皮化生及异型增生。

按语：慢性萎缩性胃炎的形成非一朝一夕，故治疗该病常需要6个月或更长疗程。邱健行教授认为该病以“气虚”“浊毒”“血瘀”为主要病机，该患者平素工作劳累，劳伤脾胃之气，气阴亏虚为本，浊毒瘀阻胃络为标，治疗上以白花蛇舌草、半枝莲为主药清热解毒。根除幽门螺杆菌是治疗本病之关键，邱健行教授称蒲公英、夏枯草、紫花地丁为“抗幽门螺杆菌中药三联”。本案初诊时患者上腹部疼痛明显，急则治其标，加乌药、延胡索理气止痛；患者大便稀溏，邱健行教授善用岭南草药火炭母清热利湿止泻，独具岭南用药特色。海螵蛸制酸和胃止痛，是治疗胃酸过多之佳品，与浙贝母配伍成“乌贝散”，增强制酸和胃生肌止痛功效，称其为中药制酸剂，无论胃寒、胃热证，均可使用。该病应耐心治疗，疗程需6个月或以上，本案是岭南邱氏脾胃流派治疗萎缩性胃炎又一成功案例。

第三节　胃食管反流病

案1

陈某某，男，57岁，退休工人。2009年10月26日初诊。

主诉：反复上腹部胀满半年余。

半年前因家事致心情不畅后出现上腹部胀满，嗳气，胸咽不适，症状逐渐加重，到当地医院行胃镜检查示：慢性浅表性胃炎伴胆汁反流，反流性食管炎（LA-B级），服药（不详）后症状改善不明显。就诊时症见：上腹部胀满，气顶胸咽不适，伴嗳气、反酸，自觉少气乏力，痰多，无咳，口苦，晨起明显，眠差，二便尚调，舌暗红，苔薄黄腻，脉沉弦。中医诊断：胃痞，证属肝胃郁热；西医诊断：反流性食管炎、慢性非萎缩性胃炎。

患者平素情志不畅，易致肝失疏泄，见肝之病，知肝传脾，肝胆郁热，乘脾犯胃，而致水湿不化，脾胃湿热，阻滞中气。法当清泄肝胃郁热。自拟方治之。处方：蒲公英30g，夏枯草30g，延胡索20g，厚朴20g，瓦楞子30g，海螵蛸20g，浙贝母10g，生牡蛎30g[先煎]，郁金15g，甘草6g，代赭石20g，珍珠母30g[先煎]。7剂，日1剂，水煎服。

二诊（2009年11月2日）：上腹胀满较前减轻，嗳气减少，无反酸，口苦减轻，纳一般，睡眠较前改善，二便调，舌暗红，苔薄黄，脉沉细。此胃热得以清解，但尚未尽除，胃气上逆。守上方加法半夏12g和胃降逆，继服14剂。

三诊（2009年11月20日）：无上腹胀满，偶有嗳气，无反酸，略有口苦，纳眠可，小便调，大便溏，舌淡红，苔白，脉沉细。守上方以旋覆花10g易代赭石和胃降逆，继服14剂。

四诊（2009年12月4日）：患者诸症消失，已痊愈。

按语：本案患者，胃镜检查表现为慢性浅表性胃炎伴胆汁反流、反流性食管炎，从临床症状看，表现为上腹部胀满，气顶胸咽不适，伴嗳气、反酸，此为胆胃通降不利。邱健行教授认为六腑生理以通为用，以降为顺，胆为中精之腑，以疏清通降为和，胆汁反流因肝郁胆热，胃失和降所致。结合岭南地区高温高湿的气候特点，尤其夏秋气候炎热时，脾胃湿热证较多发，故用郁金、延胡索疏肝利胆，蒲公英清胃化湿热，夏枯草清肝利胆，且重用达30g，因其性甘寒，无苦寒败胃之弊。重用海螵蛸、瓦楞子、代赭石、生牡蛎、珍珠母等贝壳类制酸和胃，重镇降逆止嗳气。其中，海螵蛸合浙贝母称乌贝散，为中药制酸剂。旋覆花、法半夏和胃化痰降逆，厚朴行气降气。气降则火降，肝胆火气不上逆，则胆汁自循肠道而无恙。

案 2

陈某，女，50 岁，2022 年 7 月 23 日初诊。

主诉：上腹嘈杂、反酸 1 年。

患者近 1 年进食较快，后出现胃脘嘈杂、反酸，伴上腹隐痛，胸骨后不适，胃镜检查提示：反流性食管炎（LA-C 级）、巴雷特食管、慢性非萎缩性胃炎，幽门螺杆菌（–），自服艾司奥美拉唑镁肠溶片，症状时好时坏，遂求诊于中医。刻诊：胃脘部烧心、嘈杂，反酸，胸骨后时有闷痛，纳呆，情绪急躁，心烦，失眠，口干口苦不欲饮，午后潮热，未见明显自汗、盗汗，心悸，偶见头昏，大便偏烂，每天 2～3 次，怕冷。舌暗红，苔薄白，脉弦。中医诊断：嘈杂，证属脾虚肝亢；西医诊断：反流性食管炎、慢性非萎缩性胃炎。

此为饮食不节，损伤脾胃，加之情志不畅，肝郁而化热，乘脾犯胃，甚则亢而生风。治当抑木疏土。以化肝煎加减。处方：白芍 15g，炙甘草 6g，石决明 24g（先煎），蒺藜 12g，栀子 6g，黄芩 10g，青皮 10g，陈皮 10g，浙贝母 10g，炒白术 10g，干姜 10g，泽泻 15g。7 剂，日 1 剂，水煎服。

二诊（2022 年 7 月 30 日）：症状稍缓，仍有烧心反酸，胸闷纳呆，口干口苦，已无脘痞，心烦失眠减轻，大便稍转实。舌暗红，苔薄白，脉弦。仍守上方加减。处方：白芍 15g，炙甘草 10g，丹参 20g，石决明 24g（先煎），泽泻 15g，黄芩 10g，青皮 10g，陈皮 10g，浙贝母 10g，炒白术 10g，炒栀子 6g，干姜 6g，苦杏仁 10g，神曲 10g。14 剂，日 1 剂，水煎服。

三诊（2022 年 8 月 13 日）：偶见烧心，口苦，已无胸闷脘痞，纳可，仍有失眠，大便转实。舌暗红，苔薄白，脉弦。仍守上方加减。处方：白芍15g，炙甘草10g，丹参20g，蒺藜12g，茯苓15g，青皮10g，陈皮10g，炒白术10g，浙贝母10g，炒栀子6g，干姜6g，苦杏仁10g，神曲10g。14剂，日1剂，水煎服。

四诊（2022年8月27日）：偶见烧心，仍有失眠。舌暗红，苔薄白，脉弦。仍守上方加减。处方：白芍15g，炙甘草10g，丹参20g，蒺藜12g，茯苓15g，青皮10g，陈皮10g，炒白术10g，浙贝母10g，炒栀子6g，干姜6g，苦杏仁10g，神曲10g，首乌藤15g。14剂，日1剂，水煎服。

按语：本病患者发病1年，病程持久，上腹隐痛、痞闷、大便烂为素体脾虚脾寒不运之象，而患者年已五十，阴血不足，加之情志不畅，肝阳偏亢，乃化为火，横逆犯胃，胃热内郁发为嘈杂、吞酸、腹胀痞闷等症，《素问玄机原病式·六气为病·热类》中云："酸者，肝木之味也，由火盛制金，不能平木，则肝木自甚故为酸也。"肝火上扰心神，则急躁心烦、潮热、头昏；舌暗红、苔白、脉弦，此为肝阳上亢。故方以平肝疏肝，兼以健脾为法，方中白芍、甘草，酸甘化阴，柔和肝阴，使过亢之阳气得以敛降；石决明、蒺藜平抑肝阳、制酸止痛；青皮、陈皮疏达肝气；加白术、干姜、甘草健脾温中降逆以治脾之虚寒；栀子清泄胃热，正如张锡纯所言"非栀不能折"，栀子乃治疗胃脘灼热烧心之佳品。舌质暗红，为脉络不通，故加丹参以通络。加用苦杏仁降肺气以升肝气，使得肝气条达，达到抑木疏土的最终目的。

第四节　上消化道出血

案1

严某某，男，75岁，退休干部，2003年5月13日20点入院。

主诉：解柏油样便伴呕血1天。

患者5月12日晚餐饮白酒2两，约2小时后，解水样便1次，颜色及量不详，自服"泻痢停"4片后安睡，次日晨起感头昏、乏力、汗多，伴上腹不适、胸闷，随后解柏油样便，先后5次，总量约800ml，傍晚出现呕吐暗红色血1次，量约150ml，遂到广东省第二中医院急诊求医，查血压110/65mmHg，脉搏88次/分，血红蛋白66g/L，大便潜血试验(++)，呕吐物潜血试验(++)，考虑上消化道出血，收入病区做进一步诊治。入院时症见：头昏，心悸，乏力，无腹痛及腹部不适，无发热，尿短赤。既往有胃痛病史10余年，进食寒凉易发作，近1年来长期服雷尼替丁，每次150mg，每日2次，从未做过胃镜及钡餐检查。否认肝炎，否认药物过敏史。查体：血压100/60mmHg，脉搏94次/分，神清，疲倦，贫血貌，形体适中，皮肤、巩膜无黄染，浅表淋巴结无肿大，心、肺(-)，腹平软，上腹壁稍饱满，移动性浊音阴性，肠鸣音活跃。舌质淡白，苔薄黄少津，脉弦细数。入院后查血常规：白细胞11.6×10^9/L，血红蛋白63g/L，血小板184×10^9/L。乙型肝炎病毒血清学五项示：乙型肝炎表面抗体(HBsAb)(+)，余项均(-)；肝功能示：白蛋白18g/L，余均正常。急诊胃镜示：十二指肠出血，因镜下视野不清，患者不能配合，未能看清出血具体病灶及原因。中医诊断：血证(便血、呕血)，证属胃热炽盛，迫血妄行；西医诊断：十二指肠出血查因。

入院当天，急则治其标，拟清胃泻火，凉血止血治法，选泻心汤加减，处方：黄连10g，黄芩12g，生大黄5g冲服，茜草15g，仙鹤草15g，白及12g，三七粉3g冲服，海螵蛸15g。1剂，日1剂，水煎服。配合紫地宁血散，每次4g，每日3次，禁食。结合西医治疗：制酸，予奥美拉唑钠，静脉滴注，每次40mg，每日2次；保护胃黏膜，硫糖铝口服混悬液，每次20mg，每8小时1次；输血、补液、营养支持治疗。

入院第二天，患者昨夜至今晨解柏油样便4次，每次量约300ml，无呕吐及呕血。早上查房测血压100/60mmHg，脉搏102次/分，腹部膨隆，肠鸣音活跃，血红蛋白 58g/L，大便潜血（++++）。立即输血、补液，上述中药汤剂急煎服，予凝血酶 100U 加入生理盐水 10ml 口服，隔 8 小时 1 次，加强止血。至下午 19 时，又解柏油样便一次，量约 400ml，面唇苍白，血压 70/30mmHg，脉搏 120 次 / 分，血红蛋白 47g/L，气随血脱，出现失血性休克，立即予参附注射液 40mg 静脉推注，继之 60ml 静脉滴注，益气回阳固脱。继续输血、补液补充血容量，维持血压。加用奥曲肽（生长抑素），首剂 9.1mg，静脉滴注；继之以 9.5mg 加生理盐水 500ml，以 50ml/h 速度静脉泵注，每日 2 次，进一步加强止血。用头孢噻吩钠静脉滴注防治感染。

入院第三天，患者早上解黑色水样便 3 次，每次量分别为 150ml、150ml 及 50ml，大便潜血分别为（+++）（++）（++），无呕吐及呕血，感头昏、乏力，心悸减少，口干苦，舌红，苔黄微白厚少津，脉细数。查体：血压 100/60mmHg，脉搏 88 次 / 分，肠鸣音活跃。证属胃火炽盛夹湿，拟清胃泻火，凉血兼祛湿。处方：上方去大黄加蒲公英 15g、茵陈 15g。3 剂，日 1 剂，水煎服。

入院第六天，患者前天、昨日均未解大便，今日解大便一次，黄褐色成形，量约 300g，无腹部不适及疼痛，精神好转，活动时头昏，舌淡红，苔薄白微腻，脉沉细。查体：血压 120/70mmHg，脉搏 89 次 / 分，肠鸣音正常，血红蛋白 83g/L。湿热邪实渐去，脾胃正气虚，治拟健脾养胃、兼清余热，标本同治。处方：黄芪 15g，白术 15g，茯苓 15g，太子参 15g，海螵蛸 15g，浙贝母 10g，三七粉 3g冲服，白及 15g，厚朴 15g，鸡内金 12g，蒲公英 15g，甘草 6g。2 剂，日 1 剂，水煎服。

入院第八天，患者大便 1 ～ 2 天 1 次，黄色成形，潜血（–），活动时感头昏、乏力，无心悸，纳呆、口干、面色苍白，舌淡红，苔薄白腻，脉沉细。证属脾胃气血亏虚，以健脾和胃，调补气血为法，药随证转，选归脾汤加减，处方：黄芪 15g，太子参 15g，白术 15g，黄精 15g，阿胶 10g烊化，海螵蛸 15g，浙贝母 10g，鸡内金 12g，枳壳 15g，厚朴 15g，谷芽 15g，麦芽 15g，甘草 6g。3 剂，日 1 剂，水煎服。

此后，用该方调理善后，出院时无便血及呕血，大便黄色成形，日1次，无头昏、心悸及乏力，血压升至120/80mmHg，脉搏85次/分，血红蛋白升至103g/L，大便潜血试验连续3次以上阴性。出院时复查胃镜确诊为：十二指肠球部溃疡（红色瘢痕期），溃疡位于十二指肠球部大弯侧，呈线状，较长，约3cm，与球部皱襞垂直，故愈合止血较困难。该患者共住院17天，治愈出院。于2006年9月，出血后第三年，电话随访，患者诉3年来，未再发生消化道出血，平时亦无上腹痛症状，疗效稳定。

按语：对于血证的治疗，岭南邱氏脾胃流派医家采用分期辨证施治，即：①出血期以止血为第一要义；②静止期，以消瘀宁血为法，谨守病机，审证求因，以防止再出血为关键；③恢复期，以补益气血为法，调理善后，促进黏膜愈合，巩固止血疗效。并嘱患者配合饮食管理，出血期严格禁食2～3天。随后辨证施膳，以食物之力助长药物疗效。

案2

海某某，男，24岁，工人，2012年1月2日入院。

主诉：解黑便4天，呕血半天。

患者平素饮食不规律，休息不规律，5天前自觉发热，头痛，自服感冒药（不详）后出现剑突下隐痛，未予重视，后自行缓解，4天前开始出现解黑便，成形，量不多。今日中午进食后，自觉胸骨后、胃脘部闷胀不适，反酸，恶心，自行饮用可乐。约1小时后，自觉恶心呕吐，呕吐胃内容物2次，第一次为未消化食物，夹少许黑色血块样物，第二次为鲜红色血样物，量约100ml，解黑色成形大便1次，量约250g，伴头晕，无心悸气促。后晕倒在地，2分钟后自行苏醒，由朋友搀扶下楼后，再次发生晕厥，自行苏醒后由朋友陪同到医院就诊，在医院门口再次晕厥。急诊测血压测不到，心率66次/分，予多巴胺、间羟胺静脉滴注升压,林格氏液补充血容量,泮托拉唑钠制酸,酚磺乙胺、氨甲苯酸静脉滴注止血。经治疗后,20 点复测血压 100/70mmHg。为求进一步系统诊治,收入病房。入院症见:神清,精神疲倦,贫血貌,胸骨后及胃脘部闷胀不适,稍有头晕,口干无口苦,恶心,无呕吐,无心悸气促,无腹痛腹泻,入院前解黑便 1 次,量约 250g,呕吐鲜红色胃内容物 1 次,量约 100ml,纳眠可,小便调。舌淡红,苔薄黄,脉滑数。查体:体温 36.2℃,脉搏 74 次 / 分,呼吸 20 次 / 分,血压 100/70mmHg,腹平软,未见腹壁静脉曲张,未见胃肠型、蠕动波,剑突下轻压痛,无反跳痛,余腹无压痛及反跳痛,液波震颤(–),肝脾肋下未触及,墨菲征(–),麦氏点无压痛,肝脾及双肾区无叩击痛,移动性浊音阴性,肠鸣音 3 次 / 分,未闻及异常血管音。辅助检查:急查血常规示:白细胞 15.56×10^9/L,中性粒细胞 97.8%,红细胞 3.6×10^{12}/L,血红蛋白 114g/L;血型两项:B 型 Rh(+);生化八项:尿素氮 12.66mmol/L。中医诊断:血证(呕血、便血),证属湿热内盛;西医诊断:上消化道出血查因,消化性溃疡合并出血?急性胃黏膜病变?

入院当天,中医治则以祛邪为主,以清化湿热、凉血止血为法,方拟地榆散加减,口服云南白药止血;配合禁食,静脉滴注泮托拉唑钠制酸,硫糖铝口服混悬液口服保护胃黏膜,氨甲环酸氯化钠静脉滴注止血,凝血酶、去甲肾上腺素口服止血,营养支持。处方:地榆 15g,栀子 12g,黄芩 15g,茜草 15g,茵陈 15g,茯苓 15g,枳壳 15g,仙鹤草 15g,甘草 6g。1 剂,日 1 剂,水煎服。

入院第二天,患者精神疲倦,未再解黑便,未呕吐,仍禁食,眠可,小便调。舌淡红,苔薄黄,脉滑数。今晨急查血常规示:白细胞 11.93×10^9/L,中性粒细胞 98.7%,红细胞 2.8×10^{12}/L,血红蛋白 89g/L,红细胞压积 9.252;生化八项示:尿素氮 19.48mmol/L,血糖 7.14mmol/L;电子胃镜示:胃溃疡并出血。继续以清化湿热、凉血止血为法,方拟地榆散加减,口服云南白药止血,予清开灵静脉滴注增强清热泻火,凉血止血功效。西医治疗同前。处方:地榆 15g,栀子 12g,黄芩 15g,茜草 15g,茵陈 15g,茯苓 15g,枳壳 15g,仙鹤草 15g,甘草 6g。1 剂,日 1 剂,水煎服。

入院第三天,患者胃脘部疼痛,头晕,口干,昨日解黑便 1 次。舌淡红,苔薄黄,脉滑数。查血常规示:白细胞 7.92×10^9/L,中性粒细胞 96.7%,红细胞 1.81×10^{12}/L,血红蛋白 57g/L,红细胞压积 9.158。中药同上法,增强清热泻火,凉血止血之力。西医治疗改注射用泮托拉唑钠为奥美拉唑钠静脉滴注加强制酸护胃,输浓缩红细胞 2U 以纠正贫血。处方:地榆 15g,栀子 12g,黄芩 15g,茜草 15g,茵陈 15g,茯苓 15g,枳壳 15g,仙鹤草 15g,甘草 6g,厚朴 10g,羚羊角 1g,水牛角 10g,紫珠草 10g,海螵蛸 15g,侧柏叶 15g。2 剂,日 1 剂,水煎服。

入院第四天,患者神清,精神稍疲倦,贫血貌,胸骨后及胃脘部仍有闷胀感,胃脘部时有疼痛,头晕,口干,无口苦,恶心感,无呕吐,无心悸气促,无腹泻,未解黑便,眠可,小便调,舌淡红,苔薄黄,脉滑细。血常规:白细胞 8.51×10^9/L,血红蛋白 55g/L,红细胞压积 9.163。今日上午在胃镜室,行电子胃镜治疗,发现幽门前区小弯后壁有 20mm×10mm 溃疡,可见血管裸露,红色纤维素附着,少量渗血,予以局部喷洒凝血酶及去甲肾上腺素。术后予埃索美拉唑钠静脉推注并予恒速泵入,奥曲肽恒速泵入。

入院第五天,患者神清,精神可,贫血貌,胸骨后及胃脘部闷胀感稍好转,偶有胃脘部疼痛,头晕,口干,无口苦,恶心,无呕吐,无心悸气促,无腹泻,大便今日未解,小便调,舌淡红,苔薄黄,脉滑略数。患者处于平稳期,予以补益气血为主,处方:黄芪 15g,党参 12g,阿胶 15g,茜草 15g,三七 15g,厚朴 15g,鸡内金 15g,海螵蛸 15g。4 剂,日 1 剂,水煎服。

入院第八天,患者神清,精神可,贫血貌,胸骨后及胃脘部闷胀感稍好转,偶有胃脘部疼痛,头晕,口干,无口苦,恶心感,无呕吐,无心悸气促，无腹泻，大便昨日解1次，小便调。病情平稳，续服前方4剂。

入院第十四天，患者神清，精神可，贫血貌较前明显改善，无诉其他特殊不适，无反酸，无头晕，无口干，无口苦，恶心，无呕吐，无心悸气促，无腹泻，大便已解，无黏液脓血便，无黑便，小便调。血常规：血红蛋白85g/L。大便常规+潜血试验示：潜血(－)。继续以补益气血为主，上方带药7剂出院。

按语：血证的治疗需要分期，急性期当分寒热，湿热炽盛，迫血妄行，以标实为主。治以清化湿热、凉血止血为法，方选地榆散加减。方中地榆、栀子、黄芩清热泻火，茜草、仙鹤草凉血止血，茵陈、茯苓利湿泄热，枳壳理气宽中，使湿热去而血自宁。恢复期出血渐止，气血耗伤，转为本虚为主。治以益气养血、健脾和胃，改用黄芪、党参补气，阿胶养血，三七活血止血，海螵蛸制酸护胃，共奏补而不滞、止血不留瘀之效。

第五节　肠易激综合征

案1

莫某某，女，50岁，干部。2004年12月17日初诊。

主诉：反复下腹部坠胀、疼痛、腹泻5年。

患者平素工作紧张，5年前出现下腹坠胀走窜、疼痛，多于精神紧张时明显，肠鸣，伴腹泻，解糊状便，时夹少量黏液，无脓血，日4～6次。多处就诊，效果不佳，遂于今日到医院就诊。就诊时症见：下腹坠胀走窜、疼痛，多于精神紧张时明显，肠鸣，解糊状便，时夹少量黏液，无脓血，日4～6次，泻后痛减，面色白，伴乏力，口干苦。舌淡红稍暗，薄白腻，脉弦细略数。在外院查大便常规(－)，潜血试验(–),结肠镜示:直肠慢性炎症(轻度)。中医诊断:泄泻,证属肝郁脾虚兼有肠道湿热;西医诊断:肠易激综合征。

患者平素工作紧张,肝郁不舒,肝气乘脾,脾气亏虚不能运化水湿。法当疏肝理脾,清肠利湿。拟方痛泻要方合四逆散加减。处方:防风 18g,白术 15g,陈皮 6g,延胡索 20g,柴胡 10g,枳壳 10g,蒲公英 30g,败酱草 30g,白花蛇舌草 30g,救必应 20g,海螵蛸 20g,白芍 15g。7 剂,日 1 剂,水煎服。

二诊(2004 年 12 月 25 日):服药后腹泻止,大便成形,2 日 1 次,腹痛较前减轻,余症如前。上方去败酱草,加茯苓 18g。7 剂,日 1 剂,水煎服。

三诊(2005 年 1 月 2 日):痛泻止,再以二诊方药去蒲公英,加白术至 20g,续服半月。配合保留灌肠 10 天,诸症治愈。灌肠方:蒲公英 30g,败酱草 30g,白花蛇舌草 30g,苦参 15g,野牡丹 30g。煎煮方法:用水 500ml,煎汁 200ml。

按语:随着现代人生活、工作紧张,压力增大,本病发病率日渐增多。本案患者因工作等多种因素导致肝失疏泄,久则肝郁脾虚,再兼肠道湿热,气机阻滞,故一痛即泻,泻后痛减,予痛泻要方合四逆散疏肝健脾,用柴胡疏肝,白芍柔肝,白术健脾,陈皮理气燥湿、醒脾和胃,用量宜小(6g),以防破气。邱健行教授认为凡是机体有异常的感觉和运动均属于风,肠鸣,肠泻无常,时作时止均为风邪致病特点,防风祛风胜湿止泻,可达到祛风止肠鸣的作用。枳壳、延胡索、救必应行气止痛,其中救必应是偏寒的行气止痛药,用于湿热型腹痛或湿热型泄泻效佳。重用蒲公英、败酱草、白花蛇舌草清热解毒利湿,海螵蛸收敛止泻,全方共奏疏肝健脾,清肠利湿而止泻的作用。邱健行教授治疗此病,除了祛邪,不忘固本,脾胃气虚湿盛证候明显者,见有乏力,困倦、纳呆,舌淡白腻,边有齿痕,加用党参、茯苓、泽泻、薏苡仁健脾益气,淡渗利湿,一般较少用黄芪以免温燥及补气壅中。脾阳不振,出现形寒畏冷,脘腹冷痛者,用理中汤合香砂六君汤温中散寒;气滞明显,腹胀者,加大腹皮、厚朴、延胡索、救必应行气止痛;久病入络,腹部刺痛,舌暗红或有瘀斑者加用桃仁、丹参、三七、五灵脂活血止痛;脾虚及肾,脾肾阳虚,久泻不固者,则用附子理中汤合四神丸温补脾肾,涩肠止泻。若焦虑、少寐、心神不安,加用合欢皮、延胡索、郁金安神解郁,并配合心理疗法,舒畅情志,以利于疾病恢复。另外,邱健行教授治疗慢性结肠炎常常配合灌肠治疗,提高疗效。

总结邱健行教授治疗结肠炎或结肠溃疡的经验方及灌肠方法,供同道借鉴。

1. 灌肠一方

蒲公英 30g,败酱草 30g,白花蛇舌草 30g,苦参 15g,野牡丹 30g。

适应证:肠道湿热证患者。

方义:蒲公英、败酱草、白花蛇舌草、苦参清热解毒,利湿止泻,野牡丹清热利湿、凉血止泻。

2. 灌肠二方

蚕沙 20g,野菊花 20g,野牡丹 20g,补骨脂 12g。

适应证:脾虚肝郁证、脾肾阳虚证患者。

方义:蚕沙化浊除湿,野菊花清热解毒,野牡丹清热利湿,收敛止泻,补骨脂滋补肾阳,固涩止泻。

煎煮方法:加水 500ml,煎药 30 ～ 40 分钟,煎汁 200ml。

保留灌肠方法:肛滴法,在灌肠时加入珍珠粉(以祛腐生肌止血)调匀备用,用大号吸痰管,沿管壁剪出 3 ～ 4 个侧孔(有利药物接触肠壁),从肛门插入最少 15cm,后端接茂菲氏滴管并连接灌肠器,滴速为 60 滴 / 分。灌肠后嘱患者垫高臀部先平卧,再左侧卧,最后右侧卧,让药液与肠道充分接触,保留 1 小时以上。每日 1 次,灌肠 10 天为 1 个疗程,休息 4 天,再进行第 2 个疗程,一般需要 3 个疗程。口服药物配合外用保留灌肠,使药达病所,局部配合全身治疗,从而提高疗效。

案2

毛某某，女，72岁，退休干部。2008年3月4日初诊。

主诉：反复腹痛、腹泻2年余，加重伴头晕头胀4天。

患者2年前开始出现腹痛、腹泻，每日大约4～5次，多于进食后出现，以脐周疼痛为主，第1次大便成形，之后大便稀不成形，夹有黏液，无脓血分泌物，黏液分布于整个大便过程，便后腹痛缓解。近4天前腹痛、腹泻症状发作频繁，每日大便达6次。就诊时症见：腹痛、腹泻，晨起共解大便3次，不成形，夹有黏液，无脓血样物，口干口苦，头胀、头晕伴头重感，无视物旋转，无眼前发黑，舌红，苔薄黄腻，脉滑。结肠镜检查未见异常。既往有高血压病史10余年，血压控制情况一般。中医诊断：①泄泻，证属肝脾不和，湿热蕴结；②头晕，证属肝阳上亢。西医诊断：肠易激综合征。法当疏肝健脾，清热利湿。方拟痛泻要方加减。处方：天麻10g，防风15g，陈皮6g，白芍15g，白术15g，白花蛇舌草30g，败酱草30g，白头翁25g，凤尾草30g，川楝子12g，延胡索20g，甘草6g。5剂，日1剂，水煎服。

二诊（2008年3月10日）：服前方后仍有腹痛、腹泻，今晨共解大便2次，不成形，夹有黏液，无脓血样物，头胀、头晕有所好转。药证相符，湿热得减，守上法，上方续服4剂。

三诊（2008年3月15日）：服前方后进食后仍有轻微腹痛，腹泻，但较前明显减轻，今晨早餐前后各解大便1次，早餐前成形，早餐后糊状，量少，两次均附少量黏液，无脓血，无头胀、头晕，纳眠可。此湿热大部已去，当减清热利湿药，加强健脾扶正之力。上方加入白扁豆15g，继服3剂收全功。

按语：肠易激综合征辨证多见脾虚肝郁型，本例食入即腹痛，痛即泄，与脾虚生风有关，故选用痛泻要方，白术、陈皮健脾行滞；防风祛风胜湿止泻，且配白芍，引其入肝经，祛除肝经之风，静止肝气之横逆，而使脾气恢复健运。加之白头翁、凤尾草、白花蛇舌草、败酱草有清热利湿止泻之功，川楝子、延胡索疏肝行气止痛，白扁豆健脾渗湿止泻，天麻平肝息风以止头眩。

案3

刘某某，男，55岁，职员。2009年5月22日初诊。

主诉：下腹痛伴泄泻9年余。

患者述9年前饮酒后下腹部胀痛不适，伴大便不成形，服中西药治疗效果不佳，上述症状反复发作，后发展至痛则泄泻，甚则呈水样，日10余次，影响正常工作生活，情绪紧张时尤为明显，遂到医院就诊。就诊时症见：下腹胀痛，大便溏，痛则泻下水样溏便，伴有肠鸣，胸胁胀满，口苦，偶嗳气无反酸，纳一般，偶眠差，小便调，舌淡红苔白滑，脉弦缓。结肠镜检查未见异常。腹部超声检查示胆囊多发息肉。中医诊断：泄泻，证属肝脾不和；西医诊断：肠易激综合征。

久泻不止，痛则泻下，为痛泻之症。因患者9年前饮酒过度，酒湿邪气伤及脾胃，水湿内生阻滞肝脾气机，故肝郁而见胸胁胀满，下腹胀痛，嗳气，水湿下流肠道，则泻下水样便，舌淡红苔白滑，脉弦缓为肝气不舒，脾失健运之征。法当疏肝理脾，化湿行气。方拟痛泻要方加减。处方：防风18g，陈皮6g，白术15g，甘草6g，火炭母20g，凤尾草20g，茯苓10g，败酱草20g，藿香15g，海螵蛸20g，石榴皮20g，延胡索20g，香附18g，丹参18g。14剂，日1剂，水煎服。

二诊（2009年6月5日）：患者下腹胀痛明显缓解，大便日1次，质软，不伴肠鸣，无嗳气反酸，口苦，纳眠可，二便调，舌红，苔薄黄，脉弦。此经上方疏肝健脾、清热化湿，收敛止泻后症状改善，药证相对。继服7剂以收全功。

按语：本案以痛泄要方加减治疗久泄。久泄多见于老年或久病体弱患者，但是本病却是肝郁脾虚证，加入邱健行教授常用的治疗湿热腹泻药对，“火凤”（火炭母、凤尾草）既有甘寒清热化湿之功，而无芩连苦寒败胃之弊；再加入藿香芳香化湿；茯苓健脾渗湿；海螵蛸、石榴皮收敛止泻；香附、延胡索、丹参行气活血止痛。全方一则针对病机，土虚木乘，治以健脾疏肝；二则针对湿热病邪，治以清热化湿；三则针对久泄，治以收敛止泻；四则针对久病气滞血瘀，以行气活血法综合治疗，治愈顽疾。

第六节 溃疡性结肠炎

案1

陈某，男，36岁，职员。2003年11月24日初诊。

主诉：腹痛、腹泻伴黏液脓血便1年余。

患者自述1年前进食油腻食物之后出现腹痛、腹泻伴黏液脓血便，用中、西药间断治疗1年余，效果不明显，遂于今日来诊。就诊时症见：左下腹痛，伴腹泻，黏液脓血便，每日3～4次，量少，排便不尽感，泻后腹痛稍减，有里急后重感，肛门灼热，口干口苦，面部痤疮伴脓性分泌物，无发热，尿黄，纳一般，眠差，舌红苔黄厚腻，脉弦滑。查大便常规+潜血试验示：红细胞（++），白细胞（+），黏液（++）、潜血（+）；肠镜检查示溃疡性结肠炎。中医诊断：大瘕泻，证属湿热蕴肠；西医诊断：溃疡性结肠炎。

治以清热解毒，燥湿止泻。以自拟火凤清肠方加减。处方：火炭母30g，凤尾草30g，白花蛇舌草20g，败酱草30g，黄连10g，黄柏12g，秦皮15g，马齿苋30g，金银花15g，甘草6g。7剂，日1剂，水煎服。

二诊（2003年12月1日）：面部痤疮结痂，大便次数减少，日2～3次，腹痛减轻无脓血，见少量黏液，仍排便不尽，肛门不适。湿热得减，但热毒未尽，颜面痤疮甚，故于上方去火炭母、凤尾草，加入紫花地丁 18g 加强清热解毒，延胡索 18g 增强行气止痛之力。7 剂，日 1 剂，水煎服。

三诊（2003 年 12 月 8 日）：上症减轻，守上方加减。

续守上方加减前后 3 个月，大便转为正常，腹痛止。

按语：邱健行教授认为溃疡性结肠炎属中医“大瘕泻”范畴，病因有三，①外因：六淫病邪中以热毒夹湿为主，突出热毒致病；②内因：先天禀赋不足或久病体虚而致脾气虚弱、脾阴不足或脾肾阳虚；③不内外因：内伤七情，紧张忧虑、肝郁气滞，横逆犯脾，大肠传导失司。三因相互作用，常易形成本虚标实之证。标实：湿热、气滞、血瘀；本虚：脾肾气阴不足。病位在肠，与脾、胃、肝、肾密切相关。肠道热毒湿热为发病的关键，肠道热毒湿邪与肠中糟粕蕴结，壅滞气血，而致气滞血瘀，甚至入血动血，化腐成脓，而致脓血，气滞血瘀贯穿病程始终，日久脾肾亏虚，出现正虚邪恋，病程缠绵或反复发作。邱健行教授治疗慢性结肠炎，认为病久缠绵难愈主要因为热毒夹湿病邪深固。活动期，侧重祛邪，清热解毒利湿；中期或反复发作者，因邪恋正虚，应注意邪正双方力量对比，分清标本缓急，或侧重祛邪，或是侧重扶正，但湿热瘀毒未解者，应坚守清热解毒利湿，若夹血瘀壅滞，同时应行气祛瘀，化腐生肌，结合内服外治，全身和局部治疗，提高疗效；后期或病久，正气虚为主要矛盾，但湿热仍恋，或湿邪随阳虚化寒，或湿热化燥，在扶正基础上仍须清解热邪，或散寒化湿，邪祛务尽，邪去才能正安。控制病情复发，需维持治疗，一般服药半年至 1 年。同时注意生活饮食调摄，宜少渣、易消化、低脂肪、高蛋白饮食，预防肠道感染，保持心情舒畅。

本案中患者阳气素旺，喜食油腻，酿生湿热毒邪，湿热毒邪蕴结肠道，阻滞气机，则腹痛；大肠传导失司，则腹泻；湿热与气血搏结化腐成脓，故见脓血；舌红，苔黄厚腻，脉弦滑，颜面痤疮化脓均为湿热蕴结之象。本病为标实正未虚阶段，以祛邪为主，方中重用火炭母、凤尾草，苦微寒，清热解毒、利湿止泻，是岭南草药中的止泻佳品。将两药相配组成药对，相须为用，可增强止泻效果，是邱健行教授治疗湿热泄泻（泻下急迫，肛门灼热，里急后重）的常用药对。火炭母、凤尾草苦寒之性较黄连、黄柏平和，不易伤正，还有消食导滞、凉血消肿作用，更适用于肠道有炎症、糜烂、溃疡病灶的患者，用于肠炎急性期或活动期患者。白花蛇舌草、败酱草甘寒清热解毒，归大肠经，是邱健行教授清利肠道湿热的常用药；黄连、黄柏苦寒，用于清利肠道较重的湿热病邪；秦皮苦寒，归大肠经，清热解毒、燥湿止泻；马齿苋酸寒，清热解毒，止泻酸收，止黏液便效佳；金银花清热解毒，用于止泻疗效独到。故药后脓血止，病情明显好转，因热毒未尽，颜面痤疮甚，故于第二方中加入紫花地丁加强清热解毒，加延胡索行气止痛，在邪实正不虚阶段，用药效专力宏，邪祛务尽。3 个月后追访患者，无腹痛、腹泻，复查结肠镜，原直肠及乙状结肠连续糜烂、浅溃疡病灶，已消失。

案 2

欧某某，男性，35 岁，2019 年 5 月 13 日初诊。

主诉：反复腹痛腹泻伴黏液脓血便 2 年余，再发 1 月。

患者 2 年前不节饮食后反复出现腹痛，脐周为主，阵发性加剧，伴腹泻，解黄色稀烂便，日 2～4 次，时夹黏液脓血，便后痛稍减或不减，当时在当地医院查电子肠镜示溃疡性结肠炎，经服用美沙拉秦肠溶片后效果不明显，来广州某医院诊治，予生物制剂治疗，并嘱长期半流质饮食，腹痛腹泻及黏液脓血便均有减轻，但时有反复，1 月前上述症状再发，目前治疗方案让患者经济和身心均不能耐受而来诊，来诊时症见：神色忧郁，腹痛，脐周为主，阵发性加重，日解稀烂便 3 次，时夹黄白色黏液，或脓血，便后痛稍减或不减，伴肠鸣，口干不苦、纳少眠一般，小便调。舌红苔黄腻，脉弦滑数。中医诊断：久泻，证属热毒炽盛。西医诊断：溃疡性结肠炎（慢性复发型、广泛结肠型）。

治以清热解毒、祛湿止泻、理气止痛。自拟火凤清肠方加减。处方：火炭母 30g，凤尾草 30g，蒲公英 20g，败酱草 20g，黄连 9g，茯苓 15g，紫草 10g，马齿苋 20g，陈皮 10g，炒白术 15g，赤芍 10g，三七 10g，延胡索 20g，炒山药 30g，炒薏苡仁 20g，炙甘草 10g。14 剂，日 1 剂，水煎服。另口服肠道益生菌：双歧杆菌三联活菌胶囊，每次 2 粒，每日 3 次，饭后服。

二诊（2019 年 5 月 27 日）：腹痛、泄泻稍减轻，大便日 2～3 次，色黄烂；黏液脓血明显减轻，纳眠改善，舌红苔稍黄腻，脉弦滑稍数。经治，患者热毒炽盛减轻，呈现大肠湿热证，上方将火炭母、凤尾草减量至 20g，去马齿苋，以防止苦寒久用损伤脾胃；加柴胡、升麻各 10g，以加强疏肝理气，升阳解毒，加山楂 10g 以加强消食、活血。续服 14 剂，肠道益生菌继续服用。

三诊（2019 年 6 月 12 日）：腹痛、泄泻明显减轻，大便日 1～3 次，色黄质软或烂，偶夹少量黄白色黏液，无脓血，舌淡红苔白稍黄腻，脉细。大肠湿热证进一步减轻，上方将蒲公英、败酱草减量至 10g，去紫草，续服 14 剂。

四诊（2019 年 6 月 26 日）：腹痛、泄泻基本缓解，大便日 1～2 次，色黄质软或糊状，偶稀烂，偶夹少量黄白色黏液，无脓血，舌淡红苔白稍腻，脉细。大肠湿热证基本缓解，病久本虚夹瘀显现，方药改用为参苓白术散加用火炭母、凤尾草、延胡索、赤芍各 10g。

患者随后断断续续半月复诊 1 次，随证加减。共治疗 5 个月后无明显不适，再停药半月后（2019 年 10 月 28 日）复查电子肠镜示直肠黏膜稍充血水肿，未见糜烂、溃疡。继续中药辨证治疗，又间断服药 1 月余，停药。随访 1 年余未见复发。

按语：该患者为青壮年男性，发病时出现腹痛、腹泻、黏液脓血便，便频纳差，舌红苔黄腻，脉弦滑数，为一派热毒炽盛之象；病因病机为发病前饮食不节、起居不慎，又工作劳累，导致湿热内聚，进而伤脾碍胃，运化失衡，日久积热酿毒，邪毒腐肠，因此，急则治其标，采用邱健行教授学术思想及其治验方药火凤清肠方加减。用火炭母、凤尾草、蒲公英、败酱草及黄连、马齿苋泻火解毒，清肠止泻，紫草、三七化瘀止血，配合炒山药、炒薏苡仁、炒白术、茯苓等健脾渗湿、祛腐生新，加以陈皮燥湿、理气，延胡索、炙甘草止痛；全方力行霸道，泻火解毒、止泻止血力强，非年轻力壮、邪实毒重的急性期者不可用，更不可久用。

随着热毒减退，黏液脓血便减少或消失，就逐步减少火炭母、凤尾草用量，并逐渐停用马齿苋、败酱草等苦寒药物，以防久用大量苦寒药物，伤脾碍胃；同时继续祛湿、活血、健脾止泻等治疗；待湿祛，痛泻皆缓，就要加强健脾益气，以清余毒、补后天而求长治久安。

第七节　克罗恩病

案 1

洛某，男，54 岁，外籍教师。2011 年 5 月 16 日初诊。

主诉：腹痛、腹泻 2 年。

患者 2 年前无明显诱因出现腹痛、腹泻，当时在巴黎以急性肠炎治疗后，病情反而加重且出现便血，行结肠镜检查提示克罗恩病，口服泼尼松每日 20mg。激素治疗后症状可缓解，但觉疲倦乏力，尝试减少药量则腹痛、腹泻反复如初，改口服美沙拉秦、柳氮磺吡啶等抗炎治疗，病情时轻时重，且用药量须逐渐增大方可缓解，疲倦乏力较前明显加重。2010 年 4 月行肠道 MR 检查，维持克罗恩病诊断。2011 年 3 月因外派工作学习至广州，经友人介绍前来就诊。症见：腹痛，以右侧腹及脐周为甚，伴肠鸣，腹泻，日 5～6 次，大便夹红白黏液，其味臭秽，便后肛门灼热，伴口干口苦，牙龈肿痛，恶心，乏力，胃纳差，尿短黄。形体消瘦，舌质红，苔黄厚腻，舌底脉络迂曲延长，脉弦数。中医诊断：久痢，证属湿热内蕴、痰瘀互结。西医诊断：克罗恩病。

治当清热凉血、利湿解毒、理气止痛、运脾开胃。应患者纯中药治疗要求，予处方：黄连10g，黄柏12g，赤芍15g，牡丹皮12g，火炭母20g，凤尾草20g，半枝莲20g，白花蛇舌草20g，救必应20g，两面针10g，藿香12g，延胡索20g，布渣叶15g，鸡内金10g，甘草6g。14剂，日1剂，水煎服。

二诊（2011年6月1日）：腹痛略减，大便日4～5次，大便仍夹白色黏液，红色分泌物仅剩少许，排便后肛门仍有灼热感，恶心、乏力稍减，胃纳稍改善。舌红苔黄腻，脉弦略数。上方去赤芍，加三七6g以活血化瘀。14剂，日1剂，水煎服。

三诊（2011年6月15日）：腹痛明显减轻，大便日3～4次，大便有少许黏液，已无红色分泌物，仍有乏力，已无恶心，胃纳好转。舌稍红，苔黄腻，脉弦。上方去牡丹皮，加秦皮15g、石榴皮20g以清热燥湿、涩肠止泻。28剂，日1剂，水煎服。

四诊（2011年7月18日）：已无腹痛，大便日2次，先软后溏，无红白黏液，胃纳进一步改善，体重略增，偶有乏力，睡眠多梦，易惊醒。舌稍红，苔白黄微腻，脉弦细。上方去藿香、两面针，加酸枣仁20g、五味子10g以养血安神。28剂，日1剂，水煎服。

五诊（2011年8月19日）：纳眠明显改善，体重逐增，大便日1次，不溏反结，排便又感困难。舌腻稍减，其余同前。热象大减，去黄连、黄柏等苦寒之品。处方：火炭母20g，凤尾草20g，救必应20g，延胡索20g，酸枣仁20g，太子参15g，布渣叶15g，鸡内金10g，虎杖10g，甘草6g。28剂，日1剂，水煎服。嘱其加强运动锻炼。

六诊（2011年10月21日）：精神好，饮食如常，体重、体力恢复至病前水平，无腹痛、腹泻。偶因饮食不宜出现大便溏，溏而不畅。舌淡红，苔薄白，脉弦细。以益气健脾行气为法。处方：党参20g，茯苓20g，白术20g，火炭母20g，虎杖6g，布渣叶10g，鸡内金10g，砂仁10g后下，甘草6g。28剂，日1剂，水煎服。

七诊（2011年11月21日）：精神、饮食及二便如常，体重较病前增加。肠镜检查示直肠轻度炎症。上方去虎杖，加木香6g。28剂，日1剂，水煎服。

八诊（2012年1月6日）：自觉无明显不适，病情稳定，请求处方以巩固疗效。守上方，每周服药频率渐减，先每周5剂，后减至3剂，再减至1剂。1年后追踪未见复发，连续3年复查肠镜提示回肠末端及结肠黏膜均未见异常。

按语：本案西医诊断为克罗恩病，是临床难治性疾病，以腹泻、解黏液脓血便为主要症状，病程迁延难愈，故中医诊断为“久痢”，证属标实本虚。标实主要表现为热毒夹湿阻滞肠道气机，出现腹痛、腹泻、肠鸣、里急后重；热毒灼伤肠道血络，则解红白黏液便；舌质红、舌下脉络迂曲、苔厚腻、脉数为湿热夹瘀之象。患者体质禀赋较弱，加之久病必虚，则消瘦、乏力。患者正气虽虚，但以标实为主，治宜先清后补，主张祛邪务尽，故初期用黄连、黄柏苦寒清热燥湿归走肠道；火炭母、凤尾草、白花蛇舌草、半枝莲甘寒以清热解毒利湿；赤芍、牡丹皮凉血以止血；再用延胡索、救必应理气止痛，配合布渣叶、鸡内金开胃消滞。用两面针清热解毒，针对牙龈肿痛。后期热毒夹湿之标实证大势已去，显露出脾虚气滞，则用香砂六君子汤健脾理气，以扶正固本。通过前后1年治疗，不仅改善了临床症状，有效防止其并发症及病情反复，而且达到了结肠黏膜愈合的理想疗效，说明中医药治疗克罗恩病不仅对本民族人民有效，对其他民族人民也有较好的疗效，值得临床推广。

案2

王某某，男，52岁，工人。2014年2月9日初诊。

主诉：右上腹间断疼痛1年余。

患者2012年9月因腹痛、腹泻于某医院消化科住院，被确诊为克罗恩病，经治疗后病情好转出院，出院后仍间断有上腹疼痛。现自觉食后右上腹有时疼痛，胀满，大便稀烂，黏滞不爽，日3～4次，偶有便中带血，双肘部及双腓肠肌部位皮肤对称性潮红、增厚、脱屑，近3日伴流清涕，痰多。形体稍瘦，面色少华；舌质稍暗，苔薄白，脉弦。肠镜检查提示回肠末端及降结肠、直肠见多处溃疡，胃镜检查未见异常。中医诊断：久痢，证属湿热瘀毒，伤中损肤。西医诊断：克罗恩病。治当清热凉血，利湿解毒，和中健脾。处方：水牛角15g先煎，生地黄12g，赤芍10g，炒黄芩10g，白头翁6g，地锦草12g，地榆15g，槐花12g，乌梅10g，苍耳草15g，干姜8g，炒白术15g，陈皮12g，砂仁6g后下。21剂，日1剂，水煎服。

二诊（2014年3月6日）：左膝疼痛，有时轻度腹泻，入夜盗汗，皮肤出现牛皮癣；苔薄黄，舌质稍暗，脉濡。上方加延胡索10g，露蜂房10g，防风10g。21剂，日1剂，水煎服。

三诊（2014年4月13日）：药后欲大便，大便日行2次，不成形，未见脓血，盗汗仍存，皮损减轻，腹部疼痛缓解，偶有轻微疼痛；苔薄微黄，脉濡滑。上方加炒薏苡仁15g。28剂，日1剂，水煎服。

四诊（2014年5月15日）：右上腹疼痛好转，恼怒时双胁部轻度疼痛，双肘及下肢对称性皮损好转，瘙痒不显，大便日行2次，欠成形，入夜口干，苔薄微黄，舌质稍暗，脉弦。上方加牡丹皮10g。28剂，日1剂，水煎服。

五诊（2014年6月27日）自诉一切可，入夜口干已止，自觉无明显不适，唯有时食后腹胀，双下肢及双肘皮肤瘙痒少作，大便日行1次，尚成形；苔薄舌质稍暗，脉濡。守上方，21剂，日1剂，水煎服。

六诊（2014年7月17日）：双胁偶有轻痛，双下肢皮肤时感干燥、脱屑，经治数月来体重增加5kg，纳尚可，大便未见黏液出血，日行1次，成形，苔薄，质暗红，脉细。初诊方加延胡索10g。21剂，日

1 剂，水煎服。

2024 年 8 月 1 日电话随访，10 年间患者用初诊方间断加减巩固治疗，自觉无明显不适。2020 年体检复查肠镜提示，全结肠、直肠未见异常。病情稳定，至今未见复发。

按语：脾胃虚弱是本病发病的根本内因，湿邪是本病主要病邪。该患者素体脾胃虚寒，故用白术、干姜、陈皮、砂仁健脾温中，化湿理气。该患者湿久化热，阻滞肠络，湿热化燥化火，损伤肠络，肉腐血败，故见大便稀烂、黏滞不爽、偶有便血，则用水牛角、生地黄、赤芍凉血解毒，取犀角地黄汤之意；用白头翁、地锦草、地榆、槐花、黄芩以清肠利湿。后以牡丹皮、薏苡仁加强凉血祛湿。邱健行教授认为本病具有病情反复发作、胃肠病灶多发等特点，犹如风性变化无常，故以防风、苍耳草祛风止痒。苍耳草治疖癣、皮肤瘙痒，不同于苍耳子通鼻窍；乌梅敛阴止痒，尚可收敛肝风，以免横逆犯脾，加重腹痛腹泻。全方共奏健脾祛湿、凉血解毒、祛风止痒功效，攻补兼施。并嘱患者调理饮食，进食少渣、无刺激且营养的流质或半流饮食，避免生冷、油腻、刺激之物，忌牛奶；配合每天匀速慢跑 30 分钟，增强正气，扶正祛邪。本案经较长疗程，疾病向愈，达到了肠道黏膜愈合的佳效。

第八节　功能性便秘

案 1

马某，男，37 岁，搬运工人。2007 年 4 月 13 日初诊。

主诉：大便秘结 2 年。

患者 2 年前无明显诱因出现大便秘结，约 5 ～ 7 日 1 行，须用开塞露辅助方能排便，伴脐下腹痛，形寒，四肢不温，纳欠佳，眠尚可，小便清长。舌质淡白，苔白厚腻，脉迟，右关脉细弱。结肠镜检查示全结肠大致正常。中医诊断：便秘，证属冷秘；西医诊断：功能性便秘。法当温中散寒、润肠通下，以温脾汤加减治之。处方：熟附片 30g[先煎]，干姜 10g，白术 30g，大黄 9g[后下]，火麻仁 15g，郁李仁 15g，炙甘草 6g。3 剂，日 1 剂，水煎服。

二诊（2007 年 4 月 16 日）：大便改善，1～2 日 1 行，质稍硬，无明显腹痛，形寒减轻，四肢不温较前好转。舌淡白，苔中部白腻，脉迟，右关脉细弱。处方：熟附片 10g[先煎]，干姜 10g，白术 30g，大黄 9g[后下]，桂枝 6g，白芍 10g，火麻仁 15g，郁李仁 15g，炙甘草 6g。14 剂，煎服法同前。

2 个月后电话随访，患者诉大便通畅，未有腹痛，四肢温暖。

按语：患者素体瘦弱，阳气不足，加之从事重体力劳动，劳则耗伤阳气，中寒内生，久则寒积肠道，大肠传导失司而致冷秘。寒性收引则腹痛，形寒、四肢不温、小便清长为阳气失于温煦征象，苔白厚腻、脉迟为阳虚内寒征象。故当温阳散寒与润肠通下并举，用温脾汤加减。方中附子、干姜辛温大热，温阳散寒。白术健脾燥湿，具有双向调节作用，即重用至 30g 以上可健脾运气，推动肠道传导而能通便；若用 30g 以下则偏于燥湿止泻，可治疗便溏腹泻。大黄苦寒，泻下通腑，配伍火麻仁、郁李仁润肠通便。二诊中加入桂枝、白芍取小建中汤之意，以增强温通脾阳、缓急止痛之功。

案 2

谈某，男，53 岁，干部。2009 年 12 月 4 日初诊。

主诉：大便秘结伴眠差 2 月。

患者 2 个月前因食辛辣出现大便秘结，伴睡眠质量差，烦躁，自服润肠茶及安眠药（具体不详）等后症状无缓解。来诊时症见：大便干结如栗难解，每次排便需15分钟左右，1～2日1次，伴烦躁，眠差，入睡难，夜间潮热，口干喜饮，咽干，舌淡红，苔薄黄干，脉细数。结肠镜检查无异常。西医诊断：功能性便秘。中医诊断：便秘，证属燥热伤阴。法当清热通便，养阴润肠佐以益气。方拟增液汤加减。处方：玄参20g，麦冬15g，生地黄30g，太子参15g，白术20g，枳实10g，虎杖30g，芦荟10g，火麻仁30g，郁李仁20g，北沙参20g，玉竹20g，甘草6g。7剂，日1剂，水煎服。

二诊（2009年12月11日）：大便秘结明显减轻，排便较前容易，每次排便需5分钟左右，但仍偏干，入睡较前好转，口干减轻，无明显烦躁，偶发潮热，舌淡红，苔薄黄，较前有津液。此胃肠燥热减轻，但阴液仍不足。守上方加山药20g，继服14剂。

三诊（2009年12月25日）：大便不干，日解1次，无排便困难，偶有口干，睡眠好转，舌淡红，苔薄白而润，脉细数。此气阴不足，治以益气养阴为主，处方：玄参20g，麦冬15g，生地黄30g，虎杖30g，芦荟8g，白术15g，北沙参20g，太子参15g，甘草6g。7剂，日1剂，水煎服。

后续随诊，患者诉服完上药后大便成条顺畅，日1次，睡眠正常。

按语：本案患者平素喜食辛辣煎炸之品，日久消灼胃肠津液而致津枯肠燥便秘，正所谓无水舟停。胃主降浊，其气下行可帮助肠道推陈致新，患者脾胃素虚，又饮食不节致使重伤脾胃，使气血生化乏源，气虚无力推动，又因津枯失润，则大便干结难下。治疗上，用增液汤（生地黄、玄参、麦冬）养阴润肠，以增水行舟；用枳术丸，白术用量大于枳实2倍以上，健脾消积，使中土之虚得补，肠胃积滞得消，用芦荟、虎杖清热泄下，佐以火麻仁、郁李仁增强润肠通便，太子参，北沙参，玉竹加强益气养阴，而不致温燥。邱健行教授善用玉竹养阴润肠通便。全方攻补兼施，层次分明，共奏养阴益气，清热泄下通便功效。

第九节 慢性乙型病毒性肝炎

案 1

彭某，男，36 岁，职员。2020 年 7 月 24 日初诊。

主诉：反复右胁肋痛 3 年。

患者 3 年前因饮食不规律，加之工作紧张，反复出现右胁肋隐痛，伴恶心乏力，遂来就诊。症见：右胁肋痛，腹胀，进食后加重，嗳气，无反酸，恶心，乏力，时有头昏胸闷，视物模糊，纳眠差，大便不畅，质稀烂，日 3 ～ 4 次。舌淡红胖大，边有齿印，苔黄白腻，左脉弦细、右脉缓而无力。既往有高血压病史 15 年，当即测血压 162/90mmHg。实验室检查：肝功能八项示：ALT 119.20U/L，AST 56.20U/L，余项正常；乙型肝炎病毒血清学五项提示：HBsAg（+）、HBsAb（–）、HBeAg（+）、HBeAb（–）、乙型肝炎核心抗体 HBcAb（+）；HBV-DNA：2.00×10^5IU/ml。腹部超声提示脂肪肝，肝硬度测量 8.9kPa，肝纤维化 F0-F1 可能性大。中医诊断：①胁痛，证属脾虚肝郁夹湿热；②眩晕，证属肝阳上亢。西医诊断：慢性乙型病毒性肝炎、高血压 2 级。

法当清热利湿，调和肝脾，平肝潜阳。处方：天麻 10g，罗布麻叶 18g，白芍 20g，甘草 6g，怀牛膝 20g，车前子 20g，叶下珠 30g，茵陈 30g，栀子 10g，土茯苓 30g，黄柏 6g，丹参 20g，益母草 30g。14 剂，等剂量配方颗粒剂温水冲服，日 1 剂。嘱禁酒，饮食清淡，不宜过饱，畅情志。西药予口服恩替卡韦分散片每日 9.5mg，抗乙型肝炎病毒治疗。

二诊（2020 年 8 月 7 日）：患者仍右胁肋痛，恶心、乏力缓解，进食后无反胃，头昏、胸闷较前减轻，大便排出不畅，质稀烂，但大便次数减至1～2次。舌脉无明显变化。血压141/90mmHg。继续以清热利湿、调和肝脾为法。守上方，加郁金10g以行气解郁、活血止痛。续服14剂，西药同前。

三诊（2020年8月21日）：患者仍右胁肋隐痛及腹胀，但程度减轻。时感头昏，已无明显胸闷及视物模糊，胃纳及睡眠较前好转，大便同前。舌淡红，舌体已无胖大，边仍有齿印，苔白腻。左脉仍弦细，右脉缓。血压145/92mmHg。实验室检查示：HBV-DNA降至1.7×10^3IU/ml。于上方加薏苡仁利湿，石决明潜阳止眩。处方：天麻10g，罗布麻叶18g，白芍20g，甘草6g，怀牛膝20g，叶下珠30g，绵茵陈30g，土茯苓30g，黄柏6g，丹参20g，益母草30g，郁金10g，薏苡仁30g，石决明20g。续服14剂，每日1剂。西药同前。

四诊（2020年9月18日）：患者头昏缓解不明显，右胁肋隐痛如前，无明显腹胀，纳眠可，大便成形，日1次，无排便不畅感。舌边无明显齿印，舌苔仍白腻，但较前变薄，脉象同前。肝功能八项：ALT 52.00U/L，AST 39.00U/L；HBV-DNA：$<1.00\times10^2$IU/ml。患者头昏未解，予平肝潜阳降逆；右胁肋隐痛如前，加活血解毒之品以止痛。处方：天麻10g，罗布麻叶18g，怀牛膝20g，叶下珠30g，黄柏6g，丹参20g，郁金10g，石决明20g，代赭石10g，三七3g，白花蛇舌草20g，半边莲20g。续服14剂，每日1剂。服法及生活方式调整同前。西药予口服恩替卡韦分散片，加肝复乐片4片，每日3次。

五诊（2020年10月2日）：头昏缓解，偶有右胁肋痛，纳眠正常。舌淡红，苔薄白，左脉稍弦。血压132/90mmHg。以健脾益气巩固疗效，以防复发。处方：天麻10g，罗布麻叶18g，代赭石10g，石决明20g，叶下珠30g，茵陈30g，怀牛膝20g，黄柏6g，茯苓20g，白术10g，甘草6g，太子参30g。续服14剂，日1剂。

此后在本方基础上略作加减服用3个月，患者症状皆愈。

按语：湿热疫毒是乙型病毒性肝炎的关键病因，故清热解毒是贯穿始终的治疗大法，邱健行教授强调"清热解毒，祛邪务尽，要行霸道"，重用叶下珠、茵陈，剂量一般用30g以上，具有清热解毒祛湿功效，配合栀子、黄柏、土茯苓加强清热解毒祛湿作用。因湿与疫毒胶着难解，病程迁延难愈，久病入络，瘀阻肝络，予丹参、三七、益母草活血化瘀、通络止痛；白芍养阴柔肝止痛。在治疗后期，正气虚显露，故加用四君子汤健脾固本、扶正祛邪。另外，天麻、罗布麻叶为"降压二麻"能平肝潜阳息风以治头昏，常配伍怀牛膝、车前子补肝肾利尿、引血下行，从而起到良好的降压效果，配合西药恩替卡韦分散片抗病毒治疗，快速抑制乙型肝炎病毒复制。

案2

陈某某，女，42岁，职员。2008年6月27日初诊。

主诉：发现乙型肝炎"小三阳"10年余，右胁痛5年余。

患者10年前体检，乙型肝炎病毒血清学五项提示：HBsAg（+）、HBeAb（+）、HBcAg（+），肝功能检查无异常，无明显不适，故未予重视。近5年反复出现肝区隐痛，伴眠差多梦，曾到当地医院多次诊治（具体治疗措施不详），但症状未见明显好转，今来求诊。来诊时症见：精神疲倦，面色黄，时有右胁部隐痛，伴口干苦，乏力，尿黄，眠差，舌质暗红，苔黄腻，舌底络脉迂曲，脉弦滑。肝功能八项无异常。中医诊断：胁痛，证属湿热瘀结；西医诊断：慢性乙型病毒性肝炎。

患者感受湿热疫毒之邪日久，湿热内阻之象明显，湿热内阻，气机不畅，日久可致血瘀，湿瘀互结，不通则痛，故见右胁部隐痛；热扰心神，故见眠差。口干苦、尿黄、舌暗红苔黄腻，舌底络脉迂曲，脉弦滑均为湿热瘀结之象。法当清热祛湿，活血化瘀，自拟方加减治之。处方：叶下珠30g，溪黄草30g，鸡骨草30g，半枝莲20g，白花蛇舌草20g，莱菔子12g，丹参18g，甘草6g。14剂，日1剂，水煎服。

二诊（2008年7月11日）：右胁部隐痛较前稍减轻，睡眠较前好转，口干口苦较前减轻。此湿热减轻，守上法。上方加栀子10g加强祛湿之功，加知母10g及珍珠母15g以增强养阴清热宁心之力，14剂，日1剂，水煎服。

三诊（2008年7月25日）：右胁隐痛已不明显，精神稍疲倦，口干口苦不明显，时有心悸，大便溏，小便淡黄。此热邪祛之有七，但湿邪仍较重，脾胃虚弱之证显露。治当以健脾益气为主，佐以清热利湿，方拟四君子汤加减。处方：太子参15g，茯苓15g，白术15g，泽泻15g，猪苓15g，绵茵陈30g，叶下珠30g，郁金15g，丹参18g，大枣20g，火炭母30g，甘草6g。28剂，日1剂，水煎服。禁食寒凉滋腻之品，以防伤及脾胃。

四诊（2008年9月1日）：已无右胁部隐痛，精神一般，无口干口苦，略感咽痒不舒，二便尚调。此湿热之邪已祛之有九，故症状基本消失，据舌脉及症状提示，略有外感，治当以清热祛湿，活血化瘀法巩固疗效，并兼以解表利咽。处方：叶下珠30g，白花蛇舌草20g，甘草6g，浙贝母10g，桔梗12g，野菊花15g，溪黄草30g，凤尾草30g，火炭母30g，石斛15g，栀子12g，丹参20g。28剂，日1剂，水煎服。

按语：邱健行教授认为慢性乙型肝炎的发病特点存在内因及外因两个重要因素。内因即脾胃气虚，外因即湿热毒邪。脾胃气虚是慢性乙型肝炎发病的根本，故顾护脾胃是治疗慢性乙型肝炎之根本。正如仲景云："见肝之病，知肝传脾，当先实脾。"慢性乙型肝炎患者常常表现出倦怠乏力、少气懒言、纳呆腹胀、口淡乏味、面色萎黄、舌淡边有齿痕苔白腻等脾气亏虚的临床表现，因此时时处处顾护脾胃之气是治疗慢性乙型肝炎的根本。选方用溪黄草、鸡骨草、叶下珠、半枝莲等甘寒之品，少用芩、连、柏等苦寒败胃之药，并根据病情，使用四君子汤等健脾方药正是体现时刻顾护脾胃的学术思想。本案患者受湿热疫毒之邪日久，湿热内阻之象明显，以清热祛湿，活血化瘀为法，后患者湿热之邪减轻，正虚显露，表现出脾虚湿困，以四君子汤加减健脾化湿。全案不离清热祛湿与健脾，最终取效。

案 3

方某某，男，38 岁，职员。2009 年 9 月 21 日初诊。

主诉：右胁部胀闷不适半月余。

患者近日工作劳累，半月前出现右胁部胀闷不适，伴恶心厌油感，遂到当地医院就诊，查乙型肝炎病毒血清学五项为“大三阳”，遂来求诊。刻下症见：神疲，右上腹部胀痛，恶心厌油感，嗳气频频，口干口渴，眠差，小便黄，大便正常，舌红苔黄腻，脉弦。辅助检查：乙型肝炎病毒血清学五项：HBsAg（+）、HBeAg（+）、HBcAb（+）；肝功能八项：ALT 132U/L，AST 130U/L，γ- 谷氨酰转移酶（GGT）323IU/L；HBV-DNA：6.37×10^{6}IU/ml。腹部超声示：肝脏见密集光点，分布均匀。中医诊断：胁痛，证属肝胆湿热；西医诊断：慢性乙型病毒性肝炎。

此为患者感受湿热邪毒病邪，熏蒸肝胆，累及脾胃，故见上述诸症。治以疏肝利胆，清热利湿。拟方四逆散加减。处方：柴胡 12g，赤芍 15g，甘草 6g，枳实 12g，川楝子 20g，延胡索 20g，海螵蛸 30g，浙贝母 10g，叶下珠 30g，鸡骨草 30g，栀子 12g。28 剂，日 1 剂，水煎服。

二诊（2009 年 10 月 26 日）：患者服药后精神较前好转，右上腹胀痛明显减轻，无恶心厌油感，仍有嗳气，口干口渴，小便黄，大便日 1～2 次，质偏溏，舌淡边有齿痕，苔薄黄，脉弦但较前缓和。复查肝功能八项：ALT、AST 正常，GGT 107IU/L；HBV-DNA：4.8×10^{3}IU/ml。处方：柴胡 12g，甘草 6g，叶下珠 30g，鸡骨草 30g，半枝莲 15g，白花蛇舌草 15g，海螵蛸 30g，浙贝母 10g，厚朴 20g，郁金 15g，火炭母 30g。28 剂，日 1 剂，水煎服。

三诊（2009 年 11 月 23 日）：口干，大便偏溏，余无特殊不适，复查肝功能八项：ALT、AST 正常，GGT 89IU/L；HBV-DNA：4.8×10^3IU/ml。继守前法，处方：柴胡 12g，叶下珠 30g，鸡骨草 30g，甘草 6g，半枝莲 15g，白花蛇舌草 15g，海螵蛸 15g，浙贝母 10g，厚朴 20g，郁金 15g，凤尾草 30g。28 剂，日 1 剂，水煎服。

四诊（2010 年 1 月 18 日）：患者疲劳时肝区略有不适，胃脘无胀痛，无反酸嗳气，纳可，眠差，大便正常。舌淡红苔白，脉弦。肝功能八项正常，HBV-DNA：1.84×10^3IU/ml。处方：叶下珠 30g，鸡骨草 30g，溪黄草 30g，甘草 6g，半枝莲 20g，白花蛇舌草 20g，丹参 18g，合欢皮 20g，珍珠母 30g^先煎^。

后以上方加减治疗近 4 个月，右胁部胀闷不适消失，肝功能恢复正常，乙型肝炎病毒载量恢复正常。

按语：岭南地区胁痛患者多以湿热证型为主，但也需注意其往往可夹杂其他证型，如肝气郁结，脾气不足等，治疗上需予以兼顾。本案患者平素情志不畅，肝气不疏，肝胆失其疏泄条达，乘脾犯胃，枢机不利，气阻络痹，而致胁痛，加之新感湿热疫毒病邪，熏蒸肝胆，脾失健运，痰气中阻，气郁化热，导致脘腹胀满，厌油，口干、口苦。舌红，苔黄腻，脉弦为肝胆湿热毒邪之象。

第十节 肝纤维化

案 1

苏某，男，44 岁，职员。2009 年 1 月 23 日初诊。

主诉：右上腹胀伴乏力 2 年，加重 7 天。

患者 2 年前因饮酒出现右上腹胀闷，乏力等不适，遂到医院就诊，查乙型肝炎病毒血清学五项提示“大三阳”；HBV-DNA：

8.321×10^7IU/ml；肝功能八项示：ALT 216.6U/L，AST 98.80U/L，余无异常。予中药治疗，症状有所缓解，但此后上腹胀、乏力常常因劳累加重，并反复发作，7天前因熬夜，致右上腹胀闷感加重，伴纳少口苦，遂来求诊。刻下症见：右上腹胀闷，乏力，纳食减少，口苦口干，眠差，大便偏硬，小便略黄，舌红苔黄，舌底脉瘀，脉弦数。中医诊断：胁痛，证属湿热阻滞，肝胃不和；西医诊断：慢性乙型病毒性肝炎。

患者饮酒损伤脾胃，湿热内生，阻滞中焦气机，肝失疏泄则右上腹胀闷不适；脾失健运则纳食减少，气血生化乏源而体倦乏力；热邪耗伤津液故口干口苦；热扰心神，故眠差。舌底脉瘀提示体内尚有瘀血。治宜清热利湿解毒，佐以化瘀通络。以自拟五虎汤加减，处方：叶下珠30g，溪黄草30g，鸡骨草30g，白花蛇舌草20g，黄连10g，生地黄15g，夏枯草20g，蒲公英20g，丹参10g，甘草6g，紫花地丁20g。28剂，日1剂，水煎服。

二诊（2009年2月20日）：症状有所缓解，仍有疲倦乏力，右上腹胀闷，程度较前减轻，偶有口干口苦，舌淡红苔黄，脉数。复查HBV-DNA：4.45×10^4IU/ml。守上方，28剂，日1剂，水煎服。

三诊（2009年3月20日）：症状好转，乏力，上腹胀较前明显缓解，偶有口苦，舌淡红苔薄白，脉弦数。复查HBV-DNA正常。续守上方，14剂，日1剂，水煎服。

四诊（2009年4月15日）：无不适，舌淡红，苔薄黄腻，脉滑。复查HBV-DNA（-）。处方：叶下珠30g，溪黄草30g，鸡骨草30g，甘草6g，白花蛇舌草20g，丹参15g，郁金15g，栀子12g，半枝莲15g，怀牛膝15g。28剂，日1剂，水煎服。

按语：本病以上腹胀和乏力为证候表现，属中医学之胁痛范畴，按常法，针对肝胆病常治以清热祛湿，药方如茵陈蒿汤，但从岭南气候特点及临床所见症状特征，可知岭南地区肝炎病毒携带者常有热毒偏盛特点。

以清热解毒为主立法，故邱健行教授自拟五虎汤加减治疗，五虎汤以白花蛇舌草、叶下珠、半枝莲、溪黄草、鸡骨草为主要药物，且重用，清热解毒之力强，如虎威猛，其性虽甘寒，但无败胃之弊，配合郁金、丹参等活血疏肝行气之类药物，气分、血分同调，可达到乙型肝炎病毒载量测不到的疗效。

案2

张某，男，50岁，职员。2018年4月23日初诊。

主诉：右胁隐痛伴乏力1年，加重3天。

患者1年前因右胁肋疼痛，乏力等不适，于外院就诊，诊断：HBeAg阳性乙型病毒性肝炎。予恩替卡韦抗病毒治疗，患者未遵医嘱规律服药，加之平素熬夜工作，饮食不规律，右胁隐痛，乏力等症状常反复发作，未行特殊治疗。3天前因饮酒后右胁疼痛加重，伴口干口苦，纳差，遂来求诊。刻下症见：右胁隐痛，神疲乏力，纳差，口苦口干，眠差，大便偏硬，小便黄，舌红苔黄，舌下脉络迂曲，脉弦滑。查乙型肝炎病毒血清学五项：HBsAg(+)、HBeAg(+)、乙型肝炎核心抗体(HBcAb)(+)、余项阴性；HBV-DNA：8.724×10^5IU/ml；肝功能七项示：ALT 116.4U/L，AST 82.50U/L，余无异常；腹部超声示：肝被膜轻度增厚，肝实质回声增粗增强，胆囊毛糙，壁增厚。肝硬度值(LSM)：7.4kPa，提示：中度肝纤维化。中医诊断：胁痛，证属湿热瘀阻证；西医诊断：①慢性乙型病毒性肝炎；②肝纤维化。

患者感受湿热疫毒日久，湿热致瘀，不通则痛，故见右胁疼痛。湿热困脾，故见纳呆食少。湿热蕴结，伤津耗气，故见乏力，口干口苦。热扰心神，故眠差。舌红苔黄，舌底脉络迂曲，脉弦滑，舌脉均为湿热瘀结之象。

治法：清热祛湿，解毒化瘀。处方：叶下珠30g，溪黄草30g，半枝莲20g，鸡骨草30g，白花蛇舌草20g，生地黄15g，夏枯草20g，蒲公英 20g，丹参 10g，延胡索 15g，白芍 15g，甘草 6g，紫花地丁 20g。28 剂，日 1 剂，水煎服。同时合理运用西药进行常规抗病毒，抗肝脏炎症，调控免疫，保肝降酶，抗肝纤维化等治疗。

二诊（2018 年 5 月 20 日）：症状有所缓解，仍有疲倦乏力，偶有口干口苦，舌淡红苔黄，脉弦。复查 HBV-DNA：4.63×10^3IU/ml；肝功能：ALT 79.6U/L，AST 49.8U/L。守上方 28 剂，日 1 剂，水煎服。继续抗病毒，保肝降酶治疗。

三诊（2018 年 6 月 23 日）：症状好转，乏力，胁肋疼痛较前明显缓解，偶有口苦，舌淡红苔薄白，脉弦数。复查 HBV-DNA：2.21×10^2IU/ml；肝功能：ALT 59.2U/L，AST 正常。续守上方 14 剂，日 1 剂，水煎服。

四诊 (2018 年 7 月 15 日)：胁肋疼痛及口干口苦不明显，无神疲乏力，二便调。舌淡，苔薄黄腻，脉滑。复查乙型肝炎病毒血清学五项：HBsAg（+）、HBeAb（+）、余项阴性；HBV-DNA（–）；肝功能：ALT、AST 正常；腹部超声未见明显异常。此时患者热邪祛之有七，但湿邪顽固仍存，引起肝纤维化的湿热毒邪不同于一般的湿热病邪，其性胶着顽固，祛邪务尽，但此时脾胃虚弱之证显露。治疗上除清热祛湿解毒化瘀外，应疏肝健脾。故在五虎汤基础上配伍柴胡、郁金以疏肝解郁，配伍白术、茯苓以健脾益气。健脾一则脾气得扶，亢奋之肝气因此得以收敛而利于肝脾生克制化，肝胆脾胃得以平衡；二则脾气健运如常，湿邪方有出路。故谨守前法，加强健脾之力。处方：叶下珠 30g，溪黄草 30g，半枝莲 15g，鸡骨草 30g，白花蛇舌草 20g，丹参 15g，柴胡 15g，郁金 15g，白术 15g，茯苓 15g，甘草 6g。28 剂，日 1 剂，水煎服。

按语：本例患者以胁痛和乏力为证候表现，属中医学之胁痛范畴，按常法，针对肝胆病常治以清热祛湿，药方如茵陈蒿汤等，但从岭南气候特点及临床所见患者症状特征，可知岭南地区肝纤维化患者病因为素体脾胃虚弱，外感湿热毒邪。治疗当以清热祛湿解毒为主，合用化瘀、健脾、理气等法。邱健行教授自拟五虎汤加减治疗，五虎汤以白花蛇舌草、叶下珠、半枝莲、溪黄草、鸡骨草为主要药物，且重用之，清热解毒之力强，如虎威猛，其性虽甘寒，但无败胃之弊，配合郁金、丹参等活血化瘀、疏肝行气之类药物，总体上可恢复或改善肝、脾等脏腑生理功能和气血平衡，提高抗原转阴率或血清转换率、HBV-DNA 转阴率、肝纤维化逆转率，有利于阻断肝病的传变和演变。另嘱患者整个治疗过程应充分休息，合理饮食，心理平衡，避免饮酒、过劳和损害肝脏药物。停药后 3 个月内应每月检测 1 次肝功能，HBV 血清学标志物及 HBV-DNA；之后每 3 个月检测 1 次肝功能，HBV 血清学标志物及 HBV-DNA，至少随访 1 年时间，以便及时发现肝炎复发及肝脏功能恶化。

第十一节　肝硬化

案 1

关某某，女，47 岁，干部。2003 年 9 月 7 日初诊。

主诉：上腹胀，嗳气，大便溏 6 年。

患者自述 1997 年，因呕吐鲜血 1 小时，在广州市第一人民医院住院治疗，诊断为乙型肝炎失代偿期肝硬化，行脾切除术，食管静脉曲张内镜套扎术。术后 6 年来，反复上腹胀，嗳气，大便溏，从肝脾论治，健脾气，益肝阴，化肝瘀，扶正化瘀药口服配合辨证施膳，力图缓治，久久见功，病情稳定，无肝硬化并发症发生，未再呕血、解黑便，肝功能轻度异常。刻下症见：上腹胀，嗳气，心烦，大便溏，日 3 次，口干，舌稍红，苔薄黄少津，脉弦细。中医诊断：肝积，证属气阴两虚，肝血瘀阻内积；西医诊断：乙型肝炎失代偿期肝硬化，脾切除术后。

患者肝阴不足，肝阳偏亢，肝火犯胃，胃失和降，则上腹胀、嗳气、大便溏；肝火扰心，则心烦，口干；肝病传脾，脾气亏虚，则大便溏。舌稍红，苔薄黄少津，脉弦细为肝阴不足证候。法当清肝和胃，益气养阴，方拟橘皮竹茹汤加减。处方：橘红 6g，竹茹 12g，栀子 12g，淡豆豉 12g包煎，北沙参 20g，玉竹 20g，太子参 15g，白芍 15g，海螵蛸 20g，枳实 10g，甘草 6g。7 剂，日 1 剂，水煎服。

二诊（2003 年 9 月 14 日）：上腹胀、嗳气及心烦稍好转，大便溏，日 2 次，口干，舌稍红，苔薄黄少津，脉弦细。以健脾养阴，柔肝活血为法。处方：北沙参 20g，玉竹 20g，仙鹤草 30g，墨旱莲 15g，灵芝 10g，白花蛇舌草 30g，三七 6g，丹参 20g，山药 18g，甘草 6g，橘红 6g，竹茹 12g。7 剂，日 1 剂，水煎服。

三诊（2003 年 9 月 22 日）：上腹稍胀，嗳气减，大便溏，日 2 次，纳少，乏力，舌稍红，苔薄黄少津，脉弦细。以健脾养阴，柔肝和胃为法。处方：太子参 18g，山药 18g，白术 12g，茯苓 18g，海螵蛸 20g，浙贝母 10g，竹茹 12g，仙鹤草 30g，大枣 30g，北沙参 18g，麦芽 30g，白花蛇舌草 20g，甘草 6g。7 剂，水煎服，2 日 1 剂。

四诊（2003 年 10 月 8 日）：无明显不适，精神好转，大便日 1 次，成形，口干，舌稍红，苔薄黄少津，脉弦细。以健脾养阴，柔肝软坚为法。处方：灵芝 10g，丹参 20g，北沙参 20g，鳖甲 20g先煎，玉竹 20g，女贞子 18g，墨旱莲 15g，白花蛇舌草 20g，甘草 6g。

守上方为其本方，加减太子参、茯苓、山药、制何首乌、大枣，伴感冒时加减疏风解表药，2～3 日 1 剂，先后连续服用 1 年余停药。本案为患者治疗过程中典型部分的截取，患者从 1997 年 10 月 16 日到 2005 年 8 月 10 日，8 年期间，坚持服邱健行教授上述辨证汤药，病情控制理想，未再出现肝性门静脉高压症等并发症，无上消化道出血、腹水、肝肾综合征。至 2006 年 10 月 8 日随访，诉肝区无不适，上腹无胀，纳正常，精神好，舌淡红，苔薄白，脉弦。面色略显红润，皮肤、巩膜无黄染。复查肝功能：ALT 44.3U/L，AST 49.7U/L，胆红素及白蛋白正常。乙型肝炎病毒血清学五项:HBsAg(+),HBsAb(-),HBeAg(-),HBeAb(-),HBcAb(+)。腹部超声示肝实质光点稍粗,未发现占位性病变。到2014年3月随诊10年余,患者一切正常,能参加文秘工作。

按语:肝硬化病位在肝,容易引导人首先想到治肝,用疏肝、清肝、养肝、化肝瘀等法。其实,肝硬化常表现为乏力、食欲减退、腹胀、恶心、呕吐或腹泻等脾虚不运证候,治当兼顾脾胃,正如《金匮要略》所说"见肝之病,知肝传脾,当先实脾"。实脾的含义,不仅局限为健脾补气,而应理解为调理脾胃,使气机升降出入平衡,但补益脾胃之气是重要环节之一,邱健行教授多用太子参、北沙参或西洋参清补,少用党参、黄芪等温补类药以免化燥伤阴。"肝体阴而用阳",肝硬化多湿热疫毒深入血分,瘀久成积。加之腹水聚积,或利水伤阴,易耗损肝阴,肝阴不足贯穿肝硬化病程始终,因此患者常常口干、尿少、皮肤干燥、面色干枯,舌红少苔。治疗肝硬化在顾护脾胃之外,重在滋养肝阴,选用白芍、石斛、玉竹、女贞子、墨旱莲等药性平和之品,肝病多目疾,石斛能养肝明目,肝硬化患者多因阴虚津枯肠燥而便秘,玉竹还可润肠通便,促进毒素排泄,防止腑实热毒上攻清窍,出现肝昏迷。邱健行教授滋养肝阴一般当少用地黄,因其过于滋腻,碍湿不助脾运。肝硬化由慢性肝炎演变而来,病久气虚或气滞,终至血瘀阻滞成积,故用丹参、郁金、三七活血,"金丹"为邱健行教授常用药对,郁金为气中之血药,丹参为血中之气药,两药合用,功能行气活血力强。三七活血止痛,善于通畅细小络脉之瘀血,据现代药理研究三七有改善肝脏微循环作用,又能止血,防止肝不藏血之出血,三七有止血不留瘀的特点。邱健行教授常丹参、三七、郁金合用治疗肝瘀血。《素问·至真要大论》提出"结者散之",肝硬化在活血化瘀基础上还需软坚散结,重用鳖甲(30g),既能散结又能养阴,邱健行教授较少用穿山甲,恐其走窜破血,诱导食管或胃底静脉破裂大出血。肝硬化需要长疗程治疗,要与患者进行深入沟通,争取患者长期配合,加强肝硬化患者日常养生宣教，饮食宜清润，忌温燥、坚硬食物；劳逸结合，戒劳累；早睡早起，戒熬夜；心平气和，戒恼怒，综合长期调理，力图缓治，久久见功。该患者前后治疗10年，后停药随访，病情一直稳定，疗效巩固。

案2

邹某某，男，58岁，2005年6月20日。

主诉：反复腹胀半年，伴身、目、尿俱黄1月，神昏3小时。

患者既往有乙型肝炎病史20年，未系统治疗，半年前工作操劳，出现腹胀、乏力，诊断为乙型肝炎代偿期肝硬化，予拉米夫定片治疗病情稳定，2月前擅自停药，于1月前出现身目发黄，腹胀渐加重。入院前1晚，夜餐喝猪骨炖鸡浓汤后，今日7点家人发现其意识模糊，渐进入神昏，呼之不应，口角少量渗血，由家人护送至急诊科拟“肝性脑病”收住院。家人诉患者4日未解大便。查体：体温36.8℃，脉搏105次/分，呼吸25次/分，血压120/78mmHg，中度昏迷，皮肤、巩膜中度黄染，牙龈渗血，腹部膨隆，腹围102cm，脾大，左肋下1.5cm，腹水征阳性，双下肢略浮肿，舌红绛，舌下脉络迂曲，苔黄厚腻，脉滑数。乙型肝炎病毒血清学五项：HBsAg(+)，HBsAb(-)，HBeAg(+)，HBcAb(+)；HBV-DNA：2.8×10^7IU/ml。肝功能：总胆红素97mmol/L，结合胆红素40mmol/L，非结合胆红素57mmol/L，白蛋白32g/L，球蛋白36g/L，凝血酶原时间17秒，凝血酶原活动度40%，血氨89μmol/L，腹部超声示：肝硬化声象，脾大，腹水中度。中医诊断：急黄，证属湿热蕴毒，蒙闭清窍、热入营血；黄疸，证属肝胆湿热；鼓胀，证属肝胆湿热夹瘀水内停。西医诊断：乙型肝炎失代偿期肝硬化合并肝性脑病。

中医急者治其标，予清凉开窍，安宫牛黄丸1丸，先用半丸，予凉开水50ml化开，从鼻饲灌药，半小时后，患者未醒再鼻饲另一半。西医常规给药。约4小时后患者神志转清，予茵陈蒿汤加减，以清热通腑、利胆退黄、凉血解毒，处方：茵陈20g，栀子15g，大黄9g后下，芒硝6g研粉兑服，茜草15g，水牛角15g，生地黄15g，赤芍15g、牡丹皮15g、车前子15g，相当剂量颗粒11剂，温水冲开300ml，分两次温服。

第二天查房，患者神清，大便通，解出干结大便，量多，臭秽，牙龈无出血，会伸舌头，对答正确，仍腹胀，乏力，口臭，舌红，苔黄厚腻，脉滑数。热毒渐退，予安宫牛黄丸1丸，服法同前，巩固疗效。予茵陈四苓散加减以清热利湿退黄，处方：茵陈20g，茯苓20g，猪苓15g，泽泻10g，白术15g，茜草15g，田基黄20g，布渣叶15g，车前子15g，甘草6g。2剂。

第四天查房，患者精神好转，能坐起床说话，想吃饭，腹胀稍减，大便日1次，软。额头、四肢黄染减轻，舌稍红质胖大，苔薄白，脉弦。腹围96cm。肝功能复查：总胆红素56mmol/L，结合胆红素29mmol/L，非结合胆红素27mmol/L，白蛋白35g/L，球蛋白35g/L，凝血酶原时间11秒，凝血酶原活动度60%，血氨30μmol/L。湿热病邪渐减，宜顾护脾胃之气，增强水湿运化。用茵陈五苓散加减：茵陈20g，茯苓20g，猪苓15g，泽泻10g，土炒白术15g，桂枝6g，茜草15g，田基黄20g，车前子15g，郁金15g，佛手10g，大腹皮15g，甘草6g。3剂。

第七天查房，患者诉胃纳一般，上腹不适，大便稀，日1次，乏力，皮肤、巩膜黄染同前，舌质淡白，苔薄黄腻，脉弦细。证属肝胆湿热兼脾胃不足，守上方去茜草，加太子参15g。3剂。

第十天查房，患者诉腹胀，右胁不适，大便稀溏，日2～3次，恶心，胃纳减，不耐寒热，乏力，口干口苦，皮肤、巩膜黄染且色晦暗，舌质淡白胖大边有齿痕，苔薄白腻，脉弦，右关微。腹水征少量。肝功能复查：总胆红素50mmol/L，结合胆红素24mmol/L，非结合胆红素26mmol/L，白蛋白35g/L，球蛋白36g/L。证属肝胆湿热，且有脾寒夹湿，湿重于热。据《伤寒论》卷第九“太阴之为病，腹满而吐，食不下，自利益甚，时腹自痛”。用柴胡桂枝干姜汤加减，处方：柴胡 12g，黄芩 10g，桂枝 10g，干姜 10g，天花粉 12g，牡蛎 30g，甘草 6g，白术 15g，茯苓 15g，猪苓 10g，厚朴 10g，茵陈 20g。3 剂。

第十三天查房：患者额头、四肢黄疸明显消退，腹胀减，饮食增加，精神好转，大便成形，日 1 次，舌脉同上。效不更方，3 剂。

3 剂后黄疸持续消退，腹胀止，纳增，大便日 1 次成形，舌淡红，苔薄白，脉弦缓，腹围 89cm。复查肝功能：总胆红素 23mmol/L，结合胆红素 12mmol/L，非结合胆红素 11mmol/L，白蛋白 38g/L，球蛋白 32g/L。腹部超声：腹水未见。病情好转出院。

按语：本病治黄疸，药随证变，层层深入，第一，急则治其标，针对急黄神昏，急用安宫牛黄丸，清凉开窍，待神清后，予茵陈蒿汤通腑泄热，利湿退黄，给邪出路。第二，《金匮要略》“黄家所得，从湿得之”“诸病黄家，但利其小便”。故本病侧重用四苓、五苓散淡渗利湿，让湿邪从小便排出。第三，“见肝之病，知肝传脾，当先实脾”，注重健脾运脾，用白术健脾运化水湿，土炒白术取其阴柔，使燥湿而不伤阴。第四，肝胆湿热过用寒凉，且脾阳素虚，后期合并有太阴阴转之机，即肝胆湿热渐减，脾虚寒湿渐显，呈寒热虚实错杂证型，则用柴胡桂枝干姜汤，既有柴芩清肝胆之热，又用桂姜温散脾寒，寒温并用，需动态辨证论治，方有良效。该方不同于茵陈术附汤，后者用于阳虚寒湿中阻之阴黄，本案虽有脾虚寒湿证候转机，但肝胆湿热未尽，不可过用大温大补之附子，应谨防“炉烟虽熄，灰中有火”。

案 3

林某，女，72 岁，农民。2020 年 9 月 18 日初诊。

主诉：反复右胁肋痛 6 年余，加重伴便秘 2 月。

6 年前患者无明显诱因反复出现右胁肋隐痛，伴纳差，恶心，乏力，体重下降，于外院诊断为肝左叶中分化癌，行手术治疗后病情好转，服用护肝药治疗，但右胁肋时有隐痛不适。2个月前患者右胁肋疼痛加重，伴大便秘结，3～4日1行，排便困难干结，遂来就诊。症见：右胁肋疼痛，恶心，乏力，时有头晕头痛，活动后加重，口干口苦，右小腿腓肠肌痉挛、疼痛，纳眠差，大便秘结如栗，3～4日1行，夜尿频。舌暗淡瘦小，苔薄白少津，舌下脉络稍迂曲，脉涩无力。既往有糖尿病病史20年余，口服降糖药治疗，现血糖控制正常。有乙型病毒性肝炎病史，肝癌术后服恩替卡韦抗病毒治疗。全腹CT示：肝癌术后，未见转移。中医诊断：肝癌，证属肝血瘀阻夹热毒，兼肝脾不和；西医诊断：肝癌术后。

法当活血解毒、养肝化瘀、健脾益气。处方：白花蛇舌草20g，半枝莲20g，葛根30g，虎杖20g，火麻仁30g，郁李仁30g，丹参20g，三七3g，玉米须20g，黄芪20g，怀牛膝20g，木瓜20g，白芍20g，生地黄10g，甘草6g。14剂，水煎服，日1剂。

二诊（2020年10月12日）：患者右上胁肋隐痛不适稍改善，恶心、纳差及乏力症状较前缓解，已无口干口苦，无腿抽筋，大便1～2日1次，排便顺畅，但排便后时感头昏，须休息后方可缓解，仍有夜尿，但次数较前减少。舌脉基本同前。予上方加当归10g补血润肠。续服14剂。之后以此方为基础方进行加减调理，巩固疗效，病情稳定。

按语：该患者素有乙型肝炎病毒感染，在“肝炎-肝硬化-肝癌”的疾病进展过程中，湿热疫毒是关键病因，脾气亏虚是发病基础。本病为湿热日久化生浊毒，浊毒瘀阻肝络，渐生癌毒。故治疗方面抓住本虚标实两大因素，一方面积极用清热解毒利湿法，选白花蛇舌草、半枝莲贯穿治疗始终。另一方面用健脾益气法扶正固本，具体需根据患者气虚之程度、是否兼夹寒热而选用不同的补气药，素体气虚重者，选黄芪；气虚夹热者，选太子参、北沙参；素体气虚夹湿者，选五指毛桃，俗称南芪，为岭南常用草药，补气功同黄芪，但无黄芪温燥之弊，又有化湿行气作用，是岭南地区治疗气虚夹湿患者之首选药物。丹参、三七是活血药对，行肝经脉络瘀滞；配合生地黄、白芍养血柔肝，血旺则血行，进而有利于癥积消散。

第十二节　胆石症

案 1

吴某，女，41 岁，职员。2003 年 10 月 13 日初诊。

主诉：右胁肋疼痛 5 天。

患者自诉 5 天前食烧鸭后出现右胁肋疼痛，并向右肩背放射。查上腹部超声示：胆囊大小 5mm × 6mm，壁稍毛糙，胆囊内有 1 个 3mm × 4mm 结石。既往有胆石症病史 10 余年。就诊时症见：右胁肋疼痛，并向右肩背放射，大便干结，2 日 1 次，口干口苦，乏力。舌质淡白少津，苔白微黄厚，脉弦。查体：右上腹部压痛，墨菲征阳性。中医诊断：胆胀，证属肝胆湿热积滞兼脾虚；西医诊断：胆囊结石合并胆囊炎急性发作。

此为平素情志不畅，肝郁气滞，肝失疏泄，胆腑气机通降失常，湿热内蕴，日久不愈，正气渐虚，邪恋不去，湿热积滞成石。胆腑气机通降受阻，故可见右胁疼痛，并向右肩放射。脾虚失运，气血生化不足，故见乏力。治宜疏肝利胆，健脾排石。拟方四逆散加味。处方：柴胡 12g，赤芍 18g，枳实 12g，郁金 18g，党参 20g，白术 15g，山药 20g，金钱草 30g，鸡内金 10g，怀牛膝 15g，甘草 6g。7 剂，日 1 剂，水煎服。

二诊（2003 年 10 月 20 日）：上腹痛减，恶心欲呕，仍乏力，上楼时明显，舌淡白，苔薄黄，脉弦。上方去山药以免壅滞，加黄芪 20g、大枣 20g 补益气血。续服 7 剂。

三诊(2003 年 10 月 27 日):右上腹胀痛止,舌脉同前。予以疏肝利胆,补气活血排石。处方:柴胡 12g,郁金 18g,三棱 12g,丹参 20g,党参 20g,白术 15g,黄芪 20g,金钱草 30g,鸡内金 10g,怀牛膝 15g,鸡血藤 30g,甘草 6g。30 剂,日 1 剂,水煎服。

服完上药后,复查腹部超声显示胆囊大小正常,胆囊内未见结石。

按语:胆胀病的发生,多因肝失疏泄,胆腑气机通降失常,湿热内蕴,日久结滞成石。本病多由进食油腻或情志不畅,诱发肝胆湿热熏蒸而急性发作。本案既有肝胆湿热积滞之实证的一面,又有脾胃气虚之虚证的一面,故治疗上一则用柴胡、赤芍、枳实、郁金疏肝理气,重用金钱草(30g)、鸡内金清肝利胆消石;二则用黄芪、党参、白术补气,犹如"出力搬石"。方中加入丹参、三棱祛瘀止痛;怀牛膝"引石下行",有利排石。邱健行教授治疗胆石症善用四逆散为基本方疏肝利胆而使气机调畅,并加用郁金增强疏肝利胆之功,再加用鸡内金溶石,金钱草、茵陈、栀子清热利湿促进排石。对于湿热较重者,则重用金钱草,可用至 45 ～ 60g 促进排石。本案经 1 个半月治疗后,患者复查腹部超声示胆囊结石消失。

案 2

陈某,男,35 岁,工人。2009 年 2 月 16 日初诊。

主诉:阵发性右胁疼痛 2 周。

患者 2 周前吃烧鹅后,出现右胁疼痛,呈阵发性,向后背放射,无呕吐,无发热,无身目黄染,到当地医院就诊,腹部超声示:胆囊大小 53mm × 29mm,囊壁厚 5mm,毛糙,胆囊内见弥散性强回声光点,诊断提示为:胆囊壁增厚,胆囊泥沙淤积声像。当地医院予"消炎利胆片”治疗,疼痛症状未见明显好转,遂来求治。现症见:右胁隐痛,劳累或用力后引起疼痛,腰背偶有酸痛,无恶心欲呕,无发热恶寒,胃脘胀满,自感胃中嘈杂不舒,纳一般,大便偏干,小便可,眠一般。无身目黄染。舌红苔白夹黄厚腻,脉略弦。中医诊断:胁痛,证属肝胆湿热结滞;西医诊断:胆石症(泥沙样)。

此为饮食油腻,酿生湿热,加之情志不畅,肝失疏泄,湿热内蕴,结滞成石,气机阻滞,不通则痛。舌红苔黄厚腻为湿热内蕴之象,脉弦为肝病之脉。病证属实,病位在胆,与肝有关,病机为湿热结滞肝胆。治宜疏肝利胆、清热祛湿。拟方四逆散加味。处方:柴胡 12g,赤芍 30g,枳实 12g,甘草 6g,郁金 20g,金钱草 30g,鸡内金 10g,路路通 15g,丹参 10g,栀子 10g,茵陈 30g,怀牛膝 15g。14 剂,日 1 剂,水煎服。配合胆石片,日 3 次。

二诊(2009 年 3 月 2 日):服药后右胁疼痛发作次数减少,程度较前明显减轻,自感右胁连及胃脘胀闷不舒,大便溏,日 1 次。舌淡红苔黄脉略弦。上方加厚朴 20g,海螵蛸 15g。14 剂,日 1 剂,水煎服。

三诊(2009 年 3 月 16 日):胁部仍感胀满,大便溏,小便可。复查腹部超声示:胆囊不大,内未见异常声像,余肝脾胰未见异常。舌脉如前。上方继服 14 剂,巩固疗效。

按语:胁痛多责之于肝胆,肝在胁下,胆腑附于肝,其经脉布于两胁。因此,肝胆有病往往反映在胁肋部位而发生疼痛。《灵枢·胀论》云:“胆胀者,胁下痛胀,口中苦,善太息。”胆石一症,往往以胁痛为证候表现。综观本证为湿热蕴结,肝胆疏泄不利为患,治疗宜清热利湿排石,又须疏泄肝胆气机,则疼痛自解。邱健行教授治疗胆石症善用四逆散为主方疏肝利胆而使气机调畅,并加用郁金增强疏肝利胆之功,再加用鸡内金溶石,金钱草清热利湿促进排石。对于湿热较重者,重用金钱草,可用至 40g 到 60g 加强胆石排泄。

第十三节　杂病

一、肺系病

（一）小儿肺炎

李某，女，3 岁。2009 年 4 月 17 日初诊。

主诉：咳嗽 1 周。

患儿 1 周前外感出现发热、咳嗽、气促，外院诊断为肺炎，经西医抗感染等治疗后发热、气促减轻，但咳嗽仍不能缓解，时时咳嗽，少痰，耳后淋巴结肿大，头皮出现红色小疖，伴瘙痒，大便干，舌淡红，苔薄黄干，脉数。查体：测体温 37.8℃，咽部充血发红，耳后见一肿大淋巴结，约 1cm×1cm，质软，可移动，头皮出现红色小疖发痒，双肺呼吸音粗，左侧肺可闻及少量细湿啰音。中医诊断：①咳嗽；②痰火核，证属邪热壅肺。西医诊断：小儿肺炎。

患儿邪热闭肺，肺失宣降，故见发热、咳嗽；咽部为肺胃所司，肺热常致咽部发红；肺主皮毛，热邪伤肺，故头皮出现红色小疖，局部淋巴肿大，肺与大肠相表里，肺失清肃，则大便干，舌红苔薄黄干，脉数为肺热之象。法当清化肺热。方拟消瘰丸加减。处方：玄参 10g，浙贝母 8g，生牡蛎 30g先煎，猫爪草 9g，蒲公英 12g，紫花地丁 12g，金银花 9g，夏枯草 12g，苦杏仁 10g，法半夏 9g，牛蒡子 6g，甘草 6g，白鲜皮 12g，地肤子 12g。7 剂，日 1 剂，水煎服。

二诊（2009 年 4 月 24 日）：咳嗽明显减轻，仍有轻微声音嘶哑，大便仍干，口干欲饮，头皮处偶有瘙痒不适，左侧耳后淋巴结肿大消退，但右侧仍可见肿大，舌尖红，苔白，脉缓。测体温 36.8℃。加强养阴通便治法。处方：生牡蛎 30g先煎，玄参 12g，浙贝母 8g，猫爪草 9g，蒲公英 12g，紫花地丁 12g，金银花 9g，牛蒡子 6g，夏枯草 12g，连翘 6g，栀子 6g，葶苈子 6g，虎杖 9g，石斛 15g，玉竹 12g。7 剂，日 1 剂，水煎服。

外洗方：白鲜皮 15g，地肤子 15g，黄连 6g，生地黄 12g，苍耳子 12g，蛇床子 12g。煎汁 3L，放桶中泡澡、洗头外用。7 剂，水煎外洗用，日 1 剂。

三诊（2009 年 5 月 5 日）：咳止热退，耳后淋巴结消失，头皮红疖消退，皮色恢复正常，双肺呼吸音清晰。予沙参麦冬汤 3 剂补益气阴，调养善后。

按语：小儿纯阳之体，易感邪热，热邪壅肺，肺失宣肃则发热、咳喘。热邪灼津，灼液为痰，痰火凝聚成瘰疬，耳后淋巴结肿大。肺合皮毛，肺热郁滞肌肤则头皮起毛疖瘙痒；肺与大肠相表里，肺热移肠，津枯肠燥则大便干结；苔薄黄干，脉数为肺热之象。证属邪热壅肺，痰火证。本例经抗感染治疗后，热势下降，但痰热未除，故予玄参、生牡蛎、浙贝母消瘰丸清热化痰，软坚散结，加猫爪草、夏枯草增强软坚散结之力；用蒲公英、紫花地丁、金银花、牛蒡子清热解毒利咽；法半夏、苦杏仁化痰止咳；白鲜皮、地肤子清热利湿，祛风止痒治头部疮疖。全方共奏清热化痰，软坚散结功效。因患儿头皮红疖瘙痒，湿热郁滞肌肤，故予白鲜皮、地肤子、蛇床子、苍耳子清热祛湿，祛风止痒，黄连、生地黄清气凉血，煎汤外洗，使药达病所，透散热邪。治疗后期热祛痰除，咳止瘰消，因热伤气阴，故予沙参麦冬汤补气养阴扶助正气。

（二）急性支气管炎

岳某，女，40 岁，干部。2008 年 1 月 25 日初诊。

主诉：咳嗽、咽痒 2 周。

患者 2 周前起居不慎，受凉后出现咽痒，咳嗽，痰多，色黄质稠，伴有胸闷、气促、痰鸣，自行服用止咳糖浆（具体不详）等效果不明显。来诊时症见：咽痒，咳嗽，痰多，色黄质稠，伴有胸闷、气促、痰鸣，舌红，苔黄厚腻，脉滑数。血常规基本正常，胸部X线示：支气管炎。中医诊断：咳嗽，证属痰热壅肺；西医诊断：急性支气管炎。

此为风热袭肺，肺失宣肃，发而为咳，加之患者素体脾虚，运化失职，脾为生痰之源，肺为储痰之器，故可见咳嗽、痰多，胸闷，气促，痰鸣，久病郁而化热，可见痰多黄稠。苔黄厚腻，脉滑数均为痰热壅肺的表现。法当清热宣肺，化痰止咳。自拟连夏蒌杏汤加减。处方：黄连10g，法半夏12g，瓜蒌皮18g，杏仁15g，牛蒡子12g，浙贝母10g，鱼腥草30g，桔梗12g，甘草6g。5剂，日1剂，水煎服。

二诊（2008年2月11日）：服前方后咽痒、咳嗽较前减轻，口干、咽燥，察舌稍红，苔黄厚腻。此为痰热减轻，肺阴不足。上方加入麦冬15g加强养阴之力，继服5剂后症状消失。

按语：此方取小陷胸汤中黄连、法半夏、瓜蒌皮治疗痰热互结、胸膈不利之意，加桔梗、杏仁，一升一降，宣肃肺气；鱼腥草、浙贝母清肺化痰。邱健行教授擅长重用鱼腥草（30g）清泄肺热，认为鱼腥草甘凉清润，有较好的清宣肺热之功，而无寒凝之弊。若为便秘者，可用黄芩易黄连以免黄连涩肠。后期可加入麦冬养阴润肺以固正气。

（三）咽源性咳嗽

吴某，男，43岁，职员。2019年6月3日初诊。

主诉：反复咳嗽30余年。

患者诉从小易患扁桃体炎，咽痛，咳嗽。8岁时行扁桃体切除术，术后反复咳嗽，咽痒，多于晨起或夜间发作，每逢天气转冷吸入冷空气或食生冷则咳嗽剧烈，咯白色黏稠夹泡沫痰，量多，咳甚则呕吐，咽喉干燥如被枯树叶黏住，咽不痛，无发热恶寒，无胸闷胸痛，时有口苦，易怒。纳眠一般，二便尚调。舌边尖红，苔薄黄，脉弦略数。查两侧腭咽弓充血，咽后壁滤泡增生，双侧扁桃体缺如。听诊示双肺呼吸音粗，未闻及干、湿啰音。胸部X线检查未见异常。中医诊断:咳嗽,证属寒痰宿肺,兼木火刑金;西医诊断:咽源性咳嗽。

治当通阳散结、清肝泻火、化痰止咳,自拟薤胆汤加减。处方:薤白 12g,龙胆草 20g,百部 20g,桔梗 10g,鱼腥草 30g,橘红 10g,法半夏 10g,胆南星 20g,杏仁 10g,人参叶 20g,茯苓 20g,甘草 10g。14 剂,水煎服,日 1 剂。

二诊(2019 年 6 月 17 日):咳嗽明显减轻,咽痒改善。舌淡红,苔薄黄少津,脉弦细。查右侧腭咽弓稍红,左侧腭咽弓苍白,咽后壁滤泡增生。上方去人参叶、茯苓、杏仁,加天竺黄 20g、浙贝母 10g、僵蚕 20g 以清热化痰、息风解痉止咳。14 剂。

三诊(2019 年 7 月 1 日):无明显咳嗽、咯痰及咽痒,偶有口干,舌淡红,苔薄白少津,脉细缓。查双侧腭咽弓未见充血,咽后壁滤泡未见明显增生。此热邪已退,去苦寒之品,加麦冬以凉润。处方:百部 20g,桔梗 10g,鱼腥草 30g,橘红 10g,法半夏 10g,杏仁 10g,人参叶 20g,茯苓 20g,太子参 20g,麦冬 10g,甘草 10g。14 剂,水煎服,日 1 剂。

2021 年 1 月 16 日电话随访,患者诉平素未有咳嗽咯痰及咽痒,偶因外感风寒而轻微咳嗽。

按语:邱健行教授自拟薤胆汤,由薤白、龙胆草、百部三味药组成,是治疗寒热错杂、寒邪束肺兼木火刑金所致的久咳难愈的经验方。薤白辛温,归肺经,通阳散结,长于通胸中之阳,散肺经之寒,驱除肺中寒痰凝滞;龙胆草苦寒,归肝经,清泄肝胆火邪,用于木火刑金、肝热郁肺之咳嗽。薤白常用剂量为 10 ～ 20g,龙胆草为 10g,两药一寒一热,寒热并用,针对本案外感寒邪与体内肝肺郁热相冲相搏,导致肺失宣肃形成的久治难愈的咳嗽。百部甘苦性平,能润肺化痰止咳,不论寒热新久咳嗽,均相适宜。人参叶为五加科多年生草本植物人参的叶,味苦、微甘、性寒,功能生津液、降肺胃虚火,适用于热病伤津,肺热咳嗽等证。该患者咳嗽时痰多白稠,夹泡沫,故在二陈汤基础上加胆南星、天竺黄增强化痰清热之力;僵蚕利咽化痰、祛风解痉止咳,对顽痰、老痰引起的久咳以及气管、支气管痉挛引起的咳嗽变异性哮喘有良效。

(四)慢性阻塞性肺疾病

张某,男,65岁,退休工人。2008年4月3日初诊。

主诉:反复咳嗽、气促10余年,再发2周。

患者10余年前因天气转冷受凉后出现咳嗽、气促,诊为急性支气管炎。以后每遇天气变化则咳嗽、气促、痰多,经抗感染、口服化痰平喘西药(具体不详)以及中药(不详)辨证治疗,病情好转。2周前因受凉,再发咳嗽、气促,伴有发热,在当地医院静脉滴注左氧氟沙星、头孢拉定1周,发热已退,余症未见好转。来诊症见:咳嗽,气促,痰多黄稠,胸闷,纳呆,口干苦,眠差,尿黄,大便干结,2～3日1行。舌边尖暗红,苔焦黄厚垢,舌下脉络迂曲,脉滑数。血常规示:白细胞计数$8.5\times10^9/L$,中性粒细胞97.5%。胸部X线示:慢性支气管疾患,肺气肿,肺动脉增宽。中医诊断:肺胀,证属痰热瘀阻肺络;西医诊断:慢性阻塞性肺疾病急性加重。

患者初为外邪犯肺,肺失宣降,气逆而咳;久病则肺虚,痰浊潴留而致肺不敛降,气还肺间则肺气胀满。复为外邪引动,痰浊阻肺,故可见咳嗽、气促、痰多、胸闷;久则化热,可见痰黄稠,口干苦,大便干结,尿黄;久病入络,可见舌下脉络迂曲;舌边尖暗红,苔焦黄厚垢,脉滑数,均为痰热瘀阻肺络之象。法当清肺化痰,止咳平喘。处方:瓜蒌皮15g,瓜蒌仁15g,杏仁15g,黄芩12g,橘红6g,法半夏12g,鱼腥草30g,枇杷叶15g,麦冬15g,桔梗12g,浙贝母12g,甘草6g。3剂,日1剂,水煎服。

二诊(2008年4月7日):仍有咳嗽,喉痒即咳,夜咳甚,痰仍黄稠,量多,气促,口干口苦,大便日1次。舌质红绛,舌边尖露红,苔焦黄厚垢,脉滑数。此肺经气分热毒炽盛,有向营分传变之势。当以透泄痰热,宣肺化痰,止咳平喘为法。处方:淡豆豉12g,生地黄

15g，天竺黄 15g，胆南星 15g，瓜蒌皮 15g，杏仁 15g，桔梗 12g，浙贝母 10g，紫苏子 15g，葶苈子 15g，海浮石 12g，甘草 6g。3 剂，日 1 剂，水煎服。

三诊（2008 年 4 月 9 日）：咳嗽减轻，痰少，色黄白较稀，纳差，口干减。舌边尖红，苔焦黄厚稍减退，脉滑。此药证相符，痰热减轻，当守上法。加陈皮 10g 以理气化痰。继服 4 剂。

四诊（2008 年 4 月 13 日）：服前方后咳嗽已止，无气促，纳增，无口干，少许乏力。舌暗红，苔稍黄少津，脉弦略细。此痰热大势已去，气阴不足已显。当注意养阴益气，以养阴益气、化痰通络为法。拟生脉饮加减，处方：太子参 15g，麦冬 15g，北沙参 15g，天花粉 15g，橘红 10g，知母 15g，桑白皮 15g，川贝母 10g，丹参 15g，紫苏子 15g，地骨皮 15g，甘草 6g。7 剂，日 1 剂，水煎服。

按语：该患者舌苔焦黄厚垢，舌质红绛，为最突出的临床征象，说明肺经气分热毒炽盛，有向营分传变趋势。对于热灼营阴，叶天士指出“入营犹可透热转气”，应促使营分热邪向外透转，给邪出路。然一味清热化痰反致热邪冰伏，加之患者病久，素有顽痰，用常规的清热化痰法难以祛除胶着的顽痰。针对患者舌苔厚垢，采用上海名医张镜人“铲饭滞”的治疗经验，即用淡豆豉透邪外出，生地黄滋阴润肺化燥，天竺黄、胆南星蠲除痰热。再配伍善治顽痰、老痰之海浮石，以及紫苏子、葶苈子以化痰降气、止咳平喘。由此患者舌象明显改善，厚苔、垢苔消失，犹如饭滞（即锅巴）被铲除，咳、痰、喘治愈。

二、冠状动脉粥样硬化性心脏病

邵某，男，67 岁，退休干部。2007 年 10 月 12 日初诊。

主诉：胸闷、心悸 1 月。

患者近 1 月来操劳，加之饮食油腻，出现胸闷，时有胸痛，间有心悸，舌质紫暗，苔薄白腻，脉弦细，体型丰腴偏胖，体重指数为 30。中医诊断：胸痹，证属痰浊夹瘀阻滞心脉；西医诊断：冠状动脉粥样硬化性心脏病。治以理气活血、涤痰和络。以瓜蒌薤白半夏汤加减，处方：瓜蒌皮 10g，薤白 10g，法半夏 10g，丹参 10g，延胡索 15g，降香 6g，郁金 10g，三七粉 3g分冲，红花 6g，川楝子 10g，青皮 6g，陈皮 6g，茯苓 10g，茯神 20g，炙甘草 10g。7 剂，水煎服，日 1 剂。

二诊（2007 年 10 月 19 日）：仍胸痛，而偶感气短，时有气攻，舌苔薄腻，脉弦细。小溲尚有余沥，有前列腺增生病史。加以温补心阳，渗利小便。处方：熟附片 10g先煎，炙甘草 10g，香附 10g，郁金 10g，益智仁 10g，五味子 10g，延胡索 15g，茯神 20g，丹参 15g，磁石 20g先煎，降香 6g，王不留行 10g，三七粉 3g分冲，金钱草 20g，海金沙 15g包煎。14 剂，水煎服，日 1 剂。

三诊（2007 年 11 月 2 日）：诸症渐减，心悸明显减轻，唯夜间尚有汗出，舌淡红，苔薄白腻，脉濡。此为心气不足，气机滞郁，再加强活血通络以畅气机。处方：熟附片 10g先煎，丹参 15g，磁石 20g先煎，茯神 20g，炙甘草 10g，五味子 10g，龙齿 20g先煎，醋延胡索 15g，制乳香 3g，制没药 3g，红花 6g，赤芍 10g，三七粉 3g分冲，钩藤 10g。14 剂，水煎服，日 1 剂。

按语：本案以胸闷、心动悸、舌紫暗、苔薄腻为表现，辨证为痰浊夹瘀阻滞心脉作祟，选《金匮要略》瓜蒌薤白半夏汤加减。方中半夏、薤白、青皮、陈皮、茯苓温化痰浊；瓜蒌、郁金宽胸理气，舒展胸中之气；配伍红花、丹参、降香、延胡索、川楝子活血行气，以通心脉。重用炙甘草补益心气，不可过用其他补益之品，以免壅滞胸阳。胸痹因痰浊阻络者，临床表现为胸闷较剧，而心痛较缓，此类患者多见形体丰腴偏胖，苔腻，或口黏、纳呆、便溏等一派痰湿之象。因痰湿盘踞胸中清旷之地，使气机不得舒展，故胸闷较剧。脾为湿困则见苔腻口黏、纳呆、便溏诸症。临证之际，上述诸症不必悉见，但见胸闷较剧而苔腻者即可辨为痰浊阻滞心脉证。本案虽心气不足而始终未投参芪者，以其苔腻而痰浊未净故也。二诊胸闷胸痹减轻而心气仍虚，气虚及阳，故去半夏、瓜蒌、薤白，加熟附片、五味子温养心阳。因考虑患者有慢性前列腺增生，见小便不畅，故加味王不留行、海金沙、金钱草以通利小便。后以涤痰化浊、活血通络、宽胸理气、益心气、温心阳等法而获效。

邱健行教授治疗冠心病时认为，胸痹不囿于一方一法，常、数法并用，或据证先后投之用药。本案即先投瓜蒌薤白半夏汤温化痰浊为主攻目标，虽见心悸气短、心气不足之象，因气虚及阳，出现心阳不振，化生痰浊则又转用附片温补心阳，兼顾理气活血通心络以善其后，前后用药章法分明，辨治思路清晰。

三、紫癜

案1

翁某，男，14岁，学生。2003年10月31日初诊。

主诉：四肢及胸腹部皮肤紫斑1年。

患者1年前咽痛后出现下肢皮肤斑点，继而出现上肢及胸腹部皮肤瘀点及瘀斑，于外院诊断为特发性血小板减少性紫癜。口服泼尼松，开始剂量为30mg，每日2次，血小板计数略有升高，由$15 \times 10^9/L$升至$50 \times 10^9/L$；因出现肥胖等激素副作用，将激素剂量减为30mg，每日1次。患者要求结合中医药治疗而来诊。就诊时症见：四肢及胸腹部皮肤散在瘀点及瘀斑，四肢部较密集，瘀斑最大者为5mm×7mm，压之不褪色，偶有流鼻血。舌淡红，舌面上有红星点，苔薄黄，脉弦细。血常规示：血小板计数$30 \times 10^9/L$，白细胞计数$7 \times 10^9/L$，血红蛋白110g/L。中医诊断：紫斑，证属脾肾气虚、血分瘀热；西医诊断：特发性血小板减少性紫癜。

此为素体肝、脾、肾三脏气血阴阳亏虚，风、热、毒外邪入里，化燥生热，热入营血，迫血妄行，血溢脉外，故见四肢及胸腹部皮肤散在瘀点及瘀斑，压之不褪色。舌淡红、舌面上有红星点等为脾肾气虚、血分瘀热之证候。治宜健脾补肾，凉血止血。拟方犀角地黄汤加减。处方：水牛角 30g^先煎^，生地黄 15g，赤芍 12g，牡丹皮 8g，茯苓 15g，猪苓 12g，白术 12g，泽泻 12g，制何首乌 30g，骨碎补 18g，补骨脂 12g，甘草 8g。14 剂，日 1 剂，水煎服。配合西药泼尼松 30mg 口服，每日 1 次，每周减少 5mg。

二诊（2003 年 11 月 14 日）：瘀点、瘀斑略减少，未再流鼻血。舌淡白，苔薄白，脉弦细。此为脾肾亏虚，需加强补肾之力。处方：水牛角 30g^先煎^，生地黄 20g，熟地黄 18g，赤芍 12g，茯苓 15g，制何首乌 20g，补骨脂 10g，山茱萸 10g，杜仲 15g，枸杞子 10g，女贞子 15g，甘草 8g。21 剂，日 1 剂，水煎服。配合六味地黄丸口服。

三诊（2004 年 1 月 7 日）：瘀点、瘀斑减少，瘀斑最大者约 2mm×3mm，压之不褪色。舌淡红，苔薄白，脉细。血常规示：血小板计数 $71\times10^9/L$，白细胞计数 $6.5\times10^9/L$，血红蛋白 118g/L。上方加山药 20g，续服 14 剂，停服泼尼松。

四诊（2004 年 3 月 8 日）：瘀点、瘀斑消退，大便溏。舌淡红，苔薄白，脉细。血热已减，加强补气健脾之功。处方：水牛角 30g^先煎^，赤芍 12g，牡丹皮 10g，黄芪 18g，太子参 15g，白术 12g，茯苓 15g，芡实 15g，杜仲 18g，大枣 20g。50 剂，日 1 剂，水煎服。

五诊（2004 年 4 月 26 日）：发热、咳嗽 2 天，未见皮下瘀点、瘀斑，舌边尖红，苔薄白，脉浮数。测体温 37.5℃。血常规示：血小板计数 $61\times10^9/L$，白细胞计数 $6.4\times10^9/L$，血红蛋白 104g/L。此为不慎外感，外邪入里，肺失宣降，气逆而咳。予以清热宣肺止咳，凉血止血。处方：鱼腥草 30g，桔梗 12g，桑白皮 18g，连翘 10g，浙贝母 10g，川贝母 6g，杏仁 12g，甘草 6g，水牛角 30g^先煎^，赤芍 15g，牡丹皮 10g，仙鹤草 30g。14 剂，日 1 剂，水煎服。

六诊（2004 年 5 月 10 日）：咳嗽止，牙痛、发热，无出血倾向，左下颌臼齿局部牙龈红肿，舌脉同前。体温38.0℃。血常规示：血小板计数60×10^9/L，白细胞计数6.8×10^9/L，血红蛋白119g/L。加强清热解毒、凉血止血之力。处方：鱼腥草30g，桔梗12g，夏枯草30g，连翘10g，五指毛桃30g，太子参18g，天花粉20g，栀子12g，升麻10g，赤芍15g，牡丹皮10g，甘草6g。21剂，日1剂，水煎服。

七诊（2004年5月31日）：牙痛、发热，右面颊见一5mm×5mm大小溃疡，无出血倾向。体温38℃。血常规示：血小板计数68×10^9/L，白细胞计数6.8×10^9/L，血红蛋白119g/L。热毒内盛，予以补气托毒、养阴清热、凉血止血。处方：水牛角30g（先煎），熟地黄18g，赤芍15g，牡丹皮10g，知母12g，栀子12g，黄芪18g，太子参15g，女贞子18g，墨旱莲18g，甘草6g。28剂，日1剂，水煎服。

八诊（2004年6月28日）：无自觉不适，无出血倾向。血常规示：血小板计数100×10^9/L，白细胞计数4.3×10^9/L，血红蛋白110g/L。舌边尖红，苔薄白，脉细数。继续以补益气血、滋补肝肾、养阴凉血为法。处方：水牛角30g（先煎），生地黄20g，赤芍15g，牡丹皮6g，知母12g，栀子12g，黄芪20g，党参18g，女贞子18g，墨旱莲15g，枸杞子8g，当归12g。上方服用5个月，日1剂，水煎服。

九诊（2004年12月3日）：无皮下出血，诉汗多。舌淡红，苔薄白，脉细。血常规示：血小板计数115×10^9/L，白细胞计数5.7×10^9/L，血红蛋白120g/L。守上方加白术15g，再服用30剂。

患者后续病情稳定，未再出现皮下瘀点、瘀斑，无其他出血倾向，血小板计数稳定在$(100 \sim 120) \times 10^9$/L之间。

按语：特发性血小板减少性紫癜属中医血证中的“紫斑”“肌衄”等范畴，病性多本虚标实，以肝、脾、肾三脏气血阴阳亏虚为本，血热为标，故以扶正祛邪为治则，以健脾益气、滋补肝肾加凉血止血为治法，常用黄芪、党参、白术健脾益气以统血；女贞子、墨旱莲、山茱萸、制何首乌、补骨脂补益肝肾，填精生髓；用水牛角、生地黄凉血止血；仙鹤草、茜草收敛止血,标本兼治。且用药剂量较重,方可药能胜病,提升血小板,改善病情,并在中药治疗过程中逐步减少或停用激素,减少激素的副作用,且使血小板达到正常水平,不易反复。在病程中若遇到感冒、急性胃肠炎等感染,也会导致血小板下降,此时应辨证求因,治疗新感标病,待标病治愈后再治本病,才有利于血小板的提升。

案2

苏某,女,33岁,职员。2009年5月15日初诊。

主诉:双下肢散在紫斑6年余,加重1个月。

患者于6年前出现全身散在紫斑,经省人民医院诊断为特发性血小板减少性紫癜,行脾切除术后病情好转,术后6年来未见有明显出血征象。1个月前患者因急性胃肠炎再次引起血小板减少,到当地医院治疗时查血小板计数为$5\times10^9/L$,以大剂量丙种球蛋白冲击治疗及激素和免疫抑制剂维持治疗后病情好转,出院时复查血小板为$30\times10^9/L$。后患者一直以激素维持,但病情不稳定,血小板反复减少,并于行经时出现鼻腔大出血后查血小板计数为$7\times10^9/L$。为求中西医结合综合诊疗,故来求诊。症见:面色苍白,疲乏少气,稍动则气促,全身可见散在紫斑,量不多,无高出皮肤,咽痛,心烦,眠差,纳一般,大便溏。舌暗红,苔薄白,脉滑偏浮。急查血小板计数为$10\times10^9/L$。中医诊断:紫斑,证属脾肾亏虚、阴虚火旺;西医诊断:特发性血小板减少性紫癜。

此缘患者久病,脾肾亏虚,脾虚不能固摄而致血不循经,溢于皮下,故可见全身散在紫斑;血行脉外而有大出血,出血致使阴血严重亏虚,阴虚生内热,故见心烦、咽痛。舌暗红、苔薄白、脉滑偏浮亦为脾肾亏虚、气血不足、阴虚火旺之象。治以健脾补肾、凉血和血,以当归补血汤合犀角地黄汤加减。处方:黄芪18g,当归12g,栀子12g,生地黄20g,水牛角60g先煎,熟地黄20g,紫珠草30g,仙鹤草

30g，三七 8g，阿胶 15g烊化，鹿角霜 30g先煎，山茱萸 12g，墨旱莲 20g，甘草 8g。4 剂，日 1 剂，水煎服。同时配合原剂量西药激素甲泼尼龙片 40mg（8 片）日 1 次，环孢素 50mg（1 片）日 1 次。

二诊（2009 年 5 月 18 日）：患者气色精神较前好转，仍感疲乏，服药期间正处于月经期，服药后月经量正常，未再出现大出血。药效明显，继续守上法进退。处方：黄芪 30g，当归 12g，水牛角 60g先煎，生地黄 15g，熟地黄 20g，赤芍 12g，牡丹皮 12g，紫珠草 15g，栀子 12g，仙鹤草 30g，三七 3g，阿胶 15g烊化，鹿角霜 20g先煎，墨旱莲 30g，甘草 6g。4 剂，日 1 剂，水煎服。并嘱患者将甲泼尼龙片减为 35mg（7 片）日 1 次，环孢素用量同前。

三诊（2009 年 5 月 25 日）：血小板计数升至 $50\times10^9/L$，余症状大致如前。上方加减，增强益气养血之功。处方：黄芪 30g，当归 12g，水牛角 30g先煎，生地黄 15g，赤芍 12g，牡丹皮 12g，紫珠草 30g，栀子 12g，仙鹤草 30g，三七 6g，阿胶 15g烊化，墨旱莲 30g，党参 30g，甘草 6g。7 剂，日 1 剂，水煎服。西药甲泼尼龙片用量同前，停用环孢素。

四诊（2009 年 6 月 1 日）：头晕，咽稍疼，手臂散在有出血点，胃纳尚可，口干。舌淡红少苔，脉细数。复查血小板计数为 $45\times10^9/L$。此患者脾气亏虚，但血分热毒未清。故当重用补气之药，辅清热解毒凉血药，诸法并用，方可对应本病复杂之病机。处方：黄芪 30g，当归 12g，水牛角 30g先煎，生地黄 15g，赤芍 12g，牡丹皮 12g，紫珠草 30g，栀子 12g，白花蛇舌草 30g，半枝莲 15g，三七 6g，阿胶 15g烊化，党参 30g，玄参 12g，知母 10g，甘草 6g。7 剂，日 1 剂，水煎服。西药同前。

五诊（2009 年 6 月 8 日）：精神状况明显好转，轻度头晕，已无咽痛，手臂出血点基本消退，胃纳正常，口干。舌淡红少苔，脉滑。复查血小板计数升至 $171\times10^9/L$，白细胞计数 $29.8\times10^9/L$。热邪得清，将水牛角改为墨旱莲 30g，以加强滋阴之力。8 剂，日 1 剂，水煎服。甲泼尼龙片减为30mg（6片）日1次。

六诊（2009年7月27日）：患者回乡后一直以上法加减调治，来诊：查血小板计数升至$202 \times 10^9/L$，白细胞计数降至$13.5 \times 10^9/L$。舌淡暗红，苔薄黄，脉仍滑数。已无特殊不适，此患者情况稳定，血热已不明显，继续以健脾补肾、凉血和血为法巩固治疗。处方：黄芪30g，当归12g，水牛角30g^先煎^，熟地黄20g，紫珠草30g，阿胶15g^烊化^，党参30g，人参叶10g，茯苓15g，白术15g，升麻10g，甘草6g。8剂，日1剂，水煎服。甲泼尼龙片减为15mg（3片）日1次。

七诊（2009年8月10日）：患者精神状态较好，无感特殊不适。舌红苔白，脉浮略滑。复查血小板计数为$243 \times 10^9/L$，白细胞计数$14.9 \times 10^9/L$。此患者已无急性期之出血症状，血小板升至正常，现应继守上法，加强固护肝肾之气，以促进气血生化。处方：水牛角30g^先煎^，熟地黄20g，赤芍12g，牡丹皮12g，紫珠草30g，阿胶15g^烊化^，黄芪30g，党参30g，茯苓15g，白术15g，升麻12g，杜仲20g，枸杞子10g，炙甘草6g。8剂，日1剂，水煎服。甲泼尼龙片减为10mg（2片）日1次。

八诊（2009年8月24日）：患者估计下周来月经，现稍有咽干，无痛。舌脉大致同前。复查血小板计数为$260 \times 10^9/L$，白细胞计数$13.1 \times 10^9/L$。此血分热毒已清，而患者仍有脾气亏虚、肝肾不足，此时侧重补虚扶正，故重用补气之药，并配合滋养肝肾之品，以巩固疗效，促进气血生化之源，防止疾病复发。处方：黄芪30g，茯苓15g，白术15g，升麻10g，桔梗12g，人参叶12g，仙鹤草30g，阿胶15g^烊化^，鹿角霜12g，杜仲20g，枸杞子10g，炙甘草6g。8剂，日1剂，水煎服。甲泼尼龙片减为5mg（1片）日1次。

九诊（2009年10月12日）：患者以上方加减治疗近2个月，来诊：患者精神状态较好，近来有上腹部胀闷感，纳食正常，大便干稀不调，口干，口唇干燥，眠差。月经周期及量色均正常。舌暗红少苔，脉浮略数。复查血小板计数$230 \times 10^9/L$。处方：黄芪30g，党参 30g，茯苓 10g，白术 12g，升麻 10g，桔梗 10g，山茱萸 10g，熟地黄 10g，杜仲 20g，制何首乌 20g，菟丝子 20g，阿胶 15g[烊化]，鸡内金 12g，炙甘草 6g。30 剂，日 1 剂，水煎服。甲泼尼龙片减为 2.5mg（半片）日 1 次，嘱 1 周后改为每 3 天半片，续服 2 周；第三周起减至 2.5mg（半片），每周 1 次。

至 2009 年 11 月 28 日随访，患者精神可，无出血瘀斑瘀点，复查血小板计数 238×10^{9}/L。已停服激素 1 周。守上方每周 2 剂，巩固疗效。

按语：紫癜属中医血证中之紫斑病范畴，多由脾虚不摄，血溢脉外，加之血分热毒迫血妄行所致，故初期治法宜以健脾益气、凉血和血并重，选用当归补血汤合犀角地黄汤加减，标本兼顾而侧重治标。其中以水牛角代替犀角，用量须为犀角的 6 倍方能达到同等的疗效，一般在 30g 以上，最大量可用至 90g；并加用清血分热毒之白花蛇舌草、半枝莲，加强宁血、防止出血之功。治疗中后期血分热毒大势已去，改以扶正为主，除健脾养血外，侧重于滋补肝肾，以生精养血，故加用山茱萸、熟地黄、制何首乌、女贞子、墨旱莲。鹿角霜、阿胶、三七是治疗本病的三件宝，其中鹿角霜、阿胶均为血肉有情之品，有较好的生血止血功效，而三七止血不留瘀，活血而不伤正。三药合用能明显提高血小板数量及功能，以达到瘀血祛而新血生的功效。在整个治疗过程中，西药激素渐减至停，中药动态辨证使用，随证加减，力图缓功。

四、功能失调性子宫出血

案 1

陈某某，女，46 岁，已婚，干部。2007 年 9 月 5 日初诊。

主诉：月经淋漓不尽 2 年。

患者平素工作、家务劳累，近2年出现月经紊乱，每次月经行经10～20余天，淋漓难止，初期经色红，夹血块，后期色淡红，无痛经，伴乏力，眠差，多梦，舌淡暗，苔薄白，脉弦细。妇科超声示：浆膜下子宫肌瘤，大小约3cm×5cm。中医诊断：经漏，证属冲任损伤；西医诊断：子宫肌瘤。

患者年近五旬，肾气渐衰，加之平素劳累过度，伤及肾脏；肾阳气虚，冲任失养，月经失约，故可见月经淋漓；病久则瘀血内生，可见月经夹血块。法当调复冲任，兼消瘀滞。方拟失笑散加减。处方：蒲黄6g，五灵脂10g，地榆炭20g，三七6g，阿胶15g烊化，海螵蛸20g，鹿角霜30g先煎，生龙骨30g先煎，生牡蛎30g先煎，续断18g，菟丝子18g，甘草6g。3剂，日1剂，水煎服。

二诊（2007年9月8日）：服上方后诉，服第一剂，上午服，下午月经即止。现口干，乏力，无腹痛，无腰痛。此药证相符，阴血内伤，渐趋化热。法当化瘀通络，滋阴清热。拟方如下。处方：蒲黄6g，五灵脂10g，仙鹤草30g，三七6g，阿胶15g烊化，海螵蛸20g，茯苓15g，栀子12g，山药20g，续断18g，甘草6g。3剂，日1剂，水煎服。

后以上方加减服用1月，患者月经恢复正常。

按语：经漏见于《兰室秘藏》，又名月漏、血漏、经血不断、漏下、漏下不止、月水不绝、月水不断等。指阴道出血淋漓不断，或经期血来而持续日久不止，血量较少或略增多。病因多为气虚不摄，血热妄行，或阴虚、气郁及血瘀化热、迫血妄行等，气血失调，冲任不固而为经漏。因冲、任脉起于胞中，与肾密切相关，肾阳虚衰不能温固冲任则月经不止。本案属肾阳不足，冲任失养，兼有瘀滞。治拟补肾助阳，调复冲任，兼消瘀滞，邱健行教授善重用鹿角霜（30g），温肾助阳，以固冲任，并认为鹿角霜为治崩漏佳品，为本方君药。邱健行教授形象地把鹿角霜和炭类药、阿胶三者称为“止血三合土”，将其取类比象为鹿角霜、龙骨、牡蛎如石头；炭类（地榆炭或侧柏炭）如砂子；阿胶如水泥，三者结合，止血疗效稳固。方中用续断、菟丝子补肾气、调冲任；蒲黄、五灵脂活血止血；三七既能止血又活血，使止血不留瘀，活血药用量不宜过大。药证相符，效如桴鼓，故一剂血止。二诊时，有口干燥热征象，去温燥之鹿角霜，加入栀子清热除烦，山药补益脾阴。全方共奏补肾助阳，调任固冲，收敛止血的功效。

案 2

曾某，女，50 岁，职员。2020 年 5 月 18 日初诊。

主诉：阴道大量出血 4 天。

患者 4 天前无明显诱因出现阴道出血，血流不止，量多带有血块，每天要用 4 包卫生巾，甚至要用纸尿裤防止血从腿旁流出，遂来就诊。症见：头晕，心悸，乏力，腰痛，面色苍白，口淡无味，自诉平素月经不调，以经量多、经期延长为主，且白带量多稀白。纳眠一般，二便尚调。舌淡白，舌下脉络迂曲增粗，苔薄白，脉弦细数。测血压 120/80mmHg，心率 95 次 / 分，血常规示血红蛋白 80g/L。2014 年 10 月曾行妇科超声提示子宫多发肌瘤。中医诊断：崩漏，证属脾肾不足、冲脉不固。西医诊断：功能失调性子宫出血。法当健脾补肾，固冲调经，养血和血。处方：鹿角胶 20g[烊化]，海螵蛸 20g，仙鹤草 30g，党参 20g，紫珠草 20g，三七 6g，阿胶 10g[烊化]，墨旱莲 20g，生龙骨 30g，生牡蛎 30g，椿根皮 20g，甘草 6g。14 剂，水煎服，日 1 剂。

二诊（2020 年 6 月 1 日）：服药后阴道已无明显出血，患者气色明显好转，面色转红润，无明显头晕，心悸，仍有腰痛，活动后加重。近日受风后出现前额头痛，上腹隐痛，反酸。舌淡白，苔薄白腻，脉细数。以健脾益气生血为法，上方调整剂量，加减如下：鹿角胶 20g[烊化]，椿根皮 20g，仙鹤草 20g，党参 20g，三七 3g，茯苓 20g，白术 10g，甘草 10g，升麻 10g，藁本 10g，浙贝母 10g，海螵蛸 20g，瓦楞子 30g。续服 14 剂，颗粒剂温水冲服，每日 1 剂。

三诊（2020 年 6 月 15 日）：阴道无再出血，无头晕及心悸，头痛已止，腰痛明显减轻，面色转红润，复查血红蛋白为102g/L。风寒表证已除，继续以健脾补肾、益气养血固本为法，上方去藁本、升麻，加续断，续服7剂巩固疗效。

按语：《素问·上古天真论》曰："女子七七，任脉虚，太冲脉衰少"，该患者年过七七，肾阳虚衰，冲任不固，故血崩不止。本病患者月经量大，出血迅速，为崩漏中之崩证。用血肉有情之品鹿角胶补肾阳、益精血、调冲任，鹿角煎熬浓缩成胶具有更好的止血作用，用大剂量20g，为君药。患者首诊时出血不止，"止血为第一要义"，用阿胶、三七、牡蛎"止血三合土"，为止血常用药，配合仙鹤草、紫珠草、墨旱莲"止血三草"收敛止血；党参健脾益气，以助气血生化之源；椿根皮用于清热祛湿止带。全方共奏健脾、补肾、止血功效，成功治愈妇科崩中急症。

五、腰椎管狭窄症

黄某，男性，64岁，2022年9月26日初诊。

主诉：反复腰痛多年，加重伴双下肢乏力1月。

患者多年来腰痛，不时发作，60岁退休后稍有减轻，发作频率减少，1月前再次加重，伴双下肢乏力，无放射痛，不可长距离行走，弯腰后起身疼痛，休息后减轻，夜间稍有疼痛。时有颈肩不适，时有腹部不适，大便溏泄，小便可，纳眠可，晨起腰部有僵硬感，活动后可较快缓解。舌淡胖、边有齿痕、苔薄黄，舌下瘀，脉沉涩。查体：腰肌紧张，腰椎生理曲度变直，第3腰椎至第1骶椎椎旁压痛、棘突压痛。余病理反射未引出。外院CT示：腰椎管狭窄。既往史：肾结石、脂肪肝、慢性胃炎。中医诊断：腰痛，脾肾不足夹瘀证。西医诊断：①腰椎管狭窄症；②慢性胃炎；③肾结石；④脂肪肝。

此患者为老年男性，素有腰痛病史，同时有慢性胃炎、肾结石、脂肪肝等慢性病，辨证考虑为脾肾不足夹瘀，脾虚不能运化，气血运行无力，肾虚不能充养，脾虚又致痰湿内生，日久成瘀，故见腰痛、下肢乏力等症状。治法宜补脾益肾，兼以活血化瘀。予自拟健脾补肾汤加减。处方：葛根30g，威灵仙15g，党参20g，白术20g，骨碎补20g，益母草20g，鸡血藤20g，鸡矢藤20g，白芍20g，乌药20g，续断20g，盐补骨脂10g。14剂，水煎服，日1剂。

嘱其回家后注意饮食营养、多样性，不可烟酒，不可多吃肥甘厚腻的食物，运动方面嘱其每日适当行走，行走距离不可过长，减少弯腰劳动的时间。教导其每日练习拱桥运动、飞燕运动。

二诊（2022年10月7日）：服药后腰部疼痛较前缓解，双下肢未见乏力，时有头晕，仍不敢弯腰做家务，大便正常，余症状同前。舌淡红，苔薄黄，舌下瘀滞较前减少，脉沉。上方去鸡血藤、鸡矢藤，加用钩藤15g。14剂，水煎服，日1剂。饮食、运动建议同前。

三诊（2023年3月20日）：自诉服用中药1个月后腰痛明显缓解，可长时间行走，每日有坚持锻炼，因为担心腰痛，因此每日行走锻炼时间较短，大部分时间居家为主。大便先结后溏，小便黄，时有肝区、脾区隐痛，晨起手指僵硬，仍有口干口苦。遂予上方去益母草、乌药、续断、骨碎补、补骨脂、钩藤，加用茯苓20g、薏苡仁30g、防己10g、木瓜20g、柴胡10g、狗脊20g。28剂，日1剂，水煎服。

后随访患者诸症缓解，未再复发。

按语：老年腰椎管狭窄症在中医归为“腰痛”范畴。大多数医家都认为此病以肝肾亏虚、筋骨失养为本，以感受风寒湿邪、瘀血阻滞为标，临床多采用补益肝肾、祛风通络、活血舒筋等方法治疗，而常常忽略了脾（后天之本）虚气血亏虚亦可导致筋骨失养。脾虚是早期腰痛的重要病机，如果没有考虑脾虚而仅仅用补益肝肾、活血化瘀的方法治疗，往往即时有效果，但长期疗效较难维持。《素问·痿论》：“阴阳总宗筋之会，会于气街，而阳明为之长，皆属于带脉，而络于督脉。”《灵枢·经筋》“足阳明之筋……属脊”“足太阴之筋……其内者，著于脊”，都说明了脾胃的经筋与脊柱和四肢关节均有密切联系，全身大关节正常与否在很大程度上是由脾土来决定的。由此可以看出，腰痛的病理基础与土相应，与脾相关。脾胃一健则五脏六腑俱健，此乃调中央以通达四旁。《四圣心源》中说：“中气衰则升降窒，肾水下寒而精病，心火上炎而神病，肝木左郁而血病，肺金右滞而气病……”若脾胃的枢纽功能异常，影响五脏气机升降失常，脏腑功能失调，则痰湿瘀血经脉痹阻，发为腰痛，或其他痹证、痿证等。从脾对因论治是岭南邱氏脾胃流派的治病特点。

岭南邱氏脾胃流派推崇用健脾活血法治疗腰痛，一诊时选党参、白术健脾补气；葛根、威灵仙是邱健行教授常用治疗颈项疼痛的药对；骨碎补、补骨脂、续断可补肾壮骨；鸡血藤、鸡矢藤、益母草活血化瘀止痛；白芍缓急止痛；乌药温经行气止痛，诸药合用，使气血健运、筋骨得养、经络得通。故患者服药14天后症状得以明显缓解。

二诊时患者舌下脉络瘀阻较前减轻，故去活血药。因头晕加用钩藤平肝息风止晕。三诊时患者已然康复大半，但就诊时正值春季，多雨潮湿，脾虚之人易感湿邪，病情有所波动，出现纳呆、小便黄、手指僵硬、苔厚腻表现，加用薏苡仁、防己、木瓜等清利湿热之品，促进脾胃健运，而去除补肾壮骨药，以免壅滞碍胃。

由此案可见，邱健行教授在治疗骨伤疾病时，亦多从脾胃论治，体现岭南邱氏脾胃流派以“脾胃为本源，时刻健运脾胃之气”的治病学术思想。

六、骨质疏松症

王某，男，81岁，退休干部。2017年5月5日初诊。

主诉：周身疼痛16年，加重1月。

患者腰背部、双胁部、双髋部、双膝、双足跟部发痛，时轻时重，劳累久立时加重。神疲，面白，情绪抑郁，善太息，易怒，纳眠差，夜尿频，大便溏稀。舌暗红苔白，脉弦细弱。坐轮椅就诊。胸、腰椎X线检查示：胸、腰椎骨质疏松，双膝双足跟骨质疏松，骨密度：T值3.17。中医诊断：骨痿，证属肝郁脾肾虚型；西医诊断：骨质疏松症。治以补肾健脾，调肝，填精壮骨。处方：楮实子20g，威灵仙15g，骨碎补20g，柴胡12g，郁金12g，合欢皮15g，玫瑰花10g。7剂，日1剂，水煎服。

二诊（2017年5月12日）：腰背部、双胁部、双髋部疼痛稍减，精神差，面白，情绪抑郁，善太息，纳眠差，无发热恶寒，夜尿频，大便溏稀。舌暗红苔白，脉弦细弱。予上方加杜仲20g，牛膝20g，木瓜15g，桑螵蛸20g，当归12g，石榴皮20g，秦皮20g补肾壮骨止泻。14剂，日1剂，水煎服。

三诊（2017年5月28日）：周身疼痛进一步减轻，精神可，心情稍舒畅，纳可，眠差，夜尿频，大便仍溏，舌暗红苔白，脉细弱。予上方去柴胡加灵芝10g养心安神，14剂，以巩固疗效。

按语：骨质疏松症属中医“痿证”范畴，多因肾精亏损，脾胃气虚，肝血不足所致，“肝主筋，肾主骨”，肝肾亏损，精血不足，筋骨失养而萎缩，且肾气为一身元气之本，元气虚则气血阴阳皆虚；血流瘀滞，痹阻经络，不通则痛，故见周身疼痛。患者平素烦躁易怒，情绪抑郁，致肝气郁结则见胁肋胀闷疼痛。患者病程长，“久病必虚”“久病必瘀”“久痛必郁”，“虚-瘀-郁”形成恶性循环，致经络不通，不通则痛且功能障碍。舌暗红苔少，脉细弱为肝郁肾虚之象。治宜补肾调肝、填精壮骨，楮实子、威灵仙、怀牛膝称为“膝三方”，治膝盖痛；楮实子、威灵仙、骨碎补称为“跟三方”，治跟骨痛，为岭南邱氏脾胃流派创始人邱健行教授常用药组。骨质疏松症病程长，危害大，呈现慢性、虚弱性、进行性、难复性4个特点。采用辨证中药内服结合推拿、针灸综合治疗，疗程不少于3个月，能显示中医药治疗独特优势。

七、高血压

案 1

梁某，男，40 岁，工人。2008 年 1 月 4 日初诊。

主诉：反复头晕 3 年，加重 3 天。

患者诉 3 年前，无明显诱因开始出现头晕，静卧休息后可缓解，此后上述症状时有发作，但均未予特殊治疗，近 3 日头晕症状有所加重，为求系统诊疗故来院就诊。症见：头晕，面色潮红，口干，纳眠一般，大便干结，2～3 天 1 次，小便调，舌红，苔薄白，脉弦滑浮大，测血压 160/110mmHg。中医诊断：眩晕，证属肝阳上亢；西医诊断：高血压 3 级。

患者素体阳盛，加之嗜食烟酒，内热偏盛，耗伤阴血，加之平素情志失畅，肝气郁结，气郁化火伤阴，肝阴耗伤更甚，风阳易动，上扰头目，发为眩晕。肝阳上亢，血随气逆，故见面色潮红。法当平肝潜阳。方拟天麻钩藤饮加减。处方：天麻 10g，钩藤 20g，白芍 18g，丹参 20g，郁金 15g，葛根 30g，菊花 15g，虎杖 25g，草决明 20g，车前子 18g，川牛膝 15g。7 剂，日 1 剂，水煎服。

二诊 (2008 年 1 月 11 日)：头昏已不明显，无头痛，纳眠尚可，大便调，日 1 次，色黄成形，无口干口苦，小便尚调，舌淡红，苔薄白，脉弦。此肝阴得以涵养，上亢之阳得以潜降，上逆之气血得以平复。效不更方，守上方继服 7 剂后痊愈。

按语：高血压不离“气、血、痰、虚、瘀”，本案患者肝阴虚，肝阳上亢，则头昏，面潮红；肝阴不足，可见口干；津枯肠燥，见大便干结；舌暗红，为阴虚血瘀之象，弦为肝脉，脉滑浮大为肝阳上亢之象。方中天麻、钩藤平肝潜阳；菊花质轻，清轻上扬，清利头目止眩；白芍养肝阴制阳亢；丹参、郁金、葛根活血通络；虎杖、草决明通大便；车前子、川牛膝利小便，引血下行，逐邪从二便分消。邱健行教授认为“二便疏通，则内脏畅遂”，取上病下治之意。

案 2

黄某，女，78 岁，退休教师。2011 年 10 月 30 日初诊。

主诉：反复头晕 4 年余，加重 1 周。

患者诉 4 年前出现眩晕，无天旋地转感，至医院就诊，诊断为高血压，测血压 180/90mmHg，并出现上腹部胀闷嗳气，服降压药贝那普利控制血压，血压控制可，但仍有眩晕，并有胃脘胀闷不适，遂来求诊。刻下症：眩晕，无天旋地转感，胃胀闷不适，嗳气，无反酸，咽红不痛，眠差，夜间睡至凌晨 2～3 点即醒，舌红干，少苔，脉弦长，测其血压为 150/80mmHg。中医诊断：眩晕，证属肝肾不足，肝阳上亢；西医：高血压 3 级。

此为肝肾不足，肝阳上亢，发为眩晕，阴不敛阳，阳不入于阴故眠差。治之以补益肝肾，平肝潜阳。处方：天麻 6g，罗布麻叶 30g，代赭石 20g先煎，石决明 30g先煎，甘草 6g，桔梗 12g，虎杖 20g，钩藤 18g，蒺藜 18g，珍珠母 30g先煎，延胡索 20g，杜仲 15g，桑寄生 20g。14 剂，日 1 剂，水煎服。

二诊（2011 年 11 月 16 日）：眩晕较前减轻，发作次数减少，但有心慌心悸，怕冷，胃脘胀闷，自感中气不足，无力呼气，嗳气，睡眠时间较前延长，双下肢时有抽搐痉挛疼痛，舌暗胖大少苔，脉弦浮数。测血压为 120/70mmHg。此为血虚肝风内动，上方加入养血之品。处方：天麻 6g，钩藤 18g，赤芍 15g，白芍 18g，甘草 6g，浮小麦 20g，大枣 20g，丹参 20g，海螵蛸 20g，浙贝母 10g，厚朴 20g，延胡索 20g，木瓜 18g，鸡血藤 30g。7 剂，日 1 剂，水煎服。

三诊（2011 年 11 月 23 日）：上方服完，眩晕大部已减，饥饿时仍有明显发作，心悸，胃痛胀好转，进食后饱胀感，右脚抽筋疼痛减轻,大便成形,舌暗淡胖大少苔,脉弦较前缓和。测血压为130/70mmHg。药后症减,续用上法。处方:天麻 6g,钩藤 18g,赤芍 15g,白芍 18g,甘草 6g,丹参 20g,海螵蛸 20g,浙贝母 10g,厚朴 20g,延胡索 20g,木瓜 18g,鸡血藤 30g,桑螵蛸 20g。7 剂,日 1 剂,水煎服。

四诊(2011 年 11 月 30 日):胃脘无不适,稍有眩晕,胸闷口干,大便成形,偶有干咳,舌暗红,少苔,脉弦。此为郁热内扰胸膈,以栀子汤加减。处方:香附 18g,栀子 12g,神曲 10g,苍术 10g,川芎 10g,丹参 20g,甘草 6g,桔梗 12g,薤白 12g,瓜蒌皮 15g,天麻 6g,罗布麻叶 30g,海螵蛸 20g,石决明 30g先煎。7 剂,日 1 剂,水煎服。

患者服用上药后眩晕已止,病告痊愈。

按语:眩晕之病,《临证指南医案·眩晕》中指出:"经云诸风掉眩,皆属于肝,头为六阳之首,耳目口鼻皆系清空之窍,所患眩晕者,非外来之邪,乃肝胆之风阳上冒耳,甚则有昏厥跌仆之虞。其症有夹痰,夹火,中虚,下虚,治胆、治胃、治肝之分。"该患者年老肾亏,肝失所养,以致肝阴不足,阴不制阳,肝阳上亢,发为眩晕。邱健行教授治疗头昏眩晕,善用自拟二麻二石汤,即罗布麻叶、天麻、石决明、代赭石,四药平肝息风、重镇潜阳,重用罗布麻叶(30g);再加杜仲、桑寄生补肝肾、强筋骨、平肝阳;胃脘胀闷,则用乌贝散和胃除胀止痛;下肢抽搐痉挛疼痛,善用木瓜、鸡血藤养血通络。药证相符,取效甚捷。

八、睡眠障碍

案 1

廖某,女,41 岁,职员。2020 年 11 月 13 日初诊。

主诉:失眠 3 个月。

患者3个月前因与家人发生口角，加之工作压力大，开始出现难以入睡，入睡后多梦易惊醒，常伴头昏、心悸，自服艾司唑仑片未见好转，严重影响生活工作。来诊时症见：眠差，每日仅睡2～3小时，入睡困难，多梦，伴情绪焦虑，时感头昏、心悸，四肢乏力，口淡无味，双腿常有抽筋，以夜间较多，心情焦虑，纳一般，大便调。舌质淡白，舌边尖略红，脉弦细。中医诊断：不寐，证属肝血不足，肝郁化火，上扰心神；西医诊断：睡眠障碍。处方：酸枣仁30g，延胡索20g，甘草6g，浮小麦30g，麦芽20g，大枣10g，郁金10g，合欢皮20g，百合20g，珍珠母20g，木瓜20g，白芍20g，鸡血藤20g。14剂，水煎服，日1剂，分2次温服。

二诊（2020年11月27日）：服药后诉睡眠改善，每夜睡眠时间可达4～5小时，但仍有入眠困难，时有服用艾司唑仑片，头昏、心悸改善，双腿无抽筋。舌质淡红，苔薄白，脉略弦。守上方去木瓜、鸡血藤，加首乌藤30g养血安神，巩固疗效。14剂。

三诊（2020年12月11日）：睡眠进一步改善，偶有入睡困难，现未服用艾司唑仑片，工作劳累后偶有心悸，已无头昏。舌脉同前。守上方调养1个月，后诸症皆愈。

按语：该患者工作压力大，容易暗耗阴血，加之与家人口角争执后肝郁化火，上扰心神而出现失眠；血不养心则心悸、头昏；血不柔筋则双腿抽筋。因肝藏血，血舍魂，肝血不足则魂不守舍，出现入眠困难、多梦易惊醒、心情焦虑等症，故治当滋养肝血、宁心安神，方用酸枣仁汤加减，其中重用酸枣仁（30g），另外重用延胡索，可用至30g，二者是治疗失眠的经验药对，据现代药理研究发现延胡索所含延胡索乙素具有显著的镇痛、镇静与安定作用。白芍养肝敛阴，增强酸枣仁滋养肝血之功；郁金、百合、合欢皮疏肝解郁安神；珍珠母重镇安神；甘麦大枣汤养血安神、和中缓急，可治疗妇人脏躁之悲伤欲哭、心情焦虑抑郁。方中木瓜、白芍、鸡血藤是用于治疗血虚生风而致四肢抽筋疼痛的常用药组。全方起到养肝血、宁心神的作用。

案 2

徐某，男，39 岁，职员。2010 年 1 月 11 日初诊。

主诉：失眠 10 余天。

患者近来因工作压力较大，用脑过度而出现失眠，彻夜难眠，伴有焦虑烦躁，到当地医院行甲状腺功能，血糖，心电图及血压等相关检查均未见异常，为求进一步诊治遂来求诊。就诊时症见：眠差，彻夜难眠，心悸无头晕，伴有烦躁出冷汗，头部出汗较明显，喉间有痰，口淡，大便量少，肠鸣，舌淡胖大苔黄厚，脉濡。患者自诉既往体质较弱，常年鼻塞多痰。中医诊断：不寐，证属心肾不交，痰湿内阻；西医诊断：睡眠障碍。

此为用脑思虑过度，暗耗心阴，心失所养，加之夹有痰湿，内扰心神发为该病。治宜养心安神化痰，拟方甘麦大枣汤加减。处方：甘草 6g，浮小麦 20g，大枣 30g，酸枣仁 30g，延胡索 30g，丹参 18g，防风 18g，橘红 10g，茯神 20g，糯稻根 30g，生牡蛎 30g（先煎），珍珠母 30g（先煎）。7 剂，日 1 剂，水煎服。

二诊（2010 年 1 月 18 日）：服药后上半夜能入睡，日间精神好转，仍有汗多症状，尤以夜间醒来出汗明显，痰较前减少，肠鸣减少，大便溏。痰湿减少，加强滋阴敛汗之力。守上方去丹参、防风、橘红、珍珠母，加法半夏 12g，麦冬 15g，生地黄 18g，生龙骨 30g（先煎）。日 1 剂，水煎服，连服 14 剂。

三诊（2010 年 2 月 8 日）：睡眠较前明显好转，夜间能睡 6～8 小时，夜间仍有出汗，但较前减少，大便干溏不调，咽喉有痰黏滞感。上方去生地黄、生龙骨、生牡蛎，加胆南星 12g，竹茹 12g 加强化痰，续服 14 剂。

随访睡眠良好，未再复发。

按语:不寐亦称失眠,诊断要点主要为经常入睡困难,或易醒,醒后不能入睡,时睡时醒,整夜不能入睡,或早醒。《景岳全书·不寐》曰:"凡思虑、劳倦、惊恐、忧疑,及别无所累,而常多不寐者,总属真阴精血之不足,阴阳不交,而神有不安其室耳。"患者符合以上特征,本案患者因工作压力大,用脑过度,暗耗心阴,心神失养,加之素有痰湿,内扰心神发为该病。以养心安神为法,选用甘麦大枣汤加减,方中甘草甘润缓急;浮小麦味甘微寒,补益心气;大枣益脾养血,配合酸枣仁、茯神等养心安神;生地黄、麦冬滋养阴血,神有所舍而安神。生牡蛎、珍珠母镇静安神;延胡索、丹参行气活血使心得其所养;兼以橘红、法半夏合胆南星、竹茹燥湿化痰,清热宁心,以免痰热扰心。邱健行教授善重用延胡索活血以达安神之功,据现代药理研究表明延胡索含延胡索素具有镇静安神的作用。

九、痛风性关节炎

杨某某,男,54岁,职员。2008年2月23日初诊。

主诉:反复双下肢疼痛8年余,再发加重4天。

患者于8年前无明显诱因下开始出现双下肢膝关节以下疼痛,伴有轻微肿胀,尚不影响行走,自行服用"百科丸"(为一中成药,成分不详)后疼痛可缓解,但易反复发作。4天前饮酒及进食鱼虾后再次出现疼痛,较前加重。到医院就诊,门诊查血常规:白细胞 13.0×10^9/L,风湿四项提示:血沉130mm/h、余项正常,尿酸600mmol/L。诊断为痛风性关节炎。现症见:表情痛苦,双下肢疼痛,以右膝、左足第一跖趾关节红肿疼痛明显,触之热痛,大小便正常,舌红苔薄黄腻,脉滑数。中医诊断:痹证,证属湿热痹阻;西医诊断:痛风性关节炎急性发作。

此为恣食酒毒、海腥发物,损伤脾胃,脾失健运,湿热痰浊内生,邪气滞留于关节筋骨,痹阻经脉所致。法当清热祛湿,蠲痹止痛。方拟四妙散加味。处方:苍术12g,黄柏15g,牛膝15g,薏苡仁30g,

车前子 30g，萆薢 30g，蒲公英 30g，野菊花 18g，银花藤 30g，宽筋藤 30g，海风藤 30g，茵陈 30g，千里光 15g。3 剂，日 1 剂，水煎服。

二诊（2008 年 2 月 26 日）：仍双下肢疼痛，以右膝、左足趾疼痛明显，红肿，触之热痛，但较前减轻，大小便正常，舌红，苔薄黄，脉滑数。此湿热病邪减轻，但湿热缠绵，且患者病程较长，需要坚持用药。守上方继服 7 剂。

三诊（2008 年 3 月 4 日）：双下肢疼痛明显减轻，红肿热等不适明显缓解，舌尖红，苔薄黄腻，脉弦细。此湿热痹阻进一步减轻，但仍未获全功，守上方继服 7 剂。

四诊（2008 年 3 月 11 日）：症状已消失，复查血常规：白细胞 7.0×10^9/L，风湿四项提示：血沉 18mm/h、余项正常，尿酸 283mmol/L 降至正常。

按语：本案中医诊断为湿热痹，用四妙散为基本方加减，清热利湿，蠲痹止痛，主治湿热下注，两足关节红肿热痛之痛风性关节炎。辅以车前子、萆薢、蒲公英、野菊花、茵陈加强清热解毒利湿功效；千里光苦寒，清热解毒，祛湿通络；银花藤、宽筋藤、海风藤三种藤类药，祛风通络蠲痹，为筋骨脉络部位之引经药。全方用药精简，剂量较大，效专力宏，体现岭南邱氏脾胃流派用药特色。

十、过敏性皮疹

伍某，男，7 岁，学生。2023 年 11 月 10 日初诊。

主诉：反复面部丘疹，伴瘙痒 3 月。

患者 3 个月前因上呼吸道感染后开始出现面部皮肤瘙痒，随后面部出现丘疹，数量陆续增多，耳朵红痒，嘴肿，双侧面部、后背大片深红色斑，边界清楚，诊断为过敏性皮疹，予地奈德乳膏外擦及口服氯雷他定片抗过敏处理，症状改善不明显。遂来就诊，症见：双侧面部、后背皮肤大片深红色斑，边界清楚，其上散在分布红色丘疹，脓疱，皮肤干燥，搔抓后可见淡黄色渗液，可见粗细不等的分枝状毛细血管扩张，部分皮肤菲薄，伴口渴，大便干、眠差，易出汗，小便黄，舌淡苔黄，脉浮数。血清总 IgE 升高。中医诊断：湿疮，证属湿热浸淫肌肤；西医诊断：过敏性皮疹。

此因患者平素饮食辛辣，脾主肌肉，脾胃湿热浸淫肌肤，故头面身体红疹、生疮，法当清热化湿，调和气血。予邱健行教授自拟肤痒方加减。处方：地肤子 10g，白鲜皮 10g，牡丹皮 10g，苍耳子 10g，生地黄 10g，土茯苓 10g，乌梅 10g，虎杖 10g，火麻仁 10g，甘草 6g，赤芍 10g，防风 10g，地骨皮 10g，蝉蜕 5g。7 剂，日 1 剂，水煎服。

二诊（2023 年 11 月 17 日）：诉口渴、瘙痒症状改善，双侧眼睑稍肿胀，面部、背部红斑颜色变淡，脓疱减少，仍有丘疹，睡眠好转，舌淡，苔薄黄，脉浮。上方加蒲公英、紫花地丁、茯苓皮各 10g，14 剂，另予黄精、金银花、甘草煎水冷湿敷。

三诊（2023 年 12 月 15 日）：面部、背部红斑面积缩小，红斑呈淡红色，丘疹、脓疱数量减少，自觉皮肤干燥、紧绷不适。上方去蒲公英、紫花地丁，加当归、麦冬、玄参、淡竹叶各 10g，14 剂，服用方法和湿敷方法同前。

四诊（2024 年 1 月 5 日）：面部、背部无红斑，少许红色丘疹，偶有瘙痒。上方去地肤子、虎杖，加山药、白术各 10g，继服 14 剂后停药，嘱患者忌辛辣，避温热，长期外擦身体乳。

3 个月后电话随访，患者皮疹未再复发，复查血清总 IgE 降至正常。

按语：《素问·至真要大论》曰：“诸痛痒疮，皆属于心。”故从“心”论治过敏性皮疹，兼顾“肺、肝、脾”三脏。邱健行教授提出以清热凉血、祛风止痒为法，拟肤痒方，方中重用地骨皮、白鲜皮、牡丹皮（三皮），地肤子、苍耳子（二子）以祛风解毒、凉血止痒。乌梅、防风为邱健行教授治疗皮肤病的常用药对，防风主治外风、乌梅收敛内风，据现代药理研究，防风有抗微生物、抗炎、抗过敏的作用，乌梅有抑菌、抗病毒、抗变态反应的作用。赤芍、生地黄凉血清心热。方中加用蒲公英、紫花地丁清热解毒燥湿；虎杖、火麻仁清热祛湿、润肠通腑逐邪外出。过敏性皮疹病程长、易反复发作，其与风邪“善行数变、行无定处”的致病特点相一致，反复发作者易形成伏风内潜，遇外感湿热而引发，治“风”为关键，急性期以防风、乌梅、蝉蜕祛风止痒，迁延期取四物消风饮之意用当归、麦冬、玄参养血祛风。“脾主肌肉四肢”，后期用白术、山药调补脾胃，从“脾”论治，以扶正气。本案结合药物局部外治，予黄精 15g，金银花 30g，甘草 15g 加水 2000ml，煎取药汁 1500ml，外洗和间歇性开放性湿敷面背部，增强养血解毒、祛风养肤作用。

第七章　岭南邱氏脾胃流派特色技术

第一节　胃三针除胀止痛法

“胃三针除胀止痛法”是一种以针刺中脘、内关与足三里三穴为主的针灸疗法。其操作核心在于对每个穴位交替使用提插与捻转手法进行反复行针，并分阶段留针，旨在通过强刺激以达到健脾和胃、消胀止痛的功效，主要用于治疗慢性胃炎、消化不良等疾病所引发的上腹胀满、疼痛及嗳气、呕逆等症状。

【功效】健脾和胃、消胀止痛。

【适应证】慢性胃炎、消化性溃疡、功能性消化不良患者，症见上腹胀满或疼痛，或伴嗳气或呕逆、呕吐。

【禁忌证】

1. 疲乏、饥饿或精神高度紧张。

2. 皮肤有感染、瘢痕或肿痛部位。

3. 有出血倾向及重度水肿。

【操作方法】

1. 刺中脘　用2寸毫针，先用提插法行针5分钟，具体手法操作如表7-1，待得气后停止行针，留针10分钟，再第二次捻转法行针5分钟，再留针10分钟即可出针，不用电针。

2. 刺双内关　用2寸毫针，先用提插法行针5分钟，具体手法操作如表7-1，待得气后，上电针，留针10分钟，再行第二次捻转法，行针5分钟，再留针 10 分钟，即可出针。

3. 刺双足三里 用 3 寸毫针，先用提插法行针 5 分钟，具体手法操作如表 7-1，待得气后，留针 10 分钟，再行第二次捻转法，行针 5 分钟，再留针 10 分钟，即可出针。

根据胃胀或胃痛属实证、虚证的不同，分别施以不同提插、捻转、针刺强度，具体内容如下。

表 7-1 胃三针补泻运针手法及频率

证型	足三里			中脘			内关		
	提插（寸）	捻转（度）	频率（次 / 分）	提插（寸）	捻转（度）	频率（次 / 分）	提插（寸）	捻转（度）	频率（次 / 分）
实证	9.5	360	160	9.5	360	160	9.5	360	160
虚证	9.25	180	120	9.25	180	90	9.25	180	90

【注意事项】

1. 严格执行无菌技术操作。

2. 做好解释工作，消除患者紧张情绪。选择合理体位，暴露腧穴，方便操作，注意保暖。

3. 准确取穴，正确运用进针方法、进针角度和深度，勿将针身全部刺入，以防折针。刺激强度因人而异，急性病、体质强属实证者宜强刺激：慢性病、体质弱属虚证者宜弱刺激。

4. 当刺入一定深度时，患者局部产生酸、麻、胀、重等感觉或向远处传导，即为“得气”。得气后调节针感，留针。

5. 起针时一手按压针刺周围皮肤处，一手持针柄慢慢捻动将针尖退至皮下，迅速拔出。随即用无菌干棉球轻压针孔片刻，防止出血。检查针数，以防遗漏。

6. 针刺中应密切观察患者的反应，发现病情变化，防止晕针，及时处理，忌空腹扎针。

第二节　双侧足三里穴位注射法

穴位注射法是将不同的药物注射液注入穴位以防治疾病的一种治疗方法。它可将针刺刺激和药物性能有机结合，发挥其综合效应，故对某些疾病有特殊的疗效。

【功效】温经通络或清热祛湿、和胃降逆、止呕止痛。

【适应证】急、慢性胃炎，胃胀，嗳气，顽固性呃逆等。

【禁忌证】

1. 疲乏、饥饿或精神高度紧张。

2. 皮肤感染、瘢痕或肿痛部位。

3. 对使用的药物过敏者。

【操作方法】

选穴：双侧足三里

选药：气虚证型患者选用黄芪注射液或参麦注射液；顽固性呃逆者选用盐酸甲氧氯普胺注射液或维生素 B_{12} 注射液。

1. 首先使患者取舒适体位，选择适宜的消毒注射器和针头，抽取适量的药液。

2. 穴位局部消毒后，右手持注射器对准穴位或阳性反应点，快速刺入皮下，再将针缓慢推进，达一定深度后，上下提插至患者有酸胀等"得气"感应后，如无回血，便可将药液缓慢注入。每侧穴位每次注射 0.5 ～ 1ml 药液。根据不同病证选择不同药液，每次 2 穴，1 ～ 2 日 1 次，5 ～ 10 次为 1 个疗程。

3. 注射完毕拔针，用无菌棉签按压针孔片刻。

4. 凡急性病、体强者可用较强刺激，推液可快；慢性病、体弱者，宜用较轻刺激，推液可慢；一般疾病，则用中等刺激，推液也宜中等速度。

【注意事项】

1. 治疗时应对患者说明治疗特点和注射后的正常反应。注射后局部可能有酸胀感、48 小时内局部有轻度不适,有时持续时间较长,但一般不超过 1 日。

2. 严格消毒,防止感染,如注射后出现局部红肿、发热等,应及时处理。

3. 注意药物的性能、药理作用、剂量、配伍禁忌、副作用、过敏反应,及药物的有效期,药液有无沉淀变质等情况。

4. 一般药液不宜注入关节腔、脊髓和血管内,否则会导致不良后果。此外,应注意避开神经干,以免损伤神经。

5. 孕妇的下腹部、腰骶部和三阴交、合谷穴等,不宜用穴位注射法,以免引起流产。年老、体弱者,选穴宜少,药液剂量应酌减。

第三节 清热祛湿穴位放血法

穴位放血,又称“针刺穴位放血”,是用针具或刀具,刺破或划破人体特定的穴位和一定的部位,放出少量血液,以治疗疾病的一种方法。

【功效】清热泻火、通络止痛。

【适应证】

1. 气滞证、血瘀证。

2. 实热证所致疼痛、发热、肿胀等。

【禁忌证】

1. 炎症部位。

2. 有习惯性流产史的孕妇。

【操作方法】

1. **刺曲池、合谷放血法** 用三棱针点刺,放出少量血液(一般几滴至十几滴),可配合挤压手法。

2. 刺大椎、膈俞放血法 用三棱针点刺，放出少量血液（一般几滴至十几滴），可配合拔罐疗法。

3. 刺脾俞、胃俞放血法 用三棱针点刺，放出少量血液（一般几滴至十几滴），可配合拔罐疗法。

具体操作步骤：

1. 评估患者主要症状、既往史，是否有出血性疾病、妊娠；体质及对疼痛的耐受程度；放血部位皮肤情况。确定放血疗法部位。

2. 告知患者穴位放血的作用、简单的操作方法及局部感觉。放血过程中如有不适及时通知医护人员。放血部位操作后2小时内勿沾水。冬季应避免感受风寒；夏季避免风扇、空调直吹放血部位。

3. 备物 治疗盘、一次性末梢采血针（无菌）、75%酒精、棉签、棉球，镊子，弯盘、快速手消毒液、必要时备浴巾、屏风等。检查针具边缘有无缺损、弯折。

4. 协助患者取合理体位，暴露放血穴位，注意保护隐私及保暖。

5. 严格按照无菌操作，做好术前的洗手。

6. 消毒局部皮肤，消毒由内向外擦拭，直径大于5cm。

7. 一手拇指及中指绷紧局部皮肤，另一手持一次性末梢采血针，针尖对准放血部位，迅速刺入皮下，挤出5～10滴血，用无菌棉球吸干血液，按压针孔片刻，再用皮肤消毒液消毒。

8. 观察询问患者的感觉，有无晕针，有无疼痛或其他不适。

9. 放血完毕，清洁局部皮肤，协助患者穿衣，安置舒适体位，整理床单。

【注意事项】

1. 严格无菌技术操作。放血针具必须严格灭菌，防止感染。

2. 对疲乏、饥饿及年老体弱者最好取平卧位。

3. 针刺放血时应注意进针不宜过深，创口不宜过大，以免损伤其他组织。

4. 放血过程中若出现晕针等情况，应立即停止，取平卧位，对症处理。

第四节　隔姜蓉盘龙蕲艾灸法

隔姜蓉盘龙蕲艾灸法是一种在传统隔物灸的基础上，配合经络穴位按揉，使用小黄姜泥及艾绒铺在背部及胸腹部，或配合四肢等，循经艾灸，即沿着督脉、任脉、足太阳膀胱经、足阳明胃经、足少阴肾经、手少阳三焦经、足少阳胆经、经外奇穴等经络上的穴位进行广泛深入的隔物灸治疗方法；是在中医理论指导下，利用生姜辛温走窜之性联合艾火之热力，通过多条经络、多个穴位同时加温施灸的方式，以调畅督脉、任脉、膀胱经、脾经、胃经、肾经、肝经、胆经等经络气机。施灸的过程犹如一条盘旋于督任二脉上的火龙，是近年岭南邱氏脾胃流派开展的中医特色疗法。

【功效】扶阳通脉、温经散寒、祛风除湿、调畅气血、健脾和胃、温肾助阳。

【适应证】用于阳虚、气虚、寒凝、湿滞、瘀阻证型患者，如胃肠炎、消化性溃疡、功能性胃肠病、肝硬化腹水、慢性胆囊炎、慢性胰腺炎等。

【禁忌证】阴虚火旺、湿热内蕴证型患者不宜。高热、出血患者不用。过饥或过饱患者不适合。小黄姜或艾绒过敏患者禁用。

【操作方法】

1. 核对医嘱，评估患者，根据不同病症进行辨证，确立治法，确定施灸穴区。

2. 根据患者病症选取对应的经络穴位。

督脉：大椎、陶道、身柱、神道、灵台、至阳、筋缩、中枢、脊中、悬枢、命门、腰阳关、腰俞、长强。

足太阳膀胱经：双侧大杼、风门、肺俞、厥阴俞、心俞、督俞、膈俞、肝俞、胆俞、脾俞、胃俞、三焦俞、肾俞、气海俞、大肠俞、关元俞、小肠俞、膀胱俞、中膂俞、白环俞、上髎、次髎、中髎、下髎、会阳、附分、魄户、膏肓、神堂、譩譆、膈关、魂门、阳纲、意舍、胃仓、肓门、志室、胞肓、秩边。

任脉：天突、璇玑、华盖、紫宫、玉堂、膻中、中庭、鸠尾、巨阙、上脘、中脘、建里、下脘、水分、神阙、阴交、气海、石门、关元、中极、曲骨。

足少阴肾经：双侧幽门、腹通谷、阴都、石关、商曲、肓俞、中注、四满、气穴、大赫、横骨。

足阳明胃经：双侧不容、承满、梁门、关门、太乙、滑肉门、天枢、外陵、大巨、水道、归来、气冲。

手少阳三焦经、足少阳胆经、经外奇穴：双侧外关、梁丘、血海、内膝眼、外膝眼、鹤顶、阳陵泉、膝阳关等。

3. 根据施灸的需要，依据施灸部位的大小，将适量的隔灸材料 4 ～ 6kg 小黄姜捣烂如泥，将姜蓉与姜汁分离备用，同时制作适量艾绒。

4. 备齐用物，携至床旁做好解释。

5. 协助患者取舒适位，充分暴露施灸部位，再次检查患者皮肤情况，注意保护隐私及保暖。先灸背部穴位，再灸胸腹部。或根据病情需要取四肢等穴位。

6. 施灸前在施灸穴区经络进行循经穴位轻轻拍打开穴。

7. 在施灸穴区皮肤上铺以大纱布，然后用加温后的姜泥在施灸部位铺设成厚约 3cm 的灸饼，并适当压出凹槽，再将艾绒均匀置于灸饼凹槽之上，用 50ml 注射器抽取适量 95% 酒精淋于艾绒之上，并将艾绒点燃，让其自然烧灼。

8. 根据病情需要，决定燃艾次数，待患者有温热感时不再加热。嘱患者在艾绒燃烧过程中避免随意改变体位，以防皮肤烫伤及衣物烧坏，让艾绒自然燃尽，热力透过姜饼达皮肤表面起到持续温灸作用。每个部位施灸约 30 分钟，隔日 1 次，7 ～ 10 次为 1 个疗程。施灸过程中随时询问患者的感觉，根据患者的感觉进行热量调整。

9. 灸毕，去掉艾绒与灸饼，用干净纸巾擦净，再按揉施灸经络穴位进行封穴，整理衣着。灸后喝备好的养阴润燥茶（麦冬、枸杞、菊花、茯苓煎水）。

10. 将姜汁与温开水以 1∶60 比例兑匀，嘱患者熏洗双手、双足等躯体。

【注意事项】

隔姜蓉盘龙蕲艾灸法对比传统的单穴隔姜灸法，能对多条经络、多个穴位同时施灸，且精选云南高原小黄姜，作用范围广、温通力度强，起到扶阳散寒、健脾除湿、祛风通络、活血化瘀作用。通过前任后督序贯施灸长达 1 小时，能更强、更久地激发温运人体阳气、培补元阳、调畅气血，从而增强灸法力度，提高临床疗效。但要注意防火安全，控制好患者体验温度。

第五节　耳穴贴压止痛法

耳穴贴压疗法是采用王不留行籽等压贴耳穴敏感点，通过其疏通经络、调节脏腑气血功能，促进机体阴阳平衡，达到防病治病、改善疼痛等症的一种治疗方法。

【功效】疏通经络、理气止痛。

【适应证】功能性胃痛、功能性腹痛、急性胃肠炎、急性胆囊炎、胆绞痛患者或睡眠障碍者等。

【禁忌证】外耳廓皮肤发炎、化脓或出血患者。

【操作方法】

取穴：胃、脾、肠、肝、胆、神门、皮质下、内分泌。

1. 探查耳穴敏感点，确定贴压部位。

2. 用 75% 酒精自上而下、由内到外、从前到后消毒耳廓皮肤，嘱咐患者采取舒适体位。

3. 选用王不留行籽黏附在 0.7cm × 0.7cm 大小的胶布中央，用止血钳或镊子夹住贴敷于选好的耳穴部位上，用食指和拇指的指腹置于患者耳廓的正面和背面，并给予适当按压，使患者有热、麻、胀、痛感觉，即“得气”，食指和拇指可边压边左右移动，或做圆形移动，每个穴位持续按压30秒。从上到下，从里至外顺序按压每个耳穴。每次按压3～5分钟，每天可重复多次。

4. 一般保留1～3天，每次选择单侧或双侧耳穴，7～10天为1个疗程。

【注意事项】

1. 严格消毒，防止感染。耳廓暴露在外，结构特殊，血液循环较差，容易感染，且感染后易波及软骨，严重者可致软骨坏死、萎缩而导致耳郭畸变，故应重视预防。一旦感染，应立即采取相应措施，如局部红肿疼痛较轻，可涂碘酒，每日2～3次；重者局部涂擦四黄膏或消炎抗菌类的软膏，并口服抗生素；若局部化脓，恶寒发热，白细胞计数增高，发生耳软骨膜炎，当选用相应抗生素注射，并用庆大霉素冲洗患处，也可配合内服清热解毒剂，外敷中草药及外用艾条灸之。

2. 耳廓上有湿疹、溃疡、冻疮破溃等，不宜用耳穴治疗。

3. 有习惯性流产史的孕妇禁用耳针治疗；妊娠期间也应慎用，尤其不宜用子宫、卵巢、内分泌、肾等穴。

第六节　五籽中药热熨法

五籽中药热熨法是用五种以温中行气为主要作用的中药，共同封入布袋加热后在患处热熨的一种中医特色疗法，临床应用近30年，广泛用于各种气虚、阳虚，以及外感风寒湿邪之病症。

【功效】温中散寒，行气止痛。

【适应证】脾胃虚寒、脾肾阳虚，或外感寒邪证脾胃病患者。

【禁忌证】局部皮肤发炎、溃疡或化脓者不宜。

【操作方法】

药物组成：莱菔子200g、紫苏子100g、白芥子100g、决明子100g、吴茱萸 10g，共 510g。装入一层纯棉布袋内，制成 20cm×23cm 大小备用。

1. 评估患者，核对医嘱，做好解释。排空二便，调节病室温度。

2. 准备用物，将药物装入布袋后扎紧袋口，放入微波炉中火加热 3 分钟或其他加热工具等方式加热，摇匀药包，测温度约 50 ～ 60℃。

3. 患者取舒适体位，暴露操作部位，操作医护人员将加热的五籽药包置于病患部位，边热熨患处皮肤，边手握五籽药包按揉患处，使药物温性与按摩力量相结合，达到温经散寒、通络止痛的效果。

4. 注意观察局部皮肤等情况，及时询问患者对温度的感受，防止烫伤。

【注意事项】

1. 操作前应了解病情，注意严重的糖尿病、截瘫、偏瘫、脊髓空洞症等感觉神经功能障碍的患者；24 小时急性期内患者；孕妇的腹部、腰骶部。

2. 对药物过敏者均不宜进行中药热罨包疗法。

3. 皮肤溃疡、不明肿块或有出血倾向者不宜进行中药热罨包疗法。

4. 温度适宜，一般保持 50 ～ 60℃，年老、婴幼儿及感觉障碍者，药熨温度不宜超过 50℃。

5. 及时观察皮肤情况，一旦出现水泡或烫伤时应立即停止，并给予适当处理。

6. 治疗每次 20 分钟，每日 1 ～ 2 次，10 天为 1 个疗程。

第七节　桂香散熏洗足浴法

桂香散熏洗足浴法，是一种以桂枝、肉桂、丁香等温通药材组成的药粉，用开水冲泡后进行足部熏洗的外治法。

【功效】温中散寒，祛风通络、活血止痛。

【适应证】脾胃虚寒、脾肾阳虚或寒邪犯胃证型胃病患者。

【禁忌证】湿热及胃热型患者，局部皮肤破损、血液疾病患者。

【操作方法】

桂枝 30g、肉桂 5g、丁香 5g、干姜 20g、川芎 20g、桑枝 20g。

按上药打粉混匀，为 1 日量。

将上述药粉用约 3L 开水冲匀，待温度适宜（38 ～ 45℃）后熏洗治疗部位，每日 1 次，每次 20 ～ 30 分钟，10 天为 1 个疗程。

【注意事项】若发生烫伤情况，应及时停止治疗，并用万花油，或进行烫伤局部治疗，并嘱咐患者避免伤口外露或沾水。

第八章　岭南邱氏脾胃流派医论医话

第一节　毒垢理论在早期恶性肿瘤诊治中的应用

一、毒垢理论的基本概念

中医学中的“毒垢”，是指身体正常代谢无法排出的毒素残留在体内，经过长年累月的层层堆积而形成的一种物质。毒素泛指可能对身体健康造成危害的各种物质，并非特指一般所说的剧毒物。凡是身体多余的、过剩的、无法通过自身正常新陈代谢排出体外，留在体内并危害健康的物质，均可称为毒素。而毒垢则牢固地附着在身体的各大系统、器官、组织和细胞内外，难以被身体代谢，从而引发多种疾病。

毒素与毒垢的主要区别在于“度”。毒素不断积累，会从量变到质变，最终转化为毒垢。毒素附着力较弱，位置不固定，相对容易代谢和排除；而毒垢附着力强，位置相对固定，不易被代谢和排除。毒素对健康的危害较小；毒垢一旦形成，对健康的危害则较大。

在现代社会，由于环境污染、化学添加剂的滥用以及不良的生活饮食习惯，人体内积聚了大量“毒垢”。这些毒垢类似于茶垢、牙垢和水垢，难以被代谢掉。毒垢逐渐积累，瘀堵经络和血脉，阻滞气机，影响人体正常的新陈代谢，导致体内毒素“进”多“出”少，最终打破人体的平衡状态，严重危害健康。因此，只有全面清除五脏六腑中的毒垢，才能阻止疾病进展，真正根除疾病的根源。

“毒垢”的概念源自中医学的毒邪理论。在中医理论中，毒邪的含义颇为丰富，此处主要指那些能够对机体产生毒害或毒性作用的各种致病物质。无论是内因还是外因，只要其致病性强烈，对机体造成严重危害，均可称之为毒邪。毒邪会导致形质受损，使脏腑组织器官的功能或结构失常，进而内生毒垢。毒垢不仅是一种病理产物，也是一种致病因素。与毒邪相比，毒垢的附着力更强，位置相对固定，不易被代谢和排除，因此对人体健康的影响更为深远。

二、毒垢理论的历史沿革

毒垢理论的萌芽可追溯至秦汉时期。中医学对“毒”的论述最早见于《黄帝内经》，其中《素问·五常政大论》便有“寒毒”“热毒”“湿毒”“燥毒”的相关记载。尽管《黄帝内经》主要从异常气候变化的角度解释瘟疫的发生，但它已初步提及“毒”的分类，并注意到除六淫之外的致病因素，提出了“不相染者，正气存内，邪不可干，避其毒气”的见解。东汉的张仲景在《金匮要略·五脏风寒积聚病脉证并治第十一》中明确指出：“大肠有寒者，多鹜溏；有热者，便肠垢。”尽管《伤寒杂病论》未明确提出“解毒”治法的概念，但书中记载的栀子豉汤、麻杏石甘汤、白虎汤、承气汤、大黄黄连泻心汤、白头翁汤、茵陈蒿汤、升麻鳖甲汤等方剂，为后世宣透、通利、清热、化浊、化瘀解毒法奠定了基础。

毒垢理论于隋唐时期正式奠基。隋代巢元方在《诸病源候论》指出外感热病乃六淫夹毒所致，并对自然界中毒的产生、致病机理及临床表现进行了简要论述；该书还阐明六淫侵袭人体后可化为毒邪，如“风热温气，搏于皮肤，使血气涩不行，蕴积毒气”“寒气客于皮肤，搏于气血，腠理闭密，气不得宣泄，蕴积毒气”。《诸病源候论·痢病诸候》中明确记载：“肠垢者，肠间津汁垢腻也。”唐代《备急千金要方》与《外台秘要》博采众长，广泛收录犀角汤、犀角地黄汤、苦参汤、石膏汤等解毒名方，为解毒法的运用积累了宝贵经验。《圣济总录·大肠腑门》详述：“内经谓大肠有热便肠垢；巢元方云，肠垢者，肠间津汁垢腻也。盖传化之腑，热气积而为痢，痢久不已，肠间虚滑，津垢乃出，是邪热气实，真脏气虚，故有此证。”其对肠垢痢虚实夹杂、本虚标实的病机提出深刻辨证论述。

“金元四大家”之一的刘河间，经长期观察研究及临床实践，强调治疗外感病须注重清热泻火解毒，力主以寒凉药物解热毒，为解毒法的应用开辟新途。同为“金元四大家”的张子和，治病擅用发汗剂、催吐剂与泻下剂，将汗、吐、下三法奉为祛邪解毒的根本法门。

毒垢理论形成于明清两代。明代吴又可提出“宜泻而去其邪，勿早补而裹其毒”的治则，强调祛邪解毒的核心原则。清代徐斌在《金匮要略论注》中指出“毒，邪气蕴结不解之谓”，精准阐释了中医“毒”的本质内涵。随着中医学说的日益成熟，毒与解毒理论持续深化，医家普遍认可毒邪的存在，并对病理化生之毒深入阐发，解毒治法日臻完善。

明代张景岳于《类经》中指出：“胃中寒肠中热则胀而且泄。上文言肠中寒者泄，而此言肠中热者泄，所以有热泄寒泄之不同：而热泄谓之肠垢，寒泄谓之鹜溏。”清代沈金鳌在《杂病源流犀烛·痢疾源流》中强调：“冷热蕴积肠胃间，滑泄垢腻者，名肠垢，即为热痢，宜芩连芍药汤。”清代严则庵于《伤寒捷诀·肠垢鹜溏》阐释：“凡伤寒自利，因三阳传阴经而下利者，为协热利，协热利者曰肠垢，脐下必热，宜黄芩汤、葛根汤主之。”清代吴世昌《奇方类编》载涤垢汤：“用僵蚕不拘多少，去嘴研末，煎汤浴之。或一日一次，或二日一次，毒必发出，继以搽药。”叶天士《临证指南医案》揭示“阳明血热久蕴成浊毒”之病理；力主“毒邪难化则攻之”，遇“毒不化而内陷”之证，倡“搜逐透发为要法”；治“毒伏于阴”，亦创“下夺之策”；疗“气衰毒陷”，亦有“救里托毒之方”，尽显叶氏辨证首重解毒涤垢之精髓。清代何廉臣于《重订全国名医验案类编》等著述中，对毒邪致病机理、解毒涤垢治法及方药运用皆有精辟阐发。

新中国成立后，中医在毒邪致病理论方面取得了进一步的发展。黄星恒研究员提出了“毒寓于邪”“毒随邪入”“变由毒起”的创新观点，这在中医界引起了广泛的关注和深远的影响。

三、毒垢理论在早期恶性肿瘤中的应用

岭南邱氏脾胃流派创始人邱健行教授认为，湿邪黏滞，郁久化火，湿热合邪，胶着难解，缠绵难愈。湿为浊之渐，浊为热之极，湿浊成毒，毒聚成垢而为毒垢。他创新性地提出“湿热→浊毒→毒垢”的病理演变过程，认为这是难治性疾病和恶性疾病的根源。恶性肿瘤的发病特点为病情重且病程长，“久病入络”“久病必瘀”“百病皆由痰作祟”，毒垢与痰瘀相互搏结，普通草木类药物难以化解。虫类药物走窜力强，选用虫类药物不仅能引药力直达病所，还具有搜风、通络、剔毒、化痰之功效。其中，水蛭一味药效专一且力宏，与僵蚕配伍，能化痰祛瘀。恶性肿瘤患者久病导致胃气虚衰，治疗时必须顾护胃气，故几乎每张处方中都包含健脾益胃之品，其中黄芪、石斛这一药对最为适宜，补而不温燥，滋而不腻滞，久服有益。

现代药理研究表明，虫类药物显著降低血液黏稠度，改善机体微循环，并能调节免疫功能与痛阈，对肿瘤细胞具有不同程度的杀灭效果。临床上，疑难危重患者常因自身疾病而忧心忡忡，心理压力巨大。此时，医生需以温言劝慰，传授疾病防治知识，帮助患者树立战胜疾病的信心，并帮助患者坚持治疗。通常需服药 1 ～ 2 年，并叮嘱患者定期复查。即便症状消失，仍需间断服药，同时注重饮食、起居、运动和心态的综合管理，以巩固疗效，防止复发。

中医理论强调，内服解毒除垢药物，辅以宣拔邪毒之品，审证求因，辨证施治，精准干预。西医学指出，肿瘤临床基本治愈后，复发或转移的风险依然存在，根源在于体内残存的微小病灶。中医视此现象为毒垢虽减而未清，足见中、西医在此见解上相通。伴随时代发展，中医肿瘤学取得长足进步，恶性肿瘤已被重新定义为可管控的慢性疾病，实现人瘤共存、带瘤生存、延年益寿成为可能。我们当坚定中医药文化自信，矢志不渝地探索，为人类健康事业作出新的更大贡献。

第二节 解毒除垢法治疗早期癌症

癌症是多种恶性肿瘤的统称，其病理变化表现为人和动物的任何组织或器官中的癌细胞无限制地增生，进而对邻近的正常组织造成挤压、侵犯和破坏。增生的癌细胞可通过血液或淋巴系统扩散至身体其他部位，继续增殖并引发破坏，形成转移癌。临床上，癌症常表现为肿块逐渐增大，表面凹凸不平，质地坚硬，并伴有疼痛感，随着病情发展，患者可能出现恶病质。

邱健行教授有幸师从邓铁涛等医学大师，深入认识到当前癌症患者普遍存在的病机变化，即浊毒转化为毒垢并内蕴于体内。他运用解毒除垢法治疗癌症，取得了显著疗效，为中医药治疗癌症开辟了一条新的思路。现将相关认识及治疗经验总结如下。

一、癌症发生的病因病机

癌瘤坚如岩石，属于中医“癥积”“岩”等范畴。其产生主要与人体正气不足密切相关，发病原因不外乎内、外两大因素。外因包括六淫邪气、物理因素、生物学因素、化学因素等致癌因素；内因则主要为七情不和、饮食不节、劳逸失度以及遗传因素等。在诸多内、外因中，七情不和、饮食不节和六淫邪气是导致其发病的主要因素。

1. **七情不和** 所谓七情是指喜、怒、忧、思、悲、恐、惊。七情不和直接或间接影响气血及脏腑的正常生理功能。《素问·举痛论》谓：“余知百病生于气也。怒则气上，喜则气缓，悲则气消，恐则气下，寒则气收，炅则气泄，惊则气乱，劳则气耗，思则气结。”《灵枢·百病始生》谓：“若内伤于忧怒，则气上逆，气上逆则六输不通，温气不行，凝血蕴里而不散，津液涩渗，著而不去，而积皆成矣。”《外科正宗》认为乳岩的病因病机是“忧郁伤肝，思虑伤脾，积想在心，所愿不得志者，致经络痞涩，聚结成核”。无不强调精神因素，尤其是忧、怒，与癌症的发病密切相关。

2. 饮食不节 过度的饥饱劳碌，暴饮暴食，寒热不适，尤其对消化系统肿瘤的发生有一定的影响。宋代《重订严氏济生方》谓："过餐五味，鱼腥乳酪，强食生冷瓜果菜，停蓄胃脘，遂结宿滞，轻则吞酸呕恶，胸满噎噫，或泄或痢；久则积聚，结为癥瘕，面黄羸瘦，此皆宿食不消而主病焉。"《医门法律》谓："过饮滚酒，多成膈症，人皆知之。"

3. 六淫邪气 古人认为风、寒、暑、湿、燥、火六淫是癌症发生的主要原因之一。《诸病源候论》谓："积聚者，由阴阳不和，脏腑虚弱，受于风邪，搏于脏腑之气所为也。"《灵枢·百病始生》谓："积之所生，得寒乃生，厥乃成积也。"由此可见癌症的发生与六淫相关，尤其是风、寒、湿、火。病机为浊毒内蕴，伤五脏六腑。

当代社会，随着生态环境的变迁和人们生活方式的转变，疾病谱亦随之改变，这成为浊毒学说形成的关键社会、自然因素。浊毒的生成并非一朝一夕，它既是一种病理产物，又是一种致病因素。国医大师李佃贵教授将广义上的浊毒划分为"天之浊毒""地之浊毒"及"人之浊毒"。空气中的污染物、受污染的水和食物、情志不畅、饮食不节（洁）、不良习惯以及代谢病等，均可导致浊毒内蕴。浊毒侵犯人体，引发脏腑功能失调，肺失宣降、肝失条达，脾胃气机升降之枢纽亦受累及。同时，浊毒还影响全身气血津液的运行，逐渐聚集成湿浊，湿浊日久化热成毒，进而加剧浊毒累积，最终形成毒垢致病，甚至演变为癌症。

二、病证结合，审因治疗

癌症并非单一疾病，而是一大类疾病的总称。在治疗过程中，尤其需要辨别正邪之虚实，以确定相应的治疗原则。首先应攻其邪瘤，以祛除病邪；同时，还需注重扶正，以增强机体抵御病邪的能力，正所谓"正气存内，邪不可干"。我们认为，随着现代人生活水平的提高，高油高脂食物占据了餐桌的绝大部分，导致发病多以实证为主，或虚实夹杂。治疗用药以清热解毒类中药为主，包括白花蛇舌草、半枝莲、半边莲、黄连、黄苓、茵陈、鱼腥草等。现代药理研究表明，这类中药能够通过抑制肿瘤细胞增殖、诱导肿瘤细胞凋亡与分化、调节机体免疫水平、调控细胞信号通路、抗突变、抑制血管生成等多种途径发挥抗肿瘤作用。

顾护胃气的思想起源于《黄帝内经》。其中《素问·平人气象论》说“人以水谷为本，故人绝水谷则死，脉无胃气亦死”，《黄帝内经素问注证发微》说“五脏者，皆秉气于胃；胃者，五脏之本也”。此所谓“有胃气则生，无胃气则死”，故应重视顾护患者的脾胃，治疗癌症可以在清热解毒药的基础上同时酌情加用黄芪、党参、白术、山药、茯苓、当归、白扁豆、陈皮、甘草等，以补益中气；用砂仁、山楂、神曲、谷芽、麦芽、鸡内金等，以开胃消导；用木香、乌药、大腹皮、枳实、枳壳、佛手等，以调理脾胃气机。

现代药理学研究发现，虫类药具有明显降低血液黏稠度的作用，可改善机体微循环，还能够调节机体免疫功能与痛阈，对肿瘤细胞具有不同程度的杀灭作用。癌症治疗中辨证使用虫类药，与解毒除垢药配合，对患者生活质量的提高可起到关键作用。虫类药物走窜力强，擅入络脉，选择此类药物，不仅能够引药力直达病所，还具有搜风、通络、剔毒、化痰之功。常用的虫类药包括全蝎、蜈蚣、地龙、僵蚕、水蛭、九香虫等，此类药物具有祛瘀活血、剔络止痛、搜风解毒等功效，有利于临床疗效的提高。

三、防患于治，胃癌前病变及胃癌早期的中医药防治

1. 从胃炎到胃癌只有三步 胃炎是指胃黏膜的炎症，发病率在胃肠病中居首位。胃炎可分为急性胃炎、慢性胃炎，急性胃炎失治可发展为慢性胃炎。慢性胃炎分为浅表性、萎缩性胃炎两大类，现在称为慢性非萎缩性胃炎和慢性萎缩性胃炎。幽门螺杆菌感染是慢性胃炎的一个重要病因。十二指肠液反流（含胆汁、肠液和胰液）可刺激胃黏膜形成慢性炎症。慢性萎缩性胃炎是目前公认的胃癌前疾病，胃黏膜固有层腺体的萎缩、肠上皮化生或异型增生则是胃癌前病变。这里的“萎缩”指的是胃

腺体的萎缩，即胃腺体数量的减少，并不是人们想象的“胃缩小了”，甚至“没有胃了”。

胃癌大部分是由慢性胃炎逐渐发展而来，主要有四个阶段：慢性非萎缩性胃炎→慢性萎缩性胃炎→胃黏膜肠上皮化生（重度异型增生）→胃癌。根据中国慢性胃炎诊治指南（2022 年，上海），慢性萎缩性胃炎是慢性胃炎按照 Correa 模式向胃癌进展的重要阶段；中、重度萎缩与中、重度肠上皮化生，以及低级别上皮内瘤变视为胃癌前病变的重要病理，与胃癌发生率呈正相关。胃癌是幽门螺杆菌感染、环境和遗传因素共同作用的结果。

2. 防治胃病“三分治七分养”

（1）饮食是养胃之关键因素：慢性胃炎患者需做到按时用餐，勿暴饮暴食，避免生冷、辛辣、过酸、过甜、过硬等刺激性食物，少食油炸食品、腌制食品、剩饭剩菜等不健康食物，多吃蔬菜水果。

（2）养成良好的生活方式：吸烟是胃癌的独立危险因素。不吸烟，少喝浓茶、咖啡，少饮酒，养成良好的生活习惯才能远离慢性胃病。

（3）药物治疗：幽门螺杆菌是明确的慢性胃炎的感染因素，是胃癌的重要致病因子。世界卫生组织将其列为胃癌一类致癌因素。根除幽门螺杆菌是本病治疗之关键。体外实验研究发现抗幽门螺杆菌感染的中药以黄连、大黄作用最强。临床上不任苦寒药物的人群可用大剂量蒲公英、夏枯草（各 30g）代替。中医药治疗在逆转萎缩、肠上皮化生、异型增生等病理方面独具优势。

3. 萎缩性胃炎的中医药治疗 在慢性萎缩性胃炎等胃癌前期病变的发病中，浊毒和毒垢既为病理产物，又为新的致病因素。浊毒 - 毒垢相干为害，如油入面，难解难分，终使胃热气耗阴伤，气滞络阻，胃络瘀滞，气不布津，血不养经，胃失荣养，黏膜日久失养变薄，腺体萎缩，甚则成肠上皮化生、异型增生。可见浊毒 - 毒垢相干为害是慢性萎缩性胃炎等胃癌前期病变病机关键之所在，以浊毒内壅、胃络阻滞、胃失和降为标，以气阴（血）耗伤为本，终成虚实夹杂之候。根据本病浊毒 - 毒垢相干为害的病机特点而确立解毒除垢的治疗方法。

第三节 解毒除垢结合消癥散结法辨治胃癌前病变

一、“毒垢”与慢性萎缩性胃炎及胃癌前期病变的关系

（一）病因病机

慢性萎缩性胃炎等胃癌前期病变的发生多因饮食不节、情志失调、劳倦内伤引起。其病因病机有：

1. 饮食不节、饥饱无常、嗜食肥甘或烟酒无制而伤脾害胃，助湿生热，湿聚化痰，郁热入血而为瘀热，痰、瘀、热交结而生内毒，久毒结垢而生毒垢。

2. 忧思抑郁，肝胃气机失调，肝胃不和而终致脾胃气机升降失职。脾不升清，浊阴不降，浊邪凝聚生毒，毒结中焦而成毒垢。

3. 脾胃禀赋素虚或劳倦内伤，或饮食伤中，导致脾胃气虚，脾胃运化失调，水湿不化；脾虚气弱，运血无力，酿成血瘀。湿瘀交结，蕴生内毒，久成毒垢。

（二）用“毒垢”理论治疗慢性萎缩性胃炎及胃癌前病变

基于毒垢理论，治疗慢性萎缩性胃炎及胃癌前病变的基本法则，主要以解毒除垢为核心，辅以其他疗法。代表方剂包括白莲治萎方和白莲治瘤方。

1. 白莲治萎方

组成：白花蛇舌草 30g，半枝莲 30g，黄芪 20g，白术 15g，石斛 20g，丹参 20g，郁金 15g，三棱 12g，厚朴 20g，延胡索 20g，甘草 6g。

用法：每天 1 ～ 2 剂，水煎服。

功效：具有解毒除垢、益气养阴、活血化瘀、理气止痛的功用。

主治：毒垢积胃、气阴亏虚、肝郁血瘀、虚实夹杂的慢性萎缩性胃炎。

方解：方中的白花蛇舌草、半枝莲解毒除垢，为主药；丹参、三棱、郁金化瘀开郁，为臣药；黄芪、白术、石斛益气养阴，厚朴、延胡索理气止痛，为佐药；甘草调和诸药，为使药。

加减：临床应用时，依不同兼症进行加减。幽门螺杆菌感染或苔黄胃热者，加蒲公英、夏枯草；纳呆者加布渣叶、鸡内金；便秘者加虎杖、枳实，白术加倍；泄泻者加火炭母、凤尾草；反胃者加旋覆花、代赭石；烧心者加海螵蛸、浙贝母。

2. 白莲治瘤方

组成：白花蛇舌草 30g，半枝莲 20g，黄芪 20g，白术 15g，石斛 20g，丹参 20g，郁金 15g，三棱 12g，厚朴 20g，延胡索 20g，甘草 6g，升麻 10g，青蒿 15g[后下]，重楼 20g，三七 6g，莪术 12g，水蛭 10g。

用法：每天 1 ～ 2 剂，水煎服。

功效：具有拔毒除垢、消癥散结、理气止痛、扶正祛邪的功用。

主治：毒垢深结、气阴两伤、瘀血阻络、癥积已成之胃癌前病变或胃癌早期，证属虚实夹杂者。

方解：方中升麻、青蒿、白花蛇舌草、半枝莲、重楼拔毒除垢为君；丹参、三棱、莪术、水蛭消瘀散结为臣；黄芪、白术、石斛益气养阴，厚朴、延胡理气止痛，为佐；甘草调和诸药为使。

加减：临床应用时，依不同兼证进行加减。气虚重者黄芪倍量；阴虚重者加生地黄、玄参；黑便者加紫珠草、仙鹤草；疼痛重者加乌药，三七倍量；阳虚者加熟附片、肉桂。

二、小结

毒垢贯穿于慢性萎缩性胃炎等胃癌前期病变的始末，故解毒除垢为本病基本治法。毒解垢除从而气行血畅；久病多瘀，又需采用活血化瘀通络法，使瘀不助垢，瘀去新生，有助于正常组织恢复；久病多虚，又需补虚扶正，“四季脾旺不受邪”，恢复脾胃运化功能，脾气上升，胃气和调，则胃之津液得下，胃得津液阴血滋养，萎缩的腺体、肠上皮化生、异型增生的病理可逐步恢复正常。

第四节　岭南邱氏脾胃流派查舌验咽法

舌象好似胃肠的一面镜子，咽喉为肺胃之门户，《诸病源候论》卷之三十曰："咽喉者，脾胃之候也。"从脾的经络循行线路来看，足太阴脾经属脾络胃，经咽喉，连舌本，散舌下。足阳明胃经属胃络脾，分支走人迎，沿喉咙而行。足厥阴肝经循咽喉后上入颃颡（喉头和鼻咽部），连目系。足少阴肾经沿咽喉走舌根两旁。胃肠肝胆等消化系统疾病，一定要仔细查舌，然后验喉，岭南邱氏脾胃流派创始人邱健行认为舌象与咽喉异常有时较症状能更早表现，甚至咽喉征象早于舌象，总结出"咽比舌早，舌比症先"的临床经验，通过查舌验咽能更早、更准确地把握疾病的病因病机。

一、查舌法

（一）查舌时的三个注意事项

1. 光线　自然光或日光灯下为好，光线不能太强，亦不可太暗。

2. 姿势　取正坐或卧位，尽量张开口，自然和缓地伸出舌头，伸舌不可太用力，时间不可太久，以免影响舌体血流而出现假象。

查舌前 15 ～ 30 分钟不要进食，以免染苔或影响舌体血流造成假象。

（二）查舌的内容

1. 正常舌　淡红舌，薄白苔，舌体细腻柔软，运动灵活自如。

2. 望舌的部位　舌尖主心病，舌两侧主肝病，舌中主脾胃病，舌根主肾病。

3. 望舌色

（1）淡白舌：主气虚、阳虚、寒证。若舌淡而胖为气虚湿盛；若舌淡白而萎软，为血虚不荣；若舌淡白嫩水滑，为寒证，多为阳虚生内寒。

(2)红舌:主热证。若舌质鲜红起芒刺,或伴黄厚苔,属实热证;若舌鲜红瘦小而少苔,或有裂纹,无苔,属虚热。

(3)绛舌:较红舌更深更鲜的红色,为热入血分。

(4)紫舌:若紫暗干枯少津,属热盛伤津,气血壅滞;若紫淡或紫暗湿润,属寒凝血瘀夹湿。

(5)舌下脉络迂曲增粗:瘀血内阻,久病入络。

(6)舌胖大边有齿痕:主脾虚、湿盛。若舌质淡白,属寒湿壅盛;若舌质淡红色,多属脾气虚。

(7)舌中裂纹:若裂纹宽浅,其上覆薄白苔,为脾虚湿困;若裂纹细深,上无舌苔,属阴虚火旺。

(8)舌淡白其中散在红星点:属脾虚肝热。

(9)舌尖红:属心火旺,多眠差。

(10)舌两侧瘀暗:属肝气郁滞或肝经瘀血。

(11)舌质粗糙,起芒刺:属实热证。

(12)舌质细腻嫩滑:属虚证、寒证、湿证。

(13)张口伸丝:患者张口时,有唾液丝牵连在上颚与舌面、牙齿之间,属热证、湿热证,这是邱健行教授在长期临床实践中总结的经验。

4. 望舌苔

(1)白苔:若薄白,主表寒;若白厚腻,主寒证、寒湿证;若白厚干燥少津,主热毒内盛、津伤。

(2)黄苔:主热证,里证。薄黄苔,主表热证。黄厚腻苔,主湿热证,或食滞。苔黄少津或焦黄,主热结。若苔黄润而舌淡胖润,多为阳虚或脾虚,水湿不化,邱健行教授形象比喻为,多雨潮湿季节墙面受潮而变黄,故黄腻苔主湿证,黄苔不一定为热证,要结合望舌质,若舌质淡白嫩润,为脾阳不振,水湿内盛,主湿证。

(3)灰苔:若灰燥少津,主里热证;若灰腻润滑,主寒湿证。灰苔注意与进食话梅或山楂等出现的灰色染苔相鉴别。

(4)黑苔:与灰苔临床意义相似,但病情程度更重。注意与服食铁剂、铋剂药品或黑色食品出现的黑色染苔相鉴别。

二、验咽法

咽喉是肺、胃、脾、肝、肾等众多经络循行的关键部位，因其黏膜下血供丰富，体内脏腑的病变，尤其是火热上炎的病证，往往更早且更敏感地从咽喉部显现出来。因此，邱健行教授提出“唇比舌迟，舌比咽迟”的观点，认为通过观察咽喉，能够见微知著，更快、更准确地指导临床辨证。

（一）验咽注意事项

患者端坐或平卧，仰头，尽量张口叫“啊”声，充分暴露咽部，若不理想，应用压舌板暴露咽部，用手电筒照亮观察。

（二）验咽部位

对双侧腭咽弓，双侧扁桃体，悬雍垂，咽后壁，以及上腭黏膜进行全面、仔细观察。

（三）验咽内容

1. 看腭咽弓

腭咽弓充血：风热表证。

腭咽弓充血伴红丝：里热盛、血分热证。

腭咽弓红丝，但周围黏膜淡白不充血：阳虚不足，虚阳浮越；或阴虚火旺证。

腭咽弓充血伴化脓点：里热夹毒炽盛。

腭咽弓淡白而嫩：虚证、寒证、无热证。

2. 看扁桃体

扁桃体充血肿胀：里热证。

扁桃体充血伴化脓点：热毒炽盛证。

扁桃体充血伴白色结节：阴虚内热，虚热夹瘀证。

扁桃体皱缩充血呈蜂窝状：虚热证。

扁桃体肿胀、周围黏膜无充血：脾虚湿盛。

3. 看咽后壁 咽后壁滤泡增生，颗粒粗大，充血，有白色分泌物附着，主热毒炽盛。咽后壁充血、干燥、滤泡增生，颗粒较小，主阴虚火旺，多见胃肺阴虚，或久病肝肾阴虚，虚火内生，上熏咽喉。

4. 上腭黏膜 上腭红肿，为胃肠热盛夹湿或肺热炽盛；上腭红而不肿，为阴虚火炽；上腭黏膜苍白增厚，为脾肾阳虚，湿邪内盛；上腭黏膜黄染为黄疸病，上腭黏膜往往比皮肤、巩膜的黄疸出现时间更早、更准确，验上腭黏膜黄染可以领先一步，更早地了解病情。

由于验咽在对某些病症的诊断中，能更早、更准确地反映疾病真实情况，所以邱健行教授常常验舌之后，必须验咽，手电筒常不离手，他说“有时舌象上反映不出或拿不准的病证，一验咽喉就明了”，验咽是岭南邱氏脾胃流派独特的诊断方法，丰富了中医望诊内容。

第五节　邱健行教授辨证歌诀精萃

《素问·阴阳应象大论》有云“善诊者察色按脉，先别阴阳”；《素问·调经论》又云“人之所有者，血与气耳”。故气血阴阳乃人体的四大根本，阴阳为生命之根本。临床中辨别阴阳尤为重要。邱健行教授推崇治病首辨阴阳气血，自创简短歌诀朗朗上口，临床用之辨证得心应手，并传承弟子，发扬光大。现总结如下，以飨同道。

阴虚红热干细小，阳虚冷清静淡迟；

气虚短淡无力瘦，血虚色白不用疑。

阴虚辨证，临床表现为“色红”，如舌红、面红、病灶局部发红为阴虚生热所致；“热”即热证，发热，或有灼热感之意；“干”即眼耳口鼻、前后二阴或皮肤干燥，因阴虚无以滋润；“细小”即阴虚者，脉体无以充盈而细小。

阳虚辨证，因阳虚生寒，出现身“冷”形寒。液体“清”稀，如痰液、唾涎、白带等分泌物、腹泻、呕吐排泄物等呈清稀之象。“静”：心静无烦躁，神态安静不躁，无手足躁动；脉“迟”，不急数。“淡”即舌质淡白色，或面色、肤色淡白，或口味发淡无味。

气虚辨证，表现为肺气虚、脾气虚、心气虚或肾气虚，出现神疲乏力、气短难续。气虚无力鼓动脉搏，则脉短。气虚者面色、舌色、肤色淡白，气虚者显无力，形瘦之象。

血虚辨证，血虚无源荣养机体，则出现面色、肌肤或舌色苍白之贫血貌。邱健行教授教导“白之前为黄”，曾有一老年患者，因全身皮肤发黄，请邱健行教授会诊，该患者全身皮肤发黄，诉尿少色黄，但细查巩膜不黄，眼睑结膜苍白，查血常规示：血红蛋白 65g/L。肝功能中胆红素正常。1 日后该患者解黑色柏油样便，查大便潜血试验阳性，经胃镜检查，确诊十二指肠球部溃疡合并上消化道出血。此时面色苍白贫血貌始现，原来面色萎黄是贫血造成。

第六节　临证用药心悟

邱健行教授在临床传承带教中耳提面授的点滴话语与用药心悟，是他多年临床摸索并取得实效的宝贵经验，将其采撷整理，以飨同道。“若内伤于忧怒，则气上逆，气上逆则六俞不通，温气不行，凝血蕴里而不散，津液涩渗，著而不去，而积皆成矣”。

一、治头痛

“高巅之上，唯风可及”，故头痛多从祛风治之，如荆芥、防风、苍耳子、秦艽。风寒头痛加吴茱萸、川芎；偏热头痛，加菊花、桑叶、金银花、连翘、蒺藜。自拟加味升麻葛根汤（升麻 10g，葛根 30g，赤芍 15g，甘草 6g）统治各种头痛。两颞头痛加柴胡、白芍；前额头痛加蔓荆子、白芷；颠顶头痛加藁本、怀牛膝、吴茱萸；后枕头痛加羌活、麻黄；血虚头痛加当归、熟地黄；气虚头痛加党参、黄芪；肝阳上亢头痛，去升麻，加天麻、罗布麻叶；顽固性头痛加白附子、僵蚕、全蝎。

二、治咳嗽

地肤子治咽痒咳嗽，取治皮肤祛风止痒之意。白前治夜咳，若为咽痒夜咳，痰稀白，夹风者加薄荷、牛蒡子；夹湿者加滑石、芦根。肝经风热，胆热移肺，所致肺热咳嗽，用夏枯草、桑叶、菊花清肝胆经热，配合金银花、连翘、黄芩、地骨皮、桑白皮、瓜蒌皮、浙贝母清肺热。

三、治胃

胃病用药，百合、乌药治疗各种证型胃痛，尤其治疗久治难愈的胃痛。胃脘痛、痞满常用方为四方胃药（由四个方子合用，共八味药组成），即乌贝散（含海螵蛸、浙贝母）合芍药甘草汤（含白芍、甘草）合金铃子散（含川楝子、延胡索）合左金丸（含黄连、吴茱萸）。四方胃药的加减法如下：若胃痛较重，增加芍药的用量；若反酸明显，增加海螵蛸和左金丸的用量；若热象较重，增加黄连和川楝子的用量；治疗胃胀时，则加入厚朴。

四、治泄泻

治泻，用金银花清热止泻，茯实淡渗止泻，黄连燥湿止泻。肠道湿热致大便稀烂，排出不畅者，用虎杖通下气畅顺；芦荟治肝热便秘；火炭母清热治便烂；栀子清三焦而不秘便；黄连清热燥湿，止泻效良，但易伤肠胃。《本草汇言》“大肠气虚，肛坠不收，升麻悉能疗之”，升麻配木香、枳壳，除肛门后重下坠效佳。

五、治皮肤

新鲜水瓜叶捣烂取汁外搽皮肤，治神经性皮炎。白前泡酒外搽治汗斑。

六、治血

蒲黄、三七、白茅根、生地黄治鼻衄效佳。

七、治痹

在治疗肢体关节疼痛时，在上升麻、葛根；在下独活、寄生。即上肢颈肩部位疼痛，加用升麻、葛根；腰以下部位或下肢疼痛，加用独活、寄生。治疗痹症风寒湿夹热者，用自拟桂枝苍术白虎汤，其中，桂枝用以祛风，苍术用以燥湿，石膏与知母则共同发挥清热之效。诚如古语所言："千寒易解，湿热难除。"

八、方药拾贝

郁金、桔梗、瓜蒌皮解郁开胸治胸闷。

泽泻，泽其不足，泻其有余，利水而不伤阴。

一味玄参清虚热，用治慢性咽炎。

桂枝配大枣或生地黄，可去桂枝之温燥。

丹参长于治体表与经络瘀血；三七长于治内脏与孙络瘀血。

清气分热莫过黄连，凉血分热莫如生地黄。

瓜蒌皮功有四用，即清肝热，润肝燥，舒肝郁，缓肝急。

枳实与厚朴：枳实偏寒，专于破胃肠结气，消积导滞，以除痞为主；厚朴偏温，善于降胃肠之气，宽中化滞，厚肠运脾，以消胀为主，两药配伍寒温并用，行气除胀效佳。

第七节　用药如用兵，临证用药方略

一、用药剂量的选择

邱健行教授在用药方略上，首先强调"用药之道，剂量贵准"。

临证时:第一须考量患者体质强弱,体壮者用量宜重,体弱者剂量宜轻;第二当权衡病势轻重缓急,病重势急者宜投重剂,反之则轻;第三须顾及患者饮食、居处、劳逸及族群风土人情、饮食习惯与季节地域变迁。若投药未效,必细究其因,究系药未对证,抑或药力不敌病势。倘药力不敌病势,常与剂量相关,纵使辨证无误,反似养奸纵恶,任邪鸱张,致疾病迁延难愈。若药轻病重,犹隔靴搔痒,无济于事;反之药重病轻,诛伐无过,则误伤正气,病亦难除。故用药剂量必须与病情深浅、体质强弱相契,切忌不假思索概以平均,主张突出君药,剂量务足,统率全方之力,直捣病所。

如王姓乳蛾患者,症见咽痛灼热(体温 39.5℃),头身疼痛,咽部充血,双侧扁桃体Ⅲ度红肿伴脓点,舌红苔薄黄少津,脉洪数。初予银翘散合桑菊饮化裁,效不显;后思热毒深重,药轻病重,遂于原方加岗梅根、板蓝根各 30g,水牛角 30g,石膏 30g,加入大剂清热解毒、清气凉血之品,当夜即热退身凉脉缓。又如陈姓女患者,便秘 20 余载,无便意,排便无力,临厕努挣则汗出乏力,需赖“常润茶”及登山运动方可排便,舌淡胖瘀暗、苔黄白厚腻,脉沉细。辨属气虚夹湿热内阻,予枳术丸加减,3 剂未效;后将原方白术剂量自 15g 加至 45g,3 倍增其量,患者始得便意,排便转畅。故用药剂量务必与病情轻重相应,方能药到病除。

二、药性与药用的取舍

邱健行教授强调“先知药性后明药用”,任何中药皆具药性与药效属性。中医治病根本在于以药物之偏性,纠正人体病理之偏性,药性必须与疾病的阴阳属性相对应、相平衡。邱教授认为《药性赋》乃先谈药性、再论药用的典范,而临床中多数医生却重药用而轻药性。若寒证误用寒药,无异于雪上加霜;热证误投热药,犹如火上浇油,致使患者服药后出现咽痛、口干、牙痛等上火之症,只得停药,“未见其利,先见其弊”,药效自然无从谈起。

邱健行教授治病深谙药性,用药尤为注重甄别同类功效药物间存在的药性差异与效力梯度，力求药性之强弱、药效之高低与病情病势的轻重缓急丝丝入扣，此乃取得良效的关键所在。例如其善用的清热类药物中，蒲公英、凤尾草、火炭母、败酱草、白花蛇舌草、栀子、黄芩、黄柏、黄连的寒性渐次递增，清热燥湿之力亦逐级增强；补气药中，沙参、太子参、党参、黄芪的温热之性依次渐增，补气之力亦随之递增。

邱健行教授在药物配比方面精准取舍药性与药用，例如治疗痰热壅肺咳嗽患者时运用自拟连夏蒌杏汤，方中取法半夏化痰之药用，弃其温燥之药性；而黄连则取其苦寒之性清热，舍其燥湿之用。他还常以麦冬配伍法半夏，因法半夏祛痰力强却偏于温燥，故借麦冬甘寒清润之性滋养肺阴。邱健行教授将此药对形象喻为“洒水扫地”——麦冬“洒水润燥”，法半夏“扫地祛痰”，用于治疗燥热痰咳，收效独到，深刻影响着岭南邱氏脾胃流派医家。

第八节　四逆散“疏法”的临床发挥

四逆散首载于《伤寒论》少阴篇，主治“少阴病，四逆，其人或咳，或悸，或小便不利，或腹中痛，或泄利下重者”。此方由柴胡、白芍、枳实、炙甘草四味药物组成，具有透邪解郁、疏肝理脾之效，广泛应用于四肢逆冷，或胸、胁、脘、腹胀痛不适，伴心悸、胃纳呆滞、大便异常，或泄利下重或便秘等症，为临床常用方剂。本方所治“四逆”，实因外邪入里，或肝郁气滞，阻滞气机，致阳气内郁不得疏通，不能温煦四肢而见手足不温。此“四逆”与少阴病阳衰阴盛所致、伴手足逆冷、脉微欲绝的四肢厥冷本质不同。

四逆散的立方主旨，在于“疏肝”。疏肝即疏泄郁滞之气，使气机复归通畅。气机郁滞是肝胆、胃肠、胸胁、心肺乃至妇科等诸多脏器疾病的共同病理基础，故以本方疏肝理气、通达气机，可收异病同治之效。方中柴胡入肝胆经，升发阳气，疏肝解郁，透邪外出，为君药；白芍敛阴养血，柔肝缓急，为臣药，与柴胡相配，既可敛阴和阳、条达肝气，又能理气和血、调和气血；佐以枳实理气解郁，泄热降气，与柴胡一升一降，协同疏畅气机，共成升清降浊之功；使以甘草调和诸药，益脾和中。全方共奏调和肝脾、疏通肠胃、透邪解郁之效，使邪去郁解、气血调畅、清阳得伸，则四逆自愈。总之，本方具疏肝理脾之效，凡辨证属肝脾不和或肝胃不和者，即为应用本方的指征。邱健行教授临床应用该经方，具有丰富经验。

一、治胃肠道疾病

1. 胃病 适用于急、慢性胃炎，胃及十二指肠溃疡，食管炎，功能性消化不良等。若见胃脘疼痛、四肢不温、嗳气吐酸、口干苦、舌质淡红、苔黄、脉弦数，可以本方为基础加减治疗。胃脘疼痛明显者，加川楝子、延胡索、救必应、两面针以增强理气止痛之效；嗳气吐酸、口干苦伴胃脘灼热者，加蒲公英、夏枯草或左金丸，以清胃泻肝；脾胃虚寒所致胃痛者，不宜单独使用本方，或需配伍桂枝、炮姜、木香、砂仁等温中散寒之药。

2. 腹痛、腹泻 本方多用于慢性肠炎、肠易激综合征属肝郁脾虚者所致的泄泻。脾胃虚寒泄泻者应慎用，一般不宜使用，或可配合温药同用。其适应证为泻下稀烂粪便，或气味臭秽，腹部胀痛，脘腹饱闷不欲食，口干苦，发病与情绪因素或饮食不慎有关，舌质淡红，苔黄等症。湿热重者，酌加火炭母、凤尾草、白花蛇舌草、败酱草、黄连；夹有黏液者，酌加白头翁、黄柏、秦皮；腹痛较剧者，倍白芍并加延胡索、救必应、两面针，白芍能缓急止痛，配合甘草治筋肉挛急、腹痛。泻下量少频急、肛门灼热者，为湿热偏盛，酌加葛根、金银花、栀子、鸡蛋花、木棉花、冬瓜仁等以清利大肠湿热；小便短赤者，再选加茯苓、苡仁、滑石等以运脾利湿，利小便而实大便；食滞者，酌加布渣叶、莱菔子、六神曲、山楂、鸡内金、谷麦芽等消食导滞。

3. 痢疾 湿热痢初起，当以清热解毒为治则，白头翁汤是常用且效验卓著的方剂。然痢疾多因肝脾不和、复感湿毒邪气所致，故在黄连、黄柏、金银花清热解毒基础上，配合四逆散疏肝理脾、调和气血，可提升疗效，缩短疗程。

二、治肝胆疾病

1. 肝病 适用于急性及慢性病毒性肝炎、药物性肝炎、早期肝硬化、脂肪肝等属肝郁脾虚证者，以四逆散为基本方。急性病毒性肝炎伴肝功能异常属湿热证者，酌加茵陈、蒲公英、夏枯草、白花蛇舌草、鸡骨草、郁金、麦芽，清肝利湿以助退黄；慢性肝炎见失眠多梦、口干苦、舌红少苔、脉弦细数者，加女贞子、墨旱莲、糯稻根、珍珠母等，增强养阴重镇之效；胁痛者加郁金、佛手、丹参以加强行气活血止痛。早期肝硬化伴腹胀、反复齿衄、尿黄、便秘、舌红苔薄黄、脉弦细数者，加茜草、白茅根、墨旱莲、鳖甲、牡蛎等；便溏乏力者加党参、白术、茯苓；腹水者加车前子、牛膝、大腹皮、茯苓、猪苓、泽泻。

2. 胆道疾患 包括急性胆道感染、慢性胆道感染、胆石症、胆道蛔虫病等，症见寒热往来、右胁及上腹疼痛、恶心呕吐、口干苦、舌红苔黄者均适用。急性胆道感染者多加郁金、金钱草、茵陈、赤芍，以加强清肝利胆、降逆止呕作用；慢性者加地骨皮、石斛、太子参等，旨在清热养阴，益气扶正；胆石症则加金钱草、郁金、鸡内金、川楝子等，加强利胆排石作用；胆道蛔虫病则加乌梅、槟榔以驱蛔。

三、治心脏疾病

适用于冠心病、心绞痛、高血压心脏病及心脏神经症等病证，临床表现为心前区疼痛、胸闷、呼吸不畅，舌质暗红、舌下脉络迂曲。本方合用瓜蒌薤白汤，加郁金、佛手、延胡索、丹参、降香、红花、桃仁，以疏肝理气、活血通络。从肝论治心血管疾病，亦可获得良好疗效。

四、治疗肋间神经痛及胸膜炎所致的胁痛

胸膜炎所致胁痛常伴寒热往来或低热、胸闷咳嗽者，可选用四逆散解热透邪、疏肝止痛，并佐以百部、百合、地骨皮、瓜蒌皮止咳清肺、宽胸理气；肋间神经痛之胁痛者，宜加郁金、丹参、佛手、丝瓜络、瓜蒌皮等药物，以增强疏肝理气、活血通络止痛之效。

五、治妇科疾病

1. 急、慢性乳腺炎 乳房为肝经循行所过之处，其分泌乳汁赖气血化生，而脾胃乃气血生化之源。乳腺炎之发生，多因肝气郁滞、乳络不通、脾胃失调所致，宜投四逆散以疏肝解郁，通络止痛。若逢急性乳腺炎，症见乳房红肿热痛，兼热毒炽盛者，可佐蒲公英、紫花地丁、野菊花等以增清热解毒之效；慢性乳腺炎者，则辅以麦芽、山楂、丝瓜络、路路通等消积回乳、疏通乳络之品，并酌加穿山甲、王不留行等祛瘀软坚之属。

2. 月经不调 经期先后不定，经量时多时少，经色紫红，质地黏稠夹有小血块，经前多有小腹或乳房胀痛，伴失眠多梦、心烦易怒。证属肝气郁滞，治宜疏肝解郁，方用四逆散酌加益母草、香附。

3. 子宫脱垂 以四逆散合补中益气汤升阳举陷，可增强补气升提之效。四逆散方中枳实能增强子宫平滑肌张力及收缩力，从而提升子宫脱垂的疗效。

第九节　半夏泻心汤证及其临床应用

一、半夏泻心汤治痞证

痞证，又称心下痞，指患者自觉心下胃脘部位出现堵塞满闷感的临

床证候。此证属太阳病变证范畴，乃医圣张仲景论述最为详尽、系统的证候。痞证分为本证与类似证两类：本证即五泻心汤证，其中以半夏泻心汤证为核心，五泻心汤证依据邪气有形无形之别，又分为气痞证与痞硬证；类似证亦有五种，旨在与真痞证鉴别区分。

二、半夏泻心汤原文解析

半夏泻心汤证

【原文】伤寒五六日，呕而发热者，柴胡汤证具。而以他药下之，柴胡证仍在者，复与柴胡汤。此虽已下之，不为逆，必蒸蒸而振，却发热汗出而解。若心下满而硬痛者，此为结胸也，大陷胸汤主之；但满而不痛者，此为痞，柴胡不中与之，宜半夏泻心汤。

半夏泻心汤：

半夏半升（洗），黄芩、干姜、人参、甘草（炙）各三两，黄连一两，大枣十二枚（擘）。

上七味，以水一斗，煮取六升，去滓，再煎取三升。温服一升，日三服。

【释义】本条论述痞硬证的辨治。医圣张仲景从误治转归入手，采用与结胸证对比的借宾定主法讨论半夏泻心汤证。伤寒五六日，正值病情变化之期，出现“呕而发热”，此为外邪已入少阳，本属小柴胡汤适应证。医者反用下法，可致两种转归：一是柴胡证仍在，说明病情未因误下而变，病仍在少阳，故仍予小柴胡汤，仅现蒸蒸而振、战汗作解，病邪随战汗而解。此非本条重点，重点在于邪气内陷之第二转归——误下后邪气内陷。邪陷又分两途：若热邪与胸膈心下痰水互结，则成心下满硬痛之大结胸证；若邪陷心下胃脘，致寒热错杂、胃气呆滞，则成心下痞证。治痞当辛开苦降、开结消痞，主以半夏泻心汤。所谓泻“心”，实为泻“胃”。

结合生姜泻心汤、甘草泻心汤证及《金匮要略·呕吐哕下利病脉证治》“呕而肠鸣，心下痞者，半夏泻心汤主之”原文，痞证当具心下痞、呕吐、下利、肠鸣等症。然半夏泻心汤所治之痞为单纯“气痞”，其心下（即胃脘部）按之濡软，不硬无抵抗。而生姜泻心汤证与甘草泻心汤证之痞则为“心下痞硬”，乃水气内停所致，可见腹中雷鸣、下利，甚者下利日数十行、完谷不化。因气与水结，故心下（胃脘）按之微硬有抵抗感。“痞硬”者自觉心下堵塞满闷，其症远甚于“气痞”。

【方解】本方为临床治疗中焦病证的常用方。半夏燥湿化痰，开结降逆，和胃消痞，为方中主药，故以半夏命名。方中尤以半夏、干姜与黄芩、黄连的药对配伍最为关键：半夏、干姜气味辛散；芩、连性味苦降，二者相须为用，辛开苦降，宣达结气，开结消痞。半夏兼能燥湿，干姜长于化饮，芩、连亦具燥湿之功。人参、大枣、甘草补益脾胃，意在恢复其运化升降之职，使湿浊无从再生。全方辛开苦降，祛湿和胃，旨在散结消痞。

【应用解析】

1. **半夏泻心汤——发散性辨证思维的问题**　传统观点认为半夏泻心汤中干姜与黄连的配伍属于寒热并用，并据此以方测证，推断痞证病机为寒热互结或寒热错杂，总不离寒热之论。实则此观点欠妥，根本问题在于辨证思维的局限，即线性思维。其一，此说不符医圣张仲景原义。尊重仲景原旨乃研习《伤寒论》的基本原则。生姜泻心汤言痞证病机为“胃中不和”，而非寒热互结。甘草泻心汤证更明确指出：“此非结热，但以胃中虚，客气上逆，故使硬也。”此告诫勿从结热或结寒角度理解病机。痞证实质是胃虚失运、气机呆滞、痰湿阻滞，即仲师所谓“胃气不和”。其二，“寒热互结”概念于理不通。寒热势同水火、冰炭难容，二者何以“互结”？寒热唯有格拒，如黄连汤证、干姜黄连黄芩人参汤证，仲景直称“寒格”。其三，医家囿于“寒以治热、热以治寒”的用药定式，见寒热药并用即强解为药性相制，势必导致对方剂配伍意义的简单化解读。

半夏泻心汤体现了辛开苦降法，或称泻心法，与寒热关系不大。此方主治心下痞证，痞证乃邪气结聚而成，邪聚当泻，故方名“泻心”。体会半夏泻心汤,必聚焦于“泻”字。方中何药能直接“泻心”?唯半夏、干姜、黄芩、黄连四味。半夏、干姜味辛,辛善开泄;黄芩、黄连味苦,苦能降下。四药相合,共成辛开苦降之药对,其旨归于“泻”字,即泻心消痞。故虽用热性之干姜,配寒性之芩、连,然组方真意不在调和寒热,而在泻心。此亦彰显中医“舍性取用(味)”之配伍思维——每味药兼具性(寒热温凉)与味(辛甘酸苦咸),舍性取用即取其味之功用,而舍其药性之偏。此法非独见于半夏泻心汤,《金匮要略》治寒结之温下剂大黄附子汤亦然,寒当温,故用附子、细辛温阳散寒;结当下,故取大黄苦味泻下之功,而舍其寒凉之性。

2. 借宾定主——相对性写作体例的问题 本条应用借宾定主法,借结胸之宾以定痞证之主。具体以结胸证的心下满而硬痛,与痞证的心下但满不痛宾主对举,实则提示并强调痞证但满不痛的临床特点。因本条重心不在结胸证,而在痞证。读《伤寒论》当理解医圣张仲景这种主次分明的对举笔法。

三、半夏泻心汤治疗痞证验案三则

案一

范某,女,56岁。1983年4月27日初诊。主诉:心下痞闷、嘈杂3年,加重1周。久治不效,伴恶心呕吐,嗳气频作,肠鸣辘辘,口干欲饮,大便时干时稀,苔白稍厚,脉弦,右关浮。钡餐透视:胃下垂。此属痞证,治当辛开苦降,予半夏泻心汤加减:沙参15g,半夏9g,干姜3g,黄芩6g,沉香6g,厚朴12g,枳壳12g,生白术12g,天花粉15g,青皮9g,陈皮9g,炙甘草3g。3剂,水煎服,每日1剂,分两次温服。

二诊(1983年4月30日):服1剂后患者自觉心下畅快,有“透气感”,3剂后,诸症消失。仅背部有胀感,脉现缓象,右关仍稍浮,原方加党参12g,茯苓12g,3剂。

三诊(1983年5月6日):饮食日增,余无不适,嘱注意饮食调节,给补中益气丸善后。

案二

徐某,女,64岁。1982年6月3日初诊。主诉:心下痞硬胀满、隐痛1月余。伴嗳气频作,食后胃脘嘈杂,倦怠乏力,两目发胀,头昏,大便干结。服"胃复安"等西药无效。舌红,苔黄根部腻,脉两关浮。钡餐透视:胃下垂8cm。中医诊断痞证,治以半夏泻心汤加味:党参10g,法半夏9g,干姜6g,黄连9g,生姜3片,大枣3枚,白术10g,枳壳9g,厚朴9g,降香6g,甘草3g。3剂,水煎,早午晚3次服。

二诊(1982年6月7日):痞满痛基本消失,时心烦、嗳气,苔仍黄腻,上方加栀子9g。3剂,水煎,早午晚3次服。

三诊(1982年6月11日):心下畅快,大便通畅,食欲欠佳,背部胀,苔变薄黄,上方干姜减为3g,加焦山楂30g、木瓜9g。3剂。

四诊(1982年6月15日):诸症痊愈,香砂养胃丸善后。

案三

杨某,女,58岁。1982年4月26日初诊。主诉:心下痞硬憋闷,嘈杂不适1年。伴纳呆乏力,每于劳累加重。切诊心下疼痛板硬,舌淡红苔薄白腻,右脉关部浮,左脉稍弦。有慢性胃炎病史,诊断为痞证,半夏泻心汤加减,处方:半夏12g,黄芩9g,黄连9g,干姜6g,金铃子12g,厚朴9g,枳壳9g,香附9g,青皮9g,炙甘草3g,3剂,水煎,分早午晚3次服。

二诊(1982年4月29日):心下痞硬稍减,仍憋闷,有轻微按痛,大便稀溏。上方去黄连、金铃子,加苍、白术各12g,草豆蔻12g,茯苓12g,3剂,水煎,分早午晚3次服。

三诊(1982年5月3日):痞硬消失,按亦不痛,食欲增加,劳累后上腹稍有不适。上方去苍术，青皮改陈皮，黄芩改6g，加党参10g，6剂善后。

按语：以上三案，西医诊断或有慢性胃炎，或伴有胃下垂者，然于中医观之皆属痞证范畴，因其主症皆为心下痞，或心下痞硬。舌苔无论黄白，或腻或厚，多伴倦怠纳呆之脾胃气虚、嗳气呕恶之胃气上逆诸候。由此脾胃呆滞、湿浊中阻、升降失常之病机昭然若揭。此等病机，恰为半夏泻心汤所主。若论方证相应，半夏泻心汤不仅契合痞证病名，更深符脾胃呆滞、湿浊中阻、升降失常之证候本质。

第十节　麻杏石甘汤证及其临床应用

【原文】发汗后，不可更行桂枝汤，汗出而喘，无大热者，可与麻黄杏仁甘草石膏汤。下后，不可更行桂枝汤，若汗出而喘，无大热者，可与麻黄杏子甘草石膏汤。

麻黄四两（去节），杏仁五十个（去皮尖），甘草二两（炙），石膏半斤（碎绵裹）。

上四味，以水七升，煮麻黄，减二升，去上沫，内诸药，煮取二升，去滓，温服一升。

【释义】以上两段条文论述邪热壅肺作喘的证治。从"不可更行桂枝汤"一句推知，无论是发汗还是下法，在这之前应该是太阳病，发汗或者下法之后，导致表热内陷于肺，肺热壅盛于里。热邪迫肺，肺气不利，遂而作喘。肺热蒸腾，迫津外泄，所以汗出。肺热外蒸，皮肤虽然"无大热"，但胸腹部必然灼热烫手，是里热壅盛使然。治以麻黄杏仁甘草石膏汤清宣肺热，下气平喘。本证是热汗蒸蒸，大汗，与桂枝汤证的自汗不同。喘促是主症，以张口抬肩，鼻翼翕动为特征。并兼口渴欲饮，大热，热势较高，尿短赤，舌红苔黄，脉象滑数等里热脉证。本方是治疗外感肺热咳喘名方，以麻黄为核心，组成两个药对，麻黄配石膏，药性一寒一热，相反相成，善于清宣肺热；麻黄配杏仁，一宣一降，调节肺气，止咳平喘。甘草调和诸药。诸药合用，体现宣肺、清热、平喘 3 种功效。

【方解】本方与麻黄汤、小青龙汤及桂枝加厚朴杏子汤都可以治喘证。麻黄汤、小青龙汤与桂枝加厚朴杏子汤证，以表证为主，喘属于兼症。本方证属于里证，以喘为主。邱健行教授认为肺炎是呼吸系统常见的急性疾患，多属于“风邪犯肺”“肺热咳喘”证，以发热、咳嗽、气急、鼻翼翕动为主症。发病原因以感受外邪为主，感受外邪，外感风寒，肺被邪束，闭郁不宣，化热烁津，烁液成痰，阻于气道，肃降无权，从而出现上述一系列肺气闭塞的症状。

【应用解析】邱健行教授使用麻杏石甘汤治疗肺炎积累了丰富临床经验。常用剂量为：麻黄 6g、杏仁 12g、生石膏 30 ～ 60g、甘草 6g。功能解表宣肺，清火泄热，化痰止咳，下气平喘，临床根据肺炎不同症状或证候加减化裁如下：

1. 喉中痰鸣，痰浊涌上，气急鼻煽，甚至张口抬肩者，加紫苏子 9g，葶苈子 15g 化痰降气平喘；如《医宗金鉴》苏葶定喘丸合剂，有泻肺化痰平喘之功。

2. 夜热较甚，烦渴不宁者，加地骨皮 15g，桑白皮 30g。夜热较甚，肺中火热为患也。地骨皮长于治骨蒸，退虚热；桑白皮清热化痰、止渴除烦力强。

3. 痰稠胶结，难以咯出者，加瓜蒌仁 24g，浮海石 12g。瓜蒌仁润滑涤痰，浮海石味咸软坚，专治顽痰、老痰，两味合用，为朱丹溪治疗稠腻黏痰之经验。

4. 鼻塞流涕，脉浮滑数者。风温卫表证未罢，视其轻重加桑叶 12g，菊花 12g，或金银花 12g，连翘 12g 以疏风清热，取辛凉轻剂桑菊饮或辛凉平剂银翘散之意，麻杏石甘汤为辛凉重剂。风寒束表者，加荆芥 12g、防风 15g，疏风解表；咽痛者加连翘、牛蒡子清利咽喉；声哑者加射干、凤凰衣宣肺开音。

5. 痰中带血，或脓痰腥臭者。若咳唾痰血乃热壅血瘀，宜加苇茎30g，桃仁12g以清肺化痰、活血祛瘀，取《备急千金要方》苇茎汤之意。脓痰腥臭异常乃肺经热盛，化腐成脓之象，当加鱼腥草30g，桔梗12g，以解毒散结排脓，或重用金荞麦30g，冬瓜仁30g，清肺化痰，润肠通腑，亦可获效。

6. 暴气喘息，壮热烦躁，腹满便秘者，加大黄15g（后下），枳实15g。肺与大肠相表里，实邪壅肺，移于大肠，腑气不通，肺气愈胀，故便秘壮热，暴喘气急。大黄、枳实通利大肠以疏通肺气之壅实，亦即“上病下取”之意。热盛喘息，大便未秘者，加黄芩12g，浙贝母12g清肺化痰。

7. 咳引胁痛，转侧不利者，加白芥子12g，前胡15g。由于痰热内停，经脉受阻，气机不利乃作胁痛，故用白芥子以豁痰，通其经络，佐前胡散结化痰，疏散表热。

8. 脘满痞塞，饮食不思者，加莱菔子15g，芒果核15g。气机阻滞，故脘满纳呆，莱菔子化痰消食、行气除满；芒果核健胃消食，化痰行气，以顾脾运。

9. 腹泻频作，大便水样者，加车前子15g，薏苡仁30g。薏苡仁清利淡渗，车前子利水止泻，取利小便实大便也，此旁开支河之法。

10. 口干舌燥，干咳无痰者，麻杏石甘汤中麻黄宜用蜜炙，或用麻黄根代替，加北沙参24g，麦冬15g养阴润肺止咳。因肺被热烁，阴津受损，故口干舌燥，干咳无痰，恐麻黄发汗过多伤津致燥，麻黄蜜炙发汗之力不大，取其下气平喘之功，近年资料报道麻黄根有平喘作用，以麻黄根代替麻黄有平喘而不发汗之妙。

11. 出血、发斑，舌绛无苔、脉细数者，加犀角1.5g（粉，冲服）（已禁用，以水牛角60g代，先煎），玄参15g。热入营血，血热妄行则出血发斑，水牛角清心凉血化斑，玄参养阴清热，清泄营热。

12. 烦躁、狂乱，神志不清者加牛黄9.6g（可用人造牛黄1g代），猴枣9.6g（可用猴枣散一瓶代），以牛黄清心开窍，猴枣豁痰镇惊，此为凉开之法。

13. 四肢抽搐，项强口噤，两目窜视者，加羚羊角 1.5g（粉，冲服）（可用山羊角 60g 代，先煎），钩藤 15g。邪扰肝经，热盛动风，口噤窜视，用钩藤清肝息风止搐，羚羊角用清肝平肝、息风止痉。

14. 邪实阳衰者，证见发热喘促，张口抬肩，摇身撷肚，面色青紫，汗出肢冷，舌淡白，苔黄厚，脉象虚数，此阳气虚衰欲脱而邪实未去，内闭外脱之征，宜麻杏石甘汤中以麻黄根易麻黄，并速加人参，选高丽参 10g（另炖），或吉林红参 15g（另炖）兑服；熟附片 15g（先煎）以扶元固脱，此时石膏用量宜酌减，以防心阳受遏。如纯阳虚无邪热者，麻杏石甘汤不可予也，当用参附龙牡汤以回阳救逆。此类危急重症，切莫疏忽，必须细心观察，中西医结合，积极治疗，以防意外。

15. 发热而喘，干咳无痰，唇舌红苔剥，脉细数无力者，为阴分已虚邪实仍在，宜于麻杏石甘汤中以麻黄根易麻黄，并加玄参 15g，阿胶 15g（烊化）（或者加用百合 30g，生地黄 30g）以滋阴养肺，扶正祛邪。

16. 支原体肺炎或小儿百日咳，久咳木火刑金患者，用麻杏石甘汤加龙胆草 10g，薤白 20g 清泄肝火，通阳散结，寒温并用，以利肺气宣肃。

临床上肺炎证候常错综复杂，故治疗常数法合用，共冶一炉，方能丝丝入扣，节节合拍。以上加味治疗处方均为成人剂量，小儿用量又当酌减。

第十一节　桂枝在《伤寒论》经方中的妙用

《伤寒论》经方用桂枝的方剂甚多，遍及六经病证，表证、里证、半表半里证均有用桂枝组方。从横项看，全篇用桂枝为君药的方有 29 首，用桂枝的方共 43 条，占全篇 113 方的 38%，充分显示了医圣张仲景应用桂枝的广泛实用性。

岭南邱氏脾胃流派创始人邱健行教授继承、钻研仲景在《伤寒论》中应用桂枝的理论与经验，总结桂枝歌诀曰："桂枝博效药中稀，和营行瘀补中虚；扶阳解表可相得，利水通阳且下气。”认为桂枝配伍效不同：①解肌透表必伍生姜；②有汗表虚多伍芍药；③无汗表实必伍麻黄；④项强必伍葛根；⑤太少合病多伍柴胡；⑥除烦止渴伍石膏；⑦清热和里伍黄芩；⑧里实腹满伍大黄；⑨温阳多与附子同；⑩参芪同用以助气；⑪甘枣同用扶心阳；⑫饴糖同用以建中；⑬茯苓同用治水止悸；⑭五味同用以纳气；⑮龙牡同用以镇惊；⑯桃仁同用以行瘀，功效全凭药加减。

因桂枝辛温燥烈，禁用于：脉洪大（热盛）、脉细数（阴虚）、唇红、舌苔黄（黄而干）、厚黄苔，或舌绛（舌干红绛、紫绛）。肺燥气升，妄用定教血溢；阴虚液涸，误用必致病加。

桂枝的主要药效是化阴凝而致阳和，临床上凡见“水中无火”“血中有寒”之证用之则合；用药审证的要点是：口中和，背畏寒，舌淡嫩，苔润不燥，则放手施予，不用犹豫，虚与寒是机要，掌握上述，用桂枝之要，则思过半矣！

综观《伤寒论》用桂枝的方剂，全面发挥了桂枝的和营、行瘀、补中、扶阳、解表、利水、通阳、下气八大功用。

一、和营——桂枝汤证治

【原文】太阳中风，阳浮而阴弱，阳浮者，热自发，阴弱者，汗自出，啬啬恶寒，淅淅恶风，翕翕发热，鼻鸣干呕者，桂枝汤主之。

【桂枝汤】桂枝三两（去皮），芍药三两，甘草二两（炙），生姜三两（切），大枣十二枚（擘）。

桂枝汤由五味药组成，组方配伍分 3 个层次，2 组药对：桂枝与芍药是第一个层次，桂枝辛温，解肌祛风，重点是治疗卫强（阳浮）；芍药苦平，补益阴血，重点是治疗营弱（阴弱），两味配伍成药对，达到解肌祛风，调和营卫（阴阳）的目的，为君药。第二个层次是生姜与大枣，生姜辛散，来帮助桂枝散邪；大枣甘温，来帮助芍药养阴，两味配伍成药对，为桂枝芍药的辅助，为臣药。第三个层次，是炙甘草调和诸药，为佐使药。对于桂枝汤全方的功效，清代医家柯韵伯作了很好的总结曰：“此为仲景群方之冠，乃调和营卫，滋阴和阳，解肌发汗之总方也。”

桂枝用于调和营卫，必配芍药相伍，《伤寒论》中桂枝与芍药同用计18方，究其桂芍同用的主旨，均在于调和营卫。

二、行瘀——桃核承气汤证治

【原文】太阳病不解，热结膀胱，其人如狂，血自下，下自愈。其外不解者，尚未可攻，当先解其外；外解已，但少腹急结者，乃可攻之，宜桃核承气汤。

【桃核承气汤方】桃仁五十个（去皮尖），大黄四两，桂枝二两（去皮），甘草二两（炙），芒硝二两。

本文论述下焦蓄血轻证的辨治，如狂非狂和少腹急结是辨证的重点，太阳病表热内陷，患者素体有下焦血行不畅的因素，下陷的热邪就易与瘀血相搏，从而形成“热结膀胱”的下焦蓄血证。血与热邪搏结，瘀热上扰心神，所以神乱而似狂；下焦络脉瘀滞不通，所以少腹急结疼痛，本证与抵当汤证相比，是属于较轻的蓄血证。

既然叫承气汤，就有苦寒泻下药，既然以桃核命名就要体现活血化瘀的治疗主旨，本方用桂枝最有深意，除了本身温通经络，畅利血行外，还蕴含了反佐的意思，因为血液有遇寒则凝的特点，大黄、芒硝虽然活血化瘀，但是也嫌寒凝血瘀之弊，用桂枝反佐，温通血脉，就可以避免硝黄苦寒之性，甘草调和诸药，合成全方活血行瘀、泄热通下。

三、补中——小建中汤证治

【原文】伤寒二三日，心中悸而烦者，小建中汤主之。

【小建中汤】桂枝三两（去皮），甘草二两（炙），大枣十二枚（擘），芍药六两，生姜三两（切），胶饴一升。

患者素体中焦虚寒，化源不足，气血亏虚，又复感外邪，里虚不耐邪气侵扰，会出现心中悸而烦，则出现心无所主的心悸，神志不宁的烦躁，用小建中汤健补中焦，调和阴阳是在桂枝汤的基础上倍用芍药加饴糖而组成,饴糖、芍药、桂枝三味药是本方的重点,饴糖健补中焦,滋养气血;芍药益阴养血,通调脾络;桂枝温阳散寒,温通经脉。生姜配合桂枝温中散寒,大枣、甘草配合饴糖、芍药补益气血,全方体现了温中散寒,建补中州,通达胃络的功能,所以方名“建中”。

四、扶阳——桂枝加附子汤证治

【原文】太阳病,发汗,遂漏不止,其人恶风,小便难,四肢微急,难以屈伸者,桂枝加附子汤主之。

【桂枝加附子汤方】桂枝三两(去皮),芍药三两,甘草三两(炙),生姜三两(切),大枣十二枚(擘),附子一枚(炮,去皮,破八片)。

本条论述阳虚漏汗,导致津耗阴伤的证治,太阳病没有遵照“当取遍身微似有汗”的要求,导致大汗出,于是伤阳耗津就在所难免,卫阳虚不能顾护肌表,则漏汗不止;不能温煦肌表,则恶风恶寒。阴津不足则小便难;不能濡养筋脉,就四肢微急,难以屈伸。这属于阴阳两虚证,但是有标本先后,因阳虚而漏汗,因漏汗而伤津,阳虚为病本,阳生则阴长,所以尽管是阴阳两伤,而治疗的重点是扶阳固表,方用桂枝加附子汤。

本方是桂枝汤加炮附子,并重用炙甘草而组成,方中桂枝、附子、生姜扶阳固表能治漏汗,芍药、大枣、甘草酸甘化阴,能治津伤、小便难。另外芍药的通络活血养阴,大枣、甘草的甘缓挛急,能治四肢微急,难以屈伸。

五、解表——麻黄汤证治

【原文】太阳病,颈痛,发热,身疼,腰痛,骨节疼痛,恶风,无汗而喘者,麻黄汤主之。

【麻黄汤】麻黄三两(去节),桂枝二两(去皮),甘草一两(炙),杏仁七十个(去皮尖)。

本条为太阳伤寒证的证治,有三大特征脉症,这就是体痛,无汗,脉紧。这三大脉症,都反映了寒性凝敛的致病特点。既然是寒闭肌表,治疗就应解表发汗，宣肺定喘，方用麻黄汤。麻黄汤共有 4 味药，2 个药对。第一个药对是桂枝与麻黄，2 味药都是辛温的，开腠发汗解表，属于相辅相成的配伍；第二个药对是麻黄与杏仁，麻黄味辛宣散肺气，杏仁味苦降泄肺气，一宣一降，调节肺气，止咳平喘，属于相反相成的配伍，甘草调和诸药。全方具有发汗平喘的功用，值得注意的是，若麻黄没有桂枝的相助，就难成发汗解表之功。

六、利水——五苓散证治

【原文】太阳病，发汗后，大汗出，胃中干，烦躁不得眠，欲得饮水者，少少与饮之，令胃气和则愈。若脉浮，小便不利，微热，消渴者，五苓散主之。

【五苓散方】猪苓十八铢（去皮），泽泻一两六铢，白术十八铢，茯苓十八铢，桂枝半两（去皮）。

本条文论述蓄水证的辨证论治，太阳病发汗太过，一般会导致两种结局：一是伤津，二是伤阳气。本条的重点是条文的下半部分，即大汗伤阳的蓄水证，阳虚气化失常，水液不能气化为津液，津液不上承故口渴；水液内停，故小便不利。方中药物分两个部分，一部分是直接针对水气的，茯苓、猪苓、泽泻淡渗利水，白术健脾散水；另一部分是间接针对水气的，这就是桂枝的通阳化气利水湿的作用。

七、通阳——当归四逆汤证治

【原文】手足厥寒，脉细欲绝者，当归四逆汤主之。

【当归四逆汤】当归三两，桂枝三两（去皮），芍药三两，细辛三两，甘草二两（炙），通草二两，大枣十二枚（擘）。

本条论述血虚寒凝致厥的辨证论治。本证的病机是平素肝血虚少，又复感寒邪，寒气凝滞经脉，导致血行不畅，四肢失养，从而手足厥冷，属血虚兼阳气不达的手足厥寒，本证的脉细欲绝，脉细是血虚，与四逆汤证的脉微欲绝不同，脉微是阳衰，用附子、干姜、炙甘草温阳救逆。本方用桂枝、细辛通阳散寒；当归、芍药、通草养血通络荣筋，甘草调和诸药，全方具有通阳、养血、荣筋三大功效。

八、下气——桂枝加桂汤证治

【原文】烧针令其汗，针处被寒，核起而赤者，必发奔豚。气从少腹上冲心者，灸其核上各一壮，与桂枝加桂汤更加桂二两也。

【桂枝加桂汤】桂枝五两（去皮），芍药三两，生姜三两（切），甘草二两（炙），大枣十二枚（擘）。

本条论述烧针逼汗伤损心阳而致奔豚的证治。心阳虚衰失于制水，肾中水寒之气上乘阳位，气从少腹上冲心胸，是为奔豚典型发作。因烧针处红肿赤核，故先予艾灸温通气血、断绝外寒入侵之径，继服桂枝加桂汤。方中桂枝用量自三两增至五两，以温通心阳而制肾水、散寒气、平冲逆、止奔豚。

第十二节　葛根二味方临证精要

葛根味辛、甘，性凉，归脾、胃经，功能解肌退热、透发麻疹、生津止渴、升阳止泻。该药首载于《神农本草经》"葛根，味甘平，主消渴，身大热，呕吐诸痹，起阴气，解诸毒"，又曰"葛谷，主下利十岁已上"。《名医别录》言其"主治伤寒中风头痛，解肌发表出汗，开腠理，疗金疮，止血"，又曰"生根汁，大寒，治消渴，伤寒壮热"。《神农本草经疏》谓之"解散阳明温病热邪之要药也，故主消渴，身大热，热壅胸膈作呕吐。发散而升，风药之性也"。上述指出葛根甘凉，药性平和，善走肌腠而解表，可通过发汗，逐邪外出；还指出葛根具升散之性，作用部位主要在上在外，有向上提升的作用，可升阳止泻，解肌发疹；还指出葛根味甘性凉清润，能生津止渴。

邱健行教授在60余年的行医生涯中积累了大量的临床经验，熟谙各种中药的药性与功效，并在不同配伍方式发挥药物特定功效方面有深刻的体悟。他在临床中对葛根情有独钟，擅长应用葛根“解肌”“升阳”及“生津”的3个主要作用，并与另一味中药配伍，组成葛根二味方，运用于临床每每药简效专，立竿见影。下面举例说明邱健行教授运用葛根的临床经验。

一、桂葛汤——散寒解肌

桂枝9g，葛根15g。

该方源自《伤寒论》葛根汤化裁，主治“太阳病，项背强几几，无汗恶风”，用于治疗风寒入里化热者，或平素阴虚内热，又外感风寒表证，颈项肩背疼痛，又咽干口燥，不耐辛温燥烈者。此方以葛根辛散发表解肌，借桂枝辛温增强解表透达之力，又以葛根甘凉之性以纠桂枝温燥之弊。二者相伍，辛散力强，又无凉遏、温燥之弊，葛根用量大，桂枝用量轻，配伍得当，功效显著。

二、柴葛汤——解肌退热

柴胡15g，葛根30g。

本方源自《伤寒六书》柴葛解肌汤化裁，主治外感风寒、郁而化热，症见“目疼鼻干，不眠，头疼眼眶痛，脉来微洪”，发热伴微恶寒、头身痛、咽痛、口鼻干燥者。邱健行教授常讲，“邪在皮毛，急急辛散去之方可，若是由皮毛而达肌腠，则单是辛散尚嫌不够，须解肌透达才能使邪尽去”。《伤寒来苏集》曰：“解肌者，解肌肉之汗也。”《温病条辨》：“伤寒非汗不解，最喜发汗；伤风亦非汗不解，最忌发汗，只宜解肌，此麻桂之异其治，即异其法也。温病亦喜汗解，最忌发汗，只许辛凉解肌，辛温又不可用。”而葛根尤以解肌见长，解肌腠之邪独有奇功，柴胡则为少阳主药，最宜解半表半里之邪，两者合方，解肌透热，使肌腠之邪转出表解，又可使郁里之热得以透散，对于表寒化热入里者尤其合宜。一般用柴胡15g，葛根30g，两药重用以达解肌退热功效，柴葛侧重退热，而桂葛侧重散寒。

三、羌葛汤——散寒胜湿，止肩背痛

羌活 15g，葛根 30g。

羌活辛、苦、温，散寒解表，胜湿止痛，主上行肩背，配葛根行走兼备以解肌，则胜湿祛邪之力增倍，用于治疗风寒湿邪痹阻颈肩背部经络而致颈椎或肩周疼痛者尤宜。治风寒湿痹肩背疼痛，优于桂葛汤，因桂葛用治风寒束表之周身痹痛，而羌葛散专于祛肩背局部经络之湿痹。

四、升葛汤——升清止眩，透疹

升麻 10g，葛根 30g。

升麻辛、微甘，微寒，功能升举阳气，发表透疹，与葛根相配，相须为用，共奏升提清阳之效，以治疗虚证眩晕，每每数剂即效。二者相伍，升举清阳，具有升压效果，还可用于治疗低血压。邱健行教授认为“在上则升麻葛根，在下则独活寄生”，即头颈肩背疼痛，加入升麻葛根，在腰以下的疼痛则用独活、桑寄生通络补肾，是为经验之谈。升麻、葛根解肌通络，一则引药上行直达病所，二则尚可发表透疹，邱健行教授常用之于麻疹初期，疹发不畅，或透而复还者。

五、桑葛汤——清咽利头目

桑叶 15g，葛根 15g。

桑叶苦甘寒，能疏散风热、清肺润燥、平肝明目，经霜的桑叶长于清肃、下气、止咳。邱健行教授常用此治疗外感风热燥热之上感诸症，盖两药合用，俱能上行清窍头目，但葛根以升举清阳、荣养脑窍为主，桑叶则以疏散上焦风热、清利咽喉及头目见长，二者相配，清轻宣扬，散邪升清，则头目清爽，咽燥自除。

六、芩葛汤——退热

黄芩 15g，葛根 15g。

黄芩苦寒，入肺、胆、胃经，能清热燥湿、泻火解毒。黄芩配葛根可治上焦肺热，见身热、咳嗽、头身痛诸症。邱健行教授亦多以之治疗中焦胆胃郁热，症见脘腹灼热疼痛，或痛及两胁，伴口苦口干等，可生津止渴。

七、连葛汤——清热燥湿止泻

黄连 10g，葛根 20g。

此方源于《伤寒论》葛根芩连汤化裁，原方主治“太阳病，桂枝证，医反下之，利遂不止，脉促者，表未解也，喘而汗出者”之协热下利。黄连苦寒，能清热燥湿，泻火解毒，与葛根相配，善清入里之邪热，而葛根既能解表，又能透邪外出，还能鼓舞脾胃之气，健脾止泻。邱健行教授治疗实热或湿热蕴结肠道之泻痢，症见大便稀溏、臭秽、肛门灼热、里急后重、腹胀腹痛，舌红苔黄腻，脉滑数者，多选此方，常与火炭母 30g、凤尾草 30g 合用增强清利湿热止泻功效。

八、术葛汤——健脾止泻

白术 15g，葛根 15g。

白术苦、甘、温，归脾、胃经，功效补气健脾、燥湿利水止泻，葛根则能鼓舞脾胃之气上升以止泻。邱健行教授临床上治疗实热或湿热留滞之泄泻首选连葛汤，而治疗脾虚夹湿所致的泄泻，则选多用术葛汤，并配伍其他的健脾除湿益气升清之品，如组成参苓白术散，治疗脾虚湿盛之泄泻，堪称妙用。

九、花葛汤——治消渴，排脓毒

天花粉 15g，葛根 20g。

天花粉甘、微苦，微寒，擅长清热生津、消肿排脓，两药合用，能增强生津止渴功能，且善清胃热养胃阴，用于热病伤津，口渴多饮，以及阴虚燥热之消渴。邱健行教授临床治疗消渴患者，常以此方为主酌情配以相应的清热养阴生津之品，每获良效。两者相伍又有清热解毒、消肿排脓之效，用于治疗痈肿疮疡属热毒炽盛者，脓溃或未溃均可。

十、膏葛汤——降压止眩，定头痛

石膏 20g，葛根 30g。

石膏辛甘大寒，入胃经，功能清热泻火、除烦止渴。《药性赋》谓石膏“止头痛，解肌而消烦渴”，两药合用，治疗气分热盛，壮热烦渴、大汗、脉洪大四大症状。邱健行教授临床常用膏葛汤治疗胃热上攻所致的牙痛、头痛以及肺胃热盛所致的消渴病。本方临床还用于治疗心肝火盛之实证眩晕，以其甘寒代替苦寒之龙胆泻肝汤，清降血压力优，而无败胃之弊。

第十三节　巧用“铲饭滞”治疗厚垢苔

《伤寒论本旨·辨舌苔》言“舌苔，由胃中生气所现，而胃气由心脾发生”，正常舌苔为薄白苔，为胃气充盛，津液上承之象，舌苔厚浊垢腻，常见于多种疾病过程中，尤其脾肺病证，正如《辨舌指南》指出“苔垢厚者，病气有余”。邱健行教授运用“铲饭滞”治法，源自上海名老中医张镜人国医大师的临床经验，治疗舌苔厚垢的病证，疗效独到，现总结如下：

“饭滞”即锅巴，是用来形象地比喻舌苔黄厚或焦黄糙厚或厚垢之象，好像锅巴一样紧贴舌面难以剥离，这类舌苔所主的病证临床多缠绵难愈，其舌质表现为舌边尖露红，或者舌底红绛，说明既有气分湿热痰浊炽盛，又有营分郁热。这种舌苔较难消退，犹如敷在锅底的锅巴一样难以铲除。“铲饭滞”法就是形象地比喻为清除厚垢舌苔的方法。张氏认为“铲饭滞要有真功夫，时间未到不能铲，铲得不好会铲破锅底。铲得恰当，则邪湿痰热余蕴得以清撤，化源重获滋生”。在日常生活中，要顺利地铲除锅巴，先要用水湿润锅巴，再把它从锅的表面揭起，受此启发，邱健行教授常在处方中用生地黄甘寒滋润，养阴润燥，兼清营（血）分郁热；豆豉辛凉透邪，清宣热邪，透表而解；加用天竺黄、胆南星，清热化痰，善祛顽痰、老痰。四药合用，使湿热痰浊得以清除，厚垢舌苔像铲除锅巴一样得以祛除，若显现出淡红舌，薄白苔，乃正气来复之病愈转归。验案举例如下。

张某，男，65岁，退休干部。2005年4月3日初诊。

主诉：反复咳嗽、气促10余年，再发2周。

初诊：患者10余年前因天气转冷受凉后，出现咳嗽、气促，诊为急性支气管炎，以后每遇天气变化，则咳嗽、气促、痰多，经抗感染、使用化痰平喘西药以及辨证中药治疗，病情好转。2周前因天气受凉后，再发咳嗽、气促、痰多黄稠、发热，在当地医院静脉滴注左氧氟沙星、头孢拉定1周，发热已退，但仍咳嗽、气促。就诊时症见：咳嗽、气促，痰多黄稠，胸闷，纳呆，口干苦，大便干结，2～3天1次，尿黄，眠差多梦，神情倦怠，面色少华，唇绀，舌边尖暗红，苔焦黄厚垢微腻，舌下脉络迂曲，脉滑数；查体见：咽充血(++)，双侧扁桃体Ⅰ度肿大，颈静脉无曲张，胸廓呈桶状，叩诊过清音，语颤减低，双肺呼吸音粗，左上肺闻及少许哮鸣音，腹部未见异常，双下肢无浮肿。辅助检查，血常规示：白细胞 $8.5\times10^9/L$，中性粒细胞97.5%；胸部X线检查示：慢性支气管疾患，肺气肿，肺动脉增宽。

中医诊断：肺胀，证属痰热壅肺，瘀阻肺络。

西医诊断：慢性阻塞性肺疾病急性发作；慢性肺气肿。

治宜清肺化痰，止咳平喘。予自拟蒌杏二陈方加减，处方：瓜蒌皮15g，瓜蒌仁15g，杏仁12g，黄芩12g，法半夏12g，橘红6g，鱼腥草30g，枇杷叶20g，麦冬15g，桔梗12g，浙贝母10g，甘草6g。3剂，日1剂，水煎服。

二诊（2005年4月6日）：服药后仍有咳嗽，咽痒即咳，夜咳甚，痰仍黄稠，量多，气促，口干、口苦，大便日1次，质正常，舌边尖露红，苔焦黄厚垢微腻，舌质红绛，舌下脉络迂曲，脉滑数。采用上海名医张镜人家传“铲饭滞”治法，透邪清热，养阴润肺，化痰止咳平喘。处方：淡豆豉 10g包煎，生地黄 18g，天竺黄 12g，胆南星 12g，瓜蒌皮 15g，杏仁 12g，桔梗 12g，浙贝母 10g，紫苏子 10g，葶苈子 12g，海浮石 15g，甘草 6g。3 剂，日 1 剂，水煎服。

三诊（2005 年 4 月 9 日）：咳嗽减轻，痰少，黄白较稀，纳一般，口干减，舌边尖红，苔焦黄厚，垢苔稍减退，脉滑。查体双肺呼吸音粗，未闻哮鸣音。上方加陈皮 10g，理气开胃，燥湿化痰。4 剂，水煎服，日 1 剂。

四诊（2005 年 4 月 13 日）：咳嗽已止，无气促，纳增，无口干，乏力，舌暗红，舌苔变薄，微黄少津，脉弦略细。处方：太子参 15g，麦冬 15g，沙参 15g，天花粉 15g，橘红 6g，知母 12g，桑白皮 30g，川贝母 10g，丹参 15g，紫苏子 10g，甘草 6g，地骨皮 15g。7 剂，日 1 剂，水煎服。

电话随访诉服完上药后已诸症痊愈。

分析：本病首先采用常规的清热化痰、止咳平喘法疗效不显，最突出的是舌苔焦黄厚垢，舌质红绛，说明肺经气分痰湿热毒炽盛，有深入营分之势，“入营犹可透热转气”，应促使深部邪气外透，给邪出路，若一味清热化痰，反致邪热冰伏，加之本例患者病久，素有顽痰、老痰，用常规的清热化痰法难以祛除胶着的顽痰，以及厚垢的舌苔，故采用“铲饭滞”经验，选用豆豉透邪外出；生地黄养阴润肺、兼清营热；天竺黄、胆南星蠲痰清热；再配以邱健行教授善治顽痰、老痰的经验用药——海浮石；以及紫苏子、葶苈子降肺化痰，止咳平喘；瓜蒌皮、杏仁、桔梗、浙贝母增强清热化痰、宣肃肺气之力；全方共奏清宣肺气、养阴润燥、化痰平喘之功。最后用沙参麦门冬汤益气养阴扶正而收功。随着咳喘明显好转，患者舌苔亦由厚垢变薄白，厚苔、垢苔犹如锅巴被铲除。

第十四节　高血压病治法用药

高血压属中医眩晕、头痛、中风病范畴。《临证指南医案·肝风》言："肝为风木之脏，因有相火内寄，体阴用阳。其性刚，主动主升，全赖肾水以涵之，血液以濡之，肺金清肃下降之令以平之，中宫敦阜之土气以培之，则刚劲之质，得柔之体，遂其条达畅茂之性，何病之有？"治疗多从肝、脾、肾、肺着手，而以肝脏为核心，肝脏之阴阳平衡，及其与肺、脾、肾之间脏腑功能协调，则无病；反之肝阳上亢、肝木风动，则成病。邱健行教授应用中医整体观，从五脏六腑气血阴阳入手，辨治高血压，疗效显著。将其治法用药整理如下。

一、平肝潜阳法（自拟二石汤）

平肝潜阳法主治肝阳上亢证。症见为头晕、头痛、面红耳赤、急躁易怒、口干口苦、便秘，舌红苔黄，脉弦等。

方药：方选自拟二石汤。石决明 30g，代赭石 30g，天麻 10g，钩藤 15g，黄芩 15g，栀子 15g，杜仲 15g，桑寄生 15g，甘草 6g。

本方重用石决明、代赭石等矿石类药物，取重镇潜阳之性，平肝潜阳降压，并配合天麻钩藤饮平肝潜阳，补益肝肾，增强降压之力。

二、滋肾养肝法

滋肾养肝法主治肝肾阴虚证。症见头痛、头晕、目赤、耳鸣，腰膝酸软，五心烦热，失眠多梦、口燥咽干，舌红、苔少、脉细数。

方药：生地黄 15g，熟地黄 15g，山茱萸 15g，女贞子 15g，墨旱莲 15g，桑椹子 30g，制何首乌 15g。

因肝藏血，肾藏精，肝肾阴精不足，阴不制阳，下虚上实，故用滋肾养肝，以滋下源而潜阳。

三、清胃泻肝法（自拟石膏葛根汤）

清胃泻肝法用于治疗“土壅木郁”，即阳明胃火、夹肝火上行。症见：头晕头痛，面红目赤，口干口苦，口气重，反酸嗳气，汗多，身热，大便干结，舌红苔黄厚少津，脉弦洪数。

方药：石膏 30g[先煎]，葛根 20g。

本方重用石膏，以其甘寒代替苦寒之龙胆泻肝汤，清降胃热肝火，出奇制胜，止头痛之力更优，《药性赋》记载石膏能“治头痛，解肌而消烦渴”；葛根解肌，治高血压、枕后头痛，两药合用，清利头目，解肌升清。据药理研究，葛根能直接扩张血管，使外周阻力下降，有明显降压作用。

四、消导通腑法

消导通腑法用于暴饮暴食，腑气不降，腑浊上冲，肝失和降。症见：头昏、头胀，胸闷，脘痞、腹胀，大便不通或溏泄，矢气频频臭秽，眠差，舌红，苔厚腻，脉滑。

方药：山楂 30g，莱菔子 20g，神曲 15g，麦芽 15g，谷芽 15g，枳实 10g，厚朴 10g，鸡内金 10g，天麻 20g。

五、活血化瘀法（血府逐瘀汤加减）

活血化瘀法主治瘀血阻络证。症见：头晕，头痛，痛有定处，如同针刺，舌质紫暗，或有瘀点瘀斑，苔薄，脉弦涩。

方药：方选血府逐瘀汤加减。赤芍 10g，川芎 10g，桃仁 30g，红花 10g，三七 6g，丹参 10g，大黄 6g。

大便不通有腑实证者，或属实证、热证者可在辨证基础上加用大黄，通腑祛瘀，逐邪外出，引血下行，而达到降压效果。

六、健脾补气法

《医学衷中参西录》曰“厥阴不治，求之阳明”。中气不足，脾胃气虚清阳不升而致眩，症见眩晕，体倦乏力，气短，面色㿠白，体胖，舌淡白胖嫩，边有齿痕，脉沉细或虚大，证属虚性眩晕的高血压患者，可予黄芪合四君子汤加减。黄芪具有双向调控血压作用，小剂量（30g 以下）具有升压作用，而重用至 30g 以上，具有降压作用。但需在中医辨证论治原则指导下应用，方能起效。

【验案举隅】

沈某，女，72 岁，退休干部。2006 年 4 月 23 日初诊。

主诉：反复头昏、心悸、气短 1 年，加重 3 天。

初诊：患者 1 年前开始感头昏，心悸、气短，干活乏力或登高 2 楼以上时明显，3 天前因搬动花盆后，出现头昏、心悸加重，伴乏力，口淡，偶胸闷痛，眠差，纳呆，大便干而不畅，2 ～ 3 日 1 次，小便正常。有高血压病史 20 余年。

查体：血压 160/100mmHg，形胖，心界向左下扩大，快速房颤征，双下肢轻度浮肿。舌淡嫩暗胖大，边有齿痕，苔薄白，脉促。

辅助检查：心电图示快速型房颤，心肌劳累。

中医诊断：眩晕，证属气虚血瘀、清阳不升。

西医诊断：高血压病 2 级（极高危）。

治法：补气活血兼理气润肠。

处方：黄芪 40g，西洋参 10g[兑服]，麦冬 15g，桃仁 15g，红花 10g，降香 15g，茯神 15g，郁金 15g，佛手 12g，草决明 18g，柏子仁 15g，甘草 6g。

配合：厄贝沙坦胶囊 150mg，每日 1 次。

二诊（2006 年 4 月 26 日）：无心悸及气短，头昏减，仍乏力，睡眠好转，大便通，日 1 次，舌淡白，苔薄白，脉沉弦。测血压 130/80mmHg。因血为气母，补血以生气。守上方加当归 10g，3 剂。

三诊（2006 年 4 月 29 日）：无头昏及心悸，精神好转，纳增，舌淡红，苔薄白，脉沉弦。测血压 120/85mmHg。心电图示：窦性心律，心肌劳累。效不更方，守上方，7 剂。

后嘱予西洋参10g、大枣10枚炖瘦肉服，补气调养而愈。

该患者虽血压高，但心脾气虚证明显，兼血瘀，治疗全过程都予补气法，兼活血通脉，未用任何潜降药，而血压自降，可见中药的治病精华就在于辨证求因、审因论治。

七、温补肾阳法

脾气虚，日久累及肾阳，而致肾阳虚，形寒畏冷，肢体浮肿者，可选用真武汤，予附子、茯苓、白术、白芍、干姜或加肉桂、党参、黄芪。

邱健行教授认为高血压的临床证型错综复杂，往往同一患者同一时期，有两种或两种以上证型同时并见，故遣方用药不应墨守成规，只要辨证准确，分清标本，辨明虚实、表里、寒热孰轻孰重，分别治之，就会有效验。

第九章　岭南邱氏脾胃流派辨证药膳

中药药膳是根据患者的体质、病证以及发病季节，选用相应的食材精心烹饪而成，既注重食品的色香味俱全，更强调其辅助疗效。岭南邱氏脾胃流派认为，食物与药物一样，具有各自的性味归经和特定功效，药膳辅助辨证中药能够显著增强治疗效果，助力患者早日康复。本流派以脾胃运化升降、气血阴阳平衡为核心理念，兼顾岭南地区多湿热的现状，因地制宜，因证选材，自拟多种辨证药膳，用以调治偏颇体质，旨在达到预防保健、防病延寿，或辅助药力、促进康复的目的。本章介绍一些邱健行教授常用药膳及其烹饪方法。

第一节　补气药膳

此为治疗气虚证之法，适用于久病或重病之后，以及素体虚弱的人群。其主要症状包括：倦怠无力、呼吸短促、动辄气喘、面色苍白、食欲减退、懒言少语、肠鸣便溏、脉象微弱等。常用的补气药物有人参、白术、黄芪、党参、太子参等。

一、西洋参瘦肉汤

组成：西洋参 24g，瘦猪肉 500g。

制法：将西洋参洗净，用温水泡软，切片；再将瘦猪肉洗净，与西洋参片一齐放入锅内，加入泡过西洋参的水及适量的清水，武火煮沸后文火煲2小时，调味，饮汤食肉。

功效：补气健脾，强身开胃。

主治：气虚不任温燥，本方补而不燥，清补益气。对热病后期，正气不足之神疲乏力，饮食减少尤其适宜，或小儿脾虚之不思饮食，虚汗出；或产后气虚津亏之虚劳烦渴，胃纳欠佳。亦可用于肿瘤患者化疗后体虚、白细胞减少者。

方论：西洋参味甘微苦性凉，归心、肺、肾经，功能补气养阴、清热生津，《本草从新》谓其“补肺降火，生津液，除烦倦”，与瘦猪肉合用，猪肉滋阴润燥，健脾补虚，二者相配，气阴双补，清润而不腻，温燥不及，尤宜于气虚兼阴亏或虚热内扰者。

二、参芪乳鸽汤

组成：党参60g，黄芪30g，乳鸽2只。

制法：乳鸽剖净，去内脏，抹干水分，切块；党参、黄芪洗净，与鸽肉一起放入锅内，加清水适量，武火煮沸后，文火煲2小时，调味，饮汤吃肉。

功效：补气健脾。

主治：病后体弱，或久病体衰，脾胃虚弱，症见倦怠乏力，面黄食少，神疲形瘦；或产后欠补，气血不足；或消渴饮水不知足。汤中乳鸽味道鲜美可口，又能滋阴以治消渴病。

方论：党参味甘性平，健脾益肺，养血生津；黄芪甘温，补气升阳，益卫固表，为补气诸药之最；乳鸽肉味咸性平，滋肾益气、祛风解毒。三味相合，大补脾肺之气，兼能益阴养血，对久病虚弱、中气不足、消渴津亏者，有良好补益之功。

三、人参炖鸡

组成：鸡肉100g，红参10g（如边条参用10g；吉林参用8g；高丽参用6g）。

制法：鸡去毛剖净，取鸡腿肉或鸡胸肉，去皮、骨；人参切片与鸡肉一起放进炖盅内，加清水适量，炖盅加盖，文火隔水炖3小时，调味，饮汤食肉。

功效：大补元气，固脱摄血。

主治：元气大亏，身体虚羸；或心气虚弱，症见动则心悸，汗出，气喘；或出血不止，血脱及气。现代用于失血性休克、心力衰竭；亦可作一般体虚调补汤品。

方论：人参大补元气，复脉固脱，补脾益肺，安神益智，《神农本草经》列其为上品，称其“主补五脏，安精神，定魂魄，止惊悸，除邪气，明目，开心益智”；鸡肉温中益气，补精填髓。二者相须为用，补元气，养五脏，适用于大病、久病之后元气大伤、气血津液匮乏之证。

第二节　补血药膳

此为治疗血虚证之法，适用于头晕目眩、耳鸣耳聋、心悸失眠、面色无华、月经不调、脉细等症状。常用的补血药物有阿胶、地黄、当归、紫河车、桂圆肉等。以下将介绍一些最常见的补血汤品。

一、当归生姜羊肉汤

组成：当归30g，生姜60g，羊肉500g。

制法：将当归、生姜洗净，切片；羊肉剔去筋膜，置沸水锅内稍烫，捞出晾凉，横切成长短适度的条块；然后将羊肉条块及生姜、当归放入洗净的砂锅内，加入清水适量，用武火煮沸，除去浮沫，改用文火炖至羊肉熟烂，饮汤并食羊肉。

功效：温中补虚，祛寒止痛。

主治：血虚羸瘦、头晕目眩、心悸气短、腰膝酸痛，或血虚有寒之腹中冷痛、痛经，或产后虚寒腹痛。

方论：当归生姜羊肉汤源自《金匮要略》，羊肉性味甘温，入脾、肾两经，为益气补虚、温中暖下之品，对虚劳羸瘦、腰膝酸软、产后虚寒腹痛、寒疝等，皆有较显著的温中补虚之效，其营养极其丰富，含有蛋白质、脂肪、钙、磷、铁等成分，且肉嫩味美；当归辛甘温润，既能补血活血，又善止痛、散寒，无论是血虚疼痛，还是血瘀有寒疼痛，均为治疗要药；生姜亦能温中散寒，以助羊肉散寒暖胃，又可解除羊肉之膻味，故三者配伍，能共奏补虚散寒之效。如寒多者，加重生姜用量；痛多而呕者，加陈皮、白术。

二、桂圆红枣猪肝汤

组成：桂圆肉 15g，红枣 6 枚，猪肝 100g。

制法：红枣去核，洗净桂圆肉、红枣肉；将猪肝切片；全部用料加水适量，炖 30 分钟。调味，饮汤并食桂圆肉及猪肝。

功效：补血，健脾。

主治：血虚体弱，面色无华，神疲乏力，头晕心悸。

方论：方中桂圆肉养血益脾，据《随息居饮食谱》记载："桂圆肉甘温，益脾阴，滋营液"，功专养心补血，宁心安神；红枣去枣核补而不燥，益气补血，以增强补益之功；猪肝味甘，性温，入肝经，有补血健脾、养肝明目的功效，用于贫血、头昏、目眩等均有较好的效果，据《本草纲目》记载："猪肝能补血。"《备急千金要方·食治》说："猪肝主明目。"贫血者，面色苍白、头晕心悸、易疲劳，服桂圆红枣猪肝汤有较好的疗效。久服此方能健身延年。

第三节　补阳药膳

此为治疗阳虚证之法，所谓阳虚，主要是针对肾阳虚而言，临床主要症状为腰膝酸痛、下肢软弱、畏寒肢冷、阳痿早泄、溺后余沥，或小便频数。常用补阳药物如鹿茸、淫羊藿、锁阳、仙茅、补骨脂等。现介绍一些常见的补阳食疗验方。

一、鹿茸蛋

组成:鹿茸 1g,鸡蛋 1 个。

制法:在鸡蛋尖顶钻一小孔,将鹿茸末从小孔中放入鸡蛋内,蒸熟食之,每日晨起服 1 个。

功效:补肾阳,益精血。

主治:肾阳亏虚所致腰膝冷痛、四肢不温、形寒怕冷、阳痿不举、夜尿频多、低血压者。

方论:鹿茸甘咸温,归肾、肝经,为血肉有情之品,善补肾阳、益精血、强筋骨,《本草纲目》谓其"生精补髓,养血益阳,强筋健骨";鸡蛋甘平,滋阴润燥,养血安胎。二者相配,鹿茸得鸡蛋滋阴之性,则温阳而不燥烈,补精血而无滋腻之弊,共奏补肾壮阳、益精养血之效,适用于肾阳虚衰、精血不足之证。

二、龙马童子鸡

组成:竹节虾 60g,海马 15g,子公鸡 1 只,料酒、味精、精盐、生姜、葱、淀粉、清汤各适量。

制法:将子公鸡宰杀后,去掉毛皮和内脏,洗干净装入大盘内备用;将海马、竹节虾连壳用温水洗净,浸泡 10 分钟左右,放于鸡肉之上;将葱段、姜块放入盘内,再加清汤适量上笼蒸至烂熟,将鸡汤端出笼后,放入味精、精盐,另用淀粉勾芡收汁后,淋在鸡肉上即成,食海马、虾肉和鸡肉。

功效:补肾壮阳,调气活血

主治:肾阳虚衰所致腰膝酸软、四肢厥冷、阳痿早泄、宫寒不孕等。

方论:海马甘温,归肝、肾经,温肾壮阳、调气活血,《本草纲目》言其"暖水道,壮阳道";虾肉甘温,补肾壮阳、通络止痛;子公鸡性温,益气补精、助阳道。诸味相合，专入肾经，温补肾阳之力颇宏，适用于肾阳虚衰、命门火衰之证。

三、附子炖羊肉

组成：熟附片 30g，生姜 100g，羊肉 1500g，大蒜适量。

制法：将羊肉洗干净，切成小块，蒜姜洗净切段和片备用；将熟附片放入砂锅内，先煎约 1 小时；然后将羊肉、姜、蒜放入，再加水适量，炖至羊肉烂熟即成。

功效：壮阳补肾散寒。

主治：肾阳亏虚所致的形寒畏冷、四肢不温、腰膝酸冷、阳痿不举、夜尿频多；慢性肾盂肾炎、慢性性功能低下等属肾阳虚者。

方论：附子辛甘大热，有毒，制后毒性减，仍具回阳救逆、补火助阳、散寒止痛之效，为“回阳救逆第一品药”；羊肉益气补虚、温中暖下；生姜、大蒜辛温散寒，和中调味。附子与羊肉同炖，温肾散寒、补益虚损之力极强，适用于肾阳虚衰、阴寒内盛之重证。然附子有毒，须久煎以减其毒，方中用熟附片已大减其毒，再先煎 1 小时后加入羊肉炖煮，可作为药膳食用，但仍应注意阴虚火旺之人不能食用。

第四节　补阴药膳

此为治疗阴虚证之法，所谓阴虚，主要是针对肾阴虚而言，临床症状为身体消瘦、口干咽燥、虚烦不眠、大便燥结、小便黄赤、午后颧红、潮热盗汗。常用补阴药物如生地黄、石斛、百合、玉竹、龟板、麦冬等。现介绍一些常见的补阴食疗验方。

一、燕窝虫草雪耳汤

组成：燕窝 5g，冬虫夏草 3g，雪耳 15g，冰糖 25g。

制法：上药按比例配制，先用水炖燕窝，后加入冬虫夏草、雪耳、冰糖再煮 15 分钟。饮汤并食燕窝、虫草、雪耳。

功效：补肺滋肾，养颜止咳。

主治：阴虚燥热、咳嗽无痰或痰少难出、鼻干面晦、呼吸气促，或盗汗咳血。

方论：方中燕窝性味甘平，入肺、胃、肾经，有补肺养阴、止汗养颜的效果；冬虫夏草为补肾益肺、止咳平喘的良药；雪耳性味甘平，入肺、胃经，有养肺和血的功效。肺阴不足致咳嗽、气喘、盗汗、咯血者，或中老年人患肺结核者服燕窝虫草雪耳汤有显著效果。常服此方能健身延年。

二、虫草百合老鸭汤

组成：冬虫夏草 1g，百合 25g，老鸭肉 100g。

制法：上药按比例配制，先将鸭肉炖 30 分钟，后加入冬虫夏草、百合再煮 15 分钟，饮汤并食冬虫夏草和鸭肉。

功效：滋阴清热，润肺止咳。

主治：阴虚火旺、咳嗽气促、口苦咽干、心烦失眠，或中老年人患肺结核后手足心热、骨蒸潮热、盗汗咯血。

方论：方中冬虫夏草补肺益肾、止咳平喘疗效显著；《本草纲目拾遗》记载百合有“清痰火，补虚损”的功效；鸭肉为补益佳品，味甘性凉，入肾、肺经，有滋阴清热，利水消肿的作用。阴虚火旺、咳喘失眠者，服虫草百合鸭肉汤有显著的疗效。邱健行教授在此药膳中特别强调必须选用老鸭，因为现在禽类养殖时间短，只有经过一个冬春成长的老鸭方有滋补之良效，广东民间甚至有“嫩鸭湿毒、老鸭滋阴”的说法。

三、怀山莲子甲鱼汤

组成：怀山药 30g，莲子（去心）30g，甲鱼 1 只约重 500g。

制法：上药按比例配制，先将甲鱼用热水烫，使其排尿，然后切开，去内脏，放于砂锅中，加清水，放入怀山药、莲子共煮。甲鱼熟后，饮汤食肉。

功效：滋养肝肾，扶脾软坚。

主治：饮食减少、神疲乏力、心烦少寐、胁痛腰酸、头晕耳鸣、肝脾肿大，或中老年人患慢性肝炎后胁痛隐隐、津少纳呆。

方论：怀山药补脾气而益胃阴，据《本草纲目》记载山药“益肾气，健脾胃”；莲子有健脾益肾，养心安神的功效；甲鱼滋补肝肾、补虚软坚。三味合用有滋补肝肾、养心安神、扶脾软坚的作用，中老年人久服怀山莲子甲鱼汤，可以提高食欲，增进睡眠，强身益寿。

四、沙参玉竹猪胰汤

组成：沙参 30g，玉竹 20g，玄参 20g，猪胰 100g。

制法：上药按比例配制，沙参、玉竹、玄参洗净，用清水浸半小时；猪胰洗净、切块；然后把全部用料放入煲内加清水适量，武火煮沸后文火煲 1 小时，饮汤吃肉。

功效：养阴化热，滋阴降糖。

主治：阴虚火旺、咽干口渴，或中老年人患糖尿病后多饮、多食、多尿、乏力、消瘦。

方论：本汤是常用的清凉滋补汤品，其中沙参性味甘凉，功能养阴清肺、益胃生津、除虚热，《本草从新》说它“专补肺阴清肺火”，本品含生物碱、淀粉、北沙参素等；玉竹性味甘、平，入肺、胃经，有滋阴润肺，养胃生津的功效，此外本品还有降血糖作用；玄参性味咸、凉，入肺、胃经，有清热滋阴、泻火解毒的功效，本品含植物甾醇、生物碱、脂肪酸及维生素 A 类物质，玄参浸膏有降低血糖和降低血压作用；猪胰味甘、性平，入脾、肺经，有益肺润燥、健脾生津的作用，其成分含蛋白质、脂肪、钙、磷、铁、维生素 B_1、维生素 B_2、胰岛素等，本品治疗糖尿病有较好的效果。中老年人患糖尿病者，常服沙参玉竹猪胰汤有显著的疗效。本流派曾用沙参玉竹猪胰汤治疗多例糖尿病患者，均获得较好的效果。

第五节　祛湿药膳

岭南之地，大部分时间湿热交蒸，冬季虽短却阴冷潮湿。湿为阴邪，其性重浊、黏滞，易于阻遏气机，损伤阳气。岭南地域卑湿，春夏之交常多雨潮湿，人处其中，易感湿邪。湿邪为病，有内湿、外湿之分，且易与寒、热、暑等邪气结合为患。临床表现多见头身困重、四肢酸楚、脘腹痞满、口腻纳呆、大便溏泄、舌苔厚腻等。本流派祛湿之法，重在健脾以运湿，并辅以宣肺、温肾、淡渗之品，使湿邪从汗、二便而解。常用祛湿药物如茯苓、薏苡仁、白术、陈皮、赤小豆等。

一、茯苓赤豆鲫鱼汤

组成：茯苓 30g，赤小豆 30g，鲫鱼 1 条（约 250g），生姜 3 片。

制法：茯苓、赤小豆洗净，提前浸泡半小时；鲫鱼去鳞、鳃及内脏，洗净，沥干水分，入油锅加姜片略煎至两面微黄；将全部材料放入砂锅内，加适量清水，武火煮沸后，文火煲 1 小时，调味即可。饮汤食鱼。

功效：健脾祛湿，利水消肿。

主治：脾虚湿盛所致之神疲乏力、肢体困重、食欲减退、小便不利、大便溏薄，或水肿，兼见舌淡胖、苔白腻者。

方论：本方以健脾渗湿之茯苓为君，《世补斋医书》誉其为“治痰主药，痰之本，水也，茯苓可以行水；痰之动，湿也，茯苓又可行湿”。赤小豆性平，味甘酸，功擅利水除湿、和血排脓，《神农本草经》言其“主下水，排痈肿脓血”。鲫鱼甘平，入脾、胃、大肠经，功能健脾和胃、利水消肿。生姜辛温，既可和中，又能去鱼腥味。诸药相合，健脾与利湿并重，补而不滞，利而不峻，为健脾祛湿之平和食疗方。

二、薏苡仁冬瓜老鸭汤

组成：薏苡仁 50g，带皮冬瓜 500g，老鸭半只，陈皮 5g。

制法：薏苡仁、陈皮洗净；冬瓜洗净，连皮切块；老鸭斩件，焯水备用；将全部材料放入汤煲中，加清水适量，武火煮沸后，转文火慢煲 2 小时，调味即可。

功效：清热健脾，祛湿利尿。

主治：暑湿或湿热内蕴所致之身热、口干不欲饮、身体困重、小便短赤、舌苔黄腻等症。尤宜于夏季潮湿闷热天气保健食用。

方论：薏苡仁甘淡微寒，归脾、胃、肺经，功擅利水渗湿、健脾止泻、清热排脓，《本草纲目》谓其“健脾益胃，补肺清热，去风胜湿”。冬瓜（连皮）甘淡微寒，清热利水、消肿解毒之力尤佳，《随息居饮食谱》称其“清热，养胃生津，涤秽治烦，消痈行水”。老鸭性平偏凉，能滋阴养胃、利水消肿。陈皮少许，既可理气健脾，燥湿和中，又能防冬瓜、薏苡仁之寒凉碍胃。全方清补结合，共奏清热祛湿而不伤正之效。

三、陈皮砂仁鲫鱼汤

组成：陈皮 6g，砂仁 6g，鲫鱼 1 ～ 2 条，生姜、胡椒粉适量。

制法：陈皮、砂仁洗净；砂仁稍捣碎；鲫鱼处理干净后煎至微黄；将鲫鱼、陈皮、生姜一同放入锅中，加清水适量，武火煮沸后文火煲约 1 小时，下砂仁再煲 10 分钟，加入胡椒粉及盐调味即可。

功效：温中化湿，行气醒脾。

主治：寒湿困脾或痰湿中阻所致之脘腹胀满、食欲减退、恶心呕吐、大便溏泄、口中黏腻、舌苔白厚腻。

方论：陈皮苦辛温，归脾、肺经，理气健脾，燥湿化痰，《本草汇言》称其“味辛善散，故能开气；味苦开泄，故能行痰；其气温平，善于通达，故能止呕、止咳，健脾和胃者也”。砂仁辛温，归脾、胃、肾经，化湿开胃，温脾止泻，理气安胎，为“醒脾调胃要药”，《药性论·药性趋向分类论：合刊本》言其"主冷气腹痛，止休息气痢，劳损，消化水谷，温暖脾胃"。鲫鱼健脾利湿。生姜、胡椒粉温中散寒。诸味相合，辛散温通，重在温化中焦寒湿，行气醒脾以恢复脾胃运化之功。

第十章 岭南邱氏脾胃流派发展现状和创新

岭南地区，以其独特的地理环境、高温高湿的气候条件、人们的饮食习惯以及人文背景，孕育了丰富而独特的中医药理论体系，其中岭南邱氏脾胃流派作为中医脾胃学说在当代岭南地域的具体实践和总结体现，历经传承与发展，不仅保留了中医脾胃学说的精髓，更在诊疗思路、用药特色及疾病预防等方面丰富了中医脾胃病学术体系，成为中医药学宝库中一颗璀璨的明珠。

中医理论守正创新是中医药学科发展的灵魂和核心，与时俱进的学术理论创新是传统中医药学科保持蓬勃生机的内在动力。邱健行教授在多年的临床实践中，根据岭南现代人饮食习惯、气候及疾病谱的变化，结合中医药的整体观、辨证论治、恒动的理论特色，培养了一大批中青年中医药专家群体，创奠岭南脾胃流派。岭南邱氏脾胃流派强调脾胃后天之本，是人体气机升降的枢纽，尤其重视湿热病邪对脾胃病的致病影响以及情志异常所致的肝失疏泄在脾胃病发生发展中的作用，创新岭南邱氏流派"通阳健脾化浊法"，内治与外治相结合。

第一节 岭南邱氏脾胃流派的创新点

一、病因病机的认识深化

1. 脾胃本源学说 《素问·阴阳应象大论》"治病必求于本"，本之为言，根也，源也。肾为先天之本与体质禀赋关系密切，调治较难；脾为后天之本，执中央运四旁，脾胃临床用药较为灵活。人有此身，必资谷气，谷入于胃，洒陈于六腑而气至，和调于五脏而血生，而人资之以为生者也。故岭南名医治病多重脾胃，如近代卢朋著《四圣心源提要》就倡导培植中气调补脾胃理论："脾为己土，以太阴而主升。胃为戊土，以阳明而主降。升降之权，则在阴阳之交，是谓中气。胃主受盛，脾主消化，中气旺则胃降而善纳。脾升而善磨，水谷腐熟，精气滋生，所以无病。"基于此，岭南邱氏脾胃流派明确提出"脾胃本源学说"。

2. 岭南湿热致病学说 "湿热→浊毒→毒垢"，汉代司马迁《史记·南越列传》"隆虑离湿疫"。隆虑，指隆虑侯周灶。离，通"罹"，罹患。湿疫，指岭南气候炎热潮湿，瘴疫盛行。《说文解字》"毒，厚也""垢，浊也"。浊毒积厚而成垢，害人之物。《后汉书·南蛮传》："南州水土温暑，加有瘴气，致死者十必四五。"潮湿炎热的自然环境有利生物成长，也易滋生病菌，尤其烟瘴肆虐，蛇虫猛兽横行，各类疫疾夹湿浊热势，病变迅速。清代道光年间叶志诜（湖北汉阳人，字东卿）流寓岭南，就养于粤东节署，著有《神农本草经赞》，其中中品"肤青"条目："疡痍毒垢，群秽清除。"是岭南文献关于"毒垢"最早记载。但叶志诜为官不从医，无法赋予"毒垢"以医学方面的解释，且时过境迁，当代岭南消化系统临床难题的解决，得益于邱健行教授提出的"湿热→浊毒→毒垢"学术主张，即毒垢理论在慢性萎缩性胃炎及胃癌前病变的临床应用、化浊解毒法在防治浊毒内蕴型大肠腺瘤复发中的运用、化浊解毒法在癌症治疗中的体会。岭南邱氏脾胃流派认为湿盛成浊，热盛成毒，浊毒积久成毒垢，毒垢是产生难治病、恶性病的根源。

3. 脾胃与肝相关理论 在岭南邱氏脾胃流派中占有重要位置，它体现了中医整体观念和五行生克制化的思想。随着时代和社会环境的变化，情志因素导致的肝气不疏、乘脾犯胃问题愈发突出，成为脾胃病的主要病因之一。在治疗上，岭南邱氏脾胃流派主张"治胃肠不忘调肝，治肠不忘理脾，治肝不忘实脾利胆"，提出了相应的治疗方法和方药，如蒲夏四逆汤，火凤清肠方，疏肝健脾汤等。

4. 湿遏阳郁学说 病机认知的创新：从"脾虚湿困"到"湿遏阳郁"。传统中医脾胃学说多强调脾虚湿盛，治疗以健脾祛湿为主，以四君子汤、平胃散为代表。岭南邱氏脾胃流派多年实践结合本地域医家经验，认为岭南患者并非单纯的虚或湿，而是虚实夹杂、本虚标实的复杂状态，即脾虚为本、湿浊为标，而关键环节在于湿浊郁遏了中焦的阳气（脾胃之阳），导致气机壅塞，升降失常。就像南风天或回南天，不是因为没有太阳（阳气不足），而是湿气太重，遮蔽了阳光，导致屋里又湿又冷。这时不需要生火炉（大补阳气），而是需要开窗通风、抽湿（通阳化浊），让被遮蔽的太阳光重新照进来。

创新点：湿遏阳郁学说使得病机模型更加立体和动态，脾虚→生湿→湿浊困阻→遏伤阳气→气化不行→湿浊更盛，形成一个恶性循环，岭南邱氏脾胃流派抓住了"阳郁"这个被传统中医脾胃学说相对忽视的关键病机环节。

理解和掌握"脾胃本源学说""岭南湿热致病学说""脾胃与肝相关理论""通阳健脾化浊"的学术思想，就抓住了岭南脾胃辨治的核心，这也是像邱健行等岭南医家能取得卓著疗效的重要原因。

二、诊断方法的创新

岭南邱氏脾胃流派创新性提出查舌验咽法，认为"唇比舌迟，舌比咽迟"，通过查舌验咽能更早、更准确地把握疾病的病因、病机、病证，并创立了验咽方法及验咽诊断体系。咽喉诊法是中医望诊的重要组成部分，主要通过观察咽喉的色泽、形态变化来推断脏腑特别是肺、胃、肾的病理变化，从而判断病邪的性质、病位的深浅以及正气的盛衰。

咽喉之要，其理如下：

1. 肺胃之门户 咽喉是呼吸之气和饮食水谷的共同通道，与肺、胃直接相连。因此，外邪犯肺或胃热上蒸，最先会反映在咽喉。

2. 经脉之所聚 多条重要经脉循行于咽喉。

手太阴肺经：循经喉咙。

足阳明胃经：循经喉咙。

足少阴肾经：循喉咙，夹舌本。

任脉：至咽喉。

冲脉：上行于咽喉，环绕口唇。

肝经：循喉咙之后，上入颃颡。

这些脏腑经络的病变都可能波及咽喉。

3.“**至阴之地**” 咽喉部位深邃，阳气不易直达，易受火热之邪（实火或虚火）的熏灼，故阴液濡养尤为重要。

4. 创新咽喉诊法的特殊意义

（1）辨别寒热真假：在全身出现寒象（如面色苍白、四肢不温）时，若咽喉红肿疼痛，则提示此为真热假寒，本质是热邪内伏，格阴于外。咽喉是反映疾病本质的关键。

（2）判断预后：在温热病诊治过程中，若咽喉由燥转润，提示津液来复，病情向好；若持续干燥甚至溃烂，提示阴液大伤，病情危重。

咽喉诊法虽为局部诊法，但其理论根植于中医整体观念。通过观察咽喉这一“窗口”，可以洞察体内脏腑气血津液阴阳的盛衰变化和邪正相争的态势，是岭南邱氏脾胃流派中医辨证论治中不可或缺的一环。

三、治疗方法的创新

根据“脾胃本源”“脾胃与肝相关”“湿热→浊毒→毒垢”“湿遏阳郁”学术思想，确立健脾益气法、疏肝理气法、清热祛湿法、调中降逆法、温中健脾法等 20 种岭南邱氏脾胃治法，擅用“疏、清、通、降、和法”，创新性拟定白莲治萎方、白莲治瘤方用于治疗胃癌前病变、胃肠早期肿瘤等，提高了原有临床症状及病理疗效。

“通阳健脾化浊”不仅是岭南医家治疗脾胃病的重要方法，更是其理论区别于其他流派的关键创新点之一。下面我们来深入剖析其中关系及其创新性。

（一）治疗理念创新

1. 通阳 “通阳”不同于“补阳”。它强调的是打通、宣通被郁遏的阳气，恢复其正常的温煦、气化、升降功能。在岭南气候地域下，阳气常常不是绝对不足，而是被湿、浊、痰、瘀等邪气“困住”了，无法施展功能，形成“阳郁”或“湿困阳遏”的状态。

2. 健脾 这是脾胃病治疗的根本。脾主运化，是处理水湿的核心脏腑。脾虚则运化无力，水湿内停，因此健脾是治本之策，通过增强脾的功能来杜绝湿浊的产生。

3. 化浊 “浊”是“湿”的进阶，更为黏腻、秽浊。湿邪积聚日久，或与热、食积、瘀血相结合，就会形成秽浊之邪，更难祛除。化浊包含了芳香化浊、清热化湿、淡渗利湿等多种祛除秽浊邪气的方法。

三者关系：“健脾”是基础，从源头杜绝生湿；“化浊”是目的，清除已产生的病理产物；而“通阳”则是连接健脾与化浊的关键动力和核心手段。没有阳气的宣通，健脾药可能壅滞，化浊药难以起效。

岭南邱氏脾胃流派治疗方法的创新，就在于它深刻洞察了岭南独特的地理气候（天热地湿）和人文习惯（喜饮凉茶、冷食）对人群体质和病理的深刻影响，并在此基础上发展出了独具特色的理论。治疗思路的创新，重在“通”而非“补”。面对湿遏阳郁的状态，如果盲目进补（如滥用黄芪、人参），反而会壅补助湿，加重郁堵，导致患者出现腹胀、上火、舌苔更厚腻等虚不受补的情况。

岭南脾胃流派的创新治法是：先通后补，通中寓补。首要任务是“通阳”，把被困住的阳气解放出来，恢复气化功能。一旦气机通畅，湿浊自有出路，此时稍加健脾之品，便能事半功倍。这彻底扭转了一见体虚就一味滋补的线性思维，体现了高超的辨证智慧和“以通为用”的中医治疗哲学。

（二）方药运用的创新

岭南邱氏脾胃流派善用风药、芳香药以“通阳”，巧妙地将原本用于治疗外感的风药（如柴胡、紫苏叶、葛根、藿香）引入脾胃内伤病的治疗中。这些风药质轻上扬，性善走窜，如同打开窗户一样，能宣发郁遏的阳气，透散中焦的湿浊，完美地实现了“通阳”的目的。再配伍茯苓、薏苡仁等渗湿药，砂仁、白豆蔻等芳化药，共同组成“通阳健脾化浊”的经典方阵。例如，治疗暑湿困脾的著名成药藿香正气散，就是“通阳（藿香、苏叶、白芷）化浊（半夏、茯苓、白术）”的典范，其在岭南的广泛应用和化裁也体现了岭南邱氏脾胃流派的创新思想。

四、预防观念的转变

岭南邱氏脾胃流派还强调“治未病”思想，提倡通过调节饮食、食膳辅助、适度运动、保持良好心态、改善居住环境等方式，预防湿热致病，体现了中医“未病先防、既病防变、瘥后防复”预防保健理念。

岭南邱氏脾胃流派是岭南中医学术流派的重要分支，其核心思想深植于岭南独特的地理、气候环境（湿热蕴结）和人群体质特点（脾多虚弱），形成了以“脾胃为本、调中为先、防重于治”为核心的预防保健体系。其预防观念可以概括为以下几个核心支柱。

（一）理论基石——脾胃为后天之本，百病皆由脾胃衰而生

邱氏脾胃流派继承了李东垣“内伤脾胃，百病由生”的思想，并加以岭南化的发展。流派认为：脾主运化，是气血生化之源，也是抵抗外邪（湿、热）的关键。岭南气候常年湿热，湿邪困脾，热邪伤气，本地人及外来者易患“暑湿”“湿温”等病，其病机核心首先在于脾胃功能受损。因此，预防疾病的根本在于固护脾胃。脾胃健运，则内湿不生，外湿难侵，气血充足，正气存内，邪不可干。

（二）核心预防观念——防病先实脾，养生必调中

1. 未病先防，首重健脾祛湿

饮食预防：这是岭南邱氏脾胃流派预防观念中最日常、最重要的一环。

忌口为先：强调戒除生冷、黏腻、肥甘厚味之品。因为这些食物最难运化，易助湿生痰，直接损伤脾胃阳气。

食疗为养：善用岭南道地药材和食材，创立了丰富的食疗方。

健脾益气：常用党参、黄芪、五指毛桃（南芪）煲汤，温和补气而不燥烈。

祛湿利水：常用土茯苓、木棉花、鸡蛋花、薏苡仁、白扁豆等煲粥、煮汤，清淡渗湿，给邪以出路。

消食导滞：常用谷芽、麦芽、山楂煮水，用于调理节假日饮食积滞，防其积久而化热。

顺应气候：夏季防暑湿，居住环境要保持干燥通风，避免久居湿地。出汗后不可立即饮冷或冲凉，以免"闭门留寇"，将湿邪困于体内。

劳逸有度：强调"久坐伤肉，久卧伤气"，过度安逸也会导致脾气不运，湿自内生。提倡适度运动（如散步、太极拳），以微汗为度，助气血流通。

2. 既病防变，先安未受邪之地

在疾病初期：治疗即蕴含预防思想，防止病邪传变深入。

外感病防传里：岭南外感多夹湿。治疗感冒时，在解表药中必佐以健脾化湿之品（如藿香、佩兰、陈皮），目的是"先安内"，强壮脾胃，防止表邪内陷，导致腹泻、纳差等脾胃症状。

内伤病防加重：在治疗肝病、肺病时，也时刻注意顾护脾胃。因为"见肝之病，知肝传脾，当先实脾"。脾胃功能正常，则药效得以吸收，疾病也不易恶化。

3. 瘥后防复，健脾为收功之法

疾病初愈（瘥后）：正气未复，脾胃最弱，是预防复发的关键期。

食复预防：尤其强调病后不可盲目进补。应先以清淡、易消化的粥糜（如陈皮粥、山药粥）慢慢恢复胃气，待脾胃功能恢复后，再逐步增加营养。若病后骤然大鱼大肉，极易导致"食复"（因饮食不当导致疾病复发）。

劳复预防：病后忌过度劳累，包括体劳、心劳、房劳，以免耗伤脾胃生化之气。

（三）特色与方法——简便验廉，融入生活

邱氏脾胃流派的预防方法极具岭南特色，朴实无华，贴近生活。

1. 常备凉茶 但不全是“凉”性，更多的是清热祛湿茶（如五花茶、二十四味）或健脾益气茶（如参芪茶），根据季节和体质选用，是日常预防保健的重要手段。

2. 药食同源 将中医药完美融入粤菜饮食文化中，煲汤、煮粥、做菜皆可入药，使预防于日常三餐之中。

3. 注重气机 强调脾胃升降气机的调和，常用陈皮、砂仁等理气醒脾之品，防止补益之品滋腻碍胃，体现了“补而不滞”的智慧。

4. 身心同调 认为“思虑伤脾”。预防疾病也需调畅情志，避免过度忧思，保持心境平和，以利脾胃气机舒畅。

岭南邱氏脾胃流派的预防观念，是以脾胃为中心、与生活环境紧密结合、贯穿于“未病 - 已病 - 瘥后”全过程的动态养生智慧。它不追求昂贵的补品，而是倡导一种顺应自然、饮食有节、劳逸结合的生活方式，其核心目的是通过调理中焦脾胃，来激发人体自身的抗病能力和恢复能力，从而达到“阴平阳秘，精神乃治”的健康状态。这对于现代人，尤其是生活在湿热地区的人群，具有极其重要的指导价值。

第二节　流派现代研究与发展

近年来，随着西医学技术的发展和中医药研究的深入，岭南邱氏脾胃流派在基础研究、临床应用及科研创新等方面均取得了显著进展。

针对胃病不同证型的医院院内制剂的研发，进行制剂的药理与毒理动物实验，如“健胃舒颗粒治疗功能性消化不良临床与实验研究”获广东省科技进步奖三等奖。对清胃祛湿颗粒进行临床毒理试验。建立小鼠慢性萎缩性胃炎动物模型，研究猴菇和胃颗粒对小鼠肠上皮化生和腺体萎缩病理的逆转作用等。

岭南邱氏脾胃流派致力于名老中医学术思想、临床经验挖掘整理与推广应用研究,2007年获“十一五”国家科技支撑计划“邱健行教授学术思想与临床经验传承研究”国家级课题,经过3年研究,圆满结题,并协助邱健行教授整理出版中医专著《杏林健行:全国名老中医邱健行临证传薪录》和《岭南脾胃论》两部专著,并举办省级、国家级继续教育项目、岭南内科大会消化论坛连续十届,将全国名中医邱健行教授学术思想与临证经验向广大医务人员推广,致力于提高医务人员中医理论及诊疗水平,为后人留下了一笔宝贵的中医传薪精神财富。

依托广东省中医药工程技术研究院,主攻慢性萎缩性胃炎及胃癌前病变防治研究,近5年来主持完成广东省中医药管理局课题“基于生胃方加味提高慢性萎缩性胃炎病理疗效的临床研究”;主持完成广东省科技厅项目“萎胃汤逆转慢性萎缩性胃炎微苦黏膜异型增生的研究”;主持完成广州市科技局课题“萎胃汤干预虚瘀夹浊证慢性萎缩性胃炎癌前组织微环境相关成纤维细胞-外泌体的应答重构的机制”;广州市科技局课题“基于虚瘀理论探讨猴菇和胃颗粒干预胃黏膜微循环治疗胃癌前病变的临床研究”。参与广东省科技厅重点领域研发项目“胃‘炎-癌’微环境证候演变规律及扶正为主病证结合研究”子课题。主攻慢性萎缩性胃炎及胃癌前病变的中医优势疗效及机理研究,致力于研发有效逆转胃黏膜固有层腺体萎缩及肠上皮化生或异型增生等病理改变的新药。

岭南邱氏脾胃流派依托广东省第二中医院脾胃病科,经多年临床实践与研究,针对胃肠肝胆不同病证,研发不同制剂,通过临床前瞻性对照研究,以及药理、毒理实验,获得广东省药品监督局医院制剂注册批文:

1. 健胃舒颗粒(批号粤Z20071342) 功效:健脾温中,理气消滞,活血止痛。治疗慢性胃炎、功能性消化不良,属脾胃虚寒气滞证型胃脘痛/胃痞病患者。

2. 调肝胶囊(批号粤Z20090016) 功效:清热解毒,活血化痰,养肝健脾，主治急、慢性乙型肝炎或乙肝病毒携带者，属于肝胆湿热证型胁痛或黄疸患者。

3. 清胃祛湿颗粒（批号粤 Z2011030） 功效清热祛湿，和胃止痛。主治慢性胃炎、消化性溃疡，属脾胃湿热证型胃脘痛 / 胃痞病患者。

4. 猴菇和胃颗粒（批号粤 YZ20170007） 功效：健脾益胃、疏肝理气、活血止痛。主治慢性萎缩性胃炎，属肝郁脾虚证型患者。

5. 甘露清肠丸（批号粤 YZJ2010006） 功效：益气养阴，清热润肠。主治气阴两虚兼热证便秘 / 肠道亚健康。

申请成功国家级专利两项："便携式智能灌肠器""艾灸姜的铺设装置"。

岭南邱氏脾胃流派在创始人邱健行教授的引领下，流派学者不忘初心、传承精华，守正创新，在未来的日子里，将不断创新理论，总结临床经验，研发切实有效的方药与诊疗技术，并通过不断的学术推广交流，吸纳后备传承人，薪火相传，使流派学术积厚流广，诊疗技术发扬光大，更好地服务岭南民众，并向全国乃至全球更大范围辐射，造福天下苍生。正如广州中医药大学岭南医学流派专家刘小斌教授于 2023 年 3 月 8 日在《中国中医药报》中对岭南邱氏脾胃流派评价道："学术特色鲜明，提出辨治岭南脾胃病的三大观点：①脾胃本源学说，即治病要时刻注意顾护脾胃运化。②'湿热→浊毒→毒垢'的岭南湿热致病学说。湿盛成浊，热盛成毒，浊毒积久成毒垢，毒垢是产生难治病、恶性病的根源，治疗注重使用'宣清通降'法。③脾胃与肝胆相关理论，主张治胃不忘调肝，治肠不忘运脾，治肝不忘实脾利胆。'通阳健脾化浊法'辨治岭南脾胃病。以上辨治观点于笔者大有裨益。"还指出"邱健行教授创造性地回答了当下岭南地域消化系统疾病防治及养生保健过程中遇到的问题"，对岭南邱氏脾胃流派给予了高度评价。

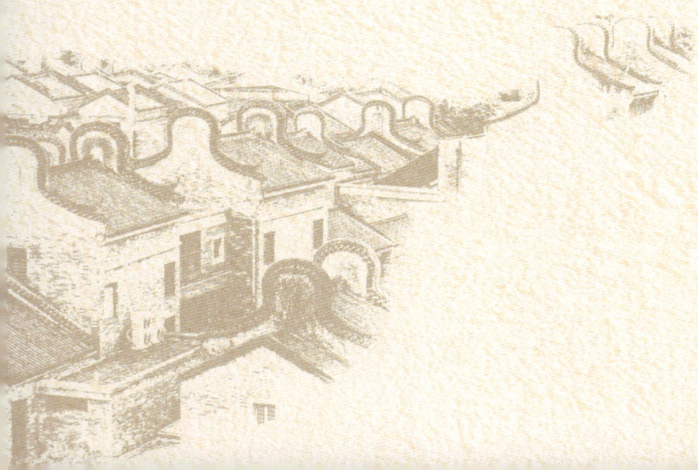